研究指導方法論

看護基礎・卒後・継続教育への適用

舟島なをみ
新潟県立看護大学教授，千葉大学名誉教授

医学書院

■著者略歴

舟島なをみ

1973年 順天堂高等看護学校卒，以後1986年まで順天堂大学医学部附属順天堂医院勤務。
1986年 法政大学文学部卒。
1988年 聖路加看護大学大学院修士課程修了。
　　　 聖母女子短期大学講師，埼玉医科大学短期大学助教授。
1993年 千葉大学助教授。
1997年 『看護教育学における質的帰納的研究方法論開発に関する基礎的研究』により看護学博士。
1999年 千葉大学教授・大学院看護学研究科看護教育学教育研究分野(2006年から2009年 普遍教育センター副センター長，2009年から2013年 同センター長併任)。
2017年 千葉大学名誉教授，新潟県立看護大学教授(大学院看護学研究科長)

著書：『ネェネェかんごふさん—小児外科看護七年の実践』(看護の科学社，1980)，『質的研究への挑戦(第2版)』(医学書院，2007)，『看護教育学研究 発見・創造・証明の過程(第3版)』(医学書院，2018)。

監修：『看護学教育における授業展開—質の高い講義・演習・実習の実現に向けて』(医学書院，2013)，『看護実践・教育のための測定用具ファイル—開発過程から活用の実際まで(第3版)』(医学書院，2015)，『院内教育プログラムの立案・実施・評価(第2版)』(医学書院，2015)。

共著：『精神保健学』(真興交易，1993)，『小児看護学』(金原出版，1994)，『看護学教育評価論—質の高い自己点検・評価の実現』(文光堂，2000)，『現代看護の探究者たち(増補第2版)』(日本看護協会出版会，2009)，『看護理論—看護理論20の理解と実践への応用(改訂第2版)』(南江堂，2015)，『看護理論家の業績と理論評価』(医学書院，2015)，『看護教育学(第6版)』(医学書院，2016)，『看護のための人間発達学(第5版)』(医学書院，2017)。

共訳：『看護学教育における講義・演習・実習の評価』(医学書院，2001)，『看護理論家とその業績(第3版)』(医学書院，2004)。

研究指導方法論—看護基礎・卒後・継続教育への適用

発　行　2015年11月1日　第1版第1刷Ⓒ
　　　　2019年5月15日　第1版第2刷
著　者　舟島なをみ
発行者　株式会社　医学書院
　　　　代表取締役　金原　俊
　　　　〒113-8719　東京都文京区本郷1-28-23
　　　　電話　03-3817-5600(社内案内)
印刷・製本　平河工業社

本書の複製権・翻訳権・上映権・譲渡権・貸与権・公衆送信権(送信可能化権を含む)は株式会社医学書院が保有します．

ISBN978-4-260-02203-3

本書を無断で複製する行為(複写，スキャン，デジタルデータ化など)は，「私的使用のための複製」など著作権法上の限られた例外を除き禁じられています．大学，病院，診療所，企業などにおいて，業務上使用する目的(診療，研究活動を含む)で上記の行為を行うことは，その使用範囲が内部的であっても，私的使用には該当せず，違法です．また私的使用に該当する場合であっても，代行業者等の第三者に依頼して上記の行為を行うことは違法となります．

JCOPY　〈出版者著作権管理機構　委託出版物〉
本書の無断複製は著作権法上での例外を除き禁じられています．複製される場合は，そのつど事前に，出版者著作権管理機構(電話 03-5244-5088，FAX 03-5244-5089，info@jcopy.or.jp)の許諾を得てください．

序

　筆者は，1993年，千葉大学に助教授として就任し，看護教育学に携わるようになった。そこに至る13年の臨床経験，大学院における専攻，大学院修了後の短期大学における5年間の教育経験は，全て小児看護学であり，看護教育学は大学院における副専攻であった。小児看護学から看護教育学へと専門領域を変更した重大性を感じる間もなく，就任直後から大学院生の指導を開始した。就任当初，看護教育学を専攻する大学院生は博士後期課程1年次生1名，博士前期課程1年次生3名，2年次生2名であり，筆者は，当時，教授であった杉森みど里先生の教えを請いながら，学士課程，博士前期・後期課程の授業と研究指導を開始した。その当時，いや，つい最近まで研究指導がいかにあるべきかなどと考える余裕もなく，無我夢中で修士論文，博士論文を指導してきた。

　その後，20年以上が経過し，筆者は，40名の修士論文，21名の博士論文を指導し，それらは，筆者の本箱に堂々と，そして大きく場所を占めるようになっている。また，筆者が研究を指導させていただいた修了生が大学院の教育に携わるようになり，筆者と同様に無我夢中で研究指導を展開するようになっていた。

　一般に，ある程度の期間，同様の仕事を継続すると，その仕事に必要な知識や技術等を修得でき，仕事の目標達成に必要なエネルギー量は減少する。しかし，筆者の研究指導の経験を振り返ったとき，修士論文，博士論文の完成を支援するために使用するエネルギー量は増加することはあっても，減少することはなかった。平易な言葉に換言するならば，「修士論文や博士論文の指導は指導経験年数や指導学生数にかかわらずいつも大変」である。もちろん，現時点における論文の質や複雑さ，広がりは，研究指導を開始した当初とは比べものにならず，これが「いつも大変」の原因となっている。また，20年以上の研究指導経験は，筆者に指導の法則性を確立させており，この法則性の存在が論文の質の向上や複雑さの増加を可能にする。さらに，この法則に則り，指導を展開していくことを通して，学生の多くはライフワークに結びつく研究課題に出会い，論文の完成へと到達している。職業生活最終章にさしかかり，これらの成果に確信を持ち，また，多くの教員が研究指導に携わる現状を知ったとき，研究指導方法論を筆者が生きた証として残したいと思うようになった。

　本書は，筆者が20年以上の歳月をかけて蓄積してきた研究指導に関わる経験知の集積である。この過程に含まれる様々な経験は，全て貴重であり，成功の経験を洗練させる努

力とともに，失敗の経験も同じ失敗を繰り返さないためにどうしたらよいかを考え，試行錯誤しながら，その都度，最良の方法を考案，工夫し続けてきた．

　多くの研究指導者はその指導者なりの信念に基づき研究指導を展開しているに違いない．しかし，何らかの問題に直面し，他の教員がどのように指導しているのかを知り，それを参考にしたいと思ったとき，本書を手に取っていただければ幸いである．お読みいただき，忌憚のないご意見，ご批判をいただきたい．また，看護学研究者の養成，看護学研究の発展に向け，それらを活用し，指導方法論の充実と洗練に向かいたいと考えている．

　本書の完成に向けては，多くの方々の協力を得た．千葉大学大学院看護教育学専攻の修了生は，自身の研究の過程や研究の要約の掲載を快く同意してくださったばかりでなく，事例提供者も紹介していただいた．また，望月美知代さんは，本書の執筆に際し，様々な支援を提供してくれた．さらに，本書の出版には医学書院の複数の方々が尽力してくださった．加えて，友人 Dr. Ann Mashchak は，渡米中の筆者に執筆の場として自宅を提供し，執筆の円滑化に助力してくださった．これらの方々に心より感謝申し上げる．

2015 年 9 月

舟島なをみ

目次

第Ⅰ章 看護学研究の歴史 　1
❶ 米国における看護学研究の歴史 ── 2
❷ 日本における看護学研究の現状とその歴史的背景 ── 3

第Ⅱ章 看護基礎・卒後・継続教育と看護学研究 　9
❶ 看護基礎教育と看護学研究 ── 9
　1 法的基準にみる看護基礎教育と看護学研究………9
　2 看護基礎教育におけるミニマムエッセンシャルズ
　　「研究成果の活用の重要性の理解」………14
　3 看護基礎教育と研究，その教育の実際………19
　4 看護基礎教育課程における研究指導の過程………24
❷ 看護卒後教育と看護学研究 ── 38
　1 法的基準にみる看護卒後教育と看護学研究………38
　2 看護卒後教育課程（修士課程）における研究指導の過程………41
　3 看護卒後教育課程に在籍する学生の理解………47
❸ 看護継続教育と看護学研究 ── 48
　1 看護職者の学習ニードと看護学研究の指導………48
　2 病院に就業する看護職者が従事する研究「院内研究」………52
　3 チェックリストを活用した院内研究に携わる看護職者の理解………60
　4 院内研究に従事する看護職者を対象とした研修………62

第Ⅲ章 研究計画の立案とその指導 　67
❶ 研究計画立案準備とその指導 ── 67
　1 文献検索に必要な知識と技術の修得を支援する………68
　2 看護学研究の概説書を閲読し，研究の基本的知識の修得を支援する………70
　3 修得した知識の活用と内在化に向け，優れた原著論文を閲読する機会を提供し，
　　クリティーク（研究批評）の実施を支援する………71

- ④ 研究計画とは何かを学習することを推奨する………74
- ⑤ 優れた研究計画書を蓄積し，閲読する機会を提供する………77

❷ 研究課題の決定とその指導 ────────────────── 77

❸ 研究計画立案に向けた文献検討とその指導 ─────────── 106
- ① 先行研究を概観し，探求のレベルを決定しているか………107
- ② 研究方法論や測定用具の決定に向けて十分な文献検討を行っているか………110

❹ 研究計画立案に向けた文献検討と指導の実際 ──────── 110
- ① 因子探索研究の計画立案とその指導………111
- ② 関係探索研究の計画立案とその指導………117

❺ 研究進行計画の立案とその指導 ──────────────── 124
- ① 看護学士課程における標準的研究進行………125
- ② 博士前期課程（修士課程）における標準的研究進行………125

第Ⅳ章 データ収集・分析とその指導　129

❶ 面接法・観察法によるデータ収集と分析の指導 ───────── 129
- ① 面接法によるデータ収集とその指導………129
- ② 観察法によるデータ収集とその指導………142
- ③ 面接法・観察法などにより収集した質的データの分析とその指導………158

❷ 質問紙によるデータ収集と分析の指導 ────────────── 172
- ① 質問紙によるデータ収集とその指導………173
- ② 質問紙法により収集した量的データの分析とその指導………177

第Ⅴ章 研究論文執筆とその支援　181

❶ 研究論文執筆に向けた支援 ─────────────────── 181

❷ 研究論文執筆支援反復の成果 ────────────────── 186
- ① 事例1………186
- ② 事例2………190

第Ⅵ章 研究進行過程における研究者と指導者の相互行為　195

❶ 指導を受ける研究者の経験 ─────────────────── 196
- ① 修士論文作成過程の経験………196
- ② 博士論文作成過程の経験………201

❷ 論文作成過程における大学院生と教員の相互行為 ───────── 209

❸ 研究指導の質を決定づける基準 ——— 212
- ① 学生が良いと感じた指導………213
- ② 学生が良くないと感じた指導………217
- ③ 研究指導の質を決定づける基準………220

❹ 論文作成過程を通して学生と教員が直面しやすい問題 ——— 221
- ① 指導過程に問題を生じた学生と教員の相互行為………221
- ② 相互行為に問題を生じさせる教員の行動と問題の回避………232

❺ ハラスメント防止に向けた研究者と指導者の相互行為の健全化 ——— 236

第Ⅶ章 研究助成の獲得とその適正使用への支援　241

❶ 研究助成申請への動機づけに向けた支援 ——— 241
❷ 研究助成申請書の執筆に向けた支援 ——— 242
❸ 研究助成獲得支援の実際 ——— 243
- ① 研究助成獲得支援を含むコース開設に向けた試み………243
- ② 「採択申請書・不採択申請書の分析」の紹介………244

❹ 研究助成の適正使用と成果の還元に向けた支援 ——— 254

第Ⅷ章 「研究者倫理」——その教育の模索　255

❶ 研究者の倫理的行動とその定義 ——— 255
❷ 研究者倫理に関わる教育とその内容 ——— 257
- ① 科学者・研究者の行動規範を精読し，それについて考える機会を提供する………257
- ② 研究者の倫理的行動を導くために必要な知識と技術を修得する機会を提供する………258
- ③ 研究の不正行為に対する理解を深める機会を提供する………263
- ④ 意図しない研究上の誤りを回避する………267

❸ 研究者倫理に関わる授業の構築 ——— 271

資料1　ICN看護師の倫理綱領（2012年版）……………… 274
資料2　看護者の倫理綱領（日本看護協会）……………… 276
資料3　看護研究のための倫理指針（国際看護師協会）………… 278
資料4　看護研究における倫理指針（日本看護協会）……………… 295
資料5　声明　科学者の行動規範—改訂版（日本学術会議）……… 304

索引 ……………………………………………………………… 308

第 I 章　看護学研究の歴史

　現在，研究職に位置づく大学の教員や研究所の研究員のみならず，病院に就業する看護師や助産師，保健所や保健センターに就業する保健師，看護専門学校に就業する教員など，多くの看護職者が看護学研究に携わっている。また，このような状況を反映して，多様な立場にある看護職者が研究に関する学習，研究指導に関する学習を要望している。看護職者の学習ニードを解明した結果がそれを裏づけ，大学や看護専門学校に就業する教員[1]，病院に就業する看護師[2]や助産師[3]，そして保健師[4]，訪問看護師[5]，養護教諭[6]などの学習ニードは，「研究遂行に必要な知識・技術」「研究成果活用に必要な知識・技術」を含む。また，当然のことながら，大学や看護専門学校に就業する教員など教育を主務とする看護職者に加え，看護部長や看護師長，院内教育担当看護師など管理や教育の立場にある看護師が研究指導に関する学習を要望している。

　これらは，看護学研究が多様な役割や立場にある看護職者によって実施されており，看護系大学・看護専門学校など看護基礎教育，看護系大学院，すなわち看護卒後教育に加え，既に免許を持ち多様な立場で看護活動を展開する看護職者を対象とした看護継続教育における研究指導のための知識・技術が求められていることを示す。

　このような状況は，日本における看護学研究の特徴でもある。看護学研究の指導について論ずる前に，このような状況に至った経緯，すなわち，歴史的な観点から看護学研究について整理しておく必要がある。

　現代看護の創始者である Florence Nightingale（フローレンス・ナイチンゲール）が1850年代に看護現象を対象とした研究を行っていた。かつて日本の一般雑誌[7]がこの事実を取り上げ，読者は，白衣の天使として知られていた Nightingale が実は科学者であったことを知り，驚嘆した。そのなかでも，クリミア戦争中の英国陸軍の死因分析は，あまりにも有名である。

　このように看護学研究の発祥から既に150年以上が経過しようとしており，日本の看護学研究は海外の状況に影響を受けていることが推察される。そこで日本の看護学研究の歴史的背景の確認に先立ち，看護先進国と言われる米国の状況を確認してみよう。

 米国における看護学研究の歴史

　　D.F.PolitとC.T.Beckは1800年代以降の看護学研究の歴史[8]について整理し，それによれば米国の看護学研究の歴史は次のような経緯をたどり，現在に至っている。

　　英国においてNightingaleが『看護覚え書』を執筆した以降，長期間，看護における文献が出版されることはなかった。

　　1900年代に入り，米国の看護職者は，少しずつ研究を行うようになった。1920年代に事例研究から始まり，1940年代まで，その多くは看護職養成教育に関する研究であった。「ゴールドマークレポート」（1923年），「ブラウンレポート」（1948年）はこの間に作成され，調査結果をまとめた報告書であり，看護職養成教育の不十分さを指摘し，看護職養成教育の大学化を提唱した。

　　1950年代になり，看護学研究は急速に発展した。修士や博士の学位を持つ看護職者が増加し，研究を中核に据えた組織や研究のために基金が準備されたこともその契機となった。「Nursing Research」は，1952年に刊行され，今なお，日本にも多くの読者を持つ看護学研究の専門誌である。

　　1950年代までの米国は，看護職養成教育に関する研究を主流としていたが，1960年代になり，質の高い看護と看護の効果の判定基準構築といった看護実践に関する研究を増加させつつあった。また，1970年代に入るとその傾向はますます顕著となり，看護過程，看護診断，プライマリケアに関する研究が行われた。さらにこの時期，看護学研究の専門誌が複数，刊行され，看護学研究に携わる看護職者は研究発表の機会をそれまで以上に獲得できるようになった。

　　1980年代，1990年代になると，多くの看護師が修士や博士の学位を取得し，それまでにも増して看護実践に関する看護学研究に拍車がかかった。国家レベルでの研究組織の設立やその組織の活動が影響要因となった。また，それに伴いさらに看護学研究の専門誌が増加し，看護学研究の発表の機会はますます増加した。

　　N.BurnsとS.K.Groveは，その著書の中で同様に米国の看護学研究の歴史を整理し，その中で，1989年，ANA Cabinet on Nursing Research〔看護研究についてのANA（アメリカ看護師協会）小委員会〕が準学士，学士，修士，博士，それぞれの看護職の研究参加を次のように規定したことを示している[9]。準学士課程を修了した看護師は，問題の特定とデータ収集を支援し，学士課程を修了した看護師は，研究結果を看護実践に応用する。また，修士課程を修了した看護師は，研究プロジェクトに協同参加し，博士課程を修了した看護師は，研究活動に必要な資金を獲得し，プロジェクトを組織して研究を実施する。

　　2006年，American Association of Colleges of Nursing（AACN；アメリカ看護大学協議会）は，看護学研究に関する方針[10]を提示し，各課程の修了者に対する研究への期待と能力を明示した（表1-1）。

　　これらは，米国の看護職者がその教育レベルにより研究に携わる役割を明確化していることを示す。

表 1-1　AACN の看護学研究に関する方針にみる課程修了者に対する研究への期待と能力

学士課程
　基本的な研究の過程を理解できる看護師を養成する。卒業生は，看護学と他の学問領域の研究成果を理解し，実践に適用できる。また，EBP の基本的な要素を理解し，潜在する研究課題を発掘するために他者と共同し，研究チームの一員として進んで協力できる。

修士課程
　研究成果を評価し，EBP のガイドラインを開発，実施できる看護師を養成する。修士課程修了生のリーダーシップは，彼らの所属する機関や専門職集団におけるチームの形成と牽引を可能にする。また，研究を必要とする実践とシステムの課題を明らかにし，研究の開始に向け，科学者と共同できる。

実践に焦点を当てた博士課程
　この課程は，最高水準の看護実践を展開できる看護師を養成する。修了生は，実践に必要な最高水準の専門的知識を持ち，それらは，個人，家族，地域の健康と疾患のニードの充足に適応する科学的知識を複雑な臨床実践の中に持ち込む能力とともに統合されている。また，修了生は，実践への研究の導入を評価し，その過程を通し，発展した新たな研究機会に科学者と共同するため，リーダーシップに関わる高度な知識や技能を使用する。この課程の修了生は，研究を実施すると言うよりは，むしろ，研究を評価し，活用するために養成されている。

研究に焦点を当てた博士課程
　この課程に在籍する学生は，知的探求を継続し，知識を拡大するために自立して研究を実施する。修了生は，独自の研究プログラムを立案，実施し，研究プログラムの初期的段階に必要な支援を探求し，他者を巻き込むことができる。

ポストドクトラル課程
　この課程は研究に焦点を当てた博士課程の修了生に研究能力を向上するために必要十分な時間を提供するのみではなく，先輩研究者の正規の指導を伴う研究プログラムを確立するための機会を提供する。正式なポストドクトラル課程の学習は，一般に，教育，臨床，管理の職に就き，その多様な要求に直面する前に，個人の研究プログラムが確実に実施されることを保証する。

日本における看護学研究の現状とその歴史的背景

　既に複数の研究者が日本における看護学研究発展の歴史を整理している。大串[11]は，研究への志向とその変遷という観点から，その歴史を3つの時期に区分し論じている。この区分とは「看護研究の胎動期：1950年前後」「看護研究の開始期：1970年前後」「看護研究の変化期：1990年前後」である。本項もこの区分を頼りに，わが国の看護学研究の発展について確認する。

　「看護研究の胎動期：1950年前後」に含まれる1952年，日本看護協会看護婦部会は第1回看護研究学会を開催し，看護師に研究発表の場を提供した。これが日本初の看護系学会であった。当時の研究は，米国もそうであったように，そのほとんどが症例研究（**表1-2**）であった。また，第1回看護研究学会には，13の演題発表に対して1,200名の聴衆が集まった[12]と報告されている。

　「看護研究の開始期：1970年前後」に含まれる1968年，研究のための専門雑誌「看護研究」，1969年，看護関係文献インデックスが発刊された。大串は，この状況を「看護研究を支える書誌の発刊が始まった」と表現している。

　1968年は，わが国の看護学研究の歴史に輝かしい表現が与えられた時期である。ある

表1-2 看護婦部会研究学会プログラム[13]

```
第1回 （1952年10月26日） 会場：大阪女子学院
 演題 1：完全看護に到る経過について
 演題 2：急性化膿性脳膜炎の看護法
 演題 3：大腿骨々折患者の看護
 演題 4：病室における取扱いにくい子供の一考察
 演題 5：外科的胃潰瘍の看護法
 演題 6：心臓病の看護法
 演題 7：小児麻痺の看護の症例
 演題 8：腎結核の看護
 演題 9：災害による腹部外傷の看護
 演題10：末期子宮癌患者の看護
 演題11：灰白髄炎（上肢）の看護
 演題12：白内障手術後に起った特殊症状の一例
 演題13：乳癌の看護法
```

研究者は，看護研究の創世期[14]，ある研究者は看護研究の実質的幕開け[15]，夜明けの年[16]と表現している。これは，保健婦助産婦看護婦学校養成所指定規則が改正され，看護婦養成教育が医学モデルを脱却し，発達モデルへと変更され，この変更への過程を通して看護基礎教育課程における研究の教育の必要性について論じられたことに起因している可能性が高い。

次の事実がこれを裏づける。文部省と厚生省は，看護婦学校養成所（3年課程）の教育課程の改正について協議し，昭和42（1967）年改正の指定規則別表3の内容へと改正しているが，ここには研究および看護研究の規定を確認することができない。しかし，改正に向けた検討過程において，文部省が昭和39（1964）年3月に公表した「看護婦学校（3年制）教育課程の改善について」の改善案に「研究」という文言を確認できる。その内容は，看護学概論の講義内容として「看護の要素，機能，看護行為の分析を通して，看護とは何かを考究し，患者のもつ看護上の問題点を研究させる」と，看護技術の1つの講義内容として「調査研究の方法，調査の方法・諸統計を看護へ応用することを学び看護上の問題を科学的に処理できる基礎的能力を養う」であった[17]。これを契機として，「すべての看護職が研究をすべきである」という考え方に一層拍車がかかった可能性がある。当時，わが国の看護系大学は7校のみであり，大学卒業者が就業する病院はごく少数であった。このような看護師養成教育の大学化の遅延もその影響要因となり，各々の病院において看護師は研究に取り組むよう教育されてきた可能性がある[18]。吉武は，この状況を「看護研究の大衆化」と表現し，日本は米国の影響を受けながらも，米国の研究を主務とする看護師が研究をするという方向へは向かわなかった[19]と述べている。

これに続き，1975年には，現在の日本看護研究学会の前身である四大学看護学研究会，1981年には日本看護科学学会など，看護系の学会が次々と創設された。

「看護研究の変化期：1990年前後」に含まれる1988年に看護学の博士課程が誕生し，看護系大学院修士課程に進学する看護師も増加した。その一方，病院に就業する看護師が臨床看護の研究者であることを当然とする傾向が続いた[20]。

1992年，文部科学省は，看護系大学・大学院の急速な設立を進めてきた。看護系大学，大学院が増加するにつれ，看護系の学会も増加し，今後，看護学研究は，多くの大学や研究機関に所属する看護師によって取り組まれる傾向が予想される。

しかし，わが国において医療機関に就業し，看護実践を主務とする看護師が院内研究に取り組むことを必然とする状況は，次の3点を考慮したとき，今後も継続する可能性が高いように思われる。

第1は，看護職の倫理綱領の存在である。日本看護協会は，看護職者の倫理綱領を提示しており，これは，看護実践に関し専門職として引き受ける責任の範囲を社会に明示するとともに，看護職者の行動指針[21]である。この倫理綱領は，医療の高度化，複雑化，国民の医療に対する権利意識の高まりなどを背景に，2003年に改訂されたが，改訂前の倫理綱領は，看護師が，看護の質向上に向けて研究に努める[22]ことを明示していた。一方，改訂後の倫理綱領（表1-3）も看護職者は，「研究や実践を通して，専門的知識・技術の創造と開発に努め，看護学の発展に寄与する」[21]ことを明示している。

第2は，病院機能評価の存在である。病院機能評価は，医療の質向上を目的に病院の機能を評価するシステム[23]であり，この中には当然，看護の質に関わる評価項目も含まれる。2004年，看護の質を評価する一指標として「学会・研究会への発表・投稿の実績が記録されている」[24,25]が提示された。この指標は，2009年には看護の質を評価する指標から削除[26,27]（表1-4）され，評価項目の評点を判断する上で確認する事項として「組織の規模や機能に応じた研究事例がある」「研究事例や実績は年報などにまとめられている」が加わり，研究活動が病院に就業する看護師によって提供される看護の質の評価指標となっていた。2013年4月からは，評価項目だけでなく評価手法も含め抜本的に改定さ

表1-3 看護者の倫理綱領（日本看護協会，2003年改訂）

1. 看護者は，人間の生命，人間としての尊厳及び権利を尊重する。
2. 看護者は，国籍，人種・民族，宗教，信条，年齢，性別及び性的指向，社会的地位，経済的状態，ライフスタイル，健康問題の性質にかかわらず，対象となる人々に平等に看護を提供する。
3. 看護者は，対象となる人々との間に信頼関係を築き，その信頼関係に基づいて看護を提供する。
4. 看護者は，人々の知る権利及び自己決定の権利を尊重し，その権利を擁護する。
5. 看護者は，守秘義務を遵守し，個人情報の保護に努めるとともに，これを他者と共有する場合は適切な判断のもとに行う。
6. 看護者は，対象となる人々への看護が阻害されているときや危険にさらされているときは，人々を保護し安全を確保する。
7. 看護者は，自己の責任と能力を的確に認識し，実施した看護について個人としての責任をもつ。
8. 看護者は，常に，個人の責任として継続学習による能力の維持・開発に努める。
9. 看護者は，他の看護者及び保健医療福祉関係者とともに協働して看護を提供する。
10. 看護者は，より質の高い看護を行うために，看護実践，看護管理，看護教育，看護研究の望ましい基準を設定し，実施する。
11. 看護者は，研究や実践を通して，専門的知識・技術の創造と開発に努め，看護学の発展に寄与する。
12. 看護者は，より質の高い看護を行うために，看護者自身の心身の健康の保持増進に努める。
13. 看護者は，社会の人々の信頼を得るように，個人としての品行を常に高く維持する。
14. 看護者は，人々がよりよい健康を獲得していくために，環境の問題について社会と責任を共有する。
15. 看護者は，専門職組織を通じて，看護の質を高めるための制度の確立に参画し，よりよい社会づくりに貢献する。

表1-4　病院機能評価

```
総合版評価項目 V5.0（2004年）
 4.2. 看護部門
  4.2.6 看護の質を改善するための仕組みがある
   4.2.6.1 看護ケア改善のためのカンファレンスが開催されている
    ① 各看護単位で定期的に開催されている
    ② 記録がある
   4.2.6.2 看護に必要な各種委員会などに参加している
    ① 多職種が参加する委員会などに参加している
    ② 記録がある
   4.2.6.3 看護ケア改善のためのデータ収集・分析・活用を行っている
    ① 施設の規模や機能に応じて事例やデータが集積され、分析されている
    ② 分析結果を活用している事例（実態）がある
   4.2.6.4 研究や開発の成果を年報などにまとめている
    ① 病院年報などやそれに相当するものに報告している
    ② 学会・研究会への発表・投稿の実績が記録されている

総合版評価項目 V6.0（2009年）
 4.2. 看護部門
  4.2.4 看護サービスの質改善に取り組んでいる
   4.2.4.1 看護サービス改善のためのデータ収集・分析を行っている
    ① 組織の規模や機能に応じてデータが収集され、分析されている
    ② 組織の規模や機能に応じた研究事例がある
   4.2.4.2 看護サービスの質改善が実施され、評価されている
    ① 検討した結果を看護実践に活用した事例がある
    ② 研究事例や実績は年報などにまとめられている

機能種別版評価項目 3rdG:V1.0（2013年）
 評価項目、評価手法を含めた改定により看護研究に関する評価項目消失
```

れ[28]．研究に関する評価項目はなくなった．しかし，病院に就業する看護師の多くが研究活動に携わっており，それが2013年4月以前の病院機能評価の存在に影響を受けていることは容易に予測できる．

　第3は，病院の看護管理者や教育担当者が院内教育の一環として「研究」を位置づけ継続させてきたという事実である．その結果，研究は，就業後何年目かの看護師が取り組む経年別や，研究活動の役割の範囲を能力毎に設定し取り組む能力別など[29]，病院ごとにその活動を独自に検討し，看護師の多くが院内教育の一環として研究を義務づけられている．

　以上のように，看護教育の発展に伴い看護研究のとらえ方は時代とともに変化し，現在，病院に就業する看護職者により行われる研究は，大学や研究所等に就業し研究を専門的に行う研究者の研究と区別されつつある．しかし，その区別は明瞭になっていない．

　日本特有のすべての看護職者が何らかの形で研究に取り組んでいくことの利点や欠点，今後のあるべき姿については様々な意見があるに違いない．しかし，現実を考慮したとき，看護基礎教育と看護卒後教育はもとより，看護継続教育の場でも看護学研究指導は必要であり，看護学研究指導について考えるときこれら3点を視野に入れなければならない．

【引用文献】

1) 三浦弘恵, 舟島なをみ他：看護学教員の学習ニードに関する研究. 第35回日本看護学会抄録集—看護教育, p20, 2004.
2) 三浦弘恵, 舟島なをみ他：看護職者の学習ニードに関する研究—病院に就業する看護職者に焦点を当てて. 看護教育学研究, 11(1)；40-53, 2002.
3) 中山登志子, 舟島なをみ：助産師の学習ニードに関する研究. 第40回日本看護学会抄録集—母性看護, p20, 2009.
4) 三浦弘恵, 舟島なをみ：保健師の学習ニードに関する研究. 第36回日本看護学会抄録集—看護教育, p40, 2005.
5) 三浦弘恵, 舟島なをみ：訪問看護師の学習ニードに関する研究. 第41回日本看護学会抄録集—看護教育, p185, 2010.
6) 野本百合子, 舟島なをみ：現職養護教諭が知覚する学習ニードの特徴. 愛媛県立医療技術大学紀要, 10(1)；29-34, 2013.
7) 清原伸一編：人物再発見 本当は統計学者だった白衣の天使 フローレンス・ナイチンゲール. 週刊「歴史のミステリー」96号；32, 2009.
    このほか下記もナイチンゲールが統計学者であったことを紹介している.
    ・総務省統計局：統計学習の指導のために(先生向け)—ナイチンゲールと統計.
        <http://www.stat.go.jp/teacher/c2epi3.htm>
    ・丸山健夫：ナイチンゲールは統計学者だった. 日科技連出版社, 2008.
    ・多尾清子：統計学者としてのナイチンゲール. 医学書院, 1991.
8) Polit, D. F. & Beck, C.T., 近藤潤子監訳：看護研究—原理と方法(第2版). pp5-10, 医学書院, 2010.
9) Burns, N. & Grove, S.K., 黒田裕子他監訳：バーンズ＆グローブ 看護研究入門—実施・評価・活用. p21, エルゼビア・ジャパン, 2007.
10) American Association of Colleges of Nursing：Position Statement on Nursing Research, pp5-6, 2006.
    <http://www.aacn.nche.edu/publications/position/nursing-research>
11) 大串靖子：看護研究における支援体制の模索. 日本看護研究学会雑誌, 22(1)；9-14, 1999.
12) 川島みどり他監：日本の看護120年—歴史をつくるあなたへ. p134, 日本看護協会出版会, 2008.
13) 日本看護協会編：日本看護協会史(第1巻). p260, 日本看護協会出版部, 1967.
14) 吉武香代子：日本における看護研究のあゆみ. 看護MOOK, No.40；7-14, 1992.
15) 杉下知子, 交野好子：臨床看護者が看護研究に取り組む姿勢. 看護展望, 19(7)；45, 1994.
16) 吉武香代子：看護研究—今とむかし. 日本看護研究学会雑誌, 22(2)；54, 1999.
17) 文部省大学学術局看護学校等教育課程改善に関する調査研究会：看護学校(3年制)看護学教授要目案(昭和41年3月29日). 看護教育, 7(7)；76-77, 1966.
18) 例えば, 以下の文献がある.
    ・吉武香代子：日本における看護研究のあゆみ. 看護MOOK, No.40；7-14, 1992.
    ・川野雅資：看護教育の中で「研究」指導にとりくむ—3年制看護短期大学において. 看護MOOK, No.40；150-155, 1992.
    ・大串靖子：看護研究における支援体制の模索. 日本看護研究学会雑誌, 22(1)；9-14, 1999.
    ・南裕子：看護における研究. p17, 日本看護協会出版会, 2008.
19) 吉武香代子：日本における看護研究のあゆみ. 看護MOOK, No.40；9, 1992.
20) 例えば, 以下の文献がある.
    ・緒方昭, 吉田正子：看護研究への招待. p18, 金芳堂, 1982.
    ・川島みどり：臨床看護研究の意義と展望. 臨床看護研究の進歩, 1(1)；218-223, 1989.
    ・川島みどり：看護実践者と研究とのかかわり. 看護MOOK, No.40；36-43, 1992.
    ・川村佐和子：看護の知識を生み出す活動. 草刈淳子他編：2000年に, 看護を語る. p79, 日本看護協会出版会, 2000.
    ・紙屋克子：実践すなわち研究. 草刈淳子他編：2000年に, 看護を語る. pp82-87, 日本看護協会出版会, 2000.
21) 日本看護協会監：新版 看護者の基本的責務—定義・概念／基本法／倫理. pp44-49, 日本看護協会出版会, 2006.
22) 日本看護協会編：日本看護協会看護業務基準集. pp166-168, 日本看護協会出版会, 2002.
23) 日本医療機能評価機構：病院機能評価事業—病院機能評価とは.
    <http://jcqhc.or.jp/works/evaluation/>

24）日本医療機能評価機構：病院機能評価 総合版評価項目 解説集．p167，日本医療機能評価機構，2004．
25）日本医療機能評価機構：病院機能評価 書面審査調査票．p55(医療提供の組織と運営)，日本医療機能評価機構，2004．
26）産労総合研究所編：V6.0対応・病院機能評価受審領域別ハンドブック．pp171-172，経営書院，2009．
27）日本医療機能評価機構：病院機能評価 総合版評価項目V6.0(下位項目付き)．2009．
　　＜http://www.jcqhc.or.jp/pdf/works/v6.pdf＞
28）日本医療機能評価機構：病院機能評価ガイドブック．p3，2014年1月．
29）小島恭子，野地金子編著：専門職としてのナースを育てる 看護継続教育 クリニカルラダー，マネジメントラダーの実際．医歯薬出版，2005．

第Ⅱ章 看護基礎・卒後・継続教育と看護学研究

　日本の教育制度は，基本的部分を法律により定められている。また，看護基礎教育，看護卒後教育，看護継続教育すべてが研究指導のための知識・技術を必要としている。しかし，看護基礎教育，看護卒後教育，看護継続教育における看護学研究には同一の目的と異なる目的があるに違いない。以上を前提に，本章は，看護学研究が法的基準との関連において各教育の中にどのように位置づいているのかを確認する。それに基づき，指導の過程とその実際例を紹介する。

1 看護基礎教育と看護学研究

1 法的基準にみる看護基礎教育と看護学研究

　看護系大学・短期大学，看護専門学校など，看護基礎教育において研究はどのように位置づけられているのであろうか。法的基準を概観してみよう。
　看護系大学と短期大学は，大学設置基準，短期大学設置基準，保健師助産師看護師学校養成所指定規則を充足するとともに，看護師等養成所の運営に関する指導ガイドラインを参考にしつつ教育を提供しなければならない。看護専門学校は，専修学校設置基準とともに保健師助産師看護師学校養成所指定規則を充足するとともに，看護師等養成所の運営に関する指導ガイドラインを参考にしつつ教育を提供しなければならない。

●大学設置基準，短期大学設置基準，専修学校設置基準にみる研究に関する教育
　大学設置基準，短期大学設置基準，専修学校設置基準は，それぞれ大学，短期大学，専修学校の設置に向けた最低の基準であり，研究に関する基準は，いずれも「教育課程の章」のうち単位に関する項に存在するのみである（**表 2-1**）。しかし，その記述は，研究に関わる授業の存在を前提にしているものの，教育内容の基準として研究の必要性を明示しているわけではない。

表 2-1 大学設置基準，短期大学設置基準，専修学校設置基準にみる研究に関する基準

大学設置基準第 21 条 3 項	前項の規定にかかわらず，卒業論文，卒業研究，卒業制作等の授業科目については，これらの学修の成果を評価して単位を授与することが適切と認められる場合には，これらに必要な学修等を考慮して，単位数を定めることができる
短期大学設置基準第 7 条 3 項	前項の規定にかかわらず，卒業研究，卒業制作等の授業科目については，これらの学修の成果を評価して単位を授与することが適切と認められる場合には，これらに必要な学修等を考慮して，単位数を定めることができる
専修学校設置基準第 19 条 2 項	前項の規定にかかわらず，卒業研究，卒業制作等の授業科目の授業時数については，これらに必要な学修等を考慮して，単位数に換算するものとする

● **保健師助産師看護師法にみる研究に関する教育（表 2-2）**

　保健師助産師看護師学校養成所指定規則は，保健師助産師看護師法に基づき，看護職者を教育する教育機関として指定するために充足すべき基準を定めた省令である。文部科学大臣，都道府県知事は，この基準を充足した教育機関を看護職者としての国家試験受験資格を取得できる学校，養成所として指定する。また，看護師等養成所の運営に関する指導ガイドラインは，その運営の適正化を目的としており，看護系大学，短期大学，専門学校，各種学校を含む全ての看護職養成機関は，保健師助産師看護師法，保健師助産師看護師学校養成所指定規則，看護師等養成所の運営に関する指導ガイドラインが示す基準や要件を充足することを求められる。言い換えれば，これらの法・省令・ガイドラインは，日本の複雑な看護教育制度を背景に，国家試験受験資格を付与するために必要な最低限の教育要件を示しており，看護系大学，短期大学も含め，これらの要件を満たしていない場合，その教育機関は，看護職者としての国家試験受験資格を付与できないことを示す。

　現在の保健師助産師看護師法の前身である保健婦助産婦看護婦令は，1947 年 7 月，国民医療法に基づく政令として公布され，その第 4 条は，甲種看護婦と乙種看護婦を規定した。同年 11 月に「保健婦助産婦看護婦養成所指定規則」が制定された。この指定規則は，甲種看護婦養成所学科課程のカリキュラムとして，「看護学」を 585 時間，その内容として「総合症例研究」を 15 時間含む必要性を規定した[1]。これは，日本の看護職養成教育が研究に関する教育を取り入れたことを示す最初の公的な資料である。しかし，1948 年に国民医療法が廃止され，保健婦助産婦看護婦令も廃止された。それに代わり，1948 年，保健婦助産婦看護婦法が制定された。しかし，その内容は，ほとんど保健婦助産婦看護婦令を引き継いでいた[2]。甲種，乙種の区別も残り，「甲種看護婦は高校卒業者に 3 年の教育，資格認定は厚生大臣（国家試験合格）が行う，乙種看護婦は中学卒業者に 2 年の教育，資格認定は地方長官（都道府県の試験合格）が行う」と規定していた。

　この法律（法 203 号）に基づき，1949 年，文部省と厚生省は，共同省令として「保健婦助産婦看護婦学校養成所指定規則」を定めた。その内容は 1947 年の指定規則を引き継ぎ，甲種看護婦養成所学科課程のカリキュラムもほぼ同様である。しかし，看護学 595 時間の内容として指定されていた「看護管理法 15 時間」「総合症例研究 15 時間」が廃止さ

表2-2 法律にみる研究に関する教育

年	法律・省令・通知	研究に関する教育の記述など
1947	国民医療法に基づく保健婦助産婦看護婦令	甲種看護婦と乙種看護婦を規定
	保健婦助産婦看護婦養成所指定規則	甲種看護婦養成所学科課程「看護学」585時間に「**総合症例研究**」15時間含むことを規定
1948	国民医療法と保健婦助産婦看護婦令の廃止	
	保健婦助産婦看護婦法	甲種看護婦と乙種看護婦の制度は残留
1949	保健婦助産婦看護婦学校養成所指定規則	「総合症例研究 15 時間」の廃止
1951	保健婦助産婦看護婦法の改正	甲種看護婦と乙種看護婦の制度の廃止 看護婦と准看護婦の資格の制定
	保健婦助産婦看護婦学校養成所指定規則の改正	教育の内容として「研究」は指定されず
1989	保健婦助産婦看護婦学校養成所指定規則の改正	
	看護婦等養成所の運営に関する指導要領	「基礎看護学」の看護学概論の教科内容として「**看護と研究**」，基礎看護技術の教科内容として「**看護研究の基礎**（文献検索と活用，論文の読み方等）」の提示
1996	保健婦助産婦看護婦学校養成所指定規則の改正	
	看護婦等養成所の運営に関する指導要領の変更	「研究」に関連する内容の**削除**
2008	保健師助産師看護師学校養成所指定規則の改正	
	看護師等養成所の運営に関する指導要領の変更	「研究」に関連する内容なし
2011	看護師等養成所の運営に関する手引き	看護師に求められる実践能力と卒業時の到達目標に「**看護実践に研究成果を活用することの重要性を理解する**」の明示

れ，この2科目に代わりに「職業的調整10時間」が組み込まれた[3]。看護職養成教育の必須内容として規定された「研究」は，わずか2年でその姿を消した。

その後，1951年，保健婦助産婦看護婦法の改正により，看護婦の甲種乙種の区別がなくなり，新たに准看護婦の資格が設けられた。この制度改正により指定規則（昭和26年8月10日文部・厚生省令第1号）が新たに制定された[4]。しかし，看護職養成教育の内容として「研究」は，1949年に姿を消したままであり，1989年まで継続した。

1989年，保健婦助産婦看護婦学校養成所指定規則が改正された。この改正に伴い通知された看護婦等養成所の運営に関する指導要領は，「基礎看護学」の看護学概論の教科内容として「7．看護と研究」，基礎看護技術の教科内容として「4．看護研究の基礎（文献検索と活用，論文の読み方等）」を提示している。1949年に姿を消した看護師養成教育内容としての研究は40年ぶりに姿を現した。

1996年，再度，保健婦助産婦看護婦学校養成所指定規則が改正された。この改正に伴い通知された看護婦等養成所の運営に関する指導要領も変更され，変更前の「授業内容とその教科内容」は，「看護婦・士教育の基本的考え方，留意点等」への提示に変わった。「看護婦・士教育の基本的考え方，留意点等」には「研究」という文言はなく，再び，「研究」は看護師養成教育内容から姿を消した。

2008年，保健師助産師看護師学校養成所指定規則は，再度，改正されたが，指定規則はもちろん，指導要領の別表3「看護師教育の基本的考え方，留意点等」にも研究という

文字はない。しかし，2011年に改正された看護師等養成所の運営に関する手引きは，看護師に求められる実践能力と卒業時の到達目標として73項目を提示し，その一項目として研究に関する要素を明示している。その項目とは「看護実践に研究成果を活用することの重要性を理解する」である。2015年，この手引きは看護師等養成所の運営に関する指導ガイドラインへと統合され，この項目は看護師に求められる実践能力と卒業時の到達目標73項目中の一項目として現存している。

以上は，大学，短期大学，専門学校といった教育課程の相違にかかわらず，すべての看護基礎教育課程が，「看護実践に研究成果を活用することの重要性を理解する」ための教育を提供しなければならないことを示す。

●看護職養成教育の場における研究に関する教育の実態

保健師助産師看護師学校養成所指定規則は，1949年に制定され，それ以後，改正を重ねている。指定規則の別表3は，看護師養成所が提供すべき教育内容の一覧表である。別表3は，看護学が1951年から1967年までは医学モデル，1967年から1989年までは発達モデルにより構成され，看護学が専門科目の一学科目として医科学概論（医学概論），解剖学，薬理学と並列に位置づいていることを示す。1989年から1996年までは，教育内容を基礎科目，専門基礎科目，専門科目の3種類に大別し，医学概論をはじめとする医学系の学科目は全て専門基礎科目に位置づけられた。専門科目は，発達モデルに主軸を据えた成人看護学，老人看護学，小児看護学，母性看護学に加え，それらの基盤となる基礎看護学などにより編成された。1996年から2008年までは，教育内容の大枠を科目から分野へと名称を変更し，基礎分野，専門基礎分野，専門分野の3種類に大別した。また，専門分野を構成する学科目として在宅看護論と精神看護学を加えた。2008年からは，専門分野がⅠとⅡに分類されるとともに統合分野が設定され，教育内容は基礎分野，専門基礎分野，専門分野Ⅰ，専門分野Ⅱ，統合分野の5種類に大別されるに至った。

このような指定規則の改正に伴い，看護師等養成所の運営に関する指導要領も改正されている。1989年から1996年までの指導要領は，基礎看護学に300時間を割り振り，基礎看護学を看護学概論，基礎看護技術，臨床看護総論の3つの授業科目から構成している。そのうち，看護学概論と基礎看護技術の双方に研究の要素を組み入れている（**表2-3**）。看護学概論を構成する8要素の1つとして「看護と研究」を，基礎看護技術を構成する5要素の1つとして「看護研究の基礎（文献検索と活用，論文の読み方等）」を教育内容として明示している。

この状況を単純に考えれば，日本の看護師養成は，その圧倒的多数が専門学校であったにもかかわらず，1989年以降，教育の中に研究の要素を組み込むことが求められ，それを契機に多くの教育機関が研究を教育内容の一部として取り入れたととらえることができる。しかし，これは誤りである。次の事実がそれを裏づける。

1977年，中国地区に所在する看護学校を対象とした看護研究に関する教育の実態調査[5]の結果は，全看護学校56校のうち43校（76.8%）が調査に協力し，43校のうち41校（95.3%）が看護研究に関する教育を実施していることを明らかにした。また，1981年，関東地区に所在する看護学校を対象とした看護研究に関する教育の実態調査[6]の結果は，

表 2-3　看護婦等養成所の運営に関する指導要領（1989 年から 1996 年）

第5　教育に関する事項
1. 指定規則別表3に定める各授業科目の教科内容は，別表1を標準とすること．

別表1　授業科目とその教科内容
基礎科目　　　（省略）
専門基礎科目　（省略）
専門科目

科目	時間数	教科内容
基礎看護学	300	人間のライフサイクルにおける健康の意義，保健医療における看護の役割について理解させ，看護行為の基礎となる知識，技術，態度を教授する．
看護学概論	45	看護全般の概念をとらえ，看護の位置づけと役割の重要性を認識できるよう教授する． 　1. 看護の概念 　2. 看護の変遷 　3. 健康と看護 　4. 看護の対象 　5. 看護の機能と役割 　6. 看護管理 　7. 看護と研究 　8. その他
基礎看護技術	195	対象の理解と看護実践の基礎となる技術を習得できるよう教授する． 　1. 基本技術　・観察，健康状態の評価（身体，心理面），記録，報告 　　　　　　　・コミュニケーションの基礎　・カウンセリングの基礎 　　　　　　　・安全，安楽　　　　　　　　・看護過程 　2. 援助技術　・日常生活の援助技術　　　　・診療時の補助技術 　3. 指導技術　・個別指導技術の基礎　　　　・集団指導技術の基礎 　　　　　　　・訪問指導技術の基礎 　4. 看護研究の基礎（文献検索と活用，論文の読み方等） 　5. その他
臨床看護総論	60	健康障害をもつ対象を理解し，状態に応じた看護について教授する． 　1. 患者と家族の理解 　2. 患者の経過別看護　・急性期の看護　・慢性期の看護 　　　　　　　　　　　・リハビリテーションの看護　・臨死期の看護　等 　3. 主要症状別看護　・呼吸障害の看護　・意識障害の看護　・循環障害の看護 　　　　　　　　　　・精神障害の看護　等 　4. 治療，処置別看護　・安静療法と看護　・食事療法と看護　・薬物療法と看護 　　　　　　　　　　　・輸液療法と看護　・手術療法と看護　・人工臓器と看護 　　　　　　　　　　　・放射線治療と看護・精神療法と看護　・救急法と看護 　　　　　　　　　　　・集中治療と看護　等 　5. 継続看護　・退院指導　・訪問指導　等 　6. 医療用機器の原理と実際 　7. その他
成人看護学	315	成人期にある対象の特徴と健康の維持推進の重要性を理解させ，健康障害時の看護について教授する．
成人看護概論	15	1. 成人看護の理念　2. 成人看護の対象　3. 成人看護の機能と役割　4. その他
成人保健	30	1. 成人保健の意義　2. 成人の健康に及ぼす諸因子　3. 成人各期の特徴と保健 4. 成人保健の動向と対策　5. 成人保健活動と看護婦の役割　6. その他
成人臨床看護	270	1. 成人期の病人の理解 2. 疾患と看護　・患者の経過別看護　・主要症状別看護　・治療，処置別看護 　　　　　　　・継続看護 3. 看護過程の展開　4. その他
老人看護学	90	（省略）
小児看護学	120	（省略）
母性看護学	120	（省略）
臨床実習	1035	（省略）

3年課程の学校全86校のうち28校（32.6％）が調査に協力し，28校のうち25校（89.3％）が看護研究を学科目として設定し，教育を実施していることを明らかにした。さらに，2007年には，全国の3年課程看護師養成施設499校を対象とした看護研究に関する教育の実態調査[7]が行われている。この調査には，全教育機関499校のうち215校（43.1％）が調査に協力した。看護研究に関する科目の単位数と時間数に回答した教育機関は，162校であり，そのうち，97校（59.9％）が1単位30時間，28校（17.3％）が1単位15時間，7校（4.3％）が2単位60時間の教育を提供していることを明らかにした。

このような状況を反映し，看護の専門誌は，看護師養成所に在籍する学生に看護研究をどのように教授すべきかに関する特集[8,9]を組んでいる。また，看護基礎教育課程に在籍する学生を対象とした学会「看護学生看護研究学会」は1968年に設立され，毎年，多数の演題が発表された。これらは，多くの看護師養成所が看護職を専門職としてとらえ，研究活動を看護専門職者として必須の要件と判断し，法的基準の有無にかかわらず，教育内容として研究を組み込んだカリキュラムを編成していたことを示す。

2 看護基礎教育におけるミニマムエッセンシャルズ「研究成果の活用の重要性の理解」

すべての看護基礎教育課程が，「看護実践に研究成果を活用することの重要性を理解する」ための教育を提供しなければならない。この教育に携わる教員は，少なくとも看護実践の場における研究成果の活用とはどのようなことなのか，また，どのような能力が必要であるのかを知らなければその重要性を学生に教示できない。

●研究成果活用の説明を可能にする教材

研究成果を活用すること，それがどのようなことなのか，この疑問への回答が既に質的帰納的研究[10]により解明されている。この研究の目的は，「看護実践場面における研究成果活用の概念化」であり，研究方法論には看護概念創出法を適用した。対象者は，全て，看護実践に研究成果を活用した経験のある看護職者であった。データ収集方法には半構造化面接を用い，対象者が研究成果活用に関連して実際にどのような行動をとったかを時系列に沿って質問した。さらに，そのようにして収集したデータを質的帰納的に分析した結果，次に示す研究成果活用経験を表す「7概念」（図2-1）が創出された。7概念は，看

問題現象自覚による解決責務の実感と科学的知識の希求
研究成果との遭遇による活用への興味触発
研究成果の質と現状適合性査定による採用可否の検討と決定
研究成果導入への環境調整と方法の具体化
障害克服に向けた導入方法修正と新たな研究成果探索
効果査定による研究成果を基盤とした看護実践定着の促進と放棄
研究成果の意義実感による活用過程の公開と活用継続

図2-1　看護実践場面における研究成果活用経験を表す7概念

護基礎教育課程の学生に「看護実践に研究成果を活用することの重要性を理解する」ことを目的とした授業の教材として，研究成果を活用するということがどのような経験であるのかを教示するために活用可能である。また，目的「看護実践に研究成果を活用することの重要性を理解する」を達成するために学生に何を教示すべきかを考えるヒントにもなる。以下に各概念とその内容を紹介する。

*

【問題現象自覚による解決責務の実感と科学的知識の希求】

　この概念は，看護職者として患者に生じた問題を解決しなければならないという責務を自覚し，解決への根拠となる知識の獲得を願い，求めるという看護師の経験を表す。

　看護師が問題と自覚した現象とは，患者の転倒・転落事故の多発やそれらの回避に向けた抑制・催眠剤の使用，褥瘡の発生・悪化などであった。看護師は，これらの問題が発生したことに対する看護師としての責任と解決への責務を感じるとともに，経験的な知識に基づく解決の限界を実感し，その解決に向けて，根拠を研究成果に求めていた。

【研究成果との遭遇による活用への興味触発】

　この概念は，多様な学習機会を通して偶然に研究成果と出合い，その活用に興味を感じる看護師の経験を表す。

　看護師は，自主学習，院内研究，学会などの様々な学習機会を通して，活用してみたいと感じる研究成果に出合っていた。看護師は，出合った研究成果に新たな発想や活用可能性を感じたとき，詳細にその研究内容を調べたり，類似した文献を収集したりしていた。

【研究成果の質と現状適合性査定による採用可否の検討と決定】

　この概念は，活用しようとする研究論文を読み，その質を検討するとともに，臨床の場への研究成果導入による影響を考慮し，その採否を決定するという看護師の経験を表す。

　看護師は，複数の研究論文の内容や結果を比較して読み，その確実性を検討するとともに，患者への有害性，病棟方針との適合性，看護実践の効率性・経済性を考慮し，採用しようとする研究成果を検討していた。また，これらの検討に基づき，看護実践の場で確実な活用の効果が期待できると判断した場合には，積極的にその成果を採用していた。その一方，研究内容や結果に信頼がおけない，導入効果への確信が持てないなどの場合には，その成果の採用に迷い，躊躇していた。

【研究成果導入への環境調整と方法の具体化】

　この概念は，研究成果に基づく看護実践を導入するために，物的，人的な環境を整え，看護実践に関わる人々の協力を得るとともに，具体的な実践方法を検討し，他看護師と共有するという看護師の経験を表す。

　看護師は，研究成果に基づく看護実践の導入に向けて，必要な物品を調達したり，不要な物品を排除したりしていた。また，学習会の開催や資料の提示などを通して，上司や他看護師，医師，理学療法士，患者・家族に導入しようとする看護実践の特徴や効果を説明し，協力を得ていた。さらに，患者の個別性や看護実践の場の特徴などを考慮して，実施に必要な手順や指針などを考案し，伝達していた。

【障害克服に向けた導入方法修正と新たな研究成果探索】

　この概念は，研究成果に基づく看護実践を実施する過程に生じる様々な障害を克服するために，適用の範囲を縮小したり，実施方法を修正したりするとともに，新たに活用可能な研究成果を探し求めるという看護師の経験を表す。

看護師が直面した障害とは，新たな看護実践の導入に対する他看護師や医師からの同意の獲得の難航，導入した看護実践の効果不顕による他看護師からの批判の受理などであった。看護師は，看護実践の導入に向けて，医師から提示された厳格な適用基準を受け入れたり，適用する患者を限定したりしていた。また，導入した看護実践の効果が十分に現れない場合には，実施方法を見直して修正するとともに，再び関連文献の検討を開始し，活用可能な研究成果を探索していた。

【効果査定による研究成果を基盤とした看護実践定着の促進と放棄】
　この概念は，研究成果に基づく看護実践導入の効果を査定した結果により，その看護実践を適用する対象や採用する場が拡大する機会を得たり，逆に，導入した看護実践が定着せず自然に衰退していくのを容認するという看護師の経験を表す。
　看護師は，患者の言動や状態の変化，看護実践の効率性，他看護師の反応などを観察し，研究成果に基づく看護実践導入の効果を査定していた。その結果，患者の状態改善，看護実践の効率性が明らかになった場合には，それまで対象外であった患者に適用範囲を拡大したり，導入に抵抗を示した看護師による実践の受入を観察したりしていた。その一方，患者の状態に変化がなく，研究成果に基づく看護実践に伴う業務が，以前より煩雑で，非効果的になったと感じた場合には，従来の方法が再開される状況を受け入れていた。

【研究成果の意義実感による活用過程の公開と活用継続】
　この概念は，研究成果に基づく看護実践導入の有効性を実感し，導入した過程を公開する機会を得ることにより，他看護師や医師，病院管理者などの関心や承認を得るとともに，その後も，研究成果の探索を続けるという看護師の経験を表す。
　看護師は，研究成果に基づく看護実践の導入による効果を実感し，院内研究発表会や研修会において研究成果活用の過程や実際を公表することにより，他病棟の看護師や医師，病院管理者などの関心や承認を得ていた。また，その後も，継続的に文献を閲読する，他看護師と定期的な学習会を開催するなど，研究成果と接触する機会を自主的に確保していた。

●研究成果活用に必要な能力

　以上の7概念の考察を通して研究成果活用に向け必要な能力35項目[11]が明らかになっている（**表2-4**）。
　看護師等養成所の運営に関する指導ガイドラインが「看護実践に研究成果を活用することの重要性を理解する」を卒業時の到達目標の一項目としていることは先述したとおりである。これは，全ての看護職者が看護実践を展開する際，研究成果の活用が必然であることを前提としていることを示す。また，記述されてはいないが，この一文が研究成果活用に向け必要な能力を次のようにとらえている可能性を推測させる。第1は，看護基礎教育課程における研究成果活用の重要性の理解を基盤とし，免許取得後，看護継続教育により修得すべき能力ととらえられている。第2は，研究成果活用の重要性さえ理解していれば，自ずと研究成果を活用できるようになるととらえられている。
　しかし，次のような事実が第1の推測を否定する。それは，看護継続教育として研究成果活用能力の修得を目的とした研修等は，皆無ではないがごく少数，存在するのみである。
　看護職者にとって研究成果の活用が必然であり，看護継続教育により修得すべき能力で

表2-4　7概念から導き出された研究成果活用に必要な能力35項目

【問題現象自覚による解決責務の実感と科学的知識の希求】
1. 看護問題の発生や解決に現行の看護実践が及ぼしている影響を査定する
2. 従来の方法の限界や改善策検討の必要性を見極める
3. 看護問題の解決に向けて自発的に科学的知識や研究成果を学習する

【研究成果との遭遇による活用への興味触発】
4. 新たな知識や技術の習得に向けて自主的に文献を読む
5. 最新の知識や研究成果に触れるため学会や研修会に参加する
6. 学習を通して生じた疑問を納得できるまで追求する
7. 臨床の現状を思い浮かべながら学んだ知識や研究成果の活用可能性を検討する
8. 文献検索の知識や技術を用いて関心ある文献を探し出す

【研究成果の質と現状適合性査定による採用可否の検討と決定】
9. 複数の研究論文を比較検討し関心を持った研究成果の確かさを見極める
10. 学んだ知識や研究成果の活用が患者にもたらす利益や不利益を検討する
11. 学んだ知識や研究成果の活用が看護実践の効率に及ぼす影響を検討する
12. 学んだ知識や研究成果の活用が費用面に及ぼす影響を検討する
13. 効果の確実性に裏づけを得てから新たな看護方法の導入に踏み切る
14. 患者への悪影響が懸念されれば興味深い方法であっても導入を断念する

【研究成果導入への環境調整と方法の具体化】
15. 新たな看護方法の導入に向けて必要な物品を具体化し準備する
16. 新たな看護方法を安全に導入するために不要物品を片付ける
17. 看護実践への効果を期待できる新たな方法を関係者に提案する
18. 導入したい看護方法を関係者が理解できるよう資料を提示したり学習会を開いたりする
19. 組織上必要な手続きを踏みながら新たな看護方法の導入を進めていく
20. 上司や他の看護師の理解と協力が得られるよう提案内容や利点をわかりやすく示す
21. 新たな看護方法を誰もが同じように行えるよう看護単位内で学習会を開く
22. 新たな看護方法導入に向け価値観や判断の異なる関係者との調整を粘り強く進める

【障害克服に向けた導入方法修正と新たな研究成果探索】
23. 他者の批判を受け止めながらも信念に基づき現状改善を目指し続ける
24. 関係者の理解状況も考慮しつつ新たな看護方法導入を試みる患者を選定する
25. 関係者の意見や批判に配慮しながら新たな看護方法の導入を少しずつ試みる
26. 効果を確認できない看護実践の改善に向けて原因や対策を検討する
27. 効果を確認できない看護実践を改善するヒントになる文献を主体的に探す
28. 現状改善を進める過程で困難な問題に直面しても粘り強く解決を目指す

【効果査定による研究成果を基盤とした看護実践定着の促進と放棄】
29. 新たに導入した看護実践の影響を多角的に検討し改善の必要性を見極める
30. 新たな看護方法の効果を確認しながら適用する患者の範囲を徐々に広げる
31. 新たな看護方法に抵抗を示した看護師のその後の受け入れ状況を見守り続ける
32. 看護師個々が新たな看護方法を受け入れられるよう継続的に働きかける
33. 効果がないことを確認したらいさぎよく自らの提案を取り下げる
34. 自己の提案が招いた不本意な結果を真摯に受け止め周囲の意見に耳を傾ける

【研究成果の意義実感による活用過程の公開と活用継続】
35. 自己の看護実践に対する評価を継続的に行う

注：35項目中　　　　の項目は，看護基礎教育課程を通して修得しておく必要のある能力

あるならば，研究成果活用能力の修得を目的とする教育プログラムが多数，企画されるはずである．これは，研究成果活用に必要な能力が看護基礎教育課程における研究成果活用の重要性の理解を基盤とし，看護継続教育により修得すべき能力とはとらえられていないことを示す．

おそらく，第2の推測が的を射ているに違いない。しかし，看護実践場面における研究成果活用を表す7概念と，7概念から導き出された研究成果活用に必要な能力35項目は，第2の推測の妥当性を否定する。それは35項目が，看護実践場面において看護師が研究成果を活用としようとしたとき，実に多様な能力を必要とすることを示しているためである。

　35項目の中には，看護基礎教育課程を通して修得しておく必要のある能力もある。項目の1，3，4，6，8，9，26，27，35がそれらに該当する。このうち，1，26，27，35は看護過程の展開を基盤にする能力，3，4，6は主体的な学習態度の修得を基盤にする能力，8，9は文献の検索，研究論文の理解，研究批判を基盤とする能力である（**表2-5**）。これらのうち，看護過程の展開は，すべての看護基礎教育機関が重要視している側面である。これらを単に看護過程の展開にとどめるのではなく，研究成果を活用した看護実践の基盤となる能力であることを視野に入れ，それを強調しつつ，教育を展開する必要がある。また，必要文献の検索，検索した研究論文の理解と批判は，文献検索のテクニックのみを知っていても，必要な文献は入手できない。同様に，研究論文を入手しても，研究デザインや研究方法などの知識をある程度持っていなければ，入手した論文を正確に理解することはできない。

　看護系大学が増加し，多くの看護専門学校は，大学との条件の相違等により看護学研究に該当する授業科目を設定するか否か，もし，設定するのであるならばそこで何を教えるのかについて頭を悩ましているという話を聞く。教育課程の相違にかかわらず，「看護実践に研究成果を活用することの重要性を理解する」を卒業時までに到達し，卒業後，研究成果を活用した看護実践を実現するために，「研究成果活用の重要性の理解」とともに看護過程の展開に必要な能力の獲得，主体的な学習態度の修得，文献の検索・研究論文の理解・研究批判の基盤となる研究に関する基礎知識が不可欠であることを考慮し，専門学校のみならず，大学も短期大学もカリキュラムを検討する必要がある。看護継続教育の担当者は，それを前提に研究成果活用能力の修得を目指した教育プログラムを立案する必要がある。

表2-5　看護基礎教育課程の教育内容として位置づける必要のある研究成果活用能力9項目

1. 看護問題の発生や解決に現行の看護実践が及ぼしている影響を査定する 26. 効果を確認できない看護実践の改善に向けて原因や対策を検討する 27. 効果を確認できない看護実践を改善するヒントになる文献を主体的に探す 35. 自己の看護実践に対する評価を継続的に行う	看護過程の展開を基盤にする能力
3. 看護問題の解決に向けて自発的に科学的知識や研究成果を学習する 4. 新たな知識や技術の習得に向けて自主的に文献を読む 6. 学習を通して生じた疑問を納得できるまで追求する	主体的な学習態度の修得を基盤にする能力
8. 文献検索の知識や技術を用いて関心ある文献を探し出す 9. 複数の研究論文を比較検討し関心を持った研究成果の確かさを見極める	文献の検索，研究論文の理解，研究批判を基盤とする能力

3 看護基礎教育と研究，その教育の実際

　全ての看護基礎教育課程は，そこに在籍する学生が「看護実践に研究成果を活用することの重要性を理解する」ための教育を提供しなければならない。また，この規定に加え，研究成果活用の経験とそれに基づく研究成果活用能力を前提としたとき，看護基礎教育課程において研究が，実に幅広く，多様な可能性を持つ教育として展開できることを示唆される。研究に関し独立した授業科目を開設し，実際に研究を行い，論文作成を求めることも可能である。一方，研究に関する内容を独立した授業科目とせず，目標「看護実践に研究成果を活用することの重要性を理解する」を達成する教育も可能である。その教育機関の目的や目標，修業年限などを考慮し，最低限，目標「看護実践に研究成果を活用することの重要性を理解する」ための教育を考案する必要がある。

　このような観点から，研究に関する教育についていくつかの事例を提示する。

●各専門科目の一目標として研究に関する内容を設定する

　これは，研究に関する内容を独立した授業科目とせず，各看護学の目標に「看護実践に研究成果を活用することの重要性を理解する」を加え，この目標を達成できるような内容を組み込み，各看護学の授業を展開するという方法である（**図 2-2**）。

　基礎看護学の授業を想定し，考えてみよう。その授業は，生活援助技術の修得を目指していたとする。教員は，その授業のある時間に，研究により新たに開発された看護技術を紹介する。そして，それがどのような研究により，どのように開発されたのか，その技術を活用し生活を援助することにより，対象となる人にどのような効果を表したのかを説明する。また，その技術の実際を視聴覚教材を用いて示し，演示し，看護実践に研究成果を活用することの重要性を強調して締めくくる。

　他の看護学も同様に，その分野の専門性に応じた研究成果を紹介し，看護実践に研究成果を活用することの重要性を強調する。学生は，異なる教員が展開する異なる授業におい

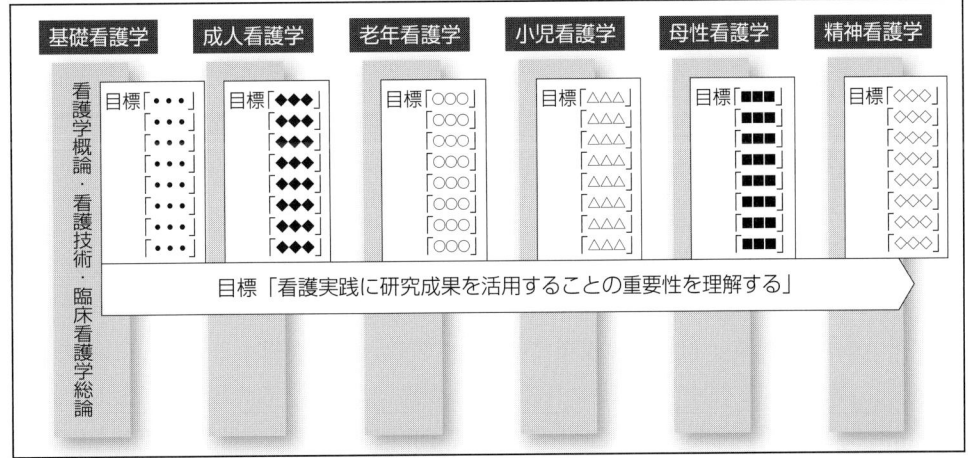

図 2-2　各看護学の目標に「看護実践に研究成果を活用することの重要性を理解する」を追加

て異なる研究に触れ，その成果を導入した看護の展開による効果を学び，目標「看護実践に研究成果を活用することの重要性を理解する」の達成に導かれる。

●**研究に関する内容を独立した授業科目として設定する**

多くの教育機関が研究に関する内容を独立した授業科目として設定している。また，その多くは，研究計画の立案，その計画に沿った研究の実施，研究論文の作成を授業の目標として設定している。しかし，これ以外にも，研究に関する授業科目には多様な可能性がある。

先述した研究成果の活用について思い出してみよう。看護師等養成所の運営に関する指導ガイドラインが「看護実践に研究成果を活用することの重要性を理解する」を卒業時の到達目標の一項目としている。また，看護基礎教育課程の学習を通し「看護実践に研究成果を活用することの重要性を理解」し，卒業後，研究成果を活用した看護実践を実現するためには，「研究成果活用の重要性の理解」とともに看護過程の展開に必要な能力の獲得，主体的な学習態度の修得，文献の検索・研究論文の理解・研究批判の基盤となる研究に関する基礎知識が不可欠である。これらを前提とし，さらにその教育機関の目的・目標を吟味したとき，「看護実践に研究成果を活用することの重要性を理解する」を目的とした授業科目を開設する可能性を想定できる。この場合，言うまでもなく，この授業の目的は，研究を実施することでも，研究成果を活用することでもなく，研究成果活用の重要性を理解することである。また，学生が何を理解し，そしてそれがどのような行動として示されたとき，研究成果活用の重要性を理解したと判断できるのかを検討し，その授業の目的と目標を設定していく必要がある。これらの実現に向けては，先述した研究成果活用に必要な能力に関する内容を参考とし，検討できるであろう。

ある教員集団が「研究成果活用の重要性の理解」を主眼とした授業を開設した（**表2-6**）。授業科目名は，「看護学研究概論」である。この教員集団が属する大学は，単科大学であり，博士前期課程と後期課程を開設している。研究者として活動するために必要な能力の修得は，博士前期課程と後期課程の目的に位置づけられている。対象は，3年次後期の学生であり，1単位，15時間の授業である。看護学研究の意義と特徴を学習し，研究成果を実践に活用するための基礎的知識を学習することを目的として設定し，この目的を達成するために，研究の基本用語の理解，研究成果を理解するための基礎的知識の修得などを含む4つの目標を設定した。

これ以外にもいくつかの授業科目を開設できる可能性がある。例えば，研究の全過程を経て，それを卒業論文としてまとめ上げることを最終目標に設定し，複数の授業科目として開設することも可能である。ある教員集団は，このような観点から研究に関わる2つの授業科目，「看護学研究入門」と「卒業研究」を開設した。このうち授業「看護学研究入門」（**表2-7**）は，研究成果活用の重要性の理解とともに研究の実施の両者を主眼としており2単位，30時間の授業である。この教員集団が属する大学は，総合大学であり，看護学部は，博士前期課程と後期課程を開設している。この授業を開設した教員集団は，研究者の育成を重視しており，看護基礎教育課程から博士前期課程と後期課程へと研究者として必要となる知識，技術，態度を積み上げていく教育を目指している。また，授業「看

表2-6 授業「看護学研究概論」のシラバス

科目区分	専門教育科目　必修科目		科目番号	○○○○	単位数	1単位
授業科目名	看護学研究概論		授業形式	講義	時間数	15時間
担当教員	○○○○　△△△△　□□□□		開講時期	3年後期	曜日	火Ⅱ限
授業の概要	看護学研究の特徴を理解するとともに，研究論文の読解，研究成果活用に必要な基礎的知識を学習する．また，看護実践上の問題，看護学生としての問題を解決するために有効な研究論文を選択・精読し，その成果の活用可能性について考察する．					
目的と目標	**目的** 看護学研究の意義と特徴を学習し，研究成果を実践に活用するための基礎的知識を学習する **目標** 1. 看護学研究に用いられる基本的な用語を理解する 2. 研究の過程を理解し，既存の研究成果を理解するための基礎的知識を修得する 3. 看護学研究の成果を実践に活用するための課題を考察する 4. 学術的・自律的な問題解決に向けて研究成果を活用する意義を認める					
授業の内容と方法	回	授業内容		授業形態	学習課題	
	1	看護学研究の特徴 －看護学研究の定義 －看護実践と看護学研究 －研究活動の種類		講義	毎回，学習課題を提示し，小テストを実施	
	2	研究成果活用の意義と実際 －研究成果活用による看護実践上の問題解決 －研究成果活用による学生・看護職者としての問題解決				
	3	文献検索の実際				
	4	研究と倫理				
	5	研究過程と研究論文の構成要素 研究批評と研究成果活用				
	6	看護学研究－質的研究				
	7	看護学研究－量的研究				
	【終了後レポート】 ・自己の興味や関心に基づき，文献を検索，入手し，看護学研究の論文を精読する ・授業を通して学習した知識を活用し，精読した文献の内容などを所定の様式に要約する ・精読した研究論文を批評し，その結果を論述する ・精読した研究論文の成果の活用可能性について論述する					
評価方法	授業中の小テスト（30％）　終了後レポート（70％）					
参考文献	○○他：看護研究のための文献検索，○○出版会． ○○編：看護と研究，○○出版．					

護学研究入門」は，3年次後期の学生を対象としており，学生は4年次後期に実際に看護学研究を行う．4年次後期のこの学習活動は，授業「卒業研究」8単位としてカリキュラムの中に組み込まれており，看護学研究の意義と特徴を学習し，研究成果活用と研究の実施に必要な基礎的知識と技術，態度を修得することを目的として設定された．また，授業「看護学研究入門」は，授業「卒業研究」の目的を達成するために，日本における看護学研究発展の歴史，看護専門職として研究の必要性，看護学研究の意義と特徴，研究成果の活用についての理解などを含む7つの目標を設定した．

　さらに，ある教員集団は，研究成果活用の重要性の理解とともに研究計画立案までを目的とする授業「看護学研究とその計画立案」（**表2-8**）を開設した．これは，2単位，30時間の授業である．この教員集団が属する大学は，単科大学であり，看護学部は，修士課程を開設している．この授業を開設した教員集団は，研究に関する学習の中心を修士課程

表2-7 授業「看護学研究入門」のシラバス

科目区分	専門教育科目　必修科目		科目番号	○○○○	単位数	2単位
授業科目名	看護学研究入門		授業形式	講義	時間数	30時間
担当教員	○○○○　△△△△　□□□□		開講時期	3年後期	曜日	金Ⅱ/Ⅲ限
授業の概要	看護学研究の意義と特徴を理解するとともに，研究成果活用と研究の実施に必要な基礎的知識と技術，態度を講義，演習を通して学習する。					
目的と目標	**目的** 看護学研究の意義と特徴を学習し，研究成果活用と研究の実施に必要な基礎的知識と技術，態度を修得する **目標** 1. 日本における看護学研究発展の歴史を通して，看護専門職として研究の必要性を理解する 2. 看護学研究の意義と特徴，看護学研究としての成立要件を理解する 3. 看護専門職として研究成果の活用の重要性とその方法について理解する 4. 研究の種類とその過程を学習し，すべての研究に共通して必要な知識，技術，態度，研究の種類に応じて必要となる知識，技術，態度について理解する 5. 研究計画の意義と必要性について理解し，研究計画書作成に必要な基礎的知識を修得する 6. 文献検討の意義と必要性について理解し，文献検索に必要な知識と技術とともに，正確に文献を理解するための能力を修得する 7. 看護学研究における倫理的配慮の重要性と倫理的配慮に必要な知識，技術，態度について理解する					

授業の内容と方法	回	授業内容	授業形態	学習課題
	1/2	◎わが国における看護学研究発展の経緯 　－日本における看護学研究の歴史 　－米国における看護学研究の歴史 　－日本と米国の看護学研究発展の経緯とその相違 　－日本における看護学研究の今日的課題と看護専門職としての研究の必要性 ◎看護学研究の意義と特徴 　－看護学研究の必要性と意義 　－看護学研究としての成立要件 　－看護学研究として成立する研究と成立しない研究	講義	＜事後学習＞ レポート1：テーマ「看護専門職としての研究の必要性」
	3/4	◎研究成果の活用とその重要性 　－日本の看護職者の研究成果活用の実態 　－研究成果活用による問題解決とその実際① 　－研究成果活用による問題解決とその実際② 　－研究成果活用に必要な能力 　－研究成果活用能力修得に向けた今後の課題	講義	＜事前学習＞ 研究成果活用に関する文献の閲読 ＜事後学習＞ レポート2：テーマ「研究成果活用の意義と重要性」
	5	◎研究過程とその理解に必要な用語 　－看護学研究に必要な基本的用語 　－質的研究と量的研究 　－質的研究とその過程 　－量的研究とその過程 　－研究推進に必要な知識・技術・態度		＜事後学習＞ レポート3：「用語の定義」
	6〜8	◎文献検討の意義と実際 　－文献の種類と特徴 　－研究における文献等の必要性と意義 　－文献検索の方法とその実際① 　－文献検索の方法とその実際② 　－文献検索の方法とその実際③ 　－文献検索の方法とその実際④	講義と演習	＜事後学習＞ レポート4：テーマ「○○に関する研究の動向」
	9/10	◎研究と倫理 　－研究と倫理 　－研究における不正行為 　－文献の活用とplagiarism 　－plagiarismの回避に向けた手段 　－看護学研究における研究対象者擁護の必要性 　－対象者の人権擁護に向けた配慮と必要な手続き	講義	＜事後学習＞ レポート5：「レポート4をplagiarismの観点から批評し，修正する」
	11〜14	◎研究と研究計画 　－研究計画の意義と重要性 　－研究計画書とその作成① 　－研究計画書とその作成② 　－研究計画書とその作成③ 　－研究計画書とその作成④	講義と演習	＜事後学習＞ レポート6：「修正後の研究計画書」
	15	まとめとテスト		
評価方法	レポート（70％）　テスト（30％）			
参考文献	○○他：看護研究のための文献検索，○○出版会． ○○編：看護と研究，○○出版．			

表2-8 授業「看護学研究とその計画立案」のシラバス

科目区分	専門教育科目　必修科目		科目番号	○○○○	単位数	2単位
授業科目名	看護学研究とその計画立案		授業形式	講義	時間数	30時間
担当教員	○○○○　△△△△　□□□□		開講時期	3年後期	曜日	月Ⅲ限
授業の概要	看護学研究の意義と特徴を理解するとともに，研究成果活用と研究の実施に必要な基礎的知識と技術，態度を講義，演習を通して学習する．					
目的と目標	**目的** 看護学研究の意義と特徴を学習し，研究成果活用とともに研究の基礎として研究計画の立案に必要な知識，技術，態度を修得する **目標** 1. 看護学研究の意義と特徴，看護学研究としての成立要件を理解する 2. 看護専門職として研究成果の活用の重要性とその方法について理解する 3. 研究の種類とその過程について概観する 4. 研究計画の意義と必要性について理解し，研究計画書作成に必要な基礎的知識を修得する 5. 文献検討の意義と必要性について理解し，文献検索に必要な知識と技術とともに，正確に文献を理解するための能力を修得する 6. 看護学研究における倫理的配慮の重要性と倫理的配慮に必要な知識，技術，態度について理解する					

授業の内容と方法	回	授業内容	授業形態	学習課題
	1	◎看護学研究の意義と特徴 －看護実践と看護学研究 －看護実践の質向上に向けた看護学研究の必要性と意義 －看護学研究としての成立要件	講義	
	2/3	◎研究成果の活用とその重要性 －日本の看護職者の研究成果活用の実態 －研究成果活用による問題解決とその実際① －研究成果活用による問題解決とその実際② －研究成果活用に必要な能力 －研究成果活用能力修得に向けた今後の課題	講義と演習	＜事前学習＞ 研究成果活用に関する文献の閲読
	4〜6	◎研究過程とその理解 －看護学研究に必要な基本的用語 －質的研究と量的研究 －質的研究とその過程 －量的研究とその過程	講義	小テスト
	7〜9	◎文献検討の意義と実際 －文献の種類と特徴 －研究における文献等の必要性と意義 －文献検索の方法とその実際① －文献検索の方法とその実際② －文献検索の方法とその実際③	講義と演習	＜事後学習＞ レポート1「質的研究，量的研究を各1件閲読し，1,000字に要約する」
	10	◎研究と倫理 －研究と倫理 －研究における不正行為 －文献の活用とplagiarism －人権と倫理 －看護学研究における研究対象者擁護の必要性 －対象者の人権擁護に向けた配慮と必要な手続き	講義	小テスト
	11〜15	◎研究と研究計画 －研究計画の意義と重要性 －研究計画書とその作成① －研究計画書とその作成② －研究計画書とその作成③ －学習成果の発表	講義と演習	＜事後学習＞ レポート2「研究計画」

評価方法	授業中の小テスト（30％）　レポート1と2（70％）
参考文献	○○他：看護研究のための文献検索，○○出版会． ○○編：看護と研究，○○出版．

に置いている。また，この授業は，3年次後期の学生を対象としている。看護学研究の意義と特徴を学習し，研究成果活用と研究計画の立案に必要な基礎的知識と技術，態度を修得することを目的として設定した。また，この目的を達成するために，看護学研究の意義と特徴，研究成果の活用についての理解，研究の種類とその過程，文献検討の意義と必要性，研究計画立案の理解などを含む6つの目標を設定した。

4 看護基礎教育課程における研究指導の過程

　看護基礎教育機関の多くが上記のような看護学研究の授業に続き，実際に研究を実施する授業科目を設定している。授業科目の名称，授業科目履修の時期などは，各教育機関によって異なる。卒業研究，看護研究Ⅱ，研究演習Ⅱなどと命名し，4年次後期に履修するよう設定している教育機関が多いようである。また，指導に携わる教員も看護職に限定したり，看護職以外も含んだりと様々である。さらに，一人の教員が担当する学生数を職位によって決定している大学もあると聞く。

　これらを前提に本書では，A看護系大学において看護職の教員が「看護学研究2」と命名された授業をどのように展開しているのか，その過程を9段階に分け，紹介する（図2-3）。

●第1段階：卒業研究への導入

　A看護系大学は，看護学研究に関する授業2科目「看護学研究1」（表2-9），「看護学研究2」（表2-10）をカリキュラムの中に必須科目として位置づけている。「看護学研究1」は2単位30時間の講義科目であり，「看護学研究2」は5単位225時間，実際に研究を実施する科目である。

　A看護系大学は，「看護学研究2」を開始するにあたり，4年次生を対象として，過去にどのような卒業研究が行われていたかを理解するために次のような機会を設けている（図2-4）。

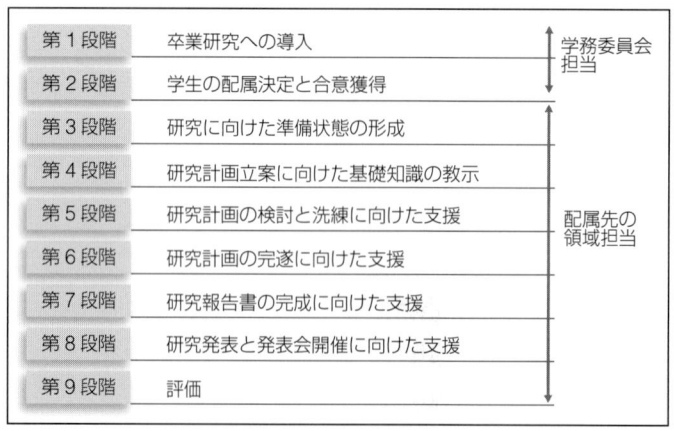

図2-3　授業「看護学研究2」の展開過程

表2-9 授業「看護学研究1」のシラバス

科目区分	専門教育科目　必修科目		科目番号	○○○○	単位数	2単位
授業科目名	看護学研究1		授業形式	講義	時間数	30時間
担当教員	○○○○　△△△△　□□□□		開講時期	4年前期	曜　日	金Ⅲ限
授業の概要	講義を通して，看護学研究を実施するために必要な基礎知識とともに，看護実践の問題解決に向け，看護専門職に必要とされる研究成果を活用するために必要な基礎知識を修得する．					
目的と目標	**目的** 看護学研究成果を活用するとともに研究の実施に必要な基礎知識を習得することを通し，看護専門職と看護学研究の関連について考察する **目標** 1. 看護学研究に用いる基礎的な用語を理解する 2. 看護専門職として研究成果の活用の重要性とその方法について理解する 3. 看護学研究の一連の過程を理解するとともに，看護学研究を実施するために必要な知識，技術，態度を理解する 4. 看護専門職と看護学研究の関連について，看護専門職にとって研究が重要であることを理解する					
授業の内容と方法	回	授業内容		授業形態	学習課題	
	1/2	◎看護学研究の意義と特徴 －看護と研究 －看護の質向上に向けた看護学研究の必要性と意義 －看護学研究に必要な基本的用語		講義		
	3〜5	◎研究成果の活用とその重要性 －日本の看護職者の研究成果活用の実態 －研究成果活用による問題解決とその実際① －研究成果活用による問題解決とその実際② －研究成果活用に必要な能力 －研究成果活用能力修得に向けた今後の課題		講義と演習	＜事前学習＞ 研究成果活用に関する文献の閲読	
	6〜9	◎研究過程とその理解 －質的研究と量的研究 －質的研究とその過程 －量的研究とその過程		講義	小テスト	
	10〜13	◎文献検討の意義と実際 －文献の種類と特徴 －研究における文献等の必要性と意義 －文献検索の方法とその実際① －文献検索の方法とその実際② －文献検索の方法とその実際③		講義と演習	＜事後学習＞ レポート1：質的研究，量的研究を各1件閲読し，1000字に要約する	
	14	◎研究と倫理 －研究と倫理 －研究における不正行為とその防止 －文献の活用と plagiarism －人権と倫理 －看護学研究における研究対象者擁護の必要性 －対象者の人権擁護に向けた配慮と必要な手続き		講義	小テスト	
	15	◎まとめ			終了レポート2：テーマ「看護専門職と研究」	
評価方法	授業中の小テスト（30％）　レポート1とレポート2（70％）					
参考文献	○○他：看護研究，○○出版． ○○：看護職と研究，○○出版．					

表 2-10　授業「看護学研究 2」のシラバス

科目区分	専門教育科目　必修科目	科目番号	○○○○	単位数	5 単位
授業科目名	看護学研究 2	授業形式	講義・実習	時間数	225 時間
担当教員	○○○○　△△△△　□□□□	開講時期	4 年後期	曜　日	集中
授業の概要	看護実践や看護学教育に関する興味・関心や疑問に基づき，研究テーマとなる課題を明確化し，探究することを通して看護学研究の方法やその意義，看護学の特徴への理解を深める．				
目的と目標	**目的** 学生各自が見出した看護に関する研究課題を探究する．また，その過程を通して，看護学研究の方法を習得し，看護学研究の意義や看護学の特徴を理解する **目標** 1. 看護学部における学習を通して抱いた看護実践や看護学教育などに関する興味・関心や疑問に基づき，研究課題を明確化する 2. 明確化した研究課題を明らかにするための方法について学習し，これを適用して研究課題を探究する 3. これらの過程を通して明らかになった結果を発表し，発表会参加者との質疑応答やディスカッションを通して，自己の研究への理解を深めるとともに課題を明確化する				

授業の内容と方法	回	授業内容	授業形態	学習課題
	1	◎卒業研究として取り組む看護学研究の意義 　1. 看護学研究の定義の確認 　2. 看護に関わる主要概念を規定する意味 　3. 研究計画書作成の意義 　4. 文献の活用と plagiarism	講義	看護学研究 1 の復習
	2	◎研究計画作成の意義とその方法 　1. 研究計画の位置づけ 　2. 研究計画書に必要な内容 　3. 各自が作成した研究計画書の改善点と課題の明確化	講義	研究計画書①の作成
	3〜5	◎研究計画の検討と洗練	演習	
	6	◎研究計画の発表（11 月初旬）		
	7 回以降	学生各自が研究計画に基づき，個別指導を受けながらデータ収集・分析を行い卒業論文を完成する 11 月中旬　　　　　研究計画の完成 12 月初旬〜下旬　　研究協力依頼，データ収集・分析 1 月初旬　　　　　研究論文の仮提出（領域） 1 月初旬〜下旬　　研究論文の洗練，研究発表準備 1 月下旬　　　　　研究論文の提出（学務係） 1 月下旬　　　　　発表予演会 1 月末　　　　　　卒業研究発表会		
		◎研究と倫理 　−文献の活用と plagiarism 　−人権と倫理 　−看護学研究における研究対象者擁護の必要性 　−対象者の人権擁護に向けた配慮と必要な手続き	講義	小テスト
		◎まとめ		
評価方法	卒業研究論文とその実施過程の総合評価（行動目標各 4 点× 25 ＝ 100 点）			
参考文献	○○他：看護研究，○○出版． ○○：看護職と研究，○○出版．			

```
平成○年○月○日（水）
★ 8：50～12：10  13：00～14：00  レクチャールームA  出席者：4年次生全員
  8：50～ 9：00  本日の授業の目的・スケジュールの説明  （学務委員会委員長）
  9：00～ 9：30  ○○領域
  9：30～10：00  △○領域
 10：00～10：30  △△領域
 10：40～11：10  □□領域      各領域に所属し、卒業研究を指導する教員が
 11：10～11：40  □○領域      過去の卒業研究やその研究と領域との関連を
 11：40～12：10  □△領域      紹介する（各領域 約30分）
 13：00～13：30  ◇○領域
 13：30～14：00  ◇◇領域
★ 14：00～16：00  研究室訪問
  各学生は、興味を持った領域を訪問し、教員と面談する
  学生が実施したいと思った研究の実行可能性や選択する領域の適切性について
  教員から示唆を受ける
```

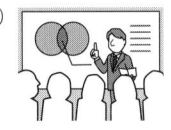

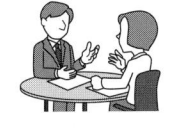

図2-4 A看護系大学の各領域における卒業研究理解に向けた機会

　第1は，A看護系大学はその組織を8領域に区分しており，各領域に所属し，卒業研究を指導する教員が過去の卒業研究や，その研究と各領域との関連を紹介する。各領域はそのために約30分を割り当てられる。その後，各領域は研究室を一日開放し，学生の訪問を待つ。学生は，各自が興味を持った領域を規定の時間内に訪問し，教員と面談する。そして，その学生が実施したいと思った研究の実行可能性や選択する領域の適切性について教員から示唆を受ける。複数の領域を訪問する学生もいれば，そうでない学生もいる。

●第2段階：学生の配属決定と合意獲得

　学生は，面談の結果に基づき，卒業研究のテーマと希望する領域を決定し，所定の用紙にそれを記入し，事務へ提出する。それを受け，教員により構成される学務委員会が全体を調整し，学生個々が卒業研究の指導を受ける領域を決定する。もちろん，すべての学生が第1希望とした領域に配属されるわけではない。第1希望が叶う学生もいれば，第2，第3希望の領域に配属される学生もいる。その結果は，4年次生を一堂に集め，伝えられ，学生に合意を得る。もし，公表された結果に合意できない学生がいた場合，その意向を受け，再度，調整する場合もある。学生が合意できるような説明と調整が必要である。

　以上の過程を経て，各学生の配属が決定され，授業「看護学研究2」は次のステップに進む。第2段階までは，学務委員会が担当し，これ以降の教育は各領域の自由裁量により展開される。約束事項は，論文書式，量，提出期日のみである。

●第3段階：研究に向けた準備状態の形成

　A看護系大学看護教育学領域の教員は，シラバスに沿って次のように授業「看護学研究2」を進めている。初回の授業は，教員と学生の自己紹介に始まり，授業の全スケジュールを詳細に説明する。多くの学生は，これまで様々な学習形態により様々な学習を積み重ねている。しかし，実際に研究計画を立案し，それに沿って活動し，論文を作成し，発表するという経験は初めてであり，いつ，どの時期に何をしているのか，どのように評価されるのかを明瞭にイメージ化できるようにしておく必要がある。また，卒業研究として取り組む看護学研究の意義に関し講義を行い，看護学研究の定義，研究計画書作成

の意義についても再確認の機会をつくる．さらに研究者の倫理として対象への配慮とともに研究の不正行為，特に盗用への注意を喚起する．学生は，研究の開始とともにこれまで以上に，多数の文献に触れる機会を持つ．研究者である学生の考えが妥当であることを文献によりバックアップすることは必然である．研究開始に際し，盗用への注意を喚起し，適切な引用の方法を再確認しておくことは，インターネットが普及し，いつ，どこでも必要な内容を検索できる時代を生きる学生にとって極めて重要である．これらは，いずれも授業「看護学研究 1」が含む内容であり，学生にとっては復習となる．

　また，教員は，初回の授業において，学生に 2 つの課題を課す．第 1 は，研究遂行上の重要概念，すなわち「看護」「健康」「社会」「人間」「看護学研究」について引用文献を用いながら定義してくるという課題である．学生には課題への取り組みを促進するために記載用のプリント（**図 2-5**）を配付する．この課題を通して，学生はここに至るまでの学習を整理し，看護と看護に関連するこれらの概念，そしてこれから取り組む研究に関する各自の思考を明瞭に言語化する．同時に概念の定義に際しては引用文献の提示を求める．これは，文献の引用方法を具体的に再学習する機会となる．プリントには罫線を引き，記述の量を暗に示している．第 2 の課題は，研究計画の立案である．第 1 の課題と同じように記載用のプリント（**図 2-6**）を配付する．学生は既に研究計画の立案について学んでいる．それに加え，次回の授業までに研究計画について再度，自己学習し，その用紙に沿って研究計画を立案することを課題とする．

●第 4 段階：研究計画立案に向けた基礎知識の教示

　この段階は，準備状態を整えられた学生が実際に研究計画を立案するために必要な基礎知識を教示する段階である．テキストを使用しながら，研究計画と研究の関係，研究計画立案に向け必要となる知識，研究対象者への倫理的配慮や盗用に対する注意喚起や文献の適切な引用方法，研究計画書に記載すべき内容について講義する．

　また，モデルとなる研究計画とそれがどのような過程を経て完成したのか，それを一目瞭然に理解できる資料（**表 2-11**）を配付し，学生が研究計画完成の過程をイメージできるよう支援する．この資料は，数年前に卒業した学生 M が実際に立案した研究計画書を元に作成されている．学生 M は，研究計画書を完成させるまでに 7 回の検討と洗練の過程を経ており，第 1 回，第 2 回，そして完成版である第 7 回の研究計画の重要部分を抜粋して資料を作成した．もちろん，資料を作成するとき，学生は既に卒業しており，卒業生となった学生 M に資料とすることへの同意を得ている．

　教員は，初回（第 3 段階）の授業終了時，学生に研究計画書の用紙を配付し，研究計画に関する復習，自己学習に基づき，研究計画を立案するという課題を提示しており，学生は，それを持参して授業に出席している．教員は，学生に配付した資料を使用し，この計画が合計 7 回にわたり，洗練されたこと，そして，具体的に何がどのように変化してきたかを学生に発問しつつ，説明する．同時に，教員は学生に各自が立案してきた研究計画と資料を比較するよう求め，学生は，比較を通して，今後，計画を完成するために何をどのように学習する必要があるのか，研究計画がどのような意義を持つのかを理解する．

○○○○.10.2

卒業研究の開始にあたって（看護教育学領域）

氏名：＿＿＿＿＿＿＿＿

＊あなたは，入学から現在まで看護学を学習してきて，以下の４つをどのようにとらえていますか。引用文献を明示しながら，記述してください。

1.「看護」とは＿＿＿＿＿＿＿＿

2.「健康」とは＿＿＿＿＿＿＿＿

3.「社会」とは＿＿＿＿＿＿＿＿

4.「人間」とは＿＿＿＿＿＿＿＿

＊看護学研究についても同様に記述してください。

5.「看護学研究」とは＿＿＿＿＿＿＿＿

【引用文献】

1)＿＿＿＿
2)＿＿＿＿
3)＿＿＿＿
4)＿＿＿＿
5)＿＿＿＿
6)＿＿＿＿
7)＿＿＿＿
8)＿＿＿＿
9)＿＿＿＿
10)＿＿＿＿
11)＿＿＿＿
12)＿＿＿＿
13)＿＿＿＿
14)＿＿＿＿
15)＿＿＿＿

図 2-5　課題 1「研究遂行上の重要概念の定義」記載用プリント

研究計画書（第　回目提出）

提出年月日：平成　年　月　日

氏名：＿＿＿＿＿＿＿＿

1. 研究テーマ＿＿＿＿＿＿＿＿

2. 研究動機＿＿＿＿＿＿＿＿

3. 研究目的と目標＿＿＿＿＿＿＿＿

4. 研究方法

1）研究対象＿＿＿＿＿＿＿＿

2）データ収集方法と期間＿＿＿＿＿＿＿＿

3）分析方法＿＿＿＿＿＿＿＿

【引用文献】

1)＿＿＿＿
2)＿＿＿＿
3)＿＿＿＿
4)＿＿＿＿
5)＿＿＿＿
6)＿＿＿＿
7)＿＿＿＿
8)＿＿＿＿
9)＿＿＿＿
10)＿＿＿＿
11)＿＿＿＿
12)＿＿＿＿
13)＿＿＿＿
14)＿＿＿＿
15)＿＿＿＿

図 2-6　課題 2「研究計画の立案」記載用プリント

表2-11 研究計画書の作成過程

	第1回	第2回	第7回
研究テーマ	入院時のオリエンテーションの効果について	老年期入院患者への効果的な入院時オリエンテーションについて	老年期入院患者を対象とした効果的な入院時オリエンテーションについて
研究動機	私は実習において，入院直後の患者を受け持ち，オリエンテーションを見学した。しかし，その患者はオリエンテーション後も，病棟内の様子が分からず同室の患者に何度も質問する等とても困っている様子であった。 このことから，私は入院時オリエンテーションの効果について疑問を持つようになった。入院時オリエンテーションにはどのような効果があるのか，また，そのためにはどうすればよいのか考えてみたい。	私は，入院時オリエンテーションを入院生活の入り口と考える。患者が，入院生活に適応し，不安なく療養できるためには，入院時オリエンテーションが重要である。 しかし，先行研究によれば，入院時オリエンテーションの方法や基準は曖昧であることがわかった。 入院環境への不適応が生じやすい老年期の入院患者を対象として，入院時オリエンテーションをどのように行えば，効率よく入院環境に適応していけるのかを考えてみたい。	入院という生活変化は，患者に種々のストレスを形成する。多くの場合，患者は自らの努力によってストレスを乗り越え，入院生活に適応していくが，中には，病状の悪化や精神不穏という不適応症状を示す患者がいることが報告されている。このような入院環境への不適応を防止するための援助として，入院時オリエンテーションがあり，患者を迎え入れ援助していく上での重要な位置を占める。 一方，日本は高齢化社会へと向かっており，今後，高齢の入院患者がますます増加することが予測される。また，高齢者は新しい事態に適応しにくいという特徴を持つ。したがって，今後，入院環境への不適応が問題となるケースは増加する可能性が高い。 これらのことから，個別性を重視した患者の立場に立った入院時オリエンテーションを行うことは非常に重要である。しかし，先行研究によれば，入院時オリエンテーションの目的を達成するための方法や基準は曖昧であり，入院時オリエンテーション本来の目的も達成されていないことが明らかになった。 したがって，本研究においては，効果的な入院時オリエンテーションの実施に向けて，現状の入院時オリエンテーションを検討する。
研究目的 研究目標	入院時オリエンテーションの効果と，そのための方法を明らかにする	研究目的 入院患者が入院環境に短時間で適応するための援助方法を探る 研究目標 老年期の入院患者が入院環境に短時間で適応するために，入院時オリエンテーションの果たす役割を明確にし，効果的なオリエンテーションの方法を探る	研究目的 入院環境への不適応が生じやすい老年期入院患者に行われている入院時オリエンテーションを検討することによって，入院環境への適応を促進することを目指した効果的な入院時オリエンテーションの方法を考察する 研究目標 1）入院時オリエンテーションがどのように行われているかを明らかにする 2）定めた基準を元に，入院時オリエンテーションが効果的に行われているかを分析する 3）2）を踏まえ，今後，入院環境への適応を促進することを目指した，効果的な入院時オリエンテーションを行っていくための方法について考察する
研究方法	1. 研究対象 入院時オリエンテーションを受けた患者 2. データ収集方法と期間 入院時オリエンテーション後の患者に感想を尋ね，録音する 3. 分析方法 録音した内容から，効果があったと思われる部分と，効果がなかったと思われる部分を抜き出し，比較する	1. 研究対象 老年期の入院患者に対して看護師が行う入院時オリエンテーション 2. データ収集方法と期間 入院時オリエンテーションを参加観察する 3. 分析方法 患者の適応の程度を基に，効果的なオリエンテーションと，そうではないオリエンテーションに分類し，構成要素を比較する	1. 研究対象 看護師が老年期入院患者（65歳以上）に行う入院時オリエンテーションの場面20例。緊急入院や重篤な場合を除いた初回入院患者とする。疾患は限定しない 2. データ収集方法と期間 場所：F病院内科病棟 期間：平成6年12月中旬～平成7年1月下旬 方法：看護師が老年期入院患者に行う入院時オリエンテーションを参加観察する。観察内容は随時，作成した観察フォームに記録する 3. 分析方法 1）先行研究の結果をもとに効果的なオリエンテーションを導くと考えられる評価基準を定める 2）観察したオリエンテーション場面を，文献に基づき作成した評価基準に従い，効果的であったかどうかを検討する

●第5段階：研究計画の検討と洗練に向けた支援

　第4段階を経て，学生は本格的に研究計画の立案に取り組む。毎週1回，授業の日を決定し，ゼミ形式により授業を展開する。この授業を通して，研究計画の修正点や改善点の発表，学生間のディスカッションと更なる修正に向けての教員によるアドバイスを繰り返し受け，学生は研究計画を洗練していく。ほとんどの学生は，この方法により研究計画を完成できる。しかし，なかにはこの授業と並行して個別指導が必要となる学生もいる。この段階の最後には，研究計画の発表会が設定されており，学生はその日時に照準を合わせ，計画の洗練に励む。教員は個別指導の必要性を学生個々の能力に加え，研究計画発表会の日時も考慮し，判断する必要がある。

●第6段階：研究計画の完遂に向けた支援

　研究計画が完成すると，いよいよ，計画に沿って行動する段階に入る。この段階に入るとこれまで一堂に会し研究計画を検討し，洗練していたときとは異なり，学生は個別に活動するようになる。学外のいずれかでデータ収集を行うような研究計画であれば，研究協力に同意したその場所に出向きデータを収集し，文献を用いる研究であれば，図書館で長時間過ごしたり，自宅で文献を閲読していることもある。教員は，学生個々の活動に合わせ，必要な指導を個別に行うことが多くなる。データの分析も同様である。

　この段階は，学生が予想もしない問題に直面することもある。このようなとき，問題を早期に解決できないと，データ提供への協力者に迷惑をかけたり，計画の進捗が大幅に遅延したりと，1つの問題が次の問題へと派生する可能性もある。また，何らかの事情により研究計画を大幅に変更せざるを得ない事態に直面することもある。看護学研究がフィールドワークを必要とする場合が多いからこそ，より一層，学生の個別状況に配慮しつつ個別指導を進めなければならない。そのためには，あらかじめ，計画の進捗状況について定期的に確認する機会を設定する必要がある。

●第7段階：研究報告書の完成に向けた支援

　研究結果を得た学生は，この授業の最終目的である研究報告書を執筆し始める。研究報告書の作成は，多くの学生にとって初めての学術論文作成に該当する経験であり，教員は一文一文を丁寧に確認し，必要に応じた指導を個別に行う必要がある。

　研究計画の立案を通して，研究方法までの論述は既に完成している。それに加え，結果，考察，結論の論述について復習する機会を提示するとともに，優れた研究論文を再度，閲読することを推奨することも学生にとって有用である。学生は，研究計画立案時，既に多くの文献を閲読している。しかし，研究計画立案時点における論文の閲読が内容を理解するだけで精一杯であり，論文をどのように書くかという観点から閲読するという機会になっていない。文献を閲読し，研究計画を立案し，それに沿った活動を行う過程を通し，学生はその研究の内容に精通してきている。この時点で類似したデザインの優れた文献を再度，閲読する機会は，研究論文の書き方を再学習する機会になる。また，この機会は，研究報告書提出の期日が逼迫しており，学生が論文を書くことを現実的に考えなければいけない時期だけに効果的である。教員が蓄積した優れた論文は，この段階に進んできた学生の学習を助ける。

●第8段階：研究発表と発表会開催に向けた支援

　研究論文を執筆し，規定に従い体裁を整え，学務係に提出すると，教員の指導は，発表の準備と発表会開催に向けた支援へと移行する。学生は既に1年次の必須科目として情報処理科目を履修しており，その学習を通して専用のコンピュータソフトを使用し，スライド（画像）を作成し，それを用いて発表する方法を学んでいる。この学習は，卒業研究に至るまでもかなりの頻度で活用されており，この段階は，学生にとって獲得したその技術をさらに向上する機会になる。

　教員は，準備開始に先立ち，スライドの活用が複雑な研究過程の理解を容易にする効果があることを説明するとともに，研究発表に向けた原稿とスライドの関係についても説明し，研究発表に必要な基礎知識を教示する。また，スライドは発表内容の理解を助けるものであり，研究の初学者としては，第1に発表原稿を規定の時間に合わせ作成し，その後，その原稿の理解を助けるスライドを作成する必要があることを説明する。

　学生の多くは，スライドづくりから開始したがる。しかし，聴衆にとって理解しやすい

表 2-12　「看護学研究 2」の評価表

看護学研究2　評価表	学生番号		氏名	
一般目標と行動目標		点数	根拠	
1. 看護学を学習した過程を通して，看護学研究として適切な研究課題を抽出する				
1-1) 看護学研究として成立する課題と成立しない課題を識別する				
1-2) 研究により解明したい看護に関する問題を専門用語を用い説明する				
1-3) 看護に関する問題を研究課題に焦点化して説明する				
2. 抽出した研究課題について研究の一連の過程を実施する				
2-1) 研究課題を明らかにするための必要な文献を入手する				
2-2) 研究目的を達成するために適切な研究方法を選択する				
2-3) 研究計画を立案する				
2-4) 研究に必要な用語の定義を記述する				
2-5) 研究対象への倫理的配慮の重要性を説明する				
2-6) 選択した研究方法を用い収集したデータを確実に分析する				
2-7) 分析を通して明らかになった事実に基づき結果を論述する				
2-8) 研究目的に照らし，明らかになった結果に対する考察を論述する				
2-9) 研究論文を論理的に論述する				
2-10) 引用文献を正確に表記する				
2-11) 研究内容を他者にわかりやすく伝える方法を工夫し発表する				
2-12) 規定の時間内に研究を発表する				
2-13) 期限を厳守し研究論文を提出する				
3. 研究過程において主体的学習態度を修得する				
3-1) 研究目的達成に向けて自己の意見を述べ指導者と討議する				
3-2) 指導を受けた点について自ら調べる				
4. 研究過程を通して看護学をより深く理解する				
4-1) 自己の経験した現象を看護学の文献や看護理論に照合する				
4-2) 取り組んだ研究課題の看護における意義を説明する				
4-3) 卒業研究を通して看護について再考したことを説明する				
5. 研究過程を通して4年間の学習と看護を価値づける				
5-1) 研究過程を通して4年間の学習とその成果を客観的に評価する				
5-2) 大学において看護学を学習した意義を自己の立場から説明する				
5-3) 大学において看護学を学習したことを価値づける				
5-4) 看護学の学習に関する自己の課題を明確にする				
25 行動目標　　1項目4点		合計		
評価年月日　　　年　　月　　日		評価者		印

発表にするためには、論理を矛盾、飛躍なく展開する必要があり、論理的な原稿をスライドに先立ち作成することが賢明であろう。スライドを用いてそれをすることは困難であることが多い。論理的な原稿の理解を助けるという観点からつくられたスライドを用いた発表は、不要な文字、イラストやアニメーションがなく、発表内容とスライドに一体感があり、聴衆の理解を促進する。

●第9段階：評価

最終段階は、成績判定のための評価である。評価に先立ち、評価基準を決定しておく必要があり、授業の目的と目標を元に設定した行動目標が評価基準となる。行動目標は、第3段階以降、何回か学生に提示しており、学生は行動目標が授業「看護学研究2」の評価基準となることを知っている。その評価基準により構成された評価表（**表 2-12**）を用いて成績を判定する。

以上の過程を経て、完成した卒業論文2編の要約をこの研究を行った卒業生2名の同意を得て、紹介する。2編は、看護系学会において発表する機会を得た研究である。また、このうち、1編は「**第4段階：研究計画立案に向けた基礎知識の教示**」において研究計画が洗練されていく過程を表した資料を提供した学生の卒業研究である。いずれも卒業研究として高い評価を得た研究であることは言うまでもない。

入院時オリエンテーションの現状と課題
－老年期患者を対象とした入院時オリエンテーションの参加観察を通して－

Ⅰ．はじめに

患者は入院に伴い、入院前と異なる生活を余儀なくされ、療養生活から生じるストレスを受ける。入院時オリエンテーションは、患者が入院生活に適応することを促す最初の機会であり、効果的な入院時オリエンテーションを行うことは、患者が環境の変化に適切に対処していくために重要である。

これまで複数の先行研究が、事例研究や実践報告を通して、効果的な入院時オリエンテーションに必要な要素を明らかにした。しかし事例研究は、事例の全体像、本質的様相に肉薄できる強みをもつが、既存の知識体系との関連性が不明確であり、一般化・普遍化に限界がある。そのため、事例研究では困難な客観的な視点を用いて、入院時オリエンテーションの現状を明らかにする必要があると考えた。

そこで本研究は、入院環境への不適応が生じやすい老年期患者を対象とした入院時オリエンテーションの現状を客観的な視点を用いて明らかにし、入院時オリエンテーションを効果的に行う方法を考察することを試みる。

Ⅱ．研究目的

老年期患者の入院場面における入院時オリエンテーションの現状を明らかにし、患者が入院環境に短時間で適応していくための援助を目指した、入院時オリエンテーションの効果的な方法を考察する。

Ⅲ．研究方法

1．データ収集方法

1）データ収集方法には、参加観察法（非参加型）を用いた。研究フィールドは、約400床を有するA病院の内科病棟であり、60歳以上の初回入院患者を対象にした入院時オリエンテーション場面を観察対象とした。データ収集期間は、約6週間であった。

2）入院時オリエンテーションを客観的な視点で観察するために、以下の方法で評価基準を定め、観察記録フォームを作成し、観察内容を記録した。

① 入院時オリエンテーションや、看護におけるコミュニケーションに関する先行研究を概観し、事例レベルで効果的であった入院時オリエンテーションの方法を取り出した。② ①を元に、効果的な入院時オリエンテーションを導くための評価基準を、オリエンテーション内容とコミュニケーション技術の2側面から設定し、観察記録フォームを作成した。

3）倫理的配慮として、観察対象となった看護師には、研究の主旨、匿名性の確保、研究協力への自由意思の尊重について説明し、同意を得た。また患者には、研究者の身分と看護活動を研究していることを説明し、入院時オリエンテーションの見学について承諾を得た。

2. 本研究の信頼性を高める手続き

精度の高い観察を実施するために予備観察期間を設け，入院時オリエンテーションを参加観察した。その後，観察記録フォームへ記入し，共同研究者とのディスカッションを通して，研究者の観察技術向上を図った。

3. 分析方法

観察した入院時オリエンテーションが，評価基準を満たしているか，すなわち，看護師が効果的な入院時オリエンテーションを導く行動をどの程度活用しているのかを，次の方法で検討した。

1) 入院時オリエンテーションの内容については，対象場面中，何例実施していたかを明らかにした。
2) コミュニケーション技術については，「よくみられる」「徹底していない」「ほとんどみられない」の3段階に分け，活用状況を明らかにした。

Ⅳ. 研究結果および考察

1. 対象場面の概要および看護師・患者の背景

対象場面は，看護師11名，患者18名で構成された，入院時オリエンテーション18場面であり，すべて既往歴聴取を同時に行っていた。所要時間は，15～30分が6例，30分以上が12例であり，平均32.2分であった。観察対象となった看護師は全て女性であり，臨床経験年数は，3年未満が4名，3年から5年が4名，5年以上が10名（重複有り），平均6.9年であった。患者は男性12名，女性6名であり，60歳から65歳が5名，65歳から70歳が8名，70歳以上が5名，平均68.1歳であった。

2. 効果的な入院時オリエンテーションを導く行動の活用状況

1) 入院時オリエンテーションの内容と実施方法

入院時オリエンテーションの内容のうち，「トイレの場所」などの病棟施設や，「起床・就寝時間」などの病棟日課に関わる項目については，全12項目を18例中15例以上の患者に説明していた。日常生活に関わる項目のうち「蓄尿方法」「病院食の内容」「喫煙・飲酒」については，18例中16例以上の患者に説明していた。また，「給湯・配膳室の使用法」「洗濯の場所・方法」「安静度」については，約半数に説明していた。その他の項目のうち，「面会時間」については，18例中17例の患者に説明していた。また，「外出・外泊」「災害時の避難経路」について説明したものは約半数，「電気製品の持込」「貴重品の管理」について説明したものは3例であった（図1-1～4）。

本研究の結果，入院時オリエンテーションにおいて看護師は，「トイレの場所」に代表される，患者がそれまでと異なる施設で安全・安楽に生活する際に共通して必要となる項目や，「蓄尿方法」「喫煙・飲酒」に代表される，円滑な治療の受理や健康状態の改善に直結する項目，すなわち看護問題の回避に向けて患者に正確な情報を提供する必要がある項目を，優先的に説明していることが明らかになった。一方，「安静度」「外出・外泊」に代表される，患者個々人の健康状態によって必要性の異なる項目や，「災害時の避難経路」「貴重品の管理」に代表される，施設の安全な管理運営に直結する項目は，積極的に説明されていないことが明らかになった。これは，看護師が，患者との相互行為を展開する際，患者の健康に関係の深い項目に着目し優先的に説明する一方，防犯・防災など施設の管理的側面に向ける関心が低いことを示す。今後，入院時オリエンテーションとして必要不可欠な内容を選定していく際に，この点を考慮していく必要がある。

入院時オリエンテーションの実施方法として観察した項目のうち，18例中9例が自己紹介を実施していた。また，18例全てが同室者への患者紹介を実施していたが，同室者の氏名などを患者に紹介した例はなかった。さらに12例中9例が家族同伴への配慮を実施していた（図2）。

看護場面において，ある目的に向けての看護状況における看護師と患者の間を結ぶものは，相互行為である。普通，患者は，看護師が看護と呼ばれる機能を果たしている状況に入ってくるため，対人関係を確立するためのイニシアチブは看護師にあり，自己紹介を積極的に行っていく必要がある。また，入院により生じる最も大きなストレッサーに同室者関係があるため，看護師は，患者が同室者との関係をうまく築けるよう働きかける必要がある。

2) コミュニケーション技術

コミュニケーション技術のうち，「よくみられる」という観察結果が，10例以上の場面に存在していた項目は，「1. ゆっくり話を聞いている」「5. 積極的に耳を傾けている」「6. 相手に合わせて話している」「8. 相手に合わせて歩いている」「10. 患者の反応を確認し，理解されるまで反復説明している」「13. 温かい親しみやすい雰囲気である」「14. 言語行動と非言語行動が一致している」の7項目であった。これは，入院時オリエンテーションにおいて，これら7項目がよく用いられているコミュニケーション技術であることを示す。また，ほとんどみられないという観察結果が，10例以上の場面に存在していた項目は，「4. 不安・疑問の表出を助けている」「7. 沈黙を用いて患者が考えをまとめるのを待っている」の2項目であった。これは，入院時オリエンテーションにおいて，これら2項目がほとんど用いられていない技術であることを示す（図3）。

コミュニケーションとは，それによって人間関係を展開し維持する手段である。どのような相互行為においても，言語的あるいは非言語的コミュニケーションが存在し，コミュニケーションが効果的なものとなる場合，両者の間には学習関係が成立する。入院時オリエンテーションにおいて，よく用いられたコミュニケーション技術を示す7項目は，看護師が，入院時オリエンテーションに必要な項目をただ伝えるだけでなく，患者に意識を向け，患者に合わせた行動をとっていることを示す。ほとんど用いられなかったコミュニケーション技術のうち「4. 不安，疑問の表出を助けている」は，患者が自分の動作，感情，考えを表現し評価するのを助ける行動で，非制限的質問からなり，看護師の関心や誠実さを伝える。本研究の対象場面を構成した看護師は，半数以上が5年以上の臨床経験を有していた。ベナーは，看護実践を5つの段階に分け，ステージ4の中堅（Proficient）看護師は，経験に基づ

いて全体状況を認識し，問題を的確にとらえて取捨選択することを明らかにしており，臨床経験が豊富な熟練した看護師は，入院時オリエンテーション場面においても，患者の状態を全体的にとらえ，言語で確かめることなく不安や疑問がないことを察知し，あえて言語的な働きかけをしていない可能性がある。しかし，不安，疑問の表出を促す言語的働きかけは，今ある不安に対応するだけでなく，看護師の関心や誠実さが示されることで，その後の相互行為を互恵的で積極的な対人関係に高める効果も期待できるため，積極的に活用する必要がある。ほとんど用いられなかったコミュニケーション技術のうち「7．沈黙を用いて相手の考えがまとまるのを待っている」は，患者が話し始めたり，再び話し出すのを妨げることなく，看護師が待つ時間であり，患者に自分の考えをまとめる時間を与えたり，看護師が患者の非言語的行動を観察する機会となる。この行動がほとんど見られなかったことは，入院時オリエンテーションが看護師側からの一方的なものになっている可能性があるため，今後，この技術を効果的に活用していく方法を見出していく必要がある。

V．おわりに

　本研究は，効果的な入院時オリエンテーションの方法を考察することを目指し，老年期患者を対象とした入院時オリエンテーションの現状を明らかにした。看護師は患者の個別性に合わせ，時間や方法などの看護技術の原則的要素を調整しているが，本研究は，看護師が選択した項目がどの程度，患者の個別性を考慮したものであるかを明らかにしていない。選定した項目を，患者の個別性に合わせどのように選択，説明していくかについて，今後さらに研究を重ねる必要がある。また本研究は，対象を老年期入院患者に限定しているため，結果の適用範囲に限界がある。そのため今後，対象領域を拡大し，研究を継続する必要がある。最後に，本研究の主旨をご理解いただき，研究の場を提供し協力して下さった方々に深く感謝する。

（※引用文献省略）

図 1-1　内容 ①　<病棟施設>

	している	していない
1. トイレ	18	
2. 洗面所・浴室	18	
3. 電話	18	
4. 給湯・配膳室	17	1
5. ナースステーション	18	
6. ナースコール	15	3
7. 部屋の使い方	16	2

図 1-2　内容 ②　<病棟日課>

	している	していない
1. 起床，就寝	17	1
2. 検温・検査・回診	17	1
3. 食事時間	17	1
4. 入浴日・入浴時間	17	1
5. シーツ交換	16	2

図 1-3　内容 ③　<日常生活>

	している	していない
1. 蓄尿方法	16	2
2. 病院食	17	1
3. 給湯室の使用法	8	10
4. 洗濯	10	8
5. 安静度	7	11
6. 喫煙・飲酒		18

図 1-4　内容 ④　<その他>

	している	していない
1. 面会	17	1
2. 外出・外泊	10	8
3. 災害時の避難経路	11	7
4. 電気製品の持込	3	15
5. 貴重品の管理	3	15

n=18

図2　内容⑤＜実施方法＞

□している　■していない　n=18
1. 自己紹介をしている：9／9
2. 患者紹介をしている：16　*1　n=16
3. 同室者を紹介している：16　*2　n=16
4. 家族同伴への配慮をしている：9／3　*3　n=12

*1, 2　同室者がいない場合，対象外とした
*3　家族が来院していない場合，対象外とした

図3　コミュニケーション技術

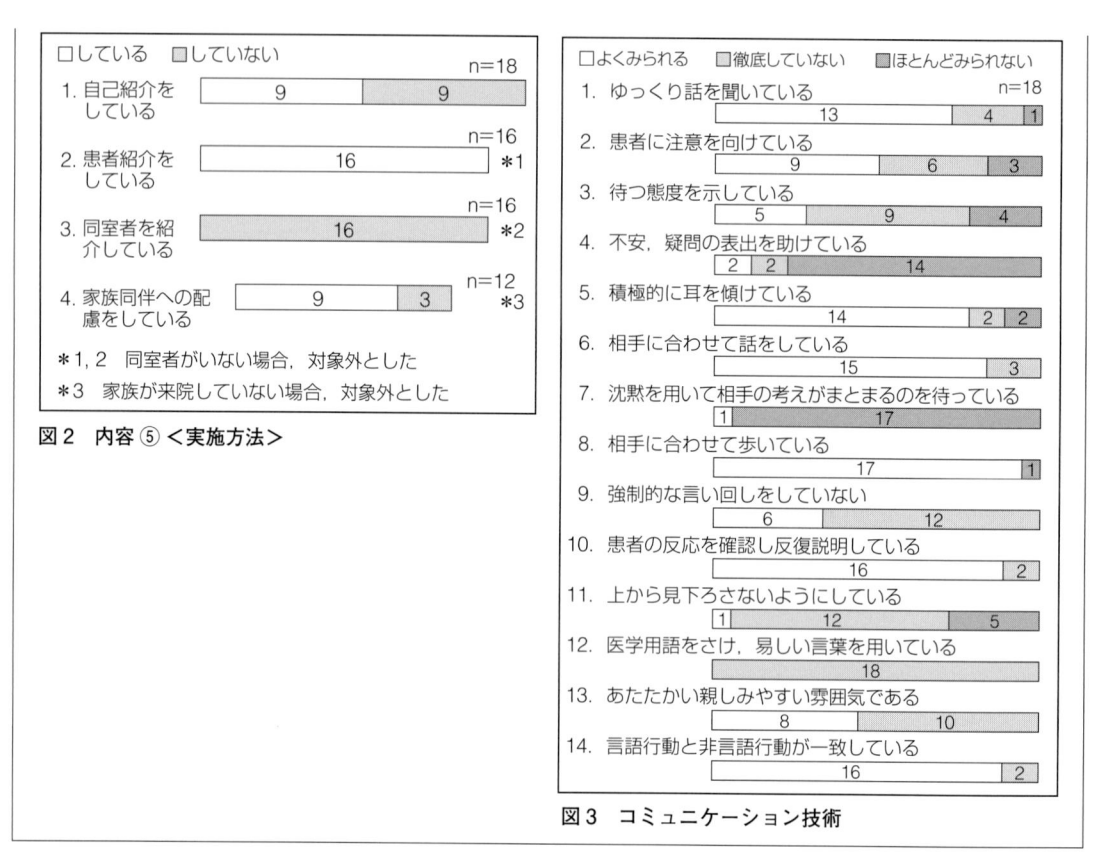

□よくみられる　■徹底していない　■ほとんどみられない　n=18
1. ゆっくり話を聞いている：13／4／1
2. 患者に注意を向けている：9／6／3
3. 待つ態度を示している：5／9／4
4. 不安，疑問の表出を助けている：2／2／14
5. 積極的に耳を傾けている：14／2／2
6. 相手に合わせて話をしている：15／3
7. 沈黙を用いて相手の考えがまとまるのを待っている：1／17
8. 相手に合わせて歩いている：17／1
9. 強制的な言い回しをしていない：6／12
10. 患者の反応を確認し反復説明している：16／2
11. 上から見下ろさないようにしている：1／12／5
12. 医学用語をさけ，易しい言葉を用いている：18
13. あたたかい親しみやすい雰囲気である：8／10
14. 言語行動と非言語行動が一致している：16／2

［宮芝智子他：入院時オリエンテーションの現状と課題．千葉県看護研究学会集録，21；20-22, 2003.］

学生が知覚する卓越した看護

1. はじめに
　看護学を学習する学生の多くは，将来，卓越した看護を提供できる看護師になることを望み，看護学実習を行っている。しかし，卓越した看護に出会える学生と出会えない学生が存在するとともに，看護の卓越性に対する考え方は個々の学生によって異なっている。看護学実習の場で，学生はどのような看護を見たとき卓越していると感じるのであろうか。本研究はこの疑問に答えることを究極的な目的とする。結果は，学生がロールモデルを獲得する際の資料となるとともに，臨床指導者にも学生の理解に向け有用な示唆を提供する。

2. 目的
　看護学生が実習中に知覚する卓越した看護の全貌を明らかにし，看護学生の看護に対する見方を解明することにより，看護基礎教育，とりわけ，看護師が直接看護学生と接する機会である看護学実習を効果的に行うための示唆を得る。

3. 研究方法
　研究対象は，看護系大学・短期大学・専門学校に在籍し，看護実習を終了した学生である。データ収集には半構造化面接法を用いた。データを基に逐語記録を作成し，その中から対象者が知覚した卓越した看護場面を抽出し，Berelsonの内容分析の方法に基づきカテゴリ化した。カテゴリの信頼性確保のため，看護学研究者2名にカテゴリへの分類を依頼した。その一致率をスコットの式に基づき算出し，分析結果の信頼性を検討した。

4. 倫理的配慮
① 研究協力依頼の際，対象者に対して研究目的・方法とともにプライバシー擁護の方法を文書・口頭により説明し，情報を得る権利を保障した。
② 研究への参加は対象者の自由意思によること，研究参加の有無により不利益を被らないことを説明して，対象者の自己決定の権利を保障し，同意を得た。

5. 結果
1) 対象者の特性：研究対象者は121名であった。対象者の年齢は19歳から41歳であり，対象者の在籍する看護基礎教育機関は大学60.4％，短期大学7.4％，専門学校23.0％であった。
2) 学生が知覚する卓越した看護：対象者121名から得た118記録単位を分類した結果，学生が知覚する卓越した看護を表す30カテゴリ（表）を形成した。カテゴリの一致率は，76.8％であり信頼性を確保していた。

6. 考察
　看護学生が知覚する卓越した看護30カテゴリのうち2, 5, 6, 17, 27は，コミュニケーション技術を駆使して患者の不安を軽減する看護を表す。また，3, 4, 12, 20, 29は，専門的知識に基づく個別性を捉えた看護を表す。次に，11, 18, 26, 28, 30は，共感的態度で患者を第一義とする看護を示す。また，7, 21, 25は，看護師が創造性を発揮して問題を解決する看護を示している。8, 13, 23は，鋭敏な観察力により患者の全体像を把握する看護を示す。14, 15, 16, 24は，看護師が主体的に見出した自己の役割を同時進行する状況を示す。また9, 10は，限られた時間を調整し，患者との関係性を深める看護を表す。最後に19, 22は，患者の人格を尊重した倫理的配慮に基づく看護を示す。
　以上，看護学生の看護に対する見方の8つの特徴が明らかになった。これは臨地実習を効果的に行うための指標として活用可能である。

（※引用文献省略）

表　学生が知覚する卓越した看護を表す30カテゴリ

カテゴリ	記録単位数（％）
1. どのような状況においても基本に則り，丁寧かつ確実な看護を提供する	12（10.2）
2. 共感的態度でコミュニケーションを図り，心情の表出を助けることによりクライエント・家族の不安を軽減する	9（7.6）
3. 対象の発達段階・状態に合わせた援助方法を考案し，負担の少ない援助を行う	9（7.6）
4. クライエントの身体的・精神的な状態に応じた援助を行う	7（5.9）
5. クライエントに分かりやすい言葉・場面を用いて，必要な内容を説明し理解を促す	6（5.1）
6. 依存的・消極的なクライエントに支持的な態度の提供・健康時の自己イメージ想起を促進するコミュニケーションを図り，意欲を引き出す	6（5.1）
7. 拒否的・抵抗感を示すクライエントに方法の工夫・快適な体験の提供・意思の確認を行い，援助の受け入れを実現する	5（4.2）
8. 日常会話を通してクライエントの指導・情報収集を行う	5（4.2）
9. 多忙な業務の調整や勤務終了後の時間の活用により，時間を確保し，クライエントの話を傾聴する	4（3.4）
10. 時間を確保し，クライエントの頻繁な訴えにも誠実に応じる	4（3.4）
11. クライエント・家族とともに感情を共有しあい，共感を態度で示す	4（3.4）
12. 業務の効率を優先することなく，必要に応じて援助の優先順位を決定する	4（3.4）
13. 的確な視点に基づき自ら観察し，わずかな情報の変化を見落とすことなく状態・要求を把握する	4（3.4）
14. クライエントと医師の間を仲介し，問題を解決に導く	4（3.4）
15. 手際のよい看護技術を提供し，クライエントに精神的援助を行いながら円滑に業務を進行する	3（2.5）
16. 新人看護師に指示しながら，急変したクライエントに的確な処置を行うとともに，精神的援助を行う	3（2.5）
17. コミュニケーションの方法を工夫して意思疎通を図ることにより，クライエントの興奮・苛立ち・不穏を鎮める	3（2.5）
18. クライエント・家族の意思を尊重しながら，要求・希望を実現できる手段を工夫する	3（2.5）
19. 妄想や幻覚症状があるクライエントに事実を率直に伝え，現実に引き戻す	3（2.5）
20. クライエントの習慣や状態を査定し，起こりうる問題を予測することにより必要な準備を整える	3（2.5）
21. 工夫を凝らした方法を用いて，効果的な援助を行う	3（2.5）
22. 意識障害・精神障害のあるクライエントを人として尊重した援助を行う	2（1.7）
23. わずかな時間に適切な方法を用いて情報を収集し，クライエントの全体像を把握する	2（1.7）
24. 自己の果たすべき役割を自覚し，その役割を遂行する	2（1.7）
25. 日常生活に遊びを取り入れ，気分転換を図る	2（1.7）
26. 休業日であるにもかかわらず，受け持ちクライエントの退院に駆けつけ，見送る	1（0.8）
27. 日常生活援助を行いつつ，私的な情報を交えたコミュニケーションを展開し，入院間もないクライエントの不安軽減を試みる	1（0.8）
28. 多忙であるにもかかわらず，クライエントの気持ちを常に尊重した援助を行う	1（0.8）
29. 終末期のクライエントにその人の趣味を考慮した援助を行う	1（0.8）
30. 最期を迎えるクライエントと家族がともに過ごす時間を確保する	1（0.8）

［神田尚子他：学生が知覚する卓越した看護．第38回日本看護学会抄録集—看護教育，p72, 2007．→この発表後，修正を加えた内容を掲載］

2 看護卒後教育と看護学研究

1 法的基準にみる看護卒後教育と看護学研究

　看護系大学の増加に伴い，看護系大学院も急激に増加した。大学院は，研究と直結した教育研究機関であり，看護卒後教育，すなわち，看護系大学院教育と看護学研究について理解するためには，法律の記述（表2-13）を確認する必要がある。このような観点から学校教育法，大学院設置基準などの研究に関する記述を概観すると，第1に，大学院には多様な課程があり，その課程の目的に沿った研究が課されており，教員は各課程における論文の評価基準の明確化とそれを反映した指導を求められていることがわかる。第2に，多様な背景を持つ学生に大学院進学の機会が提供されており，教員はその多様性に対応した指導を求められていることがわかる。

●各課程における論文の評価基準の明確化とそれを反映した指導

　学校教育法第99条は，大学院の目的を定めており，大学院は，一般の大学院と専門職大学院に大別されることを示している。法曹に必要な学識及び能力を培うことを目的とした専門職大学院は法科大学院と呼ばれ修了すると法務博士（専門職）の学位が授与される。その他の専門職大学院の課程を修了すると修士（専門職）の学位が授与される。看護系大学院の中にも専門職大学院があり，助産修士の学位を授与している。専門職大学院設置基準は，修了要件として単位数を定めているのみであり，修士論文，博士論文を修了要件としていない。一方，大学院設置基準の第16条は修士課程の修了要件に関する基準であり，修了要件として，在学期間，単位数に加え，修士論文もしくは特定の課題の必要性を提示している。これらは，看護系大学院であっても修士課程（博士前期課程）は，修士論文を必要要件としない教育機関も少なからず存在することを示す。しかし，修士論文ではなく特定の課題を修士課程（博士前期課程）の修了要件としている大学院であっても，名称や求めるレベルは修士論文と異なっていても，研究能力を修得できる学習機会をカリキュラムに位置づけている教育機関が多い。専門看護師認定を目指す課程を開設している大学院の多くは，特定課題として課題研究，研究レポート等を一修了要件としている。また，1つの大学院修士課程（博士前期課程）に修士論文を修了要件とするコースと特定課題としての課題研究や修士研究などの研究を課すコース，その両者を有する大学院もある。

　以上のように，看護系大学院の有り様は複雑さを増してきており，その中で研究に関わる教育を適切に行っていくためには，博士論文，修士論文の到達目標（評価基準）を具体的に定める必要がある。また，大学院修士課程（博士前期課程）に修士論文を修了要件とするコースと特定課題としての課題研究や修士研究などの研究を課すコースの両者を有する大学院は，それぞれがどのように異なるのかを指導教員が明瞭に理解できるように到達目標（評価基準）を設定する必要がある。大学院設置基準第14条の2は，この点につい

表 2-13　学校教育法と大学院設置基準

学校教育法	(大学院の目的) **第 99 条**　大学院は，学術の理論および応用を教授研究し，その深奥をきわめ，又は高度の専門性が求められる職業を担うための深い学識及び卓越した能力を培い，文化の進展に寄与することを目的とする． ② 大学院のうち，学術の理論及び応用を教授研究し，高度の専門性が求められる職業を担うための深い学識及び卓越した能力を培うことを目的とするものは，専門職大学院とする． (大学院の入学資格) **第 102 条**　大学院に入学することのできる者は，第 83 条の大学を卒業した者又は文部科学大臣の定めるところにより，これと同等以上の学力があると認められた者とする．ただし，研究科の教育研究上必要がある場合においては，当該研究科に係る入学資格を修士の学位若しくは第 104 条第 1 項に規定する文部科学大臣の定める学位を有する者又は文部科学大臣が定めるところにより，これと同等以上の学力があると認められた者とすることができる． ② 前項本文の規定にかかわらず，大学院を置く大学は，文部科学大臣の定めるところにより，第 83 条の大学に文部科学大臣の定める年数以上在学した者であって，当該大学院を置く大学の定める単位を優秀な成績で修得したと認めるものを，当該大学院に入学させることができる．
大学院設置基準	(修士課程) **第 3 条**　修士課程は，広い視野に立って精深な学識を授け，専攻分野における研究能力又はこれに加えて高度の専門性が求められる職業を担うための卓越した能力を培うことを目的とする． (博士課程) **第 4 条**　博士課程は，専攻分野について，研究者として自立して研究活動を行い，又はその他の高度に専門的な業務に従事するに必要な高度の研究能力及びその基礎となる豊かな学識を養うことを目的とする． (教育課程の編成方針) **第 11 条**　大学院は，当該大学院，研究科及び専攻の教育上の目的を達成するために必要な授業科目を自ら開設するとともに学位論文の作成等に対する指導(以下「研究指導」という．)の計画を策定し，体系的に教育課程を編成するものとする． (授業及び研究指導) **第 12 条**　大学院の教育は，授業科目の授業及び研究指導によって行うものとする． (研究指導) **第 13 条**　研究指導は，第 9 条の規定により置かれる教員が行うものとする． ② 大学院は，教育上有益と認めるときは，学生が他の大学院又は研究所等において必要な研究指導を受けることを認めることができる．ただし，修士課程の学生について認める場合には，当該研究指導を受ける期間は，1 年を超えないものとする． (教育方法の特例) **第 14 条**　大学院の課程においては，教育上特別の必要があると認められる場合には，夜間その他特定の時間又は時期において授業又は研究指導を行う等の適当な方法により教育を行うことができる． (成績評価基準等の明示等) **第 14 条の 2**　大学院は，学生に対して，授業及び研究指導の方法及び内容並びに 1 年間の授業及び研究指導の計画をあらかじめ明示するものとする． ② 大学院は，学修の成果及び学位論文に係る評価並びに修了の認定に当たっては，客観性及び厳格性を確保するため，学生に対してその基準をあらかじめ明示するとともに，当該基準にしたがって適切に行うものとする． (修士課程の修了要件) **第 16 条**　修士課程の修了の要件は，大学院に 2 年以上在学し，30 単位以上を修得し，かつ，必要な研究指導を受けた上，当該修士課程の目的に応じ，当該大学院の行う修士論文又は特定の課題についての研究の成果の審査及び試験に合格することとする．ただし，在学期間に関しては，優れた業績を上げた者については，大学院に 1 年以上在学すれば足りるものとする． (博士課程の修了要件) **第 17 条**　博士課程の修了の要件は，大学院に 5 年以上在学し，30 単位以上を修得し，かつ，必要な研究指導を受けた上，当該大学院の行う博士論文の審査及び試験に合格することとする．ただし，在学期間に関しては，優れた研究業績を上げた者については，大学院に 3 年以上在学すれば足りるものとする． ② 第 3 条第 3 項の規定により標準修業年限を 1 年以上 2 年未満とした修士課程を修了した者及び第 16 条ただし書の規定による在学期間をもって修士課程を修了した者の博士課程の修了の要件については，前項中「5 年」とあるのは「修士課程における在学期間に 3 年を加えた期間」と，「3 年(修士課程に 2 年以上在学し，当該課程を修了した者にあっては，当該課程における 2 年の在学期間を含む．)」とあるのは「3 年(第 3 条第 3 項の規定により標準修業年限を 1 年以上 2 年未満とした修士課程を修了した者にあっては，当該 1 年以上 2 年未満の期間を，第 16 条ただし書の規定による在学期間をもって修士課程を修了した者にあっては，当該課程における在学期間(2 年を限度とする．)を含む．)」と読み替えて，同項の規定を適用する． ③ 第 1 項及び前項の規定にかかわらず，修士の学位若しくは専門職学位を有する者又は学校教育法施行規則第 156 条の規定により大学院への入学資格に関し修士の学位若しくは専門職学位を有する者と同等以上の学力があると認められた者が，博士課程の後期の課程に入学した場合の博士課程の修了の要件は，大学院(専門職大学院を除く．以下この項において同じ．)に 3 年以上在学し，必要な研究指導を受けた上，当該大学院の行う博士論文の審査及び試験に合格することとする．ただし，在学期間に関しては，優れた研究業績を上げた者については，大学院に 1 年以上在学すれば足りるものとする．

て次のように定めている．すなわち，「学生に対して，授業及び研究指導の方法及び内容並びに1年間の授業及び研究指導の計画をあらかじめ明示するものとする」．また，大学院に就業し，大学院生の研究指導に携わる教員は，各課程が目指す研究の到達目標を十分理解して指導を展開する必要がある．これについて，大学院設置基準第14条の2②は，次のように定めている．「学修の成果及び学位論文に係る評価並びに修了の認定に当たっては，客観性及び厳格性を確保するため，学生に対してその基準をあらかじめ明示するとともに，当該基準にしたがって適切に行うものとする」．これを受け，多くの看護系大学は，ホームページ上に修士論文，博士論文等の基準を公表している．

● **大学院生の多様性に対応した指導**

学校教育法第102条は，大学院への入学資格を示している．この条文は，大学の卒業者に加え，大学卒業者と同等以上の学力が有ると認められた者が入学資格を持つことを明示している．多くの大学院はこの条文を受け，大学を卒業していない受験希望者を受け入れるために，その受験希望者が大学卒業者と同等以上の学力があるか否かを判定するための審査を行い，入学の門戸を開いている．この法律が制定されたことにより，看護系大学院に専門学校の卒業生や短期大学の卒業生も受験できるようになり，結果として多様な学生が看護系大学院に入学できるようになった．入学を許可された学生は，当然，入学後の学習に支障がない学力は審査により保証されている．しかし，研究という側面に特化してみたとき，看護基礎教育課程において研究に関する教育を受けた学生，受けなかった学生，また，実際に研究計画を立案し，その計画に沿って研究を実施した学生，研究計画の立案のみを経験した学生と多様である．大学院において研究指導に従事する教員は，この多様性に対応し，個別状況に適した指導を提供する責務を負う．

また，大学院設置基準第14条は，教育上特別の必要があると認められる場合，夜間その他特定の時間または時期において授業または研究指導を行えることを定めている．この条文を受け，多くの看護系大学は授業を夜間，もしくは休日にも開講し，看護職者が退職することなく大学院に入学できる機会を提供している．結果として，学生の個別状況の中には，指導を担当する学生が就業のまま在籍しているか否かということも含み，学生が学業と仕事を並進している場合，夜間の授業はもとより，夜間もしくは休日の個別指導も必要となる．

● **授業と研究指導**

法律の条文は，授業と研究指導という用語を使い分けている．「大学院の教育は，授業科目の授業及び研究指導によって行うものとする」という条文が大学院設置基準第12条にあり，これはその例である．また，研究指導は，大学院生が授業を履修し修得する単位とは別の教育である．大学院設置基準第16条「修士課程の修了の要件は，大学院に2年以上在学し，30単位以上を修得し，かつ，必要な研究指導を受けた上，当該修士課程の目的に応じ，当該大学院の行う修士論文又は特定の課題についての研究の成果の審査及び試験に合格することとする」，第17条「博士課程の修了の要件は，大学院に5年以上在学し，30単位以上を修得し，かつ，必要な研究指導を受けた上，当該大学院の行う博士論文の審査及び試験に合格することとする」はそれを明示する．これらは，大学院生が授業

に加え研究指導を受けられ，大学院の教育に携わる教員は授業に加え研究指導を行う必要性を示している。研究指導がどのように授業と異なるのかを明示してはいない。しかし，修士論文，博士論文は学生個別のものであり，条文前後の文脈からみても，研究目的を達成するために必要な大学院生個別の指導を含むと判断してよいであろう。これは，大学院の教育に従事する教員が授業と大学院生個別の研究目的達成に向けた個別指導を展開する能力を求められていることを意味する。

2 看護卒後教育課程（修士課程）における研究指導の過程

　博士前期課程もしくは修士課程の有り様は多様である。ここでは，修士論文を修了要件とするA大学大学院看護学研究科博士前期課程の教員Sの10段階（**図2-7**）に及ぶ指導の過程を紹介する。10段階の指導は，授業「看護学特論」と個別指導を含んでいる。A大学大学院看護学研究科博士前期課程は，修士論文の審査基準として7項目（**表2-14**）を公表している。教員はもとより学生も7項目の審査基準を理解し，研究過程を進める。

●第1段階：ゼミ形式の授業による研究課題焦点化に向けた支援

　教員Sは，研究課題を焦点化するために必要な期間として入学後の約3か月を想定している。大学院生は，入学前に既に研究課題をある程度，焦点化している。しかし，研究に関し専門的な学習をしておらず，研究しようと思っている範囲が広すぎたり，抽象度が高すぎたりする場合も多く，実際に研究課題を焦点化するために4か月程度要する学生が一般的である。大学院生は，入学後，必修科目，選択科目の授業に出席しつつ，「看護学特論」の授業（**表2-15**）を活用し，研究課題を焦点化していく。授業に先立ち，大学院生は，関連する研究を閲読しながら，各自の関心に沿って研究課題を焦点化し，研究テーマ，研究動機，研究の意義，研究方法について論述し，資料を作成し，教員と授業に参加する他の大学院生に配付する。教員と大学院生はそれを読み授業に参加し，研究課題の焦点化に向けたディスカッションを行う。この授業は毎週1回実施されるが，学生1名が最低1か月に1回，資料提供者となる。約3回から5回，この方法を用いた学習を繰り返し，研究課題を焦点化する。

　大学院生の中には入学時点から明確な問題意識を持ち，研究課題が焦点化されており，研究テーマを明瞭に述べる学生も存在する。そのような大学院生にとっても研究課題焦点化の過程は重要である。それは，その大学院生が実施したい研究は，学生がその時点で語ったその言葉により正確に表現されているのかを確認する必要があるためである。修士論文作成に向けて使用できる時間は約20か月であり，この期間内に上述の審査基準を満たす論文を完成することはそう容易なことではない。教員としては一刻も早く研究課題を焦点化し，研究テーマを決定して，研究計画の立案に進んでほしいところである。しかし，早急すぎる決定は後に問題を生じることがある。具体的には，その大学院生が当初，実施したいと思っていた研究課題は，その進行に伴い，実際に研究したいと思っていた内容と異なり，研究課題を変更したくなるといった問題などである。これは，研究課題や研究方法論に関する専門的な学習が進んでいないことを契機として生じる場合が多い。それ

第1段階：ゼミ形式の授業による研究課題焦点化に向けた支援

入学4月　看護学特論（前期1回/週）

各自の関心に沿って研究課題を焦点化し，資料を作成する。教員と他の大学院生は資料を読み授業に参加し，研究課題の焦点化に向けたディスカッションを行う。1名が最低1回/月資料提供者になる。

約4か月

第2段階：個別指導による研究課題決定への支援とその共有

8月初旬　看護学特論前期のまとめとしての個別指導

目的：第1段階の授業を通して焦点化を進めてきた研究課題を確定すること
目的を達成できるまで個別指導を繰り返し，夏季休業中に研究計画の作成に取りかかれるよう研究の方向性の確定を支援し，確定した研究の方向性を確認し，大学院生と共有する。

第3段階：課題の提示と課題推進計画立案の支援

研究課題確定に向けた個別指導に引き続き，大学院生に次に示す4つの課題を課す。
① 確定した研究の方向性に関連する文献を夏季休業中に綿密に検討する
② その結果を反映した研究計画を論述する
③ 看護学特論後期授業初回に，論述した研究計画を資料として提出し，検討できるよう準備する
④ 課題①②③の推進計画を立案する
→個別指導の翌日：④に対応する計画立案支援を行う。

第4段階：個別指導による課題推進計画の進捗状況確認

個別指導（夏季休業中最低1回）

目的：第3段階に立案した課題推進計画が順調に，しかも，適切に進められているか，また，その過程を通して直面しており解決不可能な問題の有無を確認し，必要に応じて支援する。

約2か月　夏季休業

第5段階：研究計画の洗練に向けた支援

10月　看護学特論（後期1回/週）

前期と同様に教員と数名の大学院生が参加。1回の授業は，大学院生1名の研究計画書が対象。大学院生は教員と他学生との討議を通し，研究計画上の問題を発見し，次回に向けて洗練する。

第6段階：研究計画審査と倫理審査通過に向けた支援

11月，12月　研究計画審査，倫理審査の指定された書式に必要事項を記述し，それらを授業を通して洗練し，指定された手続きに沿って提出する。必ず審査を受ける意義を大学院生に説明する。

第7段階：研究計画遂行に向けた支援

2年次4月

フィールドに出ている大学院生も看護学特論の授業のある時間は帰校し，授業に参加し，論文の洗練や研究の進捗状況を報告。

看護学特論（前期1回/週）

教員は論文の指導をするとともにデータ収集や分析過程に生じている問題の有無を把握し，必要な支援を提供する。

フィールドにてデータ収集中の大学院生と1回/日
個別指導　電話やインターネットによるテレビ電話機能を使用して状況を確認し，問題の発生を回避し，円滑にフィールドワークが進むよう支援する

研究の信用性確保に向け必要な個別指導
個別指導　データや分析過程，結果のスーパーヴァイズ

約2か月　夏季休業

10月　看護学特論（後期1回/週）
前期に引き続き同様に研究計画遂行に向け支援。

第8段階：論文審査合格に向けた支援

12月中旬　論文提出・論文審査

A大学大学院看護学研究科は，指導担当教員も副査として審査に加わる。そのため，審査合格に向けた支援を直接することはできない。博士後期課程の学生に審査に向けた準備，心構えなどの指導を依頼。

第9段階：学内研究発表に向けた支援

看護学特論の授業時間内に数回，学内研究発表に向け指導する。→必要に応じ　個別指導　研究発表に向けた指導

第10段階：評価

2月　授業「看護学特論」の成績判定のための評価。
評価基準＝「看護学特論」の目的と目標→目標の到達度を評価し，成績を判定する。

図2-7　A大学大学院看護学研究科博士前期課程の教員Sによる研究指導過程

表 2-14　A大学大学院看護学研究科博士前期課程（修士論文）の審査基準

1. 看護学に直接的，間接的に寄与する研究である
2. 研究の意義と目的が明確である
3. 研究目的を達成するために適切な方法を正確に用いている
4. 国内外の先行研究を十分，検討している
5. 研究全体に矛盾がなく，適切な形式や表記を用い論文を記述している
6. 研究全体に盗用，ねつ造，改ざんなど，不正がない
7. 研究対象者への倫理的配慮が十分，行われている

表 2-15　授業「看護学特論」のシラバス

科目区分	必修科目		科目番号	○○○○	単位数	12 単位
授業科目名	看護学特論（看護教育学）		授業形式	演習	時間数	○時間
担当教員	○○○○　△△△△　□□□□		開講時期	通期	曜　日	○
授業の概要	選定した課題について，実験あるいは調査研究を行い，研究論文（修士論文）を作成する。					
目的と目標	目的 看護基礎教育・看護卒後教育・看護継続教育の中から看護教育学研究の課題を選定し，研究を実施し，研究論文を作成する 到達目標 1. 看護教育学研究を遂行するために必要な研究方法に関する基本的知識を修得する 2. 研究課題に関する国内外の文献を包括的かつ広範に検討し，自己の研究の位置づけと意義を理解する 3. 自己の研究に適用する研究方法論を正確に理解し，方法論に則り研究を遂行する 4. 研究者として必要な倫理的感受性を修得する 5. 研究者として真理を探究する態度を修得する					
	選定した課題について，実験あるいは調査研究を行い，その資料に基づき研究論文を作成する。					
成績評価基準	研究課題の焦点化から文献検討，データ収集，分析，考察を経て論文作成，研究発表まで，研究の全過程を通して目標達成度を評価する。					
参考文献	・○○著：○○　　第○版，○○出版． ・○○著：○○　　第○版，○○社． ・○○著：○○　　第○版，○○出版． ・○○著：○○　　第○版，出版会．					

らを念頭にいれ，時には「ゆさぶり」と命名される教授技術も使用しながら，大学院生が論文完成まで強くコミットできるような研究課題へと焦点化すべきである。大学院生にとって，研究課題へのコミットメントの強さは，研究上の障壁にぶつかったとき，それを乗り越える最大のエネルギー源になる。

　この学習を進め徐々に研究課題が焦点化されてくると，同時並行的に進んでいる「看護学演習Ⅰ」の授業（**表 2-16**）において学生が選択してくる論文の質も変化する。看護学演習Ⅰ開始当初は，あまり深い理由なく選択していた文献は，徐々に大学院生各自の研究課題に近づいてくる。それとともに，各自がこれから修得すべき研究方法論という観点からも文献を選択するようになる。

●第 2 段階：個別指導による研究課題決定への支援とその共有

　教員Ｓは，前期セメスター（4月から8月初旬）の授業が終了した後，看護学特論前期のまとめとして個別指導を行う。目的は，研究計画書の作成を開始するために，第 1 段階の授業を通して焦点化を進めてきた研究課題を確定することである。教員Ｓは，個別

表 2-16 授業「看護学演習 I」のシラバス

科目区分	必修科目			科目番号	○○○○	単位数	4単位
授業科目名	看護学演習 I （看護教育学） Advanced Seminar in Nursing I (Nursing Education)			授業形式	演習	時間数	120時間
担当教員	○○○○　△△△△　□□□□			開講時期	通年	曜　日	○
授業の概要	学生個々の関心に応じて選択，閲読した研究論文のクリティークを行い，その研究の卓越性と問題を理解し，研究を実施するために有用な学びを共有する。							
目的と目標	**目的** 海外文献の講読およびクリティークを通して，概念枠組みや研究方法論等，看護教育学研究に関わる知識を修得し，看護教育学発展のための課題について論述する。また，国際学会への参加の基盤となる英語力を修得する **到達目標** 1. 看護学研究に関わる学術用語の正確な理解に基づき，海外の看護学教育研究を選択し，批判的に精読する 2. 選択した看護学教育研究のデザイン，概念枠組み，研究方法論等の検討を通して，看護教育学研究を遂行するために必要な知識を修得する 3. 看護学教育研究をクリティークすることを通して，看護教育学発展のための課題を論述する 4. 国際学会への参加の基盤となる英語力を修得する							
授業の内容と方法	回数 （1回90分）		学習課題	学習内容並びに方法			
	1回		授業の意義・学習方法の理解 文献検索方法の理解	・看護学演習 I （看護教育学）の授業目的，内容，方法について理解する ・看護学研究，文献検索・選定・講読に関する学術用語および基礎的知識を理解する（講義）			
	2〜30回		文献講読および講読文献のプレゼンテーションと討論	・授業の目的に基づき，講読文献を検索する方法を理解する ・授業の目的に基づき，講読した看護学教育研究に用いられている学術用語，研究方法，研究内容等について学習した内容をプレゼンテーションし，看護学教育研究の概念枠組み，研究方法論，看護教育学体系発展の視点から討論を展開する <準備学習> 1. 毎回，全学生は，講読する海外文献を和訳する 2. 担当者は，研究の概要，批評，修士論文への示唆についてまとめた資料を作成する 3. 担当者は，ネイティブによる指導に基づき英文アブストラクトを正確に音読する 4. 担当者は，授業を通して学んだ内容を200語程度に英作文し，次回授業の際に提出する <終了レポート> ＊1年間を通して講読した文献を再検討し，クリティークした内容に関するレポートを作成する			
成績評価基準	海外文献に関するプレゼンテーションおよび討論（50%），コース終了後のレポート（50%）							
参考文献	・○○著：○○ 第○版，○○出版． ・○○著：○○，○○社． ・○○著：○○ 第○版，○○出版． ・○○著：○○ 第○版，出版会．							

　指導に先立ち，大学院生に資料の提出を求める。その資料は，看護学特論前期セメスターの授業を通し，焦点化の過程を進めてきた結論として，大学院生が決定した研究課題，研究テーマ，研究の目的と意義，先行研究の概要，目的を達成するための研究方法の概要と

実行可能性である。教員Sは，個別指導に先立ち資料を精読し，大学院生の研究の方向性の的確性を確認する。A大学大学院看護学研究科は，8月と9月が夏季休業である。大学院生が研究計画の作成に向け夏季休業を有効に活用するためには，8月の初旬，研究の方向性を確定し，大学院生と教員両者がそれを共有しておく必要がある。

　当然のことながら，1回の個別指導のみでその目的を達成できる大学院生がいる一方，そうでない大学院生もいる。後者のような大学院生を対象として，教員Sは，目的を達成できるまで個別指導を繰り返し，夏季休業中に研究計画の作成にとりかかれるよう研究の方向性の確定を支援する。

●第3段階：課題の提示と課題推進計画立案の支援
　教員Sは，第2段階の終了を前提として，大学院生に次に示す4つの課題を課す。

---

① 確定した研究の方向性に関連する文献を夏季休業中に綿密に検討する
② その結果を反映した研究計画を論述する
③ 看護学特論後期の授業初回に，論述した研究計画を資料として提出し，検討できるよう準備する
④ 課題①②③の推進計画を立案する

　このうち，①から③は，大学院生が夏季休業終了までに達成すべき課題であり，④は，①から③を達成するために必要な課題である。

　博士前期課程（修士課程）の大学院生の多くは，研究の初学者であり，研究の実施に際し，何に，どの程度苦労し，それを乗り越えるためにどのくらいの時間を要するのか，などについて予測を立てられない場合も多い。そのため，研究遂行上の計画立案を支援し，その進行状況について確認することは重要である。第3段階は第2段階に引き続き期間を空けることなく行われる。S教員は，第3段階「課題の提示」を第2段階に連続して行い，その翌日，課題④に対応する支援を行う。

●第4段階：個別指導による課題推進計画の進捗状況確認
　A大学大学院看護学研究科は，8月と9月が夏季休業である。第4段階の研究計画書作成に向けた個別指導は，夏季休業中に実施される。授業の目的は，第3段階に立案した課題推進計画が順調に，しかも，適切に進められているか，また，その過程を通して直面しており解決不可能な問題の有無を確認し，必要に応じて支援する。教員Sは，過去に夏季休業中の指導を行っていなかった。しかし，この期間に，ある大学院生が膨大な量の文献を読み進めるうちに，目標を見失い，方向性を誤ったまま研究計画を作成し，看護学特論の後期第1回授業の資料が実現不可能な研究計画となっていたという経験を持つ。この経験から学んだ教員Sは，夏季休業中に最低1回は個別指導を行い，課題達成に向けた進捗状況を確認することにした。

●第5段階：研究計画の洗練に向けた支援
　夏季休業終了とともに第5段階を開始する。大学院生は，第3段階の課題の達成を通し，研究計画書を看護学特論の後期第1回授業に提出し，それを資料として，研究計画書

洗練に向けた討議が行われる。授業は，前期と同様に教員と看護学特論を履修する数名の学生が参加する。1回の授業は，大学院生1名の研究計画書が対象となる。対象となった大学院生は教員と他学生との討議を通し，研究計画上の問題を発見し，次回の授業に向けて洗練する。これを2から3回，繰り返すことによって多くの大学院生は，研究計画の大枠を完成させる。しかし，細部については問題を残している場合も多く，毎週，行われる看護学特論の後期授業を通して，それらを解決していく。

● 第6段階：研究計画審査と倫理審査通過に向けた支援

　第5段階が終了すると，研究計画審査と倫理審査が大学院生を待っている。A大学大学院看護学研究科は，倫理審査を毎月1回，研究計画審査を大学院生による申請に応じて開催する。教員Sは，博士前期課程（修士課程）の大学院生が規定の年限内に修了できるよう2つの審査をできる限り入学年度の11月ないし12月に受けられるよう支援している。

　大学院生は指定された書式に必要事項を記述し，それらを看護学特論後期の授業を通して洗練し，指定された手続きに沿って提出する。最初に研究計画審査，次に倫理審査を受ける。

　大学院生が立案し，洗練してきた研究計画は，審査委員となった教員より様々な指摘を受け，修正を求められる場合も多い。研究の初学者である博士前期課程（修士課程）の学生にとって審査は初めての経験であることが多く，審査には過度の緊張が伴う場合も少なくない。また，大学院生の中には，審査委員から問題を指摘され，修正を求められると，過度に反応し，研究継続への気力を失う場合もある。教員Sは，これらの状況を回避するために，審査に先立ち，必ず審査を受ける意義を大学院生に説明している。

● 第7段階：研究計画遂行に向けた支援

　研究計画審査と倫理審査を通過すると，大学院生は各自の研究計画に沿ってデータ収集，分析を行うとともに，論文を執筆する。教員Sは，フィールドに出て，データ収集に取り組んでいる大学院生と1日1回，電話やインターネットによるテレビ電話機能を使用して状況を確認し，問題の発生を回避し，円滑にフィールドワークが進むよう支援している。

　第6段階の審査通過後，第7段階に移行しても学内における看護学特論は継続する。フィールドに出ている学生も看護学特論の授業のある時間は帰校し，授業に参加し，論文の洗練や研究の進捗状況を報告する。教員Sは論文の洗練に向け指導するとともにデータ収集や分析過程に生じている問題の有無を把握し，必要な支援を提供する。

　また，第7段階に移行し，大学院生の研究が進んで研究結果が形を表すと，S教員は看護学特論以外に個別指導を頻繁に繰り返すようになる。それは，特に質的研究を行っている大学院生が研究の信用性を確保するために，データや分析過程と結果のスーパーヴァイズを必要とすることに起因する。さらに論文の完成に向けても大学院生の多くは，看護学特論の授業に加えて個別指導を必要とし，教員Sは授業と会議の合間を縫い，これに対応する。

●第8段階：論文審査合格に向けた支援

　完成した論文を提出し終えると，次には論文の審査が大学院生を待っている。A大学大学院看護学研究科は，指導担当教員も副査として審査に加わる。そのため，審査合格に向けた支援を直接することはできない。しかし，博士前期課程（修士課程）の大学院生の多くは，過去にこのような経験をしたことがなく，審査に対しては強い不安を持っている。教員Sは，博士後期課程の学生に審査に向けた準備，心構えなどの指導を依頼している。

●第9段階：学内研究発表に向けた支援

　審査を終了すると，学内の発表会が学生を待っている。看護基礎教育課程の学生とは異なり，大学院生の多くは，大学院に入学する前，または入学後に学術集会への参加経験を持っている。また，前年度に実施されている修士論文発表会，博士論文発表会に参加しており，何をどのように準備する必要があるのかを理解している。そのため，教員Sは，発表に必要な原稿とスライドの準備について，基本を大学院生の個別状況に合わせ説明する。

　具体的には，スライドの活用が複雑な研究過程の理解を容易にする効果があること，研究発表に向けた原稿とスライドの関係についても，スライドは発表内容の理解を助けるものであり，第1に発表原稿を規定の時間に合わせ作成し，その後，その原稿の理解を助けるスライドを作成することなどを説明する。聴衆にとって理解しやすい発表にするためには，矛盾，飛躍なく論理を展開する必要があり，論理的な原稿をスライドに先立ち作成することが賢明であろう。スライドを用いてそれをすることは困難であることが多い。論理的な原稿の理解を助けるという観点からつくられたスライドを用いた発表は，不要な文字，イラストやアニメーションがなく，発表内容とスライドに一体感があり，聴衆の理解を促進する。また，スライド作成に際しては，再度，その基本を学習し，文字の大きさや一画面の文字数の限界などについて，正確な知識を持つことを促す。

　教員Sは，看護学特論後期の授業を活用し，大学院生の発表を指導する機会を設けている。大学院生の多くは，看護学特論後期の授業時間内に数回，指導を受けることを通して準備を完成させられるが，中にはそうでない学生もいる。教員Sは，そのような大学院生を対象として，学生が依存しすぎないように配慮しつつ個別指導を行っている。

●第10段階：評価

　以上の過程は，大学院生の修士論文作成指導の過程であると同時に看護学特論の授業の過程でもある。修士論文の合格不合格の審査と授業「看護学特論」の評価は，別であり，最終段階は，授業「看護学特論」の成績判定のための評価である。評価基準は授業「看護学特論」の目的と目標であり，目標の到達度を評価し，成績を判定する。

3 看護卒後教育課程に在籍する学生の理解

　以上のような指導を受けた大学院生にとって，修士論文，博士論文作成の過程はどのような経験となっているのであろうか。前述した教員Sの指導の実際の例が示すように，論文の完成に向けては，ゼミ形式の授業を通して指導できる側面がある一方，個別指導が

必要な側面もある。これらを使い分け，修士論文，博士論文を完成に導くことは容易ではなく，絶えず指導上の問題に直面せざるを得ない。教員が大学院生の論文作成経験を理解することは，指導上，生じる問題を最小限にし，少しでも円滑に大学院生が研究を進行できるように支援するための一助となる。そのため，「第Ⅵ章」に看護系大学院博士前期課程（修士課程）に在籍する大学院生の修士論文作成過程の経験，および看護系大学院博士後期課程（博士課程）に在籍する大学院生の博士論文作成過程の経験に関する研究成果を紹介する。

❸ 看護継続教育と看護学研究

1 看護職者の学習ニードと看護学研究の指導

　看護継続教育の対象の多くは，既に免許を持ち，医療機関や教育機関などに就業する看護職者である。看護基礎教育課程，看護卒後教育課程に在籍する学生は看護学研究を学習する必要性があり，必然的に教員はその指導を求められる。しかし，既に看護職者としての免許を持つ多くの看護職者も，看護学研究について学習したい，すなわち看護学研究に対する学習ニードを持っているのであろうか。この疑問に答える研究成果が産出されている。

　看護系大学や短期大学，看護専門学校に教員として就業する看護職者の学習ニードは27種類（**表 2-17**）[12] から構成され，その中の1種類として研究に関する学習ニードがある。また，病院に就業する看護職者の学習ニードは28種類（**表 2-18**）[13] から構成され，その中の1種類として研究に関する学習ニードがある。さらに，助産師の学習ニードは30種類（**表 2-19**）[14] から構成され，その中の1種類として研究に関する学習ニードがある。加えて，保健師の学習ニードは31種類（**表 2-20**）[15] から構成され，その中の1種類として研究に関する学習ニードがある。訪問看護師の学習ニードは25種類（**表 2-21**）[16] から構成され，その中の1種類として研究に関する学習ニードがある。養護教諭の学習ニードは27種類（**表 2-22**）[17] から構成され，その中の1種類として研究に関する学習ニードがある。これらは，看護職者がその職種に関わらず看護学研究に関する学習ニードを持つことを示す。看護系大学や短期大学に教員として就業する看護職者が看護学研究に関する学習ニードを持つことは容易に想像できる。それは，学校教育法が大学と短期大学の目的として教育と研究を行うことを明示していることに起因する。また，日本の看護職養成教育は，専門学校が先導してきたという歴史的経緯もあり，看護専門学校の教員もこれにならうとともに看護専門職として看護学研究に関する学習ニードを持つことは容易に想像できる。

　病院に就業する看護師，保健師，助産師，訪問看護師，養護教員もまた同様の状況にあるという事実は，専門職としての研究の必要性に加え，いくつかの要因に影響を受けた結

表 2-17 看護学教員の学習ニード 27 種類

1. 担当領域の専門性に応じた教育に必要な理論・知識・技術・態度
2. 教育学・心理学・社会学など教育の基盤となる他学問領域の知識
3. 看護理論・看護過程など全領域の教育に必要な知識・技術・態度
4. 教育活動に必要な対人関係・コミュニケーションの理論・知識・技術・態度
5. 研究活動に必要な知識・技術・態度
6. 多様な授業形態を用いるために必要な知識・技術・態度
7. 看護学教育評価の知識・技術
8. 看護学教員としての人間的成長に必要な知識・要素
9. 学生の個別指導に必要な知識・技術・態度
10. 学生・教員の相談に応じるための面接・カウンセリングの理論・知識・技術・態度
11. 看護・医療・保健・福祉・看護学教育に関する最新の知識
12. 職業的発達の基盤となる学生の学習能力開発に必要な知識・技術・態度
13. 担当領域の看護実践に必要な知識・技術・態度
14. 教育の対象理解に必要な知識・技術・態度
15. 授業の質向上のために必要な知識・技術・態度
16. 授業設計に必要な知識・技術
17. カリキュラムの編成と評価に必要な知識・技術
18. 教育・看護・医療の現状
19. 学生のレディネス・ニードに応じた授業展開に必要な知識・技術・態度
20. 学校組織の運営に必要な理論・知識・技術・態度
21. 看護学教育に必要な社会情勢に関する知識
22. 看護学教員の教育・学習に必要な知識・技術・態度
23. 担当領域とは専門性の異なる看護学の知識
24. 看護教育制度
25. リーダー役割遂行に必要な知識・技術
26. 看護の視点を反映した解剖学・生理学・病理学の教授方法
27. 学級運営

表 2-18 病院に就業する看護職者の学習ニード 28 種類

1. 所属看護単位の専門性に応じた看護実践に必要な理論・知識・技術・態度
2. 看護実践・看護業務遂行に必要な対人関係・コミュニケーションの理論・知識・技術・態度
3. 看護実践の基盤となる医学・薬理学・栄養学の知識
4. 看護管理に必要な理論・知識・技術・態度
5. 看護職者としての人間的成長に必要な知識・要素
6. カウンセリング・面接の理論・知識・技術
7. 看護学生・スタッフ教育に必要な理論・知識・技術
8. 看護過程展開に必要な知識・技術
9. 救急看護に必要な知識・技術
10. 看護・医療・福祉に関する国内外の現状と最新の知識
11. 看護実践に必要な法律・制度に関する知識とその活用方法
12. 看護実践に必要な医療機器・コンピュータの知識・技術・取り扱い方
13. 看護実践に必要な検査データの解釈方法
14. 科学的根拠に基づく看護実践に向けた研究成果活用のための知識・技術
15. 看護学の理論・知識
16. 地域・在宅看護知識・技術
17. 看護研究遂行と指導に必要な知識・技術
18. リーダー・メンバー役割遂行に必要な理論・知識・技術・態度
19. 所属看護単位とは専門性が異なる看護実践に必要な知識・技術
20. 看護業務効率化・看護の質維持・向上のための業務改善に必要な技術・態度
21. 患者の人権擁護に必要な倫理的知識・技術・態度
22. 自己管理と自己評価のための知識・技術
23. 看護記録に関する知識・技術
24. 感染看護に必要な知識・技術
25. 看護実践に必要な社会情勢に関する知識
26. 看護の対象理解のための知識・技術
27. 看護の専門性
28. 看護実践に必要な宗教に関する知識

表 2-19　助産師の学習ニード 30 種類

1. 周産期看護の基礎となる助産学の知識・技術・態度
2. 母乳栄養確立支援に必要な知識・技術
3. 周産期看護に活用可能な代替療法の知識・技術
4. 豊かな人間性を備えた助産師となるための知識・技術
5. 超音波機器を用いた助産診断に必要な知識・技術
6. 産婦の要望を充足する分娩の支援に必要な知識・技術・態度
7. 母子と家族への健康支援に必要な知識・技術
8. 周産期の異常への対応に必要な知識・技術・態度
9. 周産期の救急看護に必要な知識・技術・態度
10. 保健指導を効果的に行うために必要な知識・技術・態度
11. 周産期看護に必要な看護学・医学・薬理学・栄養学の知識
12. 安全・安楽な分娩の支援に必要な知識・技術・態度
13. 性と生殖に関わる健康支援に必要な知識・技術
14. スタッフ・学生の教育に必要な知識・技術・態度
15. 自立して助産活動を行う場を管理・経営するための知識・技術
16. 自然分娩の支援に必要な知識・技術・態度
17. 助産業務管理に必要な知識・技術・態度
18. 助産活動に関わる最新の知識・技術
19. 不妊治療とその看護に必要な知識・技術・態度
20. 生殖に関わる喪失体験をもつ女性への看護
21. 海外の周産期看護に関わる知識
22. 周産期医療チームメンバーとの協働に必要な対人関係の知識・技術
23. 医療機関と地域の連携に必要な知識・技術
24. 助産活動を通して蓄積された経験知
25. 助産活動に必要な倫理
26. 助産師の役割と専門職性
27. 看護研究とその方法
28. 周産期の看護に活用可能な保健制度
29. 職業活動に対する自己評価
30. 自己の健康管理に必要な知識・技術

表 2-20　保健師の学習ニード 31 種類

1. 母子・老人・精神・感染・難病など担当分野に関する専門的な知識・技術
2. 効果的に住民の相談に応じるためのカウンセリング・面接の技術
3. 心理学・統計学・医学・薬理学・栄養学など保健活動の基盤となる他学問領域の知識
4. 保健活動に必要なコミュニケーションの知識・技術・態度
5. 担当地域の現状に応じた政策立案と事業展開に必要な知識・技術
6. 保健活動に必要な法律・制度の知識
7. 効果的な健康教育・相談に必要な知識・技術
8. 在宅療養者への看護実践・療養生活支援に必要な知識・技術・態度
9. 保健・医療・看護の現状
10. 地域住民と連携し保健活動を展開するために必要な知識・技術
11. 保健・医療・看護・法律・制度に関する最新の知識
12. 看護専門職者としての人間的成長に必要な知識・要素
13. 看護過程展開に必要な知識・技術・態度
14. 虐待・家庭内暴力への対応方法
15. 対象の人権に配慮し家族・組織内外の関連職種との関係を調整するための知識・技術
16. 担当外の分野をも含む地域保健に関する幅広い知識
17. 地区診断に必要な知識・技術
18. 家族援助の理論・知識・技術
19. 行政機関における看護の専門性
20. 対象への心理的支援に必要な精神看護の知識・技術
21. 地域看護管理に必要な知識・技術
22. ヘルスプロモーション推進に必要な知識・技術
23. 保健福祉行政に携わるために必要な知識
24. 情報システム構築のためのコンピュータ活用に必要な知識・技術
25. 記録の書き方
26. 業務効率化・地域看護の質維持・向上のために必要な知識・技術・態度
27. 保健活動上の問題解決に必要な研究の知識・技術
28. 自己評価・自己管理に必要な知識・技術・態度
29. 看護に必要な宗教に関する知識
30. 地域看護学の理論・知識
31. 災害看護

表 2-21 訪問看護師の学習ニード 25 種類

1. 訪問看護の基盤となる看護学・医学・薬学の知識
2. 機能の維持・回復支援に必要なリハビリテーションの知識・技術
3. 訪問看護に必要なコミュニケーションの知識・技術
4. がん・難病・精神障害など疾患に応じた訪問看護に必要な知識・技術
5. 的確なアセスメントと計画に基づく訪問看護に必要な知識・技術・態度
6. 訪問看護に関わる最新の知識
7. 在宅療養と介護を支える法律・制度
8. 終末期にある在宅療養者への訪問看護に必要な知識・技術・態度
9. 心理学・社会学・栄養学など医学・看護学以外の知識
10. 在宅療養者と介護家族への精神的支援に必要な知識・技術
11. 訪問看護師と関連職種の役割理解に必要な知識
12. 訪問看護ステーションの経営管理に必要な知識・技術・態度
13. 日常生活援助提供に関わる知識・技術とその創意工夫
14. 医療機器を用いる在宅療養者への看護に必要な知識・技術
15. 在宅療養者への医療処置に必要な知識・技術
16. 患者・家族・学生・スタッフ指導に必要な知識・技術・態度
17. 関連機関・職種との連携に必要な知識・技術
18. 看護に活用可能な代替療法の知識
19. 訪問看護に必要な急変時の対応方法
20. 在宅療養者の疼痛管理に必要な知識・技術
21. 看護研究のための知識・技術
22. 小児や高齢者など発達段階に応じた訪問看護に必要な知識・技術
23. 訪問看護を継続するために必要な自己管理
24. 情報共有に向けた看護記録の方法
25. 所属とは異なる訪問看護ステーションに関する情報

表 2-22 養護教諭の学習ニード 27 種類

1. あらゆる子どもの健康保持・増進の基盤となる看護学・心理学などの知識・技術
2. 多様な相談への対応に必要な知識・技術・態度
3. 救急処置に必要な知識・技術
4. 社会の変化に応じて活動するために必要な最新の知識・技術
5. 授業展開に必要な教育学の知識・技術
6. 疾病・障害を持つ子どもへの対応に必要な知識・技術
7. 学校保健の充実に向けた協力体制づくりに必要な知識・技術・態度
8. コンピュータ活用に必要な知識・技術
9. 授業「保健学習」の展開に必要な知識・技術
10. 保健指導に必要な知識・技術・態度
11. 心身の健康を維持するために必要な知識・技術
12. 子ども・保護者との関係形成に必要な知識・技術・態度
13. 性教育に必要な知識・技術
14. 学校不適応・自傷行為など非社会的行動を起こす子どもへの対応に必要な知識・技術
15. 養護教諭の役割・専門性
16. 教職員の健康管理に必要な知識・技術
17. 研究に必要な知識・技術
18. 養護教諭としての活動に必要な法律の知識
19. 子どもの安全を守るために必要な知識・技術
20. 虐待を受けた子どもへの対応に必要な知識・技術
21. 子どもの反社会的行動防止教育に必要な知識・技術
22. 親子関係の理解に必要な知識
23. 社会人としての一般常識
24. 養護教諭として必要な情報発信の知識・技術
25. 所属校とは異なる特徴を持つ他校の養護教諭の職務内容
26. 喫煙・飲酒などの反社会的行動を起こす子どもへの対応に必要な知識・技術
27. 子どもの養育に関わる経験知

果であるように思える。

　その第1は，先述した日本における看護学研究発展の歴史的経緯である。また，日本看護協会は，看護職者の倫理綱領を提示しており，これは，看護実践に関し専門職として引き受ける責任の範囲を社会に明示するとともに，看護職者の行動指針[18]でもある。この倫理綱領は，医療の高度化，複雑化，国民の医療に対する権利意識の高まりなどを背景に，2003年に改訂されたが，改訂前の倫理綱領は，看護師が，看護の質向上に向けて研究に努める[19]ことを明示していた。一方，改訂後の倫理綱領も看護職者は，「研究や実践を通して，専門的知識・技術の創造と開発に努め，看護学の発展に寄与する」[18]ことを明示している。影響要因の第2は，この倫理綱領の存在にもあるように思える。さらに，病院機能評価は，医療の質向上を目的に病院の機能を評価するシステム[20]であり，この中には当然，看護の質に関わる評価項目も含まれる。2004年，看護の質を評価する一指標として「学会・研究会への発表・投稿の実績が記録されている」[21,22]が提示された。この指標は，2009年には看護の質を評価する指標から削除[23,24]され，評価項目の評点を判断する上で確認する事項として「組織の規模や機能に応じた研究事例がある」「研究事例や実績は年報などにまとめられている」が加わり，研究活動が病院に就業する看護師によって提供される看護の質の評価指標となっていた。2013年4月からは，評価項目だけでなく評価手法も含め抜本的に改定され[25]，研究に関する評価項目はなくなった。しかし，病院に就業する看護師の多くが研究活動に携わっており，それが2013年4月以前の病院機能評価の存在に影響を受けていることは容易に予測できる。影響要因の第3は，ここにあるように思える。

　いずれにしても，その職種や役割にかかわらず看護職者の多くは，看護学研究に関する学習ニードを持っており，このニードを充足するための学習機会を提供する必要がある。また，それを実現するためには看護継続教育の場で看護職者を対象とした研究指導を提供できる指導者の存在が必要不可欠である。

2 病院に就業する看護職者が従事する研究「院内研究」

　看護職者は多様な職場で多様な機能を果たすが，病院に就業する看護職者はそのうち，最も大きな集団を形成する。また，最大の集団を形成する病院に就業する看護職者の多くが研究活動に従事することを求められ，この研究を「院内研究」と称する。この状況は，看護継続教育として，病院に就業し院内研究に従事する看護職者を対象とした研究指導を検討する必要性があることを示す。実際に，現在，多くの研究者がこの指導に関わっており，この指導を円滑，かつ効果的に展開するためには院内研究の特徴や現状を理解する必要がある。

●「院内研究」の特徴

　用語「院内研究」を説明している辞典等はないが，これに該当するであろうと考えられる用語として「臨床看護研究」の存在がある。『看護学大辞典（第4版）』によると，わが国の「臨床看護研究」は，次のように規定されている。「臨床場面で行われる看護研究全

般を指す。わが国では，症例研究が臨床看護研究に位置づけられ，多数の成果が報告されている。しかし，これらはresearch（研究）というよりもstudy（勉学）としての色彩が強い」[26]。

　これらは，わが国の病院に就業する看護師の研究活動が，院内の勉強会から「院内研究」へ，院内教育の一環として研究活動を展開し発展してきた可能性を示す。また，現在，多くの病院は，このように発展した「院内研究」を看護継続教育の一環として位置づけている。さらに，「院内研究」は，研究の過程を通して看護師が看護の知識を獲得し，看護師個々の発達や現場の問題解決へつながる活用可能な教育として行われている。そして，結果的に病院の看護の質向上[27]を目指すことへつながっている。これらは，「院内研究」が看護の科学的根拠を明らかにして看護の法則性を見いだし，看護の学問領域における理論的な位置づけを確立する[28]「学術的研究」とは異なる側面を持つことを示す。看護卒後教育として博士前期課程（修士課程），博士後期課程（博士課程）に在学する大学院生は，修士論文，博士論文としてまさしくこの「学術的研究」を求められる。

　また，「院内研究」および「院内看護研究」は次のような特徴を持つ。

---

① 院内研究を実施している病院の多くは，院内研究を院内教育の一環[29]として病院ごとに独自に展開している
② 院内研究に従事する看護職者の多くは，数人で構成されるグループを作り協同して研究を実施している[30]
③ 院内研究に関する支援体制[31]は，病院ごとに質や程度が異なる。委員会を設け運営している，研修会を開催している，外部から指導者を招聘し講義を受けたり，研究発表会の機会に講評を受けるなど充実した支援体制を完備している病院がある一方，院内研究を義務づけているものの，研究活動を支援していない病院もある
④ 院内研究を実施する契機は，病棟ごとの輪番制，上司による推奨，自発的と様々である[32]

　これらより，院内研究の特徴は，①と②のように共通点がある一方，③と④のように病院ごとに相違点があることを示す。院内研究の指導に携わる指導者は，このような特徴を理解し，その指導を展開する必要がある。

　院内研究が学術的研究と異なる側面を持つことは既に述べたが，看護卒後教育課程に在籍する学生が修士論文・博士論文として「学術的研究」を求められるのならば，病院に就業する看護職者は院内研究として何を求められるのであろうか。

　この問いへの明瞭な回答はおそらく存在しないであろうが，そのヒントは，上述の「院内研究」および「院内看護研究」の特徴①にあるように思える。①は多くの病院が院内研究を院内教育の一環として位置づけていることを示している。「施設内で行われる教育（教授・学習）」，すなわち「院内教育 in-service education」は，「組織の資質の向上を目指し，その組織に属するメンバーの教育の必要性に応じて計画，実践される教育で，活動内容は当然のこととして施設によって異なる」[33]と定義されている。また，「院内教育」は，「組織の一員である看護職者が看護専門職者としての責務を遂行するために必要な能力の獲得・維持・向上とともに看護職者の学習に対する要望を充足することへの支援を目

的とし，病院の教育担当者が企画・実施する教育活動である」[34]と定義されている。これらは，院内教育の一環として位置づけられる院内研究が組織の資質向上に資する成果の産出とともに，その組織に就業する看護職者が組織の一員としての責務を果たす能力を修得することを目指す活動であることを示す。

　また，病院に就業する看護職者の多くは，看護実践の専門家ではある。しかし，看護学研究の専門家ではなく，研究に関し，専門的な知識や技術を持つ者も少ない。また，院内研究に携わる看護職者の多くは，研究活動と日常業務を並進しなければならない。これらを前提とすると，院内研究はその病院の様々な部署の問題解決，看護の質向上に向けた新たな看護体制や技術等の導入の効果の検証などが中心的テーマとなる。もちろん，一般化もしくは普遍化可能な研究成果の産出を目指すことも可能である。

　以上を前提とし，「院内研究」を次のように定義し，論を進める。

　院内研究とは，病院内の看護の質向上を究極的な目的とし，院内教育の一環として病院によって異なる支援体制のもと，看護職者数名により構成されるグループが中核となり実施する研究である。

●院内研究に従事する看護職者が直面する困難

　多くの病院が院内研究を院内教育の一環として位置づけて導入しているが，院内研究に従事する看護職者は研究に関する専門的知識や技術を修得しておらず，多忙な日常業務と研究活動を並進しなければならない状況にある。このような状況下，院内研究に従事する看護職者が20種類の困難に直面することが研究[35]によって明らかにされている。また，20種類の困難は，発生の契機という観点からみたとき，次の5種類に大別された（**表2-23**）。

　第1は，**A．研究に必要な知識や経験の不足によって生じる困難**であり【1．専門的知識に基づく研究の遂行】【6．研究に必要な専門的知識の理解】【11．指導内容の理解】【14．規定に基づく研究成果の公表】【16．研究進行に対する適切性の判断】【5．関係者への研究内容周知とそれに基づく協力獲得】を含む。

　第2は，**B．複数の看護職者がグループを形成し研究することによって生じる困難**であり，【3．メンバー間の合意獲得】【4．勤務時間の異なるメンバーとの研究時間調整】【7．スケジュールに沿った研究進行】【8．メンバー間の協力関係形成と維持】【10．異なる背景を持つメンバーとの対等な立場での討議】【17．メンバーとの役割分担】【20．研究推進に向けての意欲の維持】を含む。

　第3は，**C．指導体制の在り方によって生じる困難**であり，【9．指導を受ける適切な人材の確保】【13．指導を受ける時機，内容，方法の判断】【18．院内と院外の指導者による異なる指導内容からの二者択一】を含む。

　第4は，**D．日常業務と研究活動の並進によって生じる困難**であり，【2．勤務時間内外の研究時間確保】【12．日常業務と研究の両立】【19．研究進行に必要な上司の許可獲得】を含む。

　第5は，**E．院内教育の一環としての院内研究が種々の制約を課せられたことによって生じる困難**であり，【15．所属病院の制約に反する研究遂行】を含む。

表 2-23　院内研究に従事する看護職者が直面する困難

A.　研究に必要な知識や経験の不足によって生じる困難	
【 1. 専門的知識に基づく研究の遂行	210 記録単位：56.0%】
【 5. 関係者への研究内容周知とそれに基づく協力獲得	18 記録単位： 4.8%】
【 6. 研究に必要な専門的知識の理解	15 記録単位： 4.0%】
【11. 指導内容の理解	5 記録単位： 1.3%】
【14. 規定に基づく研究成果の公表	4 記録単位： 1.1%】
【16. 研究進行に対する適切性の判断	3 記録単位： 0.8%】
B.　複数の看護職者がグループを形成し研究することによって生じる困難	
【 3. メンバー間の合意獲得	19 記録単位： 5.1%】
【 4. 勤務時間の異なるメンバーとの研究時間調整	19 記録単位： 5.1%】
【 7. スケジュールに沿った研究進行	12 記録単位： 3.2%】
【 8. メンバー間の協力関係形成と維持	6 記録単位： 1.6%】
【10. 異なる背景を持つメンバーとの対等な立場での討議	5 記録単位： 1.3%】
【17. メンバーとの役割分担	3 記録単位： 0.8%】
【20. 研究推進に向けての意欲の維持	2 記録単位： 0.5%】
C.　指導体制の在り方によって生じる困難	
【 9. 指導を受ける適切な人材の確保	6 記録単位： 1.6%】
【13. 指導を受ける時機，内容，方法の判断	4 記録単位： 1.1%】
【18. 院内と院外の指導者による異なる指導内容からの二者択一	3 記録単位： 0.8%】
D.　日常業務と研究活動の並進によって生じる困難	
【 2. 勤務時間内外の研究時間確保	31 記録単位： 8.3%】
【12. 日常業務と研究の両立	5 記録単位： 1.3%】
【19. 研究進行に必要な上司の許可獲得	2 記録単位： 0.5%】
E.　院内教育の一環としての院内研究が種々の制約を課せられたことによって生じる困難	
【15. 所属病院の制約に反する研究遂行	3 記録単位： 0.8%】

　研究に困難はつきものであり，院内研究に従事する看護職者のみが研究上の困難に直面するわけではない。研究の初学者であれ，エキスパートであれ困難に直面することなく研究を進めることはできない。しかし，院内研究に従事する看護職者が直面する困難20種類を発生契機別に整理した結果，分類AからEのうち，Aは，看護基礎教育課程，看護卒後教育課程に在籍し，指導を受けながら研究を行う研究者も直面する困難により形成されていた。一方，B，C，D，Eは，院内研究に携わる看護職者が直面する特有の困難により形成されていた。

　院内研究を院内教育の一環として位置づけている病院の多くは，何らかの支援体制を整備している。それらは，院内の看護職者の中から研究指導の能力を持つ者を選抜し支援体制を作ったり，その能力を判定することなく看護師長を一律に支援者として位置づけたり，大学に就業する看護学教員を指導者として招聘したりと実に多様である。院内研究を院内教育の一環として導入することの適切性や院内研究の適切な支援体制については様々な論議がある。しかし，現実に多くの病院が院内研究を行っており，そこには，指導を求める看護職者が数多く存在する。あらゆる教育がその対象となる人々の理解を必要とするように，院内研究の指導に際し，指導の対象となる看護職者がどのような背景を持つ人々であるのか，どのような困難に直面しているのかを理解する必要がある。また，院内研究の指導に携わる指導者が，指導対象となる看護職者の研究上の困難を理解し，支援を試み

るとき，困難発生契機別の分類という観点も加味する必要があることを示す。それは，院内研究が看護基礎教育課程や卒後教育課程と同様の指導を必要とする一方，院内研究特有の指導を必要とし，困難発生契機別分類から院内研究に携わっている看護職者の困難を理解することを通し，克服に向けての支援の可否や方法を検討できる可能性があることに起因する。

● 研究上直面する困難克服に向け用いる方法の現状とその特徴

院内研究に従事する看護職者が直面した研究上の困難を克服するために24種類の方法（表2-24）を用いていることも研究[36]によって明らかにされている。また，発生契機別にみた困難とその困難を克服するために看護職者が使用する24種類の方法を対比（表2-25）させると，各困難と克服法の関係から次の4つの特徴が浮き彫りになる。

特徴① 院内研究に従事する看護職者の困難克服方法は他者依存的な傾向にある
特徴② 院内研究に従事する看護職者は研究上の困難克服に向け他者依存的な傾向を持つ一方，主体的，自立的な方法も用い，困難の克服を目指している
特徴③ 院内研究は，グループを形成し研究を推進することを求められるため，グループの運営に多大なるエネルギーを必要とする一方，グループメンバーの協調が研究推進のエネルギー源にもなる
特徴④ 院内研究に従事する看護職者は研究上の困難に直面したとき，基本に戻りながら誠実にその克服を目指す一方，時には基本から逸脱した自己流の方法により研究を進めることがある

対比の結果は，院内研究に従事する看護職者が研究上，直面した困難克服方法として

表2-24　院内研究に従事する看護職者が直面した研究上の困難の克服方法

1. 困難克服に必要な人材を探し指導を受ける
2. 困難克服に向けてメンバーが協調する
3. 文献を読み学習する
4. 困難克服に必要な知識，情報を獲得できるよう利用可能な手段を最大限に活用する
5. 基本に立ち返りながら研究過程を進める
6. 研究を推進するために勤務内外から時間を捻出する
7. 困難克服に必要な人材を探し研究に巻き込む
8. 研究への協力依頼内容を周知できるように利用できる機会を最大限に活用する
9. メンバー各自が役割を確実に果たせるように個別状況を配慮した役割分担を行う
10. 学習の機会や研究発表の場に参加する
11. 基本から逸脱した方法も用いながら研究過程を進める
12. メンバー全員が研究の進捗状況を共有できるように手段を工夫する
13. メンバーが集合できるように上司に交渉する
14. 病院が規定した研究に関する方針を受け入れる
15. 研究を継続できるようにメンバー間で承認，賞賛，激励しあう
16. 研究を継続できるように気分を転換する
17. 指導者に理解できるまで確認する
18. 根気強く努力する
19. リーダーに判断を委ねる
20. 指導を受ける機会を有効に活用できるように準備を万全に整える
21. 研究に必要な技術の修得に向け習練する
22. 研究を継続できるように研究がもたらす利益を考える
23. メンバーに依存せず単独で研究を進める
24. メンバー間の理解に齟齬が生じないように複数のメンバーが同時に指導を受ける

3 看護継続教育と看護学研究   57

表 2-25 困難発生契機別分類にみた克服法の現状

		院内研究における困難					
		A. 研究に必要な知識や経験の不足によって生じる困難	B. 複数の看護職者がグループを形成し研究することによって生じる困難	C. 指導体制の在り方によって生じる困難	D. 日常業務と研究活動の並進によって生じる困難	E. 院内教育の一環としての院内研究が種々の制約を課せられたことによって生じる困難	計
困難の克服方法	1. 困難克服に必要な人材を探し指導を受ける	200	13	10	5	4	232
	2. 困難克服に向けてメンバーが協調する	48	33	2	3		86
	3. 文献を読み学習する	82	1	1			84
	4. 困難克服に必要な知識、情報を獲得できるよう利用可能な手段を最大限に活用する	69	3				72
	5. 基本に立ち返りながら研究過程を進める	44	3		1		48
	6. 研究を推進するために勤務内外から時間を捻出する	3	16		26		45
	7. 困難克服に必要な人材を探し研究に巻き込む	30	2	2	1		35
	8. 研究への協力依頼内容を周知できるように利用できる機会を最大限に活用する	24					24
	9. メンバー各自が役割を確実に果たせるように個別状況を配慮した役割分担を行う	4	13		7		24
	10. 学習の機会や研究発表の場に参加する	15	1				16
	11. 基本から逸脱した方法も用いながら研究過程を進める	8	2		5		15
	12. メンバー全員が研究の進捗状況を共有できるように手段を工夫する		12		2		14
	13. メンバーが集合できるように上司に交渉する		7		6		13
	14. 病院が規定した研究に関する方針を受け入れる		2		4		6
	15. 研究を継続できるようにメンバー間で承認、賞賛、激励しあう	1	5		2		8
	16. 研究を継続できるように気分を転換する	1	3		3		7
	17. 指導者に理解できるまで確認する	2		2			4
	18. 根気強く努力する	4			1		5
	19. リーダーに判断を委ねる		2		4		6
	20. 指導を受ける機会を有効に活用できるように準備を万全に整える			2			2
	21. 研究に必要な技術の修得に向け習練する	2					2
	22. 研究を継続できるように研究がもたらす利益を考える		2		2		4
	23. メンバーに依存せず単独で研究を進める	1	1				2
	24. メンバー間の理解に齟齬が生じないように複数のメンバーが同時に指導を受ける	1					1

［1. 困難克服に必要な人材を探し指導を受ける］を多用することを示す。また，この人材として選出された対象の大半が，医師であった。さらに，この方法は，困難発生契機の相違によらず，どのような契機により発生した困難にも適用される方法である。加えて，［7. 困難克服に必要な人材を探し研究に巻き込む］も比較的高い頻度で用いられている克服方法であり，この方法も［1］と類似した性質を持つ。ここから次のような特徴がみえる。すなわち，院内研究に従事する看護職者の困難克服方法が他者依存的な傾向があり，他者依存的にならざるを得ない状況が存在する（特徴①）。

一方，院内研究に従事する看護職者は，［3. 文献を読み学習する］［5. 基本に立ち返りながら研究過程を進める］［10. 学習の機会や研究発表の場に参加する］［21. 研究に必要な技術の修得に向け習練する］などの克服方法も用いている。この方法は，他者依存的な

傾向を示す方法［1］［7］とは異なり主体的，自立的方法である。ここから次のような特徴が見える。すなわち，院内研究に従事する看護職者が研究上の困難克服に向け他者依存的な傾向を持つ一方，主体的，自立的な方法を用い，困難の克服を目指している（特徴②）。

　本書は，院内研究を次のように定義した。**院内研究とは，病院内の看護の質向上を究極的な目的とし，院内教育の一環として病院によって異なる支援体制のもと，看護職者数名により構成されるグループが中核となり実施する研究**である。この定義が示すように，現在，病院の多くが，看護職者のグループを形成し，院内研究を実施している。対比の結果は，B．複数の看護職者がグループを形成し研究することを契機とする困難が多発しており，この困難を克服するために多様な方法を用いていることを示す。［9．メンバー各自が役割を確実に果たせるように個別状況を配慮した役割分担を行う］［12．メンバー全員が研究の進捗状況を共有できるように手段を工夫する］［13．メンバーが集合できるように上司に交渉する］などの克服方法とその使用頻度がそれを表す。看護基礎教育課程や卒後教育課程における研究指導は，個人を対象とする場合が圧倒的に多い。しかし，院内研究の多くは，グループを形成して行われ，グループを形成して研究を行うことを契機とする困難に直面し，その克服に大きなエネルギーを注ぐ必然性に迫られる。その一方，グループメンバーの協調や激励が研究の推進に向け，エネルギー源ともなっている。［2．困難克服に向けてメンバーが協調する］［15．研究を継続できるようにメンバー間で承認，賞賛，激励しあう］などの克服方法がそれを表す。ここから次のような特徴がみえる。すなわち，院内研究は，グループを形成し研究を推進することを求められるため，それに従事する看護職者がグループの運営に多大なるエネルギーを必要とするとともに，グループメンバーの協調が研究推進のエネルギー源にもなる（特徴③）。

　困難の克服方法24種類のうち，［5．基本に立ち返りながら研究過程を進める］と［11．基本から逸脱した方法も用いながら研究過程を進める］は相対する方法である。これは，院内研究に従事する看護職者が研究上の困難に直面したとき，その困難に向き合い，基本に戻りながら誠実にその克服を目指す一方，時には「時間がない」「勉強してもわからない」「誰も教えてくれない」などといった理由により基本から逸脱した自己流の方法により研究を進めることがあることを示している。また，このような克服方法を適用しなければならない状況があることを示している。ここから次のような特徴がみえる。すなわち，院内研究に従事する看護職者が研究上の困難に直面したとき，その困難に向き合い，基本に戻りながら誠実にその克服を目指す一方，時には基本から逸脱した自己流の方法により研究を進めることがある（特徴④）。

●**研究上直面する困難克服に向けた支援への示唆**

　研究上直面する困難とその克服法4つの特徴は，困難克服を支援する指導者に次の3つの示唆を提供する。

　（1）他者依存から主体的，自立的な困難克服への移行に向けた支援（特徴①と②より）　看護職は専門職であり，各病院は，看護職が専門職であるがゆえに，院内教育の一環として院内研究を導入しているに違いない。専門職と自律は不可分の関係にあり，自律

と主体的に行動できること，自立して行動できることは不可分の関係にある。特徴①が示すように，院内研究に従事する看護職者は，研究上の困難克服に向け他者依存的な傾向を持ち，指導者はここに着眼し支援を提供する必要がある。困難に直面した時，他者に助力を求めることが必要な場合も多々ある。しかし，まず，主体的に克服方法を探求し，自立して困難を克服する努力が必要不可欠である。

院内研究に従事する看護職者は，「Ａ．研究に必要な知識や経験の不足によって生じる困難」に直面したとき最も高い頻度で他者依存的な克服方法を用い，この他者の大半は医師であった。医師と看護師の協働はチーム医療に必要不可欠である。しかし，看護学研究には，看護学研究独自の知識，研究の展開などがあり，指導者は，研究の専門的知識を修得する手段，経験の不足を補う手段を指導の中に組み込む必要がある。また，主体的，自立的に困難を克服するためにそれらの活用を推奨すべきである。

また，特徴②が示すように，院内研究に従事する看護職者は，問題克服に向け他者依存的な方法を多用する一方，主体的，自立的な方法も用いる。指導者は，院内研究に従事する看護職者が主体的，自立的な方法を用い困難を克服できるように方向づけるとともに，院内研究を院内教育の一環に位置づけるならば，主体的，自立的に困難を克服することを1目標として設定すべきであろう。

(2) 院内研究の目的と研究体制の見直し（特徴③より） 院内研究の定義が示すように，多くの病院は，複数の看護職者がグループを形成し院内研究を推進することを推奨する。しかし，特徴③が示すように，院内研究に従事する看護職者はグループの運営に多大なるエネルギーを必要としている。また，その一方，グループメンバーの協調が研究推進のエネルギー源にもなっている。指導者は，ここに着眼し，グループ研究を大前提にすべきか否かを対象者の力量や状況，希望に応じて検討する必要がある。

日本の看護職養成教育の制度は複雑であり，病院には多様な教育背景を持つ看護職が就業している。その中には，看護基礎教育課程の教育を通して看護学研究を実施した者としていない者，看護卒後教育課程の教育を通して看護学研究を専門的に学び，その知識や技術に精通している者などが混在する。指導者は，これらを前提として，グループの形成と協働にも配慮し，支援する必要がある。

ある院内教育担当者に，何故，グループ研究を前提とするのかを尋ねたことがある。その指導者は，院内研究の指導者も兼ねており，その質問に対して，次のように回答した。「グループ研究を前提とする理由は，単独で目標を達成できない看護師でもグループ活動に参加することを通して多くのことを学ぶ。また，病院の看護はチームで行うため，院内研究を通して，看護師個々が協調性を養える。さらに，グループのリーダーとなる看護師は，指導能力を修得でき，リーダーシップについても学べる」。これは，もっともであるかもしれないが，研究を実施することの直接的な目標というよりもむしろ副次的な効果である。過大な期待や過重な目標は，院内研究に従事する看護職者にとって大きなストレス源にもなりうる。このような観点からグループの形成と協働を配慮した支援とともに，現行の院内研究の目的や体制も，随時，見直す必要がある。

(3) 看護学研究の基本に則った院内研究に向けた支援（特徴④より） 看護実践が基

本を重要視するように研究も基本が重要である。しかし，院内研究に従事する看護職者は研究上の困難に直面したとき，基本に戻りながら誠実にその克服を目指す一方，時には基本から逸脱した自己流の方法により研究を進めることがある。また，その逸脱は，研究上の工夫や応用というよりはむしろ，「時間がない」「勉強してもわからない」「誰も教えてくれない」などといった理由による基本や原理原則の省略である可能性が高い。このような状況を一概に基本から逸脱した方法により研究を進めた看護職者の責任に帰することはできない。それは，院内研究に従事する看護職者が多くの場合，看護実践と研究を併進しており，私的な時間を研究に充当しているためである。また，多くの場合，研究期間は1年間と規定されており，この期間の中で，グループを形成し，研究課題を焦点化し，文献検討を行い，研究計画を立案し，それに沿って研究を実施し，発表することが求められる。さらに研究期間の長期化が看護職者の退職や異動によって阻まれるという背景もある。このような状況を考慮したとき，院内研究に従事する看護職者が困難に直面し，基本に戻りたくても戻れず，時に，基本から逸脱した自己流の方法により研究を進めてしまってもやむを得ずとも思いたくなる。

しかし，この状況の連続も想定でき，指導者はこのような状況を看過すべきではない。基本を踏襲する重要性とともに，基本や原理原則の省略といった事態を招く原因が何かを明瞭にし，その原因への対応を検討すべきである。

3 チェックリストを活用した院内研究に携わる看護職者の理解

これらを前提としたとき，院内研究の指導者は，第1に院内研究に従事する看護職者が多様な困難に直面するであろうことを予測して指導を引き受ける必要がある。第2に，指導対象となる看護職者がどのような困難に直面しているのかを把握する必要がある。その際，研究成果として明らかになった20種類の困難を用いて作成した困難状況把握チェックリスト（表2-26）の使用を提案したい。

このチェックリストは，院内研究に携わる看護職者が直面する困難を把握するための機能を持つが，尺度開発の過程をたどっておらず，尺度としては活用できない。しかし，困難状況把握チェックリストを用い，面前の看護職者がどのような困難に直面しているのかを把握し，その結果に沿った指導や対策が可能になる。

例えば，看護師Aは，【研究に必要な専門的知識の修得状況】の項目1．専門的知識に基づく研究の遂行，2．研究に必要な専門的知識の理解を「とても困難」のセルに○をつけたと想定してみよう。この場合，看護師Aは，研究に必要な専門的知識の修得に困難を感じており，図書や文献の紹介や専門的知識を提供するための講義が有効であろう。一方，看護師Bは，【研究に必要な専門的知識の修得状況】の項目3．研究進行に対する適切性の判断を「とても困難」のセルに○をつけたと想定してみよう。この場合，看護師Aと同様に図書や文献の紹介や専門的知識を提供するための講義を通して専門的知識の修得を推奨するよりも，研究の過程を振り返り，どの部分の適切性への判断に困難を感じているのかを確認し，確認結果に基づく指導が必要となるであろう。

表2-26 困難状況把握チェックリスト

院内研究担当看護師が直面する困難状況把握チェックリスト				
院内研究を進めるにあたり，あなたは，1から20にどの程度，困難を感じていますか。該当するセルに○をつけてください。	とても困難	困難	少し困難	困難なし
【研究に必要な専門的知識の修得状況】				
1. 専門的知識に基づく研究の遂行				
2. 研究に必要な専門的知識の理解				
3. 研究進行に対する適切性の判断				
【メンバーとの協同】				
4. メンバー間の合意獲得				
5. 勤務時間の異なるメンバーとの研究時間調整				
6. メンバー間の協力関係形成と維持				
7. 背景の異なるメンバーとの対等な立場での討議				
8. メンバーとの役割分担				
【時間の確保や業務との両立】				
9. 勤務時間内外の研究時間確保				
10. 日常業務と研究の両立				
【スケジュール・規定・制約遵守】				
11. スケジュールに沿った研究進行				
12. 規定に基づく研究成果の公表				
13. 所属病院の制約に反する研究遂行				
14. 研究進行に必要な上司の許可獲得				
【指導者との相互行為】				
15. 指導を受ける適切な人材の確保				
16. 指導内容の理解				
17. 指導を受ける時機，内容，方法の判断				
18. 院内と院外の指導者による異なる指導内容からの二者択一				
【関係者からの協力獲得】				
19. 関係者への研究内容周知とそれに基づく協力獲得				
【研究への意欲】				
20. 研究推進に向けての意欲の維持				

　また，先述の看護師Aが【研究に必要な専門的知識の修得状況】の項目1．専門的知識に基づく研究の遂行，2．研究に必要な専門的知識の理解とともに【時間の確保や業務との両立】の項目9．勤務時間内外の研究時間確保，10．日常業務と研究の両立を「とても困難」のセルに○をつけたと想定してみよう。この場合，看護師Aは研究時間を確保できないため，専門的知識の修得に困難を感じている可能性がある。もし，このような状況にある看護師Aに対し外部から招聘された指導者が指導にあたっている場合，その指導者がこれらの困難克服を支援することはできない。その看護職者が所属する看護単位の管理者に

この情報を提供し，外部から招聘された指導者と組織内の管理者の連携により困難克服への支援が可能になる。

さらに看護師Cは，【指導者との相互行為】の項目18. 院内と院外の指導者による異なる指導内容からの二者択一を「とても困難」のセルに〇をつけたと想定してみよう。この場合，看護師Cは立場の異なる複数の指導者に指導を受け院内研究を進めており，指導者間の意見に対立があるととらえている可能性がある。指導者は看護師Cが複数の「指導者間の意見には対立がある」というとらえ方が正しいか否かを確認するとともに，必要に応じて是正したり，調整したりする必要がある。加えて，看護師Cは，【研究への意欲】の項目20. 研究推進に向けての意欲の維持も「とても困難」のセルに〇をつけたとする。このような場合，看護師Cに何故意欲が維持できないのかを問うとともに，他の項目との関連を確認するといった支援が必要になる。

指導者は，指導対象である看護職者の状況を理解し，指導の軌道を修正したり，改善したりする，すなわち形成的評価に向け，困難状況把握チェックリストを活用できる。このような場合，指導計画にあらかじめ困難状況把握チェックリストの活用を組み込むこともできるが，研究に従事する看護職者の状況を観察し，必要性を感じた時，活用することもできる。また，既に院内研究を行った経験のある看護職者を指導する場合，過去にどのような困難をどの程度感じていたかを理解する，すなわち診断的評価に向け，困難状況把握チェックリストを活用できる。このような場合，看護研究に関する院内教育に先立ち，実施し，その結果に基づき，指導計画を立案できる。

4 院内研究に従事する看護職者を対象とした研修

看護基礎教育，看護卒後教育における研究指導の多くは，研究全般にわたり必要な知識を修得するための講義や演習と個別指導により展開される。院内研究の場合も同様である。多くの病院は院内研究を院内教育の一環に位置づけ，研修「看護研究」を企画し，院内研究の推進を支援する。

本書は，院内研究を「病院内の看護の質向上を究極的な目的とし，院内教育の一環として病院によって異なる支援体制のもと，看護職者数名により構成されるグループが中核となり実施する研究である」と定義した。また，次のような特徴を持つことを示した。

> ① 院内研究を実施している病院の多くは，院内研究を院内教育の一環として病院ごとに独自に展開している
> ② 院内研究に従事する看護職者の多くは，数人で構成されるグループを作り協同して研究を実施している
> ③ 院内研究に関する支援体制は，病院ごとに質や程度が異なる。委員会を設け運営している，研修会を開催している，外部から指導者を招聘し講義を受けたり，研究発表会の機会に講評を受けるなど充実した支援体制を完備している病院がある一方，院内研究を義務づけて支援をしていない病院もある
> ④ 院内研究を実施する契機は，病棟ごとの輪番制，上司による推奨，自発的と様々である

これらを前提とした院内研究に関する研修の企画として，次のような例（**表2-27**）を紹介する。

この研修の名称は，「看護研究と看護実践」である。その最大の特徴は，研修目的にある。研修「看護研究と看護実践」は，「○○病院における看護の質向上と看護職者個々の専門職としての能力向上に向け，各看護単位に存在する問題を研究を通して解明し，解決するために必要な知識・技術・態度を修得する」ことを目的としている。この目的を構成する「各看護単位に存在する問題を研究を通して解明し，解決するために…」という文言は，この病院が看護職に求める院内研究のテーマを，「各看護単位に存在する問題」に特定していることを示す。研究は，研究者の興味，関心に基づき実施されるが，研究に従事する看護職者が興味，関心を持つ内容であっても，それが「各看護単位に存在する問題」でなければ，院内研究としては認められないことを意味する。これは，院内研究に従事する看護職者が直面する困難のうち，【15. 所属病院の制約に反する研究遂行】を引き起こす原因ともなる目的である。

その一方，何を研究したらよいかわからない看護師にとって，このような目的の設定は，研究内容を決定しやすいという利点がある。また，この病院は，看護単位ごとに研究グループを形成し，院内研究を実施することを課しており，その看護単位を構成する看護職者全員が研究グループに協力することを求めている。そのため，「各看護単位に存在する問題」の解明と解決は，看護単位を構成する看護職者全員にとって日常的な課題でもあり，そこに特定した目的の設定は，研究内容の決定とともに，看護単位を構成する看護職者全員の協力を容易にする可能性が高い。

また，研修「看護研究と看護実践」は，集合教育としては6回であるが，約1年間継続する。集合教育の間，研修受講者は看護単位ごとに提示された課題の学習と研究を進め，その成果を持って，次の集合教育に参加する。外部より招聘された看護学研究者である講師から指導を受ける機会はおおよそ，2か月に1回である。しかし，その間，教育担当の副看護部長や教育委員から指導を受ける機会を得られる。

さらに，研修担当者である教育担当の副看護部長や教育委員は，第2回と第4回の集合教育の終了時，困難状況把握チェックリストを用い，研修受講者の状況を把握する。その結果，得た情報を整理し，招聘講師と相談し，指導の軌道を修正したり，改善したりする。

加えて，第6回の集合教育は，研究発表会として設定されている。この発表会における発表は，研修「看護研究と看護実践」の最終ゴールではなく，公的な場における研究発表に向けての1つのステップである。受講者は，発表会における質疑応答や研修担当者の講評を得て，関連学会への発表に向け，研究を洗練していく。

この研修は，架空の事例ではない。既にある病院が10年以上試行錯誤しながら，企画し実施している研修である。もちろん，毎年，様々な問題が発生し，その都度，対処しながら改善を加えてはいる。しかし，毎年，複数の研究が全国規模の看護系学会に採択され，発表にこぎ着けており，この事実は，院内研究に従事する看護職者を研究に動機づけ，意欲の維持にも貢献している。

表 2-27　院内研究に着手する看護職者を対象とした看護学研究に関する研修のシラバス

研修名	看護研究と看護実践				
対象者	臨床経験4年から5年の看護師と希望者				
方法 (授業形態)	120分の集合教育6回（講義と演習）と各看護単位における研究の遂行 ※集合教育の最終回は院内看護研究発表会				
目的	○○病院における看護の質向上と看護職者個々の専門職としての能力向上に向け，各看護単位に存在する問題を研究を通して解明し，解決するために必要な知識・技術・態度を修得する				
目標	1. 看護の質向上と看護研究の関連を理解する 2. 所属看護単位に存在する問題を明確にし，研究を通して解決する必要性と意義を理解する 3. 所属看護単位に存在する問題を研究的に解決するために必要な知識・技術・態度を修得する 4. 研究を通して問題解決を図った過程を研究抄録もしくは論文として記述するために必要な知識，技術を修得する				
授業の内容と方法	回	授業内容	授業方法	学習課題	担当
	1	看護研究と看護実践 －看護実践の質向上に向けた看護学研究 －院内研究の意義と課題 －院内研究に必要な知識と技術	講義	参考文献の閲読と研究計画1の立案	○講師（院外より招聘）
	2	研究計画の立案1 －研究計画立案の意義と計画立案に必要な知識 －優れた研究計画の実際 －研究計画1の発表と自己評価 －研究計画改善に向け必要な課題の明確化 ※困難状況把握チェックリストの実施	講義と演習	研究計画1を修正し，研究計画2とする	○講師，○副看護部長，教育委員
	3	研究計画の立案2 －研究計画2と自己評価の発表 －研究計画改善に向け必要な課題の明確化 －研究計画改善に向け各看護単位別の指導	演習と看護単位別の指導	必要に応じて研究計画2を修正し，研究計画3とする	○講師，○副看護部長，教育委員
	4	研究上の問題とその解決1 －研究進捗状況と直面している問題の発表 －研究上の問題解決に向けた方略 ※困難状況把握チェックリストの実施	演習と看護単位別の指導	研究計画を完成させ，研究を進める	○講師，○副看護部長，教育委員
	5	研究上の問題とその解決2 －研究進捗状況と直面している問題の発表 －研究上の問題解決に向けた方略	演習と看護単位別の指導	指導を反映し，研究を進める	○講師，○副看護部長，教育委員
	6	院内看護研究発表会 －研究成果の発表 －研究成果公表に向けた課題			○講師
評価方法	1. 研修の成果は，発表会前提出の抄録，院内看護研究発表会の発表，グループワークへの参加態度により評価する 2. 研修過程と企画の評価は6回の研修終了時，研修評価表への記入を受講者全員に依頼し，その結果により評価する				
参考文献	○○○○○ ○○○○○				
日時／会場	第1回：平成○年○月○日（土）10：00〜12：00，本館第2研修室 第2回：平成○年○月○日（土）10：00〜12：00，本館第2研修室 第3回：平成○年○月○日（土）10：00〜12：00，本館第2研修室 第4回：平成○年○月○日（土）10：00〜12：00，本館第2研修室 第5回：平成○年○月○日（土）10：00〜12：00，本館第2研修室 第6回：平成○年○月○日（土）　9：00〜12：00，本館第1研修室　　※発表会				
研修担当者	外部より招聘した講師（看護学研究者），○副看護部長，教育委員3名				

このような研修の企画や実施に際しても，今後の検討課題は複数，存在する．例示したシラバスは，外部より招聘した講師と院内の教育担当副看護部長と教育委員が共同して提供するよう計画された研修である．どのような講師を外部から招聘するのか，また，その病院に就業する看護師の中から上記のような研修を提供できる人材をどのように確保するのか，外部から招聘した講師と研修を担当する院内の看護師の連携をどのように図るか，といった課題は克服を必然とする．

【引用文献】
1) 平尾真智子：資料にみる日本看護教育史．p106，看護の科学社，1999．
2) 平尾真智子：資料にみる日本看護教育史．p98，看護の科学社，1999．
3) 平尾真智子：資料にみる日本看護教育史．pp99, 106, 109，看護の科学社，1999．
4) 特集 保健婦・助産婦・看護婦学校養成所指定規則の改正について．看護教育，9(1)；1-2，1968．
5) 光好延子，藤井佐千子他：看護教育カリキュラムにおける看護研究の現状とその考察．第9回日本看護学会集録・教育分科会，pp28-30，1978．
6) 野原政子，藤山トキ他：看護学校における看護研究指導の現状．看護教育，24(1)；18-22，1983．
7) 真壁幸子，土井英子他：3年課程看護基礎教育における「看護研究」の教授方法に関する全国調査．看護・保健科学研究誌，8(1)；109-116，2008．
8) 小林郁子：[特集]学生の研究指導 ＜看護研究指導の実際＞主体的・科学的な実践のために．看護教育，24(1)；23-28，1983．
9) 石原幸子，遠藤俊子：[特集]学生の研究指導 ＜看護研究指導の実際＞研究的態度を養うために．看護教育，24(1)；29-34，1983．
10) 野本百合子，舟島なをみ他：看護実践場面における研究成果活用の概念化—病院に就業する看護師の経験を通して．看護教育学研究，13(1)；23-36，2004．
11) 亀岡智美，舟島なをみ他：「研究成果活用力自己評価尺度—臨床看護師用—」の開発．日本看護科学会誌，32(4)；12-21，2012．
12) 三浦弘恵，舟島なをみ他：看護学教員の学習ニードに関する研究．第35回日本看護学会抄録集—看護教育，p20，2004．
13) 三浦弘恵，舟島なをみ他：看護職者の学習ニードに関する研究—病院に就業する看護職者に焦点を当てて．看護教育学研究，11(1)；40-53，2002．
14) 中山登志子，舟島なをみ：助産師の学習ニードに関する研究．第40回日本看護学会抄録集—母性看護，p20，2009．
15) 三浦弘恵，舟島なをみ：保健師の学習ニードに関する研究．第36回日本看護学会抄録集—看護教育，p40，2005．
16) 三浦弘恵，舟島なをみ：訪問看護師の学習ニードに関する研究．第41回日本看護学会抄録集—看護教育，p185，2010．
17) 野本百合子，舟島なをみ：現職養護教諭が知覚する学習ニードの特徴．愛媛県立医療技術大学紀要，10(1)；29-34，2013．
18) 日本看護協会監：新版 看護者の基本的責務—定義・概念／基本法／倫理．pp44-49，日本看護協会出版会，2006．
19) 日本看護協会編：日本看護協会看護業務基準集．pp166-168，日本看護協会出版会，2002．
20) 日本医療機能評価機構：病院機能評価事業—病院機能評価とは．＜http://jcqhc.or.jp/works/evaluation＞
21) 日本医療機能評価機構：病院機能評価 総合版評価項目 解説集．p167，日本医療機能評価機構，2004．
22) 日本医療機能評価機構：病院機能評価 書面審査調査票．p55（医療提供の組織と運営），日本医療機能評価機構，2004．
23) 産労総合研究所編：V6.0対応・病院機能評価受審領域別ハンドブック．pp171-172，経営書院，2009．
24) 日本医療機能評価機構：病院機能評価 総合版評価項目V6.0（下位項目付き）．2009．
＜http://www.jcqhc.or.jp/pdf/works/v6.pdf＞
25) 日本医療機能評価機構：病院機能評価ガイドブック（第2版）．p3，2014．
26) 小倉一春：看護学大辞典（第4版）．p2112，メヂカルフレンド社，1994．
27) 田久浩志，岩本晋：看護研究なんかこわくない—計画立案から文章作成まで（第2版）．p9，医学書院，2004．

28) 小倉一春：看護学大辞典（第4版）．p342, メヂカルフレンド社, 1994.
29) 例えば, 以下の文献がある.
　・舟島なをみ編：院内教育プログラムの立案・実施・評価「日本型看護職者キャリア・ディベロップメント支援システム」の活用．pp17-18, 医学書院, 2007.
　・小島恭子, 野地金子編著：専門職としてのナースを育てる 看護継続教育 クリニカルラダー, マネジメントラダーの実際．p20, 医歯薬出版, 2005.
30) 例えば, 以下の文献がある.
　・杉野欽吾：臨床看護研究入門（第2版）．p14, 医学書院, 2001.
　・黒田裕子：黒田裕子の看護研究 step by step（第3版）．p65, 学習研究社, 2006.
　・秋ゆたか：サクサク看護研究―AKI先生の転ばぬ先の杖．pp12-15, 中山書店, 2006.
31) 大塚央子, 樋口清美他：臨床看護研究における中間管理者としての教育力と環境について―指導上の阻害因子・促進因子の実態調査から．第38回日本看護学会論文集（看護管理）；451-453, 2008.
32) 例えば, 以下の研究がある.
　・今田敬子, 加藤千津子：臨床看護研究と支援に関する実態調査．看護情報研究会論文集, 7回；142-145, 2006.
　・菅家律子, 橋本佳子他：F県に於ける看護研究発表の現状と課題．第31回日本看護学会論文集（看護管理）；187-189, 2001.
　・小澤道子：院内研究の指導のあり方．看護管理, 3(2)；78-82, 1993.
33) 小倉一春：看護学大辞典（第4版）．p121, メヂカルフレンド社, 1994.
34) 舟島なをみ：院内教育プログラムの立案・実施・評価「日本型看護職者キャリア・ディベロップメント支援システム」の活用．p11, 医学書院, 2007.
35) 中山登志子, 舟島なをみ他：院内研究に関する研究―看護職者が直面する研究遂行上の困難とその克服法．看護教育学研究, 23(1)；17-32, 2014.

第Ⅲ章 研究計画の立案とその指導

　研究の初学者のみならず，全ての研究者は研究の開始に先立ち，研究計画書の作成を必要とする。それは，研究計画が何を研究するのか，その目的は何か，どのような方法論を用い，どのような手順や日程により進めるのかなど，研究推進に向けた必須の要素から構成され，これなくして研究を進められないためである。看護基礎教育，卒後教育，継続教育の相違にかかわらず看護学研究指導に携わる指導者にとって，研究者が研究計画を立案し，研究計画書として完成できるように指導することは必須の要件となる。また，大学院に在籍する博士前期課程（修士課程），博士後期課程（博士課程）の学生は，段階的に設定された論文審査を受ける必要があり，多くの大学院がその第一関門として研究計画書審査を位置づけている。そのため，大学院生は，計画書審査を合格しない限り，次の段階に進むことができない。

　このような観点から研究計画をとらえたとき，指導者は，研究計画書完成に向け，いくつかの要点をとらえて研究者と相互行為を展開する必要がある。この要点には，まず第1に研究計画立案に向け，研究者が準備状態を整えられるように支援すること，第2に何を研究するのか，研究課題を決定できるよう支援すること，第3に決定した研究課題を対象として研究を進めるために適切な方法を決定し，それを進めるために必要な手続きや目標とする時期を決定することなどがある。

1 研究計画立案準備とその指導

　研究計画の立案に向けて，指導者は研究者がその準備状態を整えられるよう支援する必要がある。看護基礎教育に在籍し初めて看護学研究に取り組む学生や看護卒後教育の博士前期課程（修士課程）に在籍し看護学研究に取り組む大学院生，院内研究に取り組む看護職者の指導に際し，この支援は特に重要である。それは，研究計画とは何かといった基本的知識のみならず，研究に関する専門用語，デザイン，方法論などを含む基本的知識，どのような研究が優れていると評価されるのかなどを理解せずして研究計画は立案できない

ためである。
　これらの準備状態を整えるために以下のような支援ができる。

> 1　文献検索に必要な知識と技術の修得を支援する
> 2　看護学研究の概説書を閲読し，研究の基本的知識の修得を支援する
> 3　修得した知識の活用と内在化に向け，優れた原著論文を閲読する機会を提供し，クリティーク（研究批評）の実施を支援する
> 4　研究計画とは何かを学習することを推奨する
> 5　優れた研究計画書を蓄積し，閲読する機会を提供する

1　文献検索に必要な知識と技術の修得を支援する

　研究を行うために，必要な文献を検索し，読んでいくことは必然である。特に看護基礎教育課程の学生を対象に研究指導を行う場合，文献検索に必要な知識と技術の修得を支援する必要がある。しかし，この支援は研究指導に限定する必要はなく，研究以外の学習機会であっても構わない。むしろ，研究に至る以前から，学生は多くの文献を自ら検索し，それを活用して学習に取り組む必要がある。文献検索の知識と技術は，看護基礎教育のカリキュラムに必ず含まれるべき教育内容の1つである。看護基礎教育課程の学生を対象に研究に関わる教育を行う教員は，そのカリキュラムにおける文献検索の知識と技術の修得を目標とした教育の有無と時期を確認する必要がある。その結果に応じ，研究に関わる教育において文献検索の知識と技術をどのように扱うのかを決定する必要がある。

　A看護系大学は，初年次教育の一環として，文献検索の知識と技術の修得を目標の1つとした授業を開設している。この授業科目名は，「看護学とその学習」であり，必須科目に位置づけられている。この授業の一部として「文献を探す」という単元を設け，図書館司書の支援も受けながら学生は文献を読む意義や検索方法について学ぶ。さらに3年次になり，授業「問題解決過程」（表3-1）を選択科目として開設し，この授業も文献検索に必要な知識と技術の修得を支援する機会を含む。授業「問題解決過程」は，問題解決能力の修得を目的に設定している。この目的を達成するために，数名の学生がグループを形成し，問題の解決に向け，必要な文献を読み，討議するという学習活動を展開する。この学習活動には，文献検索の知識と技術が必要不可欠であり，1単位30時間15回の授業「問題解決過程」の一部として「文献検索の知識と技術」の復習と修得に向けた講義を組み込んでいる。この授業の一般目標「1．問題解決の一方法として，文献検索の目的，方法，意義を理解する」が文献検索の知識と技術の復習と修得を表す目標であり，一般目標「1」は6種類の行動目標（表3-2）によりその達成の可否を判定できる。授業「問題解決過程」の第3回は，6種類の行動目標達成に向けた講義を行う。学生は，この講義を通して修得した知識を活用しながら問題解決過程の授業を進めていく。

　文献検索に必要な知識と技術の修得に向けた支援は，ほとんどの看護基礎教育機関が取

表 3-1 授業「問題解決過程」のシラバス

科目区分	選択科目		科目番号	○○○○	単位数	1 単位
授業科目名	問題解決過程		授業形式	演習	時間数	30 時間
担当教員	○○○○　△△△△　□□□□		開講時期	3 年後期	曜日	○
授業の概要	演習を通して，看護学を学ぶ学生の特徴と学習過程に生じやすい問題について検討し，それらの問題を主体的，自発的学習によって解決する一連の過程を体験する。また，これらを通して，学術的に問題を解決する価値と大学教育の意義を確認する。					
目的と目標	**目的** 看護学を学ぶ学生の特徴と学習過程に生じやすい問題の存在を理解し，それらを学生自身が克服するために必要な主体的問題解決過程について学ぶ **目標** 1. 看護学を学ぶ学生の特徴を理解し，この学習過程に生じやすい問題の存在を知る 2. 1の問題を持つ学生が，主体的にその問題を克服するために必要な問題解決過程を体験する **【一般目標】** 1. 問題解決の一方法として，文献検索の目的，方法，意義を理解する 2. 自ら問題意識を明確にし，問題解決過程を実施する 3. 問題解決過程を通して，主体的学習と研究的態度の重要性を理解する 4. グループ活動を通して，他を尊重し，自分の役割を果たす 5. 主体的に2と4の学習活動を行う 6. 看護学教育における興味・問題点に関する研究の動向を明らかにする 7. 主体的に問題を克服する方法として，問題解決過程の価値を認める					

授業の内容と方法	回数 (1回90分)	学習課題	学習内容並びに方法
	1 回	授業の目的・目標・学習方法の理解	1. 看護学を学ぶ学生の特徴と学習過程に生じやすい問題 2. 主体的学習による学習方法 3. 学生個々の看護学教育における興味・関心，問題
	2 回	学習グループの形成	1. 学生個々の興味・関心，問題点の共通性によるグループの形成 2. グループごとに取り組むテーマの焦点化
	3 回	問題解決過程と文献検索	1. 問題解決過程における文献検索の意義（講義） 2. 問題解決に向けた文献検索の方法（講義）
	4〜7 回	グループ討議	1. 「問題解決過程」「主体的学習」「研究的態度」の定義の理解 2. グループ討議による自己の興味・問題点の明確化 3. グループ討議によるテーマの焦点化・決定 4. テーマに基づく文献の検索と入手
	9〜14 回	グループ討議とまとめ	1. 中間発表により明確化された課題に関する検討 2. 文献カードを用いた文献整理方法の理解 3. 文献カードの作成 4. 文献精読による内容の理解と検討 5. 文献内容とテーマに関するグループ討議 6. グループ討議のまとめと成果報告に向けた準備
	15 回	グループ討議の成果発表	1. グループ討議の成果を総括した報告 2. 発表内容に関する質疑応答 3. 問題解決過程に関する自己の振り返り 4. まとめ 準備学習 授業計画に基づき，行動目標の達成に向けて，文献の検索・精読，文献カードの作成，グループ討議および成果発表に必要な資料作成等の課題に取り組む

成績評価基準	行動目標に対する達成度（45%）：行動目標 5, 6, 10, 11, 12, 13, 14, 16, 17, 18, 19, 20, 21, 25, 28 各3点 グループおよび個人レポート（45%）：行動目標 4, 26, 29, 30, 31, 33 各5点，行動目標 22, 23, 24, 27, 32 各3点 授業への参加状況（10%）：出席点 10 点
参考文献	・○○著：○○ 第○版，○○出版. ・○○著：○○ 第○版，○○社. ・○○著：○○ 第○版，○○出版. ・○○著：○○ 第○版，出版会.

表3-2　一般目標「1」とその行動目標

一般目標	1. 問題解決の一方法として，文献検索の目的，方法，意義を理解する
行動目標	1. 文献検索に関連する用語を列挙する 2. 文献検索に関連する用語の意味を説明する 3. 文献検索の意義を個人レポートに書く 4. キーワードをもとに文献を検索する方法を3種類以上列挙する 5. 文献カードの記載事項をすべて列挙する 6. カードの整理方法を2種類列挙する

り入れている教育内容ではある．しかし，看護継続教育の場，例えば院内研究の指導を担う指導者は，指導対象となる看護職者の文献検索に必要な知識と技術の修得度を査定し，査定結果に応じて教示する必要がある．看護卒後教育においてもこの状況は同様である．

2 看護学研究の概説書を閲読し，研究の基本的知識の修得を支援する

　当然のことではあるが，研究を行うためには，研究に関わる知識や技術が必要である．意欲だけはあるが，知識も技術もない状態では研究できない．指導者は，「当たり前のこと」と思わずに，特に研究の初学者にはこのことを十分理解できるように伝えなければならない．また，何をどのように研究するのかによって必要な知識や技術は異なり，研究を継続する限り，研究に必要な知識や技術の修得への努力も継続しなければならない．この2点，すなわち「看護学研究の遂行に向け，研究に関わる専門的知識や技術修得の重要性を受け入れる」「研究に必要な知識や技術の修得に向け，努力を継続する態度を示す」は，研究者養成に向けた情意領域の目標の一部ともなる．

　研究に必要な知識や技術を記述した看護学研究の概説書は数多く出版されている．指導者は，その中から，指導対象となる研究者に有用であると判断した図書を複数指定し，閲読を推奨し，研究の基本的知識の修得を進める．

　看護基礎教育や卒後教育の修士課程に在籍する学生を対象としたカリキュラムは，授業「看護学研究方法論」や「看護学研究」などを設定し，その授業を必須科目として位置づけている場合が多い．このような授業を活用して看護学研究の概説書を閲読し，研究の基本的知識の修得を支援することもできる．

　教員の多くは，固有の教材を作成し，それを活用して授業を展開する．しかし，このような場合であっても，看護学研究関係の授業のシラバスには参考図書として担当教員が推奨する看護学研究の概説書を提示しておく必要がある．それは，次の2点を根拠とする．第1は，1単位もしくは2単位の授業を通して教員が教示できる知識や技術が限定されており，授業「看護学研究方法論」や「看護学研究」の目的・目標の達成に向けては予習，復習が必要不可欠であるためである．第2は，何をどのように明らかにするのかによって必要な知識や技術が異なり，その都度，研究の基本に立ち返りつつ，発展的な知識や技術へと視野を拡大していく必要があることに起因する．基本に立ち返れるような看護学研究

の概説書を選択し，推奨できることが望ましい。

　その場合，数ある概説書の中からどの図書を選定するのか，その決定は極めて重要である。研究の概説書として優れているだけでは選定基準として不十分である。学習者のレベルとその学習者がこれから着手しようとしている研究のレベルを考慮した図書の選定が必要となる。例えば，看護基礎教育課程に在籍し，初めて看護学研究に取り組もうとする学生に閲読を奨励する図書と，看護卒後教育課程（修士課程）に在籍する大学院生に閲読を奨励する図書は異なる。

　前者は，看護学研究に関して全く白紙の状態ととらえてよく，それを前提とした看護学研究の概説書の選定が必要である。また，後者のほとんどは，看護基礎教育課程在籍中，看護学研究の基礎知識に触れていることに加え，修士論文となる研究の計画を立案するためには，専門性の高い看護学研究の概説書の閲読とそれに基づく知識の修得を必要とする。さらに，看護基礎教育課程在籍中に看護学研究について学んだものの，そこから長期間が経過し，修士課程に入学する大学院生もある。このような場合，現在，看護基礎教育課程に在籍する学生に閲読を奨励している看護学研究の概説書と修士論文としての基準を満たす研究に必要な専門性の高い看護学研究の概説書，両者の閲読を奨励する必要があるかもしれない。

3 修得した知識の活用と内在化に向け，優れた原著論文を閲読する機会を提供し，クリティーク（研究批評）の実施を支援する

　研究計画の立案準備として研究の基本的知識の修得を支援するとともに，修得した知識の活用と内在化に向け，優れた研究論文を閲読する機会を提供し，クリティーク（研究批評）の実施を支援することも有効である。どのような研究論文が優れているか，この点に関する論議は多様であるが，査読のある学術誌に原著として掲載されている研究論文は，一定以上の水準を充足していると判断できる。

　クリティークとは，研究の多様な側面に対する評価を意味し，この評価は対象となる研究が必ず長所と限界を持つことを前提として客観的でなければならない。また，クリティークの対象となる研究の多様な側面とは，実質と理論，方法論，解釈，倫理，表現と形式[1]を意味する。クリティークは，研究の利益，限界，意義などを判断するために，研究のこのような側面に対する系統的で偏見のない慎重な検討を含む。そのため，誰がどのような目的を持ってクリティークを行うのか，それによってクリティークの意義も異なる。

　例えば，病院に就業する看護師Oがある論文に公表された研究成果を看護実践の場に導入するために，その論文をクリティークした場合を想定してみよう。この場合，クリティークの目的は，その論文を十分理解し，研究成果の利益や限界，意義とともに導入を試みる看護実践の場との適合性などを判断し，看護実践の場への導入の可否を決定することもある。また，看護系大学に就業する教員Yが，ある論文に公表された研究成果を教育内容として採用し，学生に教示するために，その論文をクリティークした場合を想定してみよう。この場合，クリティークの目的は，その論文を十分理解し，研究成果の利益や

限界，意義などを判断し，教育内容としての採否を決定することである。

　研究計画作成準備として研究の初学者にクリティークを推奨する意義は，クリティークの能力を修得するというよりはむしろ，研究に必要な基礎的知識や技術を活用し，それらを内在化できるよう支援することにある。たとえどのように厳格な査読を受け原著として掲載された論文であっても，完璧なものはない。その論文のどこが優れており，どのような問題が残されているのかを判断するためには，研究に関する専門的な知識とともにその研究が扱っている内容に関する専門的知識も必要である。授業「看護学研究方法論」や授業「看護学研究」を履修し，修得した知識や技術，看護学研究の概説書を閲読し修得した知識や技術をクリティークを通して活用し，それらが研究の初学者個々の中に内在化することを目指す。研究の専門的知識なくしては研究計画を立案できず，その準備としてこの学習機会は有効である。

　研究の基本的知識の修得とその内在化に向け，優れた研究論文を閲読し，クリティークを目的とした授業〔**表3-3**（表2-16再掲）〕の開設も可能である。

　この授業「看護学演習Ⅰ」は博士前期課程（修士課程）に入学した1年次生を対象とした授業であり，その有効性を確認している。第1回の授業は，オリエンテーションであり，教員は，学生が総説，原著，報告などといった文献の種類と特徴，文献の検索方法を復習する機会として講義を展開する。また，この授業が，海外の学術雑誌に掲載された原著論文を閲読していく授業であり，学生の興味や関心に従い最新の原著論文を選択するよう示唆し，それらの意義を説明する。この授業の意義は，次の4点（**表3-4**）に集約される。

　第1は，海外の学術雑誌に掲載された原著論文を閲読することによって，研究とは何か，研究論文はどのような要素により構成されるのか，どのような専門用語を使用し，どのような知識や技術を必要とされるのかなどを理解できることである。この理解を介して学生は，今後，研究を行っていくために何をどのように学習していく必要があるのかを予測できる。看護学研究の概説書を閲読しているだけでは，研究に関する知識を十分理解することは難しい。看護学研究の概説書の閲読と並行して，実際の看護学研究に触れることを通じ，研究に関する理解がより一層進む。

　第2は，選択した原著論文のクリティークを通して専門的知識を活用し，その論文のどこが優れておりどこに限界，課題があるのかを理解できることである。この理解は，研究計画を立案する際，学生にとってその妥当性を判断するための基準として機能する。

　第3は，英語力，特に読解力を向上し，学術用語の正確な発音を習慣化できることである。研究課題の相違にかかわらず，国内外の文献を検討する必要がある。日本人学生の中には，英語力に問題を感じている者も少なからず存在する。この授業は，そのような学生の英語力向上に有効である。

　第4は，授業を介して学生と教員が最新の知見に触れられることである。また，最新の知見を含む同一の論文を閲読する機会を通して学生と教員が研究に必要な知識を共有できる。看護学は後発学問であり，現在，発展途上にあることは国内外共通の状況である。学生が選択する最新の文献を取り上げた授業は，教員にとっても新たな知見に触れる機会となる。後に詳述するが，学生は研究課題を決定するとそれに関連する最新の論文を選択

表 3-3　授業「看護学演習Ⅰ」のシラバス（表 2-16 再掲）

科目区分	必修科目		科目番号	○○○○	単位数	4 単位
授業科目名	看護学演習Ⅰ（看護教育学） Advanced Seminar in Nursing Ⅰ (Nursing Education)		授業形式	演習	時間数	120 時間
担当教員	○○○○　△△△△　□□□□		開講時期	通年	曜　日	○
授業の概要	学生個々の関心に応じて選択，閲読した研究論文のクリティークを行い，その研究の卓越性と問題を理解し，研究を実施するために有用な学びを共有する。					
目的と目標	**目的** 海外文献の講読およびクリティークを通して，概念枠組みや研究方法論等，看護教育学研究に関わる知識を修得し，看護教育学発展のための課題について論述する。また，国際学会への参加の基盤となる英語力を修得する **到達目標** 1. 看護学研究に関わる学術用語の正確な理解に基づき，海外の看護学教育研究を選択し，批判的に精読する 2. 選択した看護学教育研究のデザイン，概念枠組み，研究方法論等の検討を通して，看護教育学研究を遂行するために必要な知識を修得する 3. 看護学教育研究をクリティークすることを通して，看護教育学発展のための課題を論述する 4. 国際学会への参加の基盤となる英語力を修得する					
授業の内容と方法	回数 （1 回 90 分）	学習課題	学習内容並びに方法			
	1 回	授業の意義・学習方法の理解 文献検索方法の理解	・看護学演習Ⅰ（看護教育学）の授業目的，内容，方法について理解する ・看護学研究，文献検索・選定・講読に関する学術用語および基礎的知識を理解する（講義）			
	2〜30 回	文献講読および講読文献のプレゼンテーションと討論	・授業の目的に基づき，講読文献を検索する方法を理解する ・授業の目的に基づき，講読した看護学教育研究に用いられている学術用語，研究方法，研究内容等について学習した内容をプレゼンテーションし，看護学教育研究の概念枠組み，研究方法論，看護教育学体系発展の視点から討論を展開する <準備学習> 1. 毎回，全学生は，講読する海外文献を和訳する 2. 担当者は，研究の概要，批評，修士論文への示唆についてまとめた資料を作成する 3. 担当者は，ネイティブによる指導に基づき英文アブストラクトを正確に音読する 4. 担当者は，授業を通して学んだ内容を 200 語程度に英作文し，次回授業の際に提出する <終了レポート> ＊1 年間を通して講読した文献を再検討し，クリティークした内容に関するレポートを作成する			
成績評価基準	海外文献に関するプレゼンテーションおよび討論（50％），コース終了後のレポート（50％）					
参考文献	・○○著：○○　第○版，○○出版. ・○○著：○○，○○社. ・○○著：○○　第○版，○○出版. ・○○著：○○　第○版，出版会.					

し，この授業の教材とする。修士論文完成は，学生と教員が共同目標を設定し，その達成を目指す過程であり，この過程を円滑に進めるために両者が論文の完成に向け必要な事項を共有することは極めて重要なことである。

表3-4　授業「看護学演習Ⅰ」の意義

1. 海外の学術雑誌に掲載された原著論文を閲読することによって，研究とは何か，研究論文はどのような要素により構成されるのか，どのような専門用語を使用し，どのような知識や技術を必要とされるのかなどを理解できる
2. 原著論文のクリティークを通して専門的知識を活用し，その論文のどこが優れておりどこに限界，課題があるのかを理解できる
3. 英語力，特に読解力を向上し，学術用語の正確な発音を習慣化できる
4. 学生個々が研究を進めていくために必要な知識を教員と共有できる

　第2回目以降，学生は各自の興味に基づき，看護学の学術雑誌の中から，原著論文を検索し，閲読し，資料を作成する。その際，可能な限り最新の論文を選択するように示唆する。学生が作成する資料は，その論文全体の日本語訳，その論文を構成しており学生が初めて触れる知識に関する学習成果，論文のクリティークなどから構成される。また，学生は授業の冒頭にアブストラクトを音読することを求められる。

　授業開始当初，海外の研究論文を読んだ経験が少なく，選択した原著論文を日本語に訳すだけで精一杯であり，日本語に訳してあるものの，内容を十分理解できていない学生も少なからず存在する。これは次のような状況を表す。例えば，「この研究の概念枠組みを図式化してください」と質問したとする。その研究は概念枠組みを論文の中に明瞭に示しており，学生はそれを正確な日本語に翻訳しているにもかかわらず，この質問に答えられない。このような場合，それを次回までの宿題とする。

　回数を重ねるにつれ，このような状況は徐々に減少し，研究に関する知識の増加とも相まって，日本語への翻訳も上達し，内容の理解も深まり，クリティークの質も向上していく。通年，30回の授業を通し，学生1人がおおよそ10件から12件の原著論文を読破する。

　また，この授業は，他の曜日に設定されている看護学特論（修士論文ゼミナール）と並行して進行し，学生は何を研究するのかを徐々に明瞭にしていく。研究課題が明瞭になると学生の興味，関心は明瞭になった研究課題に集中し，この授業のために選択する原著論文もそれに関連する内容に引き寄せられる。学生と教員は授業を通して，その学生がこれから研究するであろう内容について最新の知見を得ることができ，この状況は，研究の全過程を通して展開される学生と教員間の相互行為に肯定的な影響をもたらす。

4　研究計画とは何かを学習することを推奨する

　研究計画とは何かを理解することなく，研究計画を立案することはできない。研究の初学者にとって，研究計画立案準備として，研究計画の意義や目的，構成要素などの学習は必須である。看護学研究の概説書の多くが，研究計画の意義や目的，構成要素などを掲載している。

　看護学研究の概説書の閲読とそれに基づく知識の修得の重要性は前に述べた（→p.70参照）。研究の初学者にとって概説書の内容，そのほとんどが新たな知識であることは容易に予測できる。そのため，重要性の優先順位をつけにくい。研究計画立案は，研究を継続

する限り必要であり，修士論文や博士論文としての承認を得るためのみならず，将来，初学者が研究者となったとき，研究助成金獲得の可否等にもその能力は大きく影響する。このような観点からも，研究の初学者が研究計画に関し，正確に理解するための支援は重要である。

看護基礎教育課程の学生を対象とした次のような授業（表3-5）は研究計画立案準備として有効である。

この授業「研究計画とその立案」は，4年次，卒業研究開始直後の学生に提供される。学生は，まず始めに研究概説書を閲読し，3年次に既に学習した研究計画について復習し，その成果に基づき，研究計画を立案することを次週までの宿題として提示される。教員は，看護学研究の概説書に沿って，学生が復習してきたであろう研究計画の意義や目的，構成要素，立案時の留意点について説明し，理解を再確認する。その上で，過去の事例を「研究計画完成へのプロセス」として教材化した資料（表3-6）を活用し，研究計画がどのようにして完成するのか，その実際を示す。この資料は，研究計画立案に向け指導を7回受け，それに基づき修正，洗練した学生の研究計画の要約である。授業を受ける学生は徐々に具体的，かつ，明瞭になっていく研究計画を実見し，研究概説書を通して学んだ知識と実際を結合させる。また，学生個々が立案してきた研究計画書を自己評価し，各々，次週までに何をどのようにするのかについて考える。さらに，この授業に参加した学生のほとんどが自己学習し宿題として立案してきた研究計画を不十分だと感じており，そのよ

表3-5　看護基礎教育課程の学生を対象とした研究計画立案に向けた授業

授業名	卒業研究「研究計画とその立案」	授業回数と時間	1回90分
目的	「看護実践と研究Ⅰ」で学んだ研究計画について復習し，卒業研究に必要な精度の高い研究計画を立案する。			
行動目標	1. 研究計画立案の意義を述べる 2. 研究計画書の構成要素を列挙する 3. 精度の低い計画書と高い計画書を比較し，相違点を述べる 4. 学生各自が作成した研究計画書を自己査定し，精度の低い点を指摘する 5. 作成した研究計画書の精度を高めるために，自己に必要な学習課題を述べる			

時間配分	学習内容	方法
20分	A：研究計画の意義や特徴，構成要素の復習	講義 既習の知識である「研究計画」について講義を通して復習する ・研究と研究計画 ・研究計画立案の意義 ・研究計画に盛り込むべき要素
30分	B：研究計画の立案の実際	講義 資料（表3-6）を使用し，実際に卒業研究のための研究計画立案の実際とその洗練過程を解説する
30分	C：研究計画書①の自己評価	学生による自己評価結果の発表 学生個々が立案してきた研究計画書①を自己評価し，研究計画書②に向けての課題を発表する
15分	D：まとめ	学生の発表の過不足を補充するとともに次回までの課題を確認する

表3-6　看護基礎教育課程の学生を対象とした教材「研究計画完成へのプロセス」

	研究計画書①	研究計画書②	研究計画書⑦
研究テーマ	入院時のオリエンテーションの効果について	老年期入院患者への効果的な入院時オリエンテーションについて	老年期入院患者を対象とした効果的な入院時オリエンテーションについて
研究動機	私は実習において，入院直後の患者を受け持ち，オリエンテーションを見学した。しかし，その患者はオリエンテーション後も，病棟内の様子が分からず同室の患者に何度も質問する等とても困っている様子であった。 このことから，私は入院時オリエンテーションの効果について疑問を持つようになった。入院時オリエンテーションにはどのような効果があるのか，また，そのためにはどうすればよいのか考えてみたい。	私は，入院時オリエンテーションを入院生活の入口と考える。患者が，入院生活に適応し，不安なく療養できるためには，入院時オリエンテーションが重要である。 しかし，先行研究によれば，入院時オリエンテーションの方法や基準は曖昧であることがわかった。 入院環境への不適応が生じやすい老年期の入院患者を対象として，入院時オリエンテーションをどのように行えば，効率よく入院環境に適応していけるのかを考えてみたい。	入院という生活変化は，患者に種々のストレスを形成する。多くの場合，患者は自らの努力によってストレスを乗り越え，入院生活に適応していくが，中には，病状の悪化や精神不穏という不適応症状を示す患者がいることが報告されている。このような入院環境への不適応を防止するための援助として，入院時オリエンテーションがあり，患者を迎え入れ援助していく上での重要な位置を占める。 一方，日本は高齢化社会へと向かっており，今後，高齢の入院患者がますます増加することが予想される。また，高齢者は新しい事態に適応しにくいという特徴を持つ。したがって，今後，入院環境への不適応が問題となるケースは増加する可能性が高い。 これらのことから，個別性を重視した患者の立場に立った入院時オリエンテーションを行うことは非常に重要である。しかし，先行研究によれば，入院時オリエンテーションの目的を達成するための方法や基準は曖昧であり，入院時オリエンテーション本来の目的も達成されていないことが明らかになった。 したがって，本研究においては，効果的な入院時オリエンテーションの実施に向けて，現状の入院時オリエンテーションを検討する。
研究目的 研究目標	入院時オリエンテーションの効果と，そのための方法を明らかにする。	研究目的 入院患者が入院環境に短時間で適応するための援助方法を探る。 研究目標 老年期の入院患者が入院環境に短時間で適応するために，入院時オリエンテーションの果たす役割を明確にし，効果的なオリエンテーションの方法を探る。	研究目的 入院環境への不適応が生じやすい老年期入院患者に行われている入院時オリエンテーションを検討することによって，入院環境への適応を促進することを目指した効果的な入院時オリエンテーションの方法を考察する。 研究目標 1) 入院時オリエンテーションがどのように行われているのか明らかにする。 2) 定めた基準をもとに，入院時オリエンテーションが効果的に行われているかを分析する。 3) 2)を踏まえ，今後，入院環境への適応を促進することを目指した，効果的な入院時オリエンテーションを行っていくための方法について考察する。
研究方法	1. 対象 入院のオリエンテーションを受けた患者。 2. データ収集方法と期間 入院時オリエンテーション後の患者に感想を尋ね，録音する。 3. 分析方法 録音した内容から，効果があったと思われる部分と，効果がなかったと思われる部分を抜き出し，比較する。	1. 研究対象 老年期の入院患者に対して看護師が行う入院時オリエンテーション。 2. データ収集方法と期間 入院時オリエンテーションを参加観察する。 3. 分析方法 患者の適応の程度を基に，効果的なオリエンテーションと，そうではないオリエンテーションに分類し，構成要素を比較する。	1. 研究対象 看護師が老年期入院患者（65歳以上）に行う入院時オリエンテーションの場面20例。緊急入院や重篤な場合を除いた初回入院患者とする。疾患は限定しない。 2. データ収集方法と期間 場所：F病院内科病棟 期間：平成6年12月中旬〜平成7年1月下旬 方法：看護師が老年期入院患者に行う入院時オリエンテーションを参加観察する。観察内容は随時，作成した観察フォームに記録する。 3. 分析方法 1) 先行研究の結果をもとに効果的なオリエンテーションを導くと考えられる評価基準を定める。 2) 観察したオリエンテーション場面を，文献に基づき作成した評価基準に従い，効果的であったかどうか検討する。

うな学生にとって，研究計画完成に向けて相当の時間と努力が必要であることを理解する機会ともなる。

5 優れた研究計画書を蓄積し，閲読する機会を提供する

研究計画立案準備として，「2 看護学研究の概説書を閲読し，研究の基本的知識の修得を支援する」「3 修得した知識の活用と内在化に向け，優れた原著論文を閲読する機会を提供し，クリティーク（研究批評）の実施を支援する」「4 研究計画とは何かを学習することを推奨する」の3項目とその必要性について述べた。これらに加え，「5 優れた研究計画書を蓄積し，閲読する機会を提供する」ことも研究計画立案準備に向け有効である。

指導者は，過去に指導した研究者の研究計画書をその研究者の同意を得て，教材とすることができる。因子探索レベル，関係探索レベル，関連検証レベル，因果仮説検証レベル，規定検証レベルといった探求のレベル[2]，質的研究，量的研究といったデータの種類，実験研究，準実験研究，非実験研究といった操作の有無など，その指導者が重視すべき切り口を活用し，それらを整理しておくことにより，より活用可能性の高い教材となる。

② 研究課題の決定とその指導

研究課題とは，研究者が関心や興味，問題意識を持ち，科学的方法を用いて系統的な探求を目指す事物，現象である。研究課題の端的な表現が研究題目（テーマ）となり，研究題目（テーマ）は論文完成時に最終的に得られた結果や結論との整合性の観点から見直し，洗練可能である。しかし，研究課題は，どのような場合であっても，研究開始時，明瞭にしなければならない。それは，何を研究するのかを決定できない限り，研究を開始できないためである。

研究の初学者の場合，研究とは何か，研究計画をどのように立案するのかを学びつつ，それと並行して研究課題を焦点化していかなければならない。この状況は，時として，研究者を困窮させる。研究者が検討し尽くした結果として研究課題を確定することは重要である。しかし，困窮の極みに達し，研究意欲を喪失するような状況は回避すべきである。

研究の初学者の状況は多様である。例えば，大学院修士課程に進学する看護職者の中には，職業経験を通して明瞭な問題意識を持ち，その問題意識を反映した研究をしたいと考える者もいる。その一方，研究に関する明瞭な動機づけはないが，学位を取得する必要性を実感し，進学し，学位取得の必要要件であるため研究に取り組む者もいる。

また，多くの場合，研究指導を担当する指導者は，指導開始に先立ち，面接等を通して，研究者が持つ研究課題への意向をあらかじめ聴取し，必要に応じて，何らかの調整を図ることもある。現在，多くの大学院が受験希望者に大学院の説明会を開催し，説明会に引き続き，受験希望者が指導を希望する教員と面談できる機会を作っている。これも，指導開始に先立ち，研究者の意向をあらかじめ聴取する機会に該当する。しかし，指導開始

後に研究者の意向がその時点と異なったり，研究計画立案の時点でそれが実現不可能な研究課題であることが判明する場合もある。

さらに，研究課題についてある程度，まとまった考えを持っている研究者の中には，それが研究課題として妥当であり，そのまま，研究課題にできる場合もある。しかし，抽象度が高すぎたり，網羅する範囲が広すぎたり，研究の意義が不明瞭であったり，既に研究されていたりして，そのまま，研究課題とできない場合も多い。

研究者がどのような状況にあっても，指導の責務を担った指導者は，研究課題を決定し，研究を推進するための指導を展開しなくてはならない。動機の如何にかかわらず，その研究者が十分，コミットメント可能な研究課題の決定へと支援できれば，多くの場合，その研究は成功する。

研究者が十分，コミットメント可能な研究課題の決定に向け，次の3段階の指導が有効である。この3段階とは，**研究課題への意向に関する情報収集の段階，研究課題への意向の査定の段階，研究課題の調整と共有の段階**である（**表 3-7**）。この3段階は，各段階が順序正しく進行する場合がある一方，複数の段階が並進したり，次の段階に進んだにも関わらず，再度，前段階に戻ることもある。

●第1段階：研究課題への意向に関する情報収集

研究課題決定への支援に向け，指導者は，第1に研究者を理解する必要があり，そのために必要な情報を収集しなければならない。具体的には，研究者が何を研究したいと考えているのか，それは何故か，その内容に関しどの程度，学習を進めているのかなど詳細に理解する必要がある。また，その研究を開始するために必要となる要件等があれば，それらも同時に理解する必要がある（**表 3-8**）。それは，研究指導に際して指導者が研究者の研究に対する意向を理解することが重要であり，それを理解できない限り，指導を実現で

表 3-7　研究課題決定に向けた3段階の指導

第1段階：研究課題への意向に関する情報収集
研究課題決定への支援に向け，指導者が研究者を理解する必要があり，そのために必要な情報を収集する
第2段階：研究課題への意向の査定
研究課題決定への支援に向け，指導者が研究者の研究課題への意向を査定する
第3段階：研究課題の調整と共有
第2段階の査定結果に基づき，必要に応じて調整や修正に向けた指導を展開しつつ，研究課題決定に向かう

表 3-8　研究課題決定に向けて必要な研究者理解の側面例

① 研究者は，何を研究したいと考えているのか
② 研究者は，何故，それを研究したいと考えているのか
③ 研究者は，研究したいと考えている内容に関しどの程度，学習を進めているのか
④ 研究者は，その内容を研究するために必要な要件を備えているのか　等

きないことに起因する。また，研究者と指導者がそれらを共有し，共同の目標を設定し，到達を目指すことが研究指導の必須条件であることに起因する。

　指導者は，これらを理解するための多様な手段を用いることができる。例えば，研究計画の様式を用い，研究動機，研究目的と目標，研究方法等を記載した資料の提出を求め，それを教材にした発問，質問，意見の提示，応答の聴取といった相互行為が有効である。研究者が記述した内容に対し，指導者が理解不可能な点や興味を喚起された点などについて発問し，研究者が思考を言語化できるよう促す。

　研究者は，提出した資料の解説や発問への応答を通して研究課題の決定に直結する発言をすることがある。それらは資料に記述されていないことも多いが，研究課題決定に向け，重要な情報となる場合がある。指導者はこのような発言を聞き逃すことがないよう，発言を傾聴し，研究者個々が持つ研究課題への意向を十分理解する必要がある。そのような相互行為を数回，反復することを通して，初回の資料に記述されていなかった内容が徐々に言語化され，それらが指導者にとって研究者の研究課題決定への支援に向け，より一層豊かな情報となることも少なくない。

　研究課題の決定段階にある研究の初学者は，不十分な資料しか提出できないことを理由に，研究動機，研究目的と目標，研究方法などを記載した資料の提出に消極的な態度を示す場合もある。その場合，指導者は研究者にその状況は当然であることに加え，一日も早く，指導者が研究者の研究課題への意向を理解し，共有する必要性を伝え，提出を鼓舞する必要がある。

　また，研究指導以外の場における指導者と研究者の相互行為も研究課題への意向を理解するための重要な情報を入手する機会となる。例えば，次のような場合である。修士課程，博士課程在学中の学生は，修了要件として各大学が定めた単位を取得するために複数の授業科目を履修する必要がある。研究の指導者となる教員は，それらの授業提供者にもなる。授業の場における学生の発言や参加態度なども，研究課題への意向を理解するための重要な情報となることがある。

● 第2段階：研究課題への意向の査定

　研究課題決定への支援に向け，指導者は，第2に研究者の研究課題への意向を査定する必要がある。研究者個々の状況は多様であり，指導者は，収集した研究課題への意向に関する情報の理解を深めつつ，その研究が実現可能であるか否かを客観的に査定しなければならない。また，査定結果を明瞭に研究者に伝えなければならない。

　客観的に査定し，その結果を明瞭に研究者に伝えるためには，明確な査定基準が必要であり，4基準（**表**3-9）をその具体として例示する。

　4基準のうち，【基準1：研究課題と専門領域の整合性】は，研究者が研究したいと考えている内容と指導者の専門が適合しているか否かを判断する基準である。

　看護学は独立した学問であるとともに，複数の領域により構成される。焦点化されていない研究課題であっても，その内容が看護学研究として成立することを確認する必要がある。また，その内容がその専門領域，もしくはその指導者が専門とする内容と関連性のあることも確認する必要がある。異なる領域が専門とする内容は，それを専門とする指導者

表3-9　査定基準の具体例

【基準1：研究課題と専門領域の整合性】
看護学は独立した学問であるとともに，複数の領域により構成される。焦点化されていない研究課題であっても，その内容が看護学研究として成立すること，また，その専門領域が網羅する内容，もしくはその指導者が専門とする内容と関連性のあることを確認する必要がある。異なる領域が専門とする内容は，それを専門とする指導者から指導を受ける必要がある。

【基準2：研究課題としての適切性（内容の明瞭性・具体性，看護学的意義）】
この段階は，十分に文献が検討されておらず，完全に研究課題も焦点化されていない。しかし，何を明らかにするのかは，ある程度，明瞭かつ具体的でなければならない。同時に，看護学的に意義ある研究課題でなくてはならない。明らかにしようとする内容の明瞭性，具体性，そして看護学的意義を確認する必要がある。

【基準3：研究の実行可能性（範囲，方法，期間，経費，研究者の背景など）】
研究は多くの場合，複数の段階を通し最終目的に到達する。また，多くの研究者が研究に使用できる時間は限定されている。これらの観点から研究者の提示した研究課題の範囲や方法が適切か否かを確認する必要がある。さらに研究には必ず経費が必要であり，経費の捻出が可能か否かも研究の実行可能性に深く関与し，これらの確認も必要である。加えて，研究課題によっては研究者の背景が実行可能性に影響する場合もあり，その研究者がどのような背景を持つのかを確認する必要がある。

【基準4：類似内容に関する先行研究の状況】
この段階は，十分に文献が検討されていない場合が多い。方法の決定等に関する詳細な文献検討はさておき，研究者が提示した研究課題に関連する研究の状況については確認する必要がある。研究者がどんなに望んでも，既に研究し尽くされた内容や，再度，研究する必然性のない内容を研究課題とすることはできない。

から指導を受ける必要がある。具体的には次のようなことを意味する。

　看護学は，独立した学問であるが学際的であるという特徴を持ち，多様な学問領域と関連を持つ。医学，薬学，心理学，社会学などがその代表例である。しかし，看護学研究とそれ以外の研究を明瞭に区分することが難しい場合も想定される。そのような場合，何故，それが看護学研究として成立するのか，指導者と研究者は十分に検討し，合意のもとに前進する必要がある。

　また，筆者の場合を例にとると次のようなことも考えられる。筆者は，千葉大学大学院看護学研究科の教員として，看護教育学研究を指導してきた。かつて，この分野の教員はカウンセリングの第一人者と高く評価される研究者であった。そのため，それに関連するすばらしい研究が修士論文として残されている。しかし，筆者はカウンセリングに関しては素人であり，専門は看護基礎教育，卒後教育，継続教育である。カウンセリングは専門外であるため，それに関連する研究の指導はできない。過去の論文を頼りにカウンセリングに関する研究への意向を示されることがあるかもしれないが，このような場合，専門性が異なるという観点から【基準1】は未充足である。

　大学院における研究指導の場合，指導者がこのような事態に直面することは少ない。それは，多くの場合，受験に先立つ面接等で入学志願者と教員はそのような情報を交換する機会を持つためである。

　【基準2：研究課題としての適切性（内容の明瞭性・具体性，看護学的意義）】は，研究者が研究したいと考えている内容がその明瞭性・具体性，そして看護学的意義といった観点から研究課題として適切か否かを判断する基準である。「研究課題への意向の査定」の

段階は，十分に文献が検討されておらず，完全に研究課題も焦点化されていない。しかし，何を明らかにするのかは，ある程度，明瞭かつ具体的でなければならない。同時に，それを明らかにすることによって，どのような意義があるのかが明瞭でなければならない。どのように研究者がそれを研究したいと考えても，看護学的な観点からその意義の説明ができない内容を研究することはできない。明らかにしようとする内容の明瞭性，具体性，そして看護学的意義を確認する必要がある。

【基準3：研究の実行可能性（範囲，方法，期間，経費，研究者の背景など）】は，研究者が研究したいと考えている内容が範囲，方法，期間，経費，研究者としての経験や能力なども含む背景などの観点から実行可能か否かを判断する基準である。

研究は多くの場合，複数の段階を通し最終目的に到達する。また，多くの研究者が研究に使用できる時間は限定されている。これらの観点から研究者の提示した研究課題の範囲や方法が適切か否かを確認する必要がある。さらに研究には必ず経費が必要であり，経費の捻出が可能か否かも研究の実行可能性に深く関与し，これらの確認も必要である。加えて，研究課題によっては研究者の背景が実行可能性に影響する場合もあり，その研究者がどのような背景を持つのかを確認する必要がある。

研究の初学者の場合，研究の各プロセスにどの程度，努力や時間，そして経費などを要するのかを予測できないことも多い。そのため，研究課題への意向として膨大な範囲を提示したり，複数の方法論を組み合わせなければ実現できないようなことを提示することもある。また，その研究者のその時点の経験や能力では困難と指導者が感じる研究課題への意向を示すこともある。例えば，看護系大学を卒業して2年間，保健師として保健センターに就業経験を持つ研究者が大学院教育に関心を持ち，学士課程の教育に携わる教員の教授活動と修士課程の教育に携わる教員の教授活動の相違を明らかにしたいと考え，それを研究課題への意向として示したとする。この場合，さらに研究課題を焦点化することを通して，【基準1】と【基準2】は充足する可能性があっても，教育経験の全くない研究者が大学に就業する教員の教授活動を明らかにし，学士課程の教育に携わる教員の教授活動と修士課程の教育に携わる教員の教授活動の相違を比較し，その結果を解釈することは極めて難しい。これは研究者の背景の観点から【基準3：研究の実行可能性（範囲，方法，期間，経費，研究者の背景など）】を充足不可能と判断できる。

【基準4：類似内容に関する先行研究の状況】は，研究者が研究したいと考えている内容が新規性のある研究か否か，また，類似した研究の存在を確認できるが何らかの理由により再度，研究する必然性のある研究か否かを判断する基準である。

「研究課題への意向の査定」の段階は，十分に文献が検討されていない場合が多い。方法の決定等に関する詳細な文献検討はさておき，研究者が提示した研究課題に関連する研究の状況については確認する必要がある。研究者がどんなに望んでも，既に研究し尽くされた内容や，再度，研究する必然性のない内容を研究課題とすることはできない。

以上のような基準に基づき，指導者は研究者の意向を査定し，基準をほぼ充足する場合，それを伝え，その内容を研究課題にできることを研究者と共有し，研究計画立案へと

移行できるよう指導を展開する。また，基準を充足していない場合，基準を充足すべく指導を展開する。

●第3段階：研究課題の調整と共有

第2段階の査定結果に基づき，指導者は必要に応じて調整や修正に向けた指導を展開しつつ，研究課題決定へと研究者を支援する。この段階の指導は，基準の充足状況によっていくつかのタイプに類型化される。例えば，「A 研究課題了解型」「B 研究範囲限定化型」「C 研究課題探索型」「D 研究課題案提示型」（**表 3-10**）などである。

A 研究課題了解型

●研究課題了解型の指導とその特徴

研究課題了解型とは，指導者が研究者の提示した研究課題を大幅な修正や調整の必要がないと判断，承認し，その内容に関する研究の推進に向け，詳細な研究計画立案を研究者との共同目標として設定するという指導である。

研究課題了解型の指導は，第2段階において研究課題への意向を査定した結果，その研究課題が4基準【基準1：研究課題と専門領域の整合性】【基準2：研究課題としての適切性（内容の明瞭性・具体性，看護学的意義）】【基準3：研究の実行可能性（範囲，方法，期間，経費，研究者の背景など）】【基準4：類似内容に関する先行研究の状況】を概ね充

表 3-10 研究課題の調整と共有に向けた指導の類型化例

指導のタイプ	指導の展開	基準の充足状況	研究者の状況
A 研究課題了解型	指導者が研究者の提示した研究内容を大幅な修正や調整の必要がないと判断，承認し，その内容に関する研究の推進に向け，詳細な研究計画立案を研究者との共同目標として設定する	4基準を概ね充足	研究開始に先立ち，入念に準備している。文献を検討し，自身の研究課題への意向を明瞭にし，研究を実現するための教育機関等の情報も十分収集し，教育機関，指導者を選択している
B 研究範囲限定化型	指導者が研究者の提示した研究内容を広範すぎると判断し，対象とする範囲を限定するよう支援し，当初，提示された内容より狭い範囲に関する研究の推進を研究者との共同目標として設定する	【基準1】【基準2】【基準4】を概ね充足。【基準3】を充足不可	問題意識が明瞭であり，提示した内容への関心も強い。研究開始に先立ち，入念に準備している。文献を検討し，自身の研究課題への意向を明瞭にし，研究を実現するための教育機関等の情報を収集し，選択してきている。しかし，提示した内容の専門的な学習が不十分であり，それが膨大であるという認識に乏しい。また，研究が複数の段階をたどり最終目的を達成することへの理解も乏しい場合が多い
C 研究課題探索型	指導者が現象として提示された研究課題を理論や既存の知識に照らして分析したり，現象の詳細を文章化したりして，現象の中に潜む研究課題を探索するように研究者を支援し，探索できた内容に関する研究の推進を研究者との共同目標として設定する	現象として研究課題への意向を表現できるのみ。4基準とも未充足	準備状態が整っておらず，現象の何がどのように問題であるのかを十分に説明できないが，その現象に執着している
D 研究課題案提示型	何らかの理由により研究者が研究課題の決定に向け暗礁に乗り上げたとき，指導者がそれまでと全く性質の異なる案を提示し，その中から研究者が研究課題を選択し，それに関する研究の推進を研究者との共同目標として設定する	4基準とも未充足	当初，考えた課題が，既に研究されていたり，研究としては成立しないということが判明し，暗礁に乗り上げてしまう。何とか前進しようともがくが成果を出せない

足しており，意向をほぼ反映した研究が実現可能であると指導者が判断した場合，展開される。

研究課題了解型の指導を受ける研究者は，研究開始に先立ち，かなり入念な準備をしている場合が多い。文献検討を中心に自身の研究課題への意向を明瞭にし，その研究を実現するための教育機関や指導者についても十分情報を収集し，選択してきている。

一方，この指導を受ける研究者の中には，当初の研究課題への意向が指導者との相互行為を通して実現不可能であると判断し，他の研究課題へと意向を翻し，その課題について指導者から了解を受ける場合もある。前者と後者は，相反するようにみえるが，両者とも研究以前にかなり入念な準備をしているという点については共通している。それは，十分な指導を受ける以前に意向を翻すことのできる研究者が複数の意向を持っている可能性があり，そうでなければ簡単に意向を翻すことができないためである。また，複数の意向が文献検討や情報収集をしない限り，生まれてこないためである。

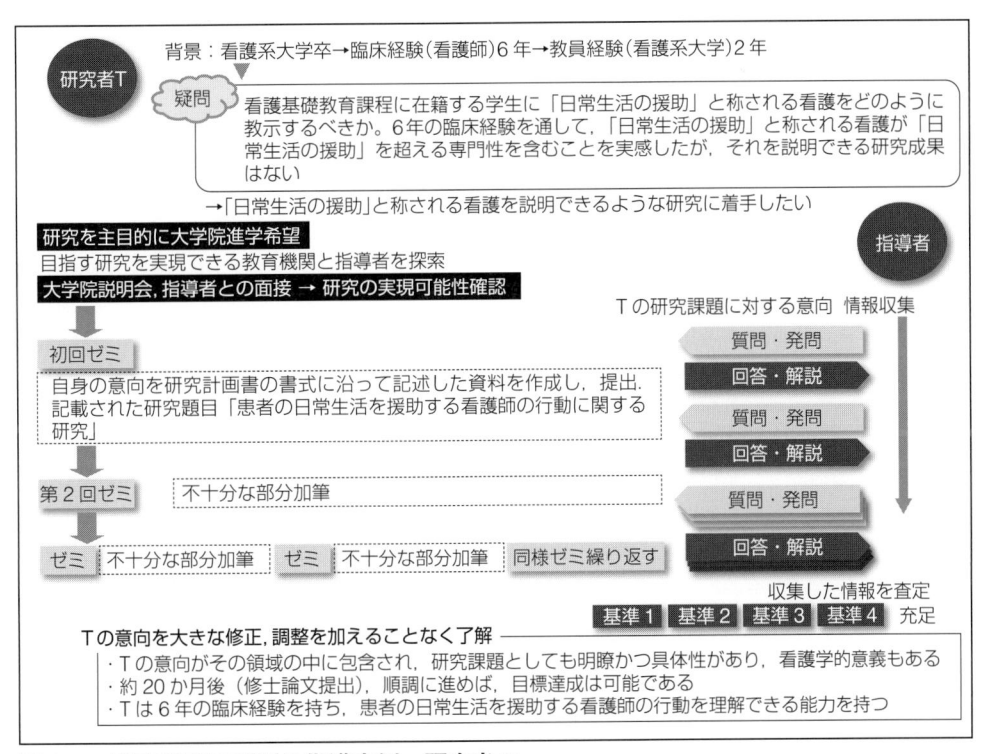

● 研究課題了解型の指導事例

研究課題了解型の指導により研究課題を決定できる研究者は，比較的少ない。また，研究課題了解型の指導も個別にみると少しずつその状況は異なる。以下に示す研究者T（図3-1）と研究者N（図3-2）は，いずれも研究課題了解型の指導によって研究課題を決定している。しかし，その状況の異なる事例である。

図3-1　研究課題了解型の指導事例―研究者T

84　第Ⅲ章　研究計画の立案とその指導

```
研究者N
  背景：臨床経験(看護師)12年→教員経験(看護系大学)4年
  ▼
  大学教員として職業継続するため学位必要，大学院進学を希望
  複数の学会への参加，文献閲読：教員としての経験を反映した研究を行いたい
  漠然とした研究課題への意向
  看護職養成教育に関する研究ができる大学院と領域を選択
       ↓
   初回ゼミ                                          指導者
     専攻領域の修士論文を閲読→看護学実習に関する研究ならば関心があ    Nの研究課題に対する意向 情報収集
     り，看護職養成教育の重要な要素であり，その領域の修士論文として適
     切だと考え，「看護学実習指導に関する研究」として研究動機，研究目    質問・発問
     的と目標，研究方法などを記載した資料を作成し，提出              応答はしどろもどろ
                                                  疑念を伝える　本当に着手した
                                                              い研究？
   第2回ゼミ  初回ゼミと全く異なる内容の資料                         質問・発問
           研究題目「男子看護学生の学習経験に関する研究」              明瞭な回答
       Nが教員としての経験を真剣に見つめ直し，その結果を研究内容として提示してきたと判断
                                                  収集した情報を査定
    Nの意向を大きな修正，調整を加えることなく了解          基準1 基準2 基準3 基準4 充足
      ・Nの意向がその領域の中に包含され，研究課題としても明瞭かつ具体性があり，看護学的意義もある
      ・約20か月後（修士論文提出），順調に進めば，目標達成は可能である
      ・Nは4年の教育経験を持ち，その経験を通して，複数の男子看護学生を指導しており，男子看護学生
       の経験を客観的に理解できる能力を持つ
```

図 3-2　研究課題了解型の指導事例—研究者N

＜研究者Tの場合＞

　研究者Tは，看護系大学卒業後，病院に就業する看護師として6年，その後，看護系大学の教員としての経験を2年，累積した。この経験を通し，Tは，看護基礎教育課程に在籍する学生に「日常生活の援助」と称される看護をどのように教示するべきかという疑問を持った。Tは，6年の臨床経験を通して，「日常生活の援助」と称される看護が「日常生活の援助」を超える専門性を含むことを実感していた。しかし，それを説明できる研究成果がないことも知っていた。そこで，「日常生活の援助」と称される看護を正確に説明できるような研究に着手したいと考え，修士課程への進学を目指した。

　Tの同僚には，複数の看護学博士が存在し，博士の学位を持つ同僚から得た情報や文献を頼りに目指す研究を実現できる教育機関と指導者を探した。その指導者が就業する大学院の説明会に参加し，指導者である教授にも面接し，研究の実現可能性を十分確認した後，受験し，入学した。

　Tは，入学後，直ちに自身の意向を研究計画書の書式に沿って記述した資料を作成し，提出して，初回のゼミに臨んだ。資料に記載された研究題目は，「患者の日常生活を援助する看護師の行動に関する研究」であった。初回に提出された資料は，不十分な部分も多々あったが，指導者はそれに基づきTに質問や発問をしたり，解説を求めるといった相互行為を通して，Tの意向に関する情報を収集した。Tは指導者との相互行為を反映し，資料に加筆し，再度，授業に臨み，指導者との相互行為を繰り返した。指導者はその過程を通して収集した情報を4基準に基づいて査定した。その結果，Tの意向がその領域の中に包含され，研究課題としても明瞭かつ具体性があり，看護学的意義もあると判断した。また，約20か月後には修士論文提出の時期を迎えるが，順調に進めば，目標達成は可能であると判断した。さらに，Tは6年の臨床経験を持ち，患者の日常生活を援助する看護師の行動を理解できる能力を持つと判断した。

　さらなる文献検討は必要であったが，このような査定結果に基づき，指導者は研究者Tの意向を大きく修正したり，調整を加えることなく了解した。そして，「患者の日常生活を

援助する看護師の行動」の解明に必要な研究計画を立案するために，多角的に文献を検討し，それに関連する研究の状況を明瞭にし，探求のレベルを決定し，方法論を探索していくという共同目標を設定した。

＜研究者Nの場合＞

　研究者Nは，病院に就業する看護師として12年，その後，看護系大学の教員として4年の経験を累積していた。その経験を通して，Nは大学の教員として，生涯，職業を継続するためには修士，博士の学位が必要であると考え，大学院に進学した。進学に際しては，複数の学会に参加したり，文献を閲読することを通して，教員としての経験を反映した研究をしたいと考え，看護職養成教育に関する研究のできる大学院と領域を選択した。入試の口頭試問に際しても，研究課題を問われたとき，その意向を述べた。

　Nは，入学後，初回ゼミに向け，専攻した領域の修士論文を閲読し，看護学実習に関する研究ならばNも関心があり，看護職養成教育の重要な要素であり，その領域の修士論文として適切だと考えた。そこで，「看護学実習指導に関する研究」として研究動機，研究目的と目標，研究方法等を記載した資料を作成し，それを提出し，初回のゼミに臨んだ。指導者は，提出された資料に基づき，Nの意向に関する情報を収集するため，いつものように複数の側面から発問した。しかし，Nの応答はしどろもどろであり，Nが本当に「看護学実習指導に関する研究」に着手したいと考えているのであろうかという疑念を持ち，それを伝えた。

　1か月後，Nは，初回とは全く異なる内容の資料を作成し，第2回目のゼミに臨んだ。研究題目は「男子看護学生の学習経験に関する研究」であった。指導者は，初回から大きく研究課題を変更した理由も含め，Nの意向に関する情報を収集するため複数の側面から発問した。初回とは異なりNの応答は明瞭であった。指導者は，Nが研究課題を決定するための問題の探索が十分でないことに気づき，1か月をかけ，これまでの教員としての経験を真剣に見つめ直し，その結果を研究課題として提示してきたと判断した。

　指導者は，その過程を通して収集した情報を4基準に基づき査定した。その結果，Nの意向がその領域の中に包含され，研究課題としても明瞭かつ具体性があり，看護学的意義もあると判断した。また，約20か月後には修士論文提出の時期を迎えるが，順調に進めば，目標達成は可能であると判断した。さらに，Nは4年の教育経験を持ち，その経験を通して，複数の男子看護学生を指導しており，男子看護学生の経験を客観的に理解できる能力を持つと判断した。

　さらなる文献検討は必要であったが，このような査定結果に基づき，指導者はNの意向を大きく修正したり，調整を加えることなく了解した。そして，「男子看護学生の学習経験」の解明に必要な研究計画を立案するために，文献を検討し，それに関連する研究の状況を明瞭にし，探求のレベルを決定し，方法論を探索していくという共同目標を設定した。

　研究者Tへの指導は，典型的な研究課題了解型である。研究者Tは，研究を主目的として大学院への進学を目指し，入学に際して目指す研究の実現に向けて入念に準備した。入学後，指導者との相互行為を通し，不十分な部分に気づき，補足している。しかし，指導者は，入学に先立ち，研究者Tが準備していた研究課題に大きな変更を加えることなく研究課題への意向を理解し，承認している。

　これに対し，研究者Nは，入学時，その意向が漠然としていたが，入学後，それを具体化している。しかし，研究者Nは，指導者との相互行為を通し，それ以外に興味関心

のある研究課題が存在することに気づき，初回の内容を完全に翻した。指導者は，研究者Nが翻した研究課題に大きな変更を加えることなく研究課題への意向を承認している。

このように研究者Tと研究者Nへの指導は異なる部分がある。しかし，次のような共通点もある。それは，指導者が研究者の提示した研究課題に大きな変更を加えることなく了解し，その内容を研究するために必要な計画立案に移行するよう支援している点であり，両者とも研究課題了解型の指導である。

研究課題了解型の指導の典型例として，研究者Nの同意を得て，その修士論文となった研究[3]の要約を以下に紹介する。研究者Nは，博士前期課程修了後，博士後期課程に進学し，男性看護師の職業経験[4]を解明した。さらに，両経験のメタ統合を実施し，性の異なる少数者の経験[5]を明らかにした。

男子看護学生の学習経験に関する研究

1. 研究目的
看護基礎教育課程における男子学生の学習経験を表す概念を創出し，その総体を明らかにすることにより，男子学生に特徴的な学習経験を検討する。

2. 研究方法
研究方法論は，看護概念創出法を適用した。データ収集は，男性看護職者を対象とし，半構造化面接により実施した。データ分析は，その全過程において，卒業要件充足という視点に基づき持続比較することにより，データ化・コード化・カテゴリ化を行った。研究の信用性は，研究プロセスを公開し，本研究方法論に精通した複数の研究者からスーパービジョンを受けることにより確保した。

3. 結果
1）対象者の特性：対象者は，4大学，4短期大学，7専門学校を卒業した看護士17名であり，平均年齢は23.8歳であった。看護基礎教育課程卒業後年数は，平均1.9年であり，学年内の男子学生数は1名から10名の範囲であった。
2）男子学生の学習経験：面接の結果，性質の異なる146データを収集した時点でデータは飽和化した。このデータは447コードを抽出し，これらのコードは140サブカテゴリ，45カテゴリを形成した。さらに，これらのカテゴリは男子学生の学習経験の総体を表す7つの概念を創出した（表）。以下，[ ]は創出した概念を示す。[Ⅰ.卒業要件充足・看護師免許取得に向けた学習進行による成果の獲得] この概念は，男子学生が卒業に必要な要件を満たし，看護師免許を取得するために，能動的，あるいは受動的に学習を進め，成果を獲得していくという学習経験を表す。男子学生が獲得した成果とは，看護・人間・健康・社会に関する理解であり，対象に応じた日常生活援助や指導といった看護実践に必要な技術の習得であった。[Ⅱ.問題遭遇による学習進行の難渋・停滞とその克服] この概念は，男子学生が学習過程において様々な問題に遭遇し，学習を停滞させると共に，その状況の克服を試みるという学習経験を表す。男子学生が遭遇した問題とは，性差による援助への抵抗感，患者からの医師との誤認，学習内容・環境・交友関係の制約などであった。男子学生は，これらの問題を克服し，円滑に学習を進めるため，多様な人々の支援を要望，獲得する一方で，女性患者に対する援助を工夫する，自己の意識を変える，同級生や他の男子学生と情報交換するといった方法を試みていた。[Ⅲ.看護への関心喚起による看護・自己・教育機関への価値づけ] この概念は，男子学生が学習過程において，看護に対する関心を高め，看護や教育機関，そして看護師を目指す自分自身を価値づけるという学習経験を表す。[Ⅳ.少数者としての利害受理] この概念は，男子学生が女性多数の環境において，少数者として自己を認識し，主張しながらも，その中で被害を受ける一方，利益も受けるという学習経験を表す。男子学生が少数者として受ける利益とは，男性患者や小児からの信頼，教員・臨床指導者・医師による女子学生とは異なる配慮や待遇であった。また，被害とは，大多数を占める女性に圧倒され，その勢力に影響を受けたり，教員や女子学生から男性役割を期待されることであった。[Ⅴ.男性としての体面の維持と失墜] この概念は，男子学生が女性多数の環境において，男性としての体面を維持しようとしたり，それを失ったりするという学習経験を表す。男子学生は，女子学生の良い評価を期待し，外見に拘ったり，男らしく振る舞ったりしていた。その反面，男子学生は，女子学生の性差を無視する行動や円滑に学習を進める女子学生からの遅れに戸惑い，落胆したり，自己の性別への過剰意識に対する教員の指摘に屈辱感を抱くといった経験をしていた。[Ⅵ.性差の克服と環境への順応] この概念は，男子学生が学習経験を重ね，適応する手段を獲得し，性差を克服することにより，徐々に女性多数の環境に順応していくという学習経験を表す。男子学生は，女子学生と

交流することに困難さを感じ，それを克服するために多様な試みをしていた。その試みとは，男子学生同士で集結する，自己の居場所を確保する，女子学生に意識的に関わることなどであった。このような試みは，女子学生との自然な交流を実現し，性差を克服した関わりを可能にしていた。[Ⅶ.看護職適性への迷いと進路の決定]この概念は，男子学生が学習過程において，看護職に対する自己の適性を疑問視したり，就業する看護領域を検討しながら進路を決定していくという学習経験を表す。

4．考察

創出された7つの概念は，男子学生が女子学生と同様の学習経験に加え，特徴的な経験として，「少数者としての利害受理」「男性としての体面の維持と失墜」「性差の克服と環境への順応」という女性多数環境における性の異なる少数者としての経験をすることを示唆した。

表　男子看護学生の学習経験

カテゴリ	コアカテゴリ
1．卒業要件充足に向けた能動的な学習進行 2．卒業要件充足に向けた受動的な学習進行 3．卒業要件充足に向けた学習状況の自己評価・他者評価の受理 4．看護師免許取得に向けた受験勉強 5．多様な学習資源の獲得による円滑な学習進行 6．卒業要件充足に向けた工作による学習進行 7．学習進行に伴う多様な人間存在と考え方の多様さの理解 8．学習進行に伴う看護の対象の理解 9．学習進行に伴う疾病回復状態の理解 10．実習進行に伴う家族関係・保育に関する現状の理解 11．学習進行に伴う看護の理解 12．学習進行に伴う看護師の理解 13．学習進行に伴う社会の看護師に対する認識の理解 14．自己の看護実践能力の未熟さの認知 15．実習進行に伴う看護実践能力の修得	Ⅰ．卒業要件充足・看護師免許取得に向けた学習進行による成果の獲得
16．卒業要件充足に向けた学習進行の難渋 17．卒業要件充足に向けた学習進行の停滞 18．性差による援助への抵抗感相違の認知 19．患者からの医師との誤認の受理 20．男子学生であることに起因する患者からの拒否への遭遇 21．男性患者からの性的感情吐露への対応困難 22．男子学生であることに起因する学習内容・環境の制約による困惑と女性患者の理解不可 23．男子学生であることに起因する学習内容・環境・課外活動・交友関係の制約 24．男子学生であることに起因する学習上の制約・障害克服に向けた他者支援の獲得と要望 25．男性であることに起因する学習上の制約・障害克服に向けた多様な試み 26．円滑な学習進行に向けた他者からの情報収集と支援獲得	Ⅱ．問題遭遇による学習進行の難渋・停滞とその克服
27．入学・学習進行に伴う学習の楽しさ・充実感の知覚 28．学習進行に伴う看護への関心喚起 29．学習進行に伴う看護への価値づけ 30．学習進行に伴う自己への価値づけ 31．学習進行に伴う教育機関への価値づけ	Ⅲ．看護への関心喚起による看護・自己・教育機関への価値づけ
32．女性多数環境における少数者としての自己認識と主張 33．学習進行に伴う男子学生であることの特典の発見と活用 34．学習進行に伴う男子学生であることの特典活用可能性への期待 35．女性多数集団所属による性差からの威圧	Ⅳ．少数者としての利害受理
36．女性多数環境における男性としての体裁の維持 37．女性多数環境における自己の性意識による男性としての体面失墜 38．女性多数環境における成人男性としての体面失墜	Ⅴ．男性としての体面の維持と失墜
39．女性多数環境への順応に向けた多様な試み 40．女性多数環境における学習経験の累積による性差の克服 41．学習進行に伴う女性多数環境への順応	Ⅵ．性差の克服と環境への順応
42．学習進行に伴う看護職・就業看護領域への適性の疑問視 43．学習進行に伴う看護師の現状理解による就業看護領域の決定 44．学習進行に伴う特定対象への関心喚起による進路の決定 45．施設の情報収集による進路の決定	Ⅶ．看護職適性への迷いと進路の決定

B 研究範囲限定化型

●研究範囲限定化型の指導とその特徴

　研究範囲限定化型とは，指導者が研究者の提示した研究課題を広範すぎると判断し，対象とする範囲を限り，定められるよう支援し，当初，提示された内容より限定した範囲に関する研究の推進を研究者との共同目標として設定するという指導である。

　研究範囲限定化型の指導は，第2段階において研究課題への意向を査定した結果，4基準のうち，3基準を概ね充足した研究課題となっていると指導者が判断した場合，展開される。この3基準とは，【基準1：研究課題と専門領域の整合性】【基準2：研究課題としての適切性（内容の明瞭性・具体性，看護学的意義）】【基準4：類似内容に関する先行研究の状況】である。しかし，研究に許された期間や研究者の能力などを考慮したとき，範囲を限定しない限り実行可能性が低く，【基準3：研究の実行可能性（範囲，方法，期間，経費，研究者の背景など）】を充足していると判断できない。

　研究範囲限定化型の指導を受ける研究者は，問題意識が明瞭であり，提示した研究課題に強い関心を持っている。また，研究課題了解型の指導を受ける研究者ほどではないが，研究開始に先立ち，かなり入念な準備をしている場合が多い。文献検討を中心に自身の研究課題への意向を明瞭にし，その研究を実現するための教育機関や指導者についても情報を収集し，選択してきている。しかし，提示した内容に関する専門的な学習が不十分であり，それが膨大であるという認識に乏しい。また，多くの場合，研究は複数の段階をたどり最終目的を達成するが，それらの理解も乏しい場合が多い。

　研究の初学者の場合，これらは極めて，自然の状況である。それは，研究の初学者の多くが，専攻した学問領域の専門的な知識や技術，また研究を遂行するために必要な知識や技術，この両者が不十分であることに起因する。研究課題の決定に向けては，授業の履修や自己学習を通し，これら両側面に関する知識や技術の修得を支援しつつ，それと並行し，研究範囲限定化型の指導を展開していく必要がある。

　指導者が研究課題の決定を急ぐあまり，研究者の学習が不十分であるにもかかわらず，指導者主導により研究の範囲を限定し，研究者も十分，理解しないまま，指導者の提案を受け入れてしまうことがある。このような場合，たとえ指導者のその提案が専門的な観点から妥当であったとしても，研究者が後に混乱することも予想される。指導者は，辛抱強く，研究者の学習の進行を待ち，研究者が研究の範囲の限定の必要性を十分理解したとき，それを共同目標としなければならない。

●研究範囲限定化型の指導事例

　研究範囲限定化型の指導事例として研究者I（図3-3）と研究者P（図3-4）を以下に例示する。

2 研究課題の決定とその指導

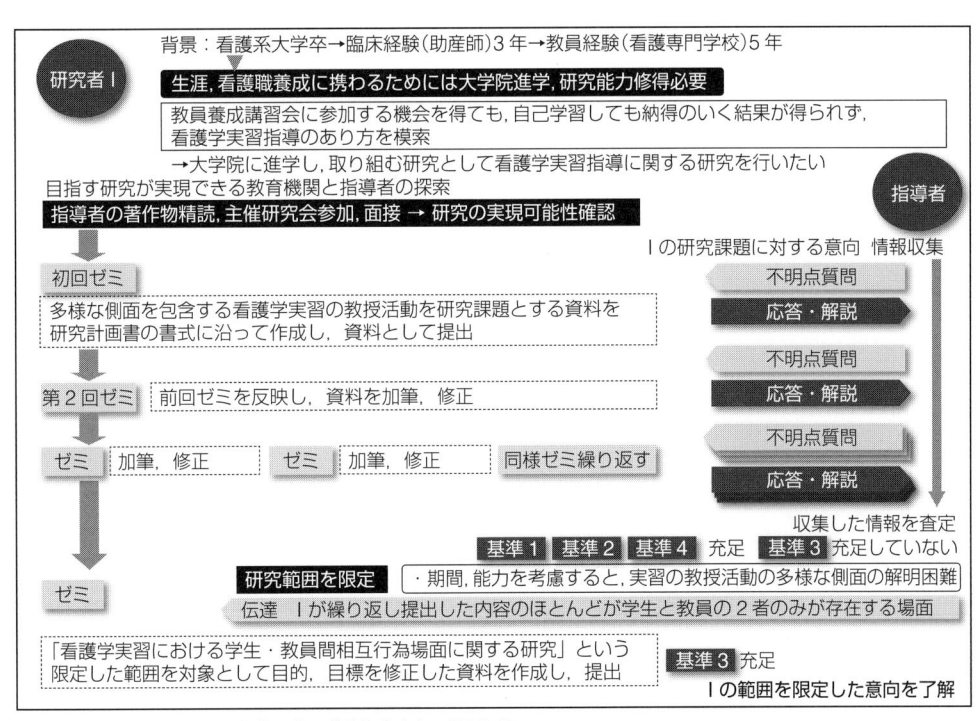

図3-3 研究範囲限定化型の指導事例―研究者 I

研究者 I
背景：看護系大学卒→臨床経験(助産師)3年→教員経験(看護専門学校)5年
- 生涯，看護職養成に携わるためには大学院進学，研究能力修得必要
- 教員養成講習会に参加する機会を得ても，自己学習しても納得のいく結果が得られず，看護学実習指導のあり方を模索
  →大学院に進学し，取り組む研究として看護学実習指導に関する研究を行いたい

目指す研究が実現できる教育機関と指導者の探索
- 指導者の著作物精読，主催研究会参加，面接 → 研究の実現可能性確認

指導者

初回ゼミ
- 多様な側面を包含する看護学実習の教授活動を研究課題とする資料を研究計画書の書式に沿って作成し，資料として提出

第2回ゼミ：前回ゼミを反映し，資料を加筆，修正

ゼミ：加筆，修正　ゼミ：加筆，修正　同様ゼミ繰り返す

Iの研究課題に対する意向　情報収集
- 不明点質問
- 応答・解説
- 不明点質問
- 応答・解説
- 不明点質問
- 応答・解説

収集した情報を査定
- 基準1　基準2　基準4　充足　基準3　充足していない
- 研究範囲を限定　・期間，能力を考慮すると，実習の教授活動の多様な側面の解明困難
- 伝達　Iが繰り返し提出した内容のほとんどが学生と教員の2者のみが存在する場面

ゼミ
- 「看護学実習における学生・教員間相互行為場面に関する研究」という限定した範囲を対象として目的，目標を修正した資料を作成し，提出
- 基準3　充足
- Iの範囲を限定した意向を了解

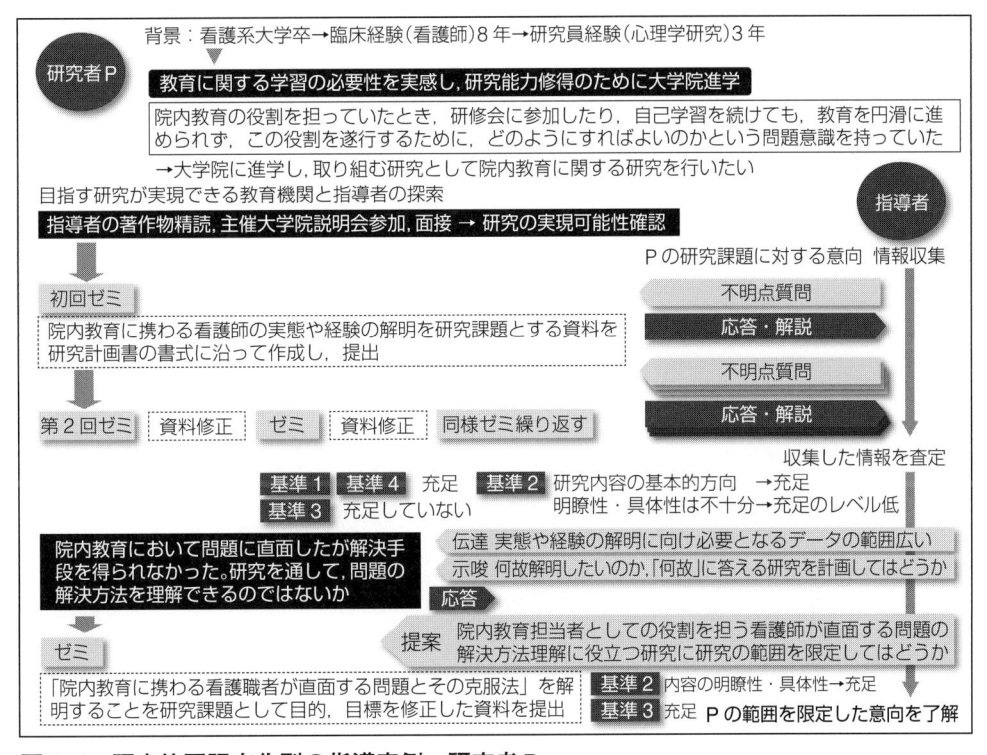

図3-4 研究範囲限定化型の指導事例―研究者 P

研究者 P
背景：看護系大学卒→臨床経験(看護師)8年→研究員経験(心理学研究)3年
- 教育に関する学習の必要性を実感し，研究能力修得のために大学院進学
- 院内教育の役割を担っていたとき，研修会に参加したり，自己学習を続けても，教育を円滑に進められず，この役割を遂行するために，どのようにすればよいのかという問題意識を持っていた
  →大学院に進学し，取り組む研究として院内教育に関する研究を行いたい

目指す研究が実現できる教育機関と指導者の探索
- 指導者の著作物精読，主催大学院説明会参加，面接 → 研究の実現可能性確認

指導者

初回ゼミ
- 院内教育に携わる看護師の実態や経験の解明を研究課題とする資料を研究計画書の書式に沿って作成し，提出

第2回ゼミ：資料修正　ゼミ：資料修正　同様ゼミ繰り返す

Pの研究課題に対する意向　情報収集
- 不明点質問
- 応答・解説
- 不明点質問
- 応答・解説

収集した情報を査定
- 基準1　基準4　充足　基準2　研究内容の基本的方向　→充足
- 基準3　充足していない　明瞭性・具体性は不十分→充足のレベル低

- 院内教育において問題に直面したが解決手段を得られなかった。研究を通して，問題の解決方法を理解できるのではないか
- 伝達　実態や経験の解明に向け必要となるデータの範囲広い
- 示唆　何故解明したいのか，「何故」に答える研究を計画してはどうか
- 応答
- 提案　院内教育担当者としての役割を担う看護師が直面する問題の解決方法理解に役立つ研究に研究の範囲を限定してはどうか

ゼミ
- 「院内教育に携わる看護職者が直面する問題とその克服法」を解明することを研究課題として目的，目標を修正した資料を提出
- 基準2　内容の明瞭性・具体性→充足
- 基準3　充足　Pの範囲を限定した意向を了解

＜研究者Ⅰの場合＞

　研究者Ⅰは，看護系大学卒業後，病院に就業する助産師として3年，その後，看護専門学校の教員として5年の経験を累積していた。その過程を通して，生涯，看護職養成教育に携わるためには，大学院に進学し，専門的知識や研究能力を修得する必要があると考えた。また，大学院に進学し，取り組む研究として看護学実習指導に関する研究を行いたいと考えた。それは，Ⅰが教員養成講習会に参加する機会を得ても，自己学習しても十分，納得のいく結果が得られず，看護学実習指導のあり方を模索していたことに起因していた。

　そこで，Ⅰは，文献を頼りに目指す研究を実現できる教育機関と指導者を探した。また，その指導者の著作物を精読するとともに，その指導者が主催する研究会にも参加したり，面接を受けたりして，研究の実現可能性を十分確認した後，受験し，入学した。

　入学後，Ⅰは，多様な側面を包含する看護学実習の教授活動を研究課題とする資料を研究計画書の書式に沿って作成し，ゼミの資料として提出し，初回ゼミに参加した。指導者は，その資料に基づき不明点を質問したり，詳細を知りたいと感じた点に解説を求めたりした。それを受け，Ⅰは資料を加筆，修正し，それを提出しゼミに臨むという状況を数回，繰り返した。

　指導者は，その過程を通して収集した情報を4基準に基づき査定した。その結果，4基準のうち，【基準1：研究課題と専門領域の整合性】【基準2：研究課題としての適切性（内容の明瞭性・具体性，看護学的意義）】【基準4：類似内容に関する先行研究の状況】の3基準は充足しているものの，【基準3：研究の実行可能性（範囲，方法，期間，経費，研究者の背景など）】を充足できていないと判断した。それは，看護学実習の教授活動が多岐にわたり，修士課程という限られた期間や研究者の能力を考慮したとき，看護学実習の教授活動の多様な側面の解明が困難だと判断したことに起因する。

　しかし，同時に，指導者は，その過程を通して，Ⅰが学生の看護実践前後の指導場面に強い関心を抱いていることを理解した。教員が看護学実習中，教授活動を展開する場面は，大きく2つに大別され，第1は，学生，クライエント，教員の3者が存在する場面，第2は，学生と教員の2者のみが存在する場面である。このうち，前者の重要性もさることながら，クライエントを面前とした指導には限界があるため，看護実践前後の指導もそれと同等に重要である。Ⅰが繰り返し提出してきた研究計画書の内容は，前者に該当する場合もあったが，ほとんどが後者に包含された。

　そこで，指導者はⅠにそれを伝え，Ⅰも看護学実習のうち，特に学生と教員の2者のみが存在する場面，すなわち，学生と教員2者間相互行為場面に強い問題意識と興味を持つことに気づいた。その結果，Ⅰは「看護学実習における学生・教員間相互行為場面に関する研究」という限定した範囲を対象として目的，目標を修正した資料を作成し，ゼミ資料として提出した。

　指導者は，その過程を通して収集した情報を4基準に基づき査定した。その結果，Ⅰの意向が範囲を限定したことによって，【基準3】も充足したと判断した。

　さらなる文献検討は必要であったが，このような査定結果に基づき，指導者はⅠの意向を了解した。そして，「看護学実習における学生・教員間相互行為場面における教授活動」を明らかにするために，詳細に文献を検討し，それに関連する研究の状況を明瞭にし，探求のレベルを決定し，方法論を探索していくという共同目標を設定した。

<研究者Pの場合>

　研究者Pは，看護系大学卒業後，病院に就業する看護師として8年，その後，心理学研究の研究員として3年の経験を累積していた。病院に就業する看護師であったとき，院内教育の担当者としての役割を担っていた。その過程を通して，教育に関する学習の不足と必要性を実感し，この役割を担う能力を修得するために大学院への進学を目指した。また，大学院に進学し，院内教育に関する研究に取り組みたいと考えた。それは，Pが院内教育の役割を担っていたとき，研修会に参加したり，自己学習を続けても，教育を円滑に進められず，この役割を遂行するために，どのようにすればよいのかという問題意識を持っていたことに起因する。

　そこで，Pは，文献を頼りに目指す研究を実現できる教育機関と指導者を探した。また，その指導者の著作物を精読するとともに，大学院説明会に参加し，指導者である教授に面接を受け，研究の実現可能性を十分確認した上，受験し，入学した。

　入学後，Pは，院内教育に携わる看護師の実態や経験の解明を研究課題とする資料を研究計画書の書式に沿って作成し，提出し，初回のゼミに臨んだ。指導者は，資料に基づき不明点を質問したり，詳細を知りたいと感じた点に解説を求めたりした。Pがそれを受け，資料を修正し，ゼミ資料として提出し，指導者は，それに基づき質問したり，発問し理解を深めるという相互行為を数回，反復した。

　指導者は，その過程を通して収集した情報を4基準に基づき査定した。その結果，4基準のうち，【基準1：研究課題と専門領域の整合性】【基準4：類似内容に関する先行研究の状況】の2基準は充足していると判断した。また，内容の明瞭性・具体性は不十分であるが，院内教育を対象として研究をするという基本的方向は，【基準2：研究課題としての適切性（内容の明瞭性・具体性，看護学的意義）】も充足していると判断した。それは，現在，ほとんどの病院が就業する看護師に教育を提供しており，そこには多様な問題もあるにも関わらず，研究としては初期的段階にあることに起因する。

　しかし，教育に携わる看護師の実態や経験の解明に向け必要となるデータの範囲が広すぎて，【基準3：研究の実行可能性（範囲，方法，期間，経費，研究者の背景など）】を充足できていないと判断した。また，解明の意義が明瞭でなく，院内教育そのものは，研究課題として適切であるが，解明の意義を明瞭にしない限り，院内教育の何を解明するのかを明瞭かつ具体的にできない，すなわち【基準2】の充足のレベルが低すぎると判断した。

　そこで，指導者はPにその査定結果を伝え，何故，院内教育に携わる看護師の実態や経験を解明したいのか明確にし，「何故」に答える研究を計画してはどうかと示唆した。すると，Pは，「院内教育に携わっていたとき，多様な問題に直面したがそれを解決する手段を得ることができず，教育に携わる看護師の実態や経験を明らかにすることを通して，問題を解決する方法を理解できるのではないか」と答えた。指導者は，Pの応答を聞いて，「院内教育に携わる看護師が直面する問題の解決方法を理解することに役立つ研究に研究の範囲を限定してはどうか」と提案し，Pもそれこそが問題意識に直結する研究であることに気づいた。

　この過程を通して，Pは「院内教育に携わる看護職者が直面する問題とその克服法」を解明することを研究課題として目的，目標を修正した資料を提出し，ゼミに参加した。指導者は，その資料を読み，研究の範囲が限定されたことによって，充足のレベルが低かった【基準2】，そして充足できていなかった【基準3】も充足できたと判断した。

　さらなる文献検討は必要であったが，このような査定結果に基づき，指導者は研究者Pの意向を了解した。そして，「院内教育に携わる看護職者が直面する問題とその克服法」を明らかにするために，詳細に文献を検討し，それに関連する研究の状況を明瞭にし，探求のレベルを決定し，方法論を探索していくという共同目標を設定した。

研究者Ⅰへの指導は，典型的な研究範囲限定化型である。指導者は，4基準のうち，【基準1：研究課題と専門領域の整合性の有無】【基準2：研究課題としての適切性（内容の明瞭性・具体性，看護学的意義）】【基準4：類似内容に関する先行研究の状況】の3基準を概ね充足していると判断している。しかし，研究に許された期間や研究者の能力などを考慮したとき，範囲を限定しない限り実行可能性が低く，【基準3：研究の実行可能性（範囲，方法，期間，経費，研究者の背景など）】を充足できていないと判断し，範囲を限定できるよう指導を展開している。

一方，研究者Pへの指導は，研究範囲限定化型ではあるが，研究者Ⅰのそれとは少し異なる。それは，研究課題の基本的な方向性としては【基準2：研究課題としての適切性（内容の明瞭性・具体性，看護学的意義）】を充足しているが，内容の明瞭性・具体性，看護学的意義の観点から見たとき充足のレベルが低いと判断した。そのことが，【基準3：研究の実行可能性（範囲，方法，期間，経費，研究者の背景など）】を充足できていない原因ともなっており，範囲を限定できるよう指導を展開している。

研究範囲限定化型の指導の典型例として，研究者Ⅰの同意を得て，その修士論文となった研究[6]の要約を紹介する。研究者Ⅰは，博士前期課程修了後，博士後期課程に進学し，看護学実習のカンファレンスにおける教授活動[7]を解明した。その後も，看護学実習に関する研究[8]を継続している。

実習目標達成に向けた教員の行動に関する研究
－看護学実習における学生との相互行為場面に焦点を当てて

1．研究目的
　看護学実習における学生と教員の二者間相互行為場面の教員行動を看護教育学的視点から表す概念を創出し，教員行動の総体から教授活動の特徴について考察する。

2．研究方法
　研究方法論には，看護概念創出法を適用した。対象は，研究協力に同意した看護系短期大学の基礎看護学実習を担当する教員4名と学生11名であった。これらの学生と教員の相互行為場面を参加観察（非参加型）し，データを収集した。分析は，実習目標達成という持続比較のための問いをかけ，持続比較分析によりコード化，カテゴリ化を行った。研究の信用性は，データ・分析結果の公開と看護学実習に精通し，研究方法論を熟知した複数の研究者からのスーパービジョンにより確保した。

3．結果
　参加観察した全33データのうち，異なる性質を持つ17データ，56の相互行為場面における教員の行動を分析した結果，381コードを抽出し，69サブカテゴリ，35カテゴリを形成した。これらから，学生との相互行為場面における教員の行動を表す8つの概念を創出した（表）。以下，＜　＞は創出した概念を示す。
　＜教材・教授技術の活用による看護，問題解決・学習方法の理解促進＞　この概念は，実習目標達成を目指し，教員が教材や教授技術を活用して，看護や問題解決・学習方法に関する学生の理解を促進するという行動を表す。教員は，学生が展開した看護場面，学生・教員の生活体験，実習要項等の教材や，発問・説明・演示等の教授技術を活用して，看護に対する学生の理解を促進するとともに，学生が自己の問題を主体的に発見し解決できるように問題解決の方法や学習方法に対する理解も促していた。
　＜実習状況査定による目標達成度の評価と伝達＞　この概念は，教員が学生の実習進行状況と実習目標の達成度を査定するとともに，その結果を学生に伝えるという行動を表す。教員は，学生の既習知識の定着度や対象・個別的援助方法の理解状況，学習態度の適切性を実習目標に照合して評価し，目標の達成度を学生に明示していた。

＜問題の未然防止と解決への支援＞　この概念は，教員が学生の行動や記録物の査定を通して，学生が遭遇する様々な問題を予測し，その発生を未然に防止したり，解決に向けて支援するという行動を表す。教員は，学生の看護実践により患者に生じる弊害や，学生の心理的・身体的危険を予測し未然に防止したり，学生が問題に遭遇した場合には，解決の方向性の提示や行動の修正，補足等を行い学生を支援していた。

＜実習計画推進のための教授技術駆使と病棟状況変化による実習計画変更＞　この概念は，教員が多様な教授技術を使いながら学生の実習計画を推進する一方で，流動的な病棟状況の変化に応じて，実習計画を変更するという行動を表す。教員は，病棟の環境に圧倒されたり，思考が停滞して実習計画を遂行できなくなっている学生に対して，視線の合致，接近，身体接触等の様々な教授技術を活用しながら実習計画を推進する一方で，病棟の業務や患者の状況の変化に応じて実習計画を変更していた。

＜学生心情の受容と共感＞　この概念は，教員が実習進行に伴う学生の感情や思いを受けとめ，共感するという行動を表す。教員は，患者との関係や学習成果の報告に伴う学生のうれしさや後悔，問題解決に伴う喜び等を受けとめたり共感していた。

＜複数学生個別指導のための好機・適所の探索・確保＞　この概念は，担当する複数の学生を個別に指導することを目的とし，教員が適切な指導の時期や場所を探し，確保している行動を表す。教員は，個々の学生の実習進行状況を把握するために学生を探し，その状況に適した指導の時期や指導が可能な場所を選択し，確保していた。

＜医療現場への配慮を伴うスタッフへの支援要請と獲得＞　この概念は，教員が学生の問題解決に向けて，医療現場に配慮しながらスタッフに支援を求め獲得するという行動を表す。教員は，患者に関する不足情報の提供や，学生が必要とする物品の調達等をスタッフに要請する一方で，病棟の業務を妨害しないように配慮していた。

＜効果確認による指導の評価と修正＞　この概念は，教員が実習目標達成を目指し，指導の効果を確認し指導を自己評価すると共に，その評価結果に基づき指導内容や方法を修正するという行動を表す。教員は，学生の理解状況を把握したり，行動を観察することにより，指導の効果を確認しながら自己の指導を査定し，修正していた。

4．考察

8つの概念が明らかにした教員行動の総体は，二者間相互行為場面において，教員が学生・患者との三者間相互行為場面と共通する教授活動を展開することを示した。また，二者間相互行為場面における特徴的な教授活動として，教員が患者の面前では実施不可能な＜実習状況査定による目標達成度の評価と伝達＞＜学生心情の受容と共感＞という概念や，＜複数学生個別指導のための好機・適所の探索・確保＞という概念で表わされる行動を示すことを明らかにした。

表　学生との相互行為場面における教員行動

カテゴリ	コアカテゴリ
1．既習学習内容活用による看護の対象・方法・本質の理解促進 2．既知看護現象活用による援助方法・記録への理解促進 3．実習成果活用による実施看護・看護方法の理解強化と拡大 4．生活体験活用による看護の対象・方法の理解促進 5．実習教材活用による学習方法の理解促進 6．教授技術活用による問題の主体的発見と未習得部分理解の促進 7．発問・指摘の反復による改善・理解不可部分の修正 8．指導意図提示による学習課題・問題解決方法の理解促進	教材・教授技術の活用による看護，問題解決・学習方法の理解促進
9．実習状況査定による目標達成度の評価と伝達 10．学生発言・行動の査定による既習知識習得の承認 11．学生発言の査定による患者状態・援助方法の理解の承認 12．学生発言・行動の査定による学習態度の適切性の承認	実習状況査定による目標達成度の評価と伝達
13．行動観察による問題発生の予測と未然防止 14．問題発生の予測による問題原因の指摘と行動誘導 15．行動観察・記録査定による問題の発見・指摘と解決の方向性提示 16．実習進行混乱発見による学生行動の軌道修正 17．学習環境・学習状況の把握による欠落部分の補足と行動指示 18．学生との共同・学生の代行による問題解決	問題の未然防止と解決への支援
19．教授技術転換による実習計画の推進 20．複数実習目標設定下での特定目標達成による指導内容の移行 21．医療現場での実習進行による計画的指導遂行難渋 22．病棟・患者状況の変化に伴う指導困難・断念	実習計画推進のための教授技術駆使と病棟状況変化による実習計画変更
23．学習成果報告受理による学生心情の受容と共感 24．問題解決による学生心情への共感	学生心情の受容と共感

(つづく)

(つづき)

25. 学生の探索・移動による学生指導・支援と個別実習進行状況の把握 26. 複数学生担当に伴う指導対象の移行 27. 指導開始に向けた好機の査定と待機 28. 指導開始に向けた適切な指導場所と位置の決定 29. 個別学生状況の確認・注意による実習一斉開始・終了	複数学生個別指導のための好機・適所の探索・確保
30. 問題解決に向けた看護スタッフの支援要請獲得・調整 31. 支援要請受理による問題解決の代行と知識・情報の提供 32. 医療現場での実習進行によるスタッフ感情侵害・病棟業務・患者生活妨害への配慮	医療現場への配慮を伴うスタッフへの支援要請と獲得
33. 指導効果確認による指導内容の自己評価と修正 34. 質問・学生発言の傾聴による行動・思考の理解 35. 指導間隙時間活用による学生と患者の理解	効果確認による指導の評価と修正

C 研究課題探索型

●研究課題探索型の指導とその特徴

　研究課題探索型とは，指導者が現象として提示された研究課題を理論や既存の知識に照らして分析したり，現象の詳細を文章化したりして，現象の中に潜む研究課題を探索するように研究者を支援し，探索できた内容に関する研究の推進を研究者との共同目標として設定するという指導である。

　研究課題探索型の指導を受ける研究者は，研究課題了解型や研究範囲限定化型の指導を受ける研究者より準備状態が整っていない場合が多く，提示した現象の何がどのように問題であるのかを十分に説明できない場合も多い。しかし，その現象に対しては強く執着している。しかも，その執着心は実体験を伴っているため，現象の分析や詳細な文章化を通して探索された研究課題は，独創性，個別性があり，看護学的な意義も申し分のない場合が多い。

　研究課題探索型の指導により研究課題を決定する過程は，研究者のみならず指導者にとっても極めてダイナミックな展開となる。それは，研究者の実体験の中から生まれ，しかも現象としてしか存在しない内容がゼミを重ねるにつれ，そこに潜む重要な問題が浮き彫りになり，それが研究課題として理路整然と論述されていくことに起因する。このようにして，研究課題が探索されたとき，研究者はその研究課題に強くコミットし，その発展がライフワークにつながることもある。

●研究課題探索型の指導事例

　研究課題探索型の指導事例として研究者L（**図3-5**）と研究者J（**図3-6**）を以下に例示する。

2　研究課題の決定とその指導　　95

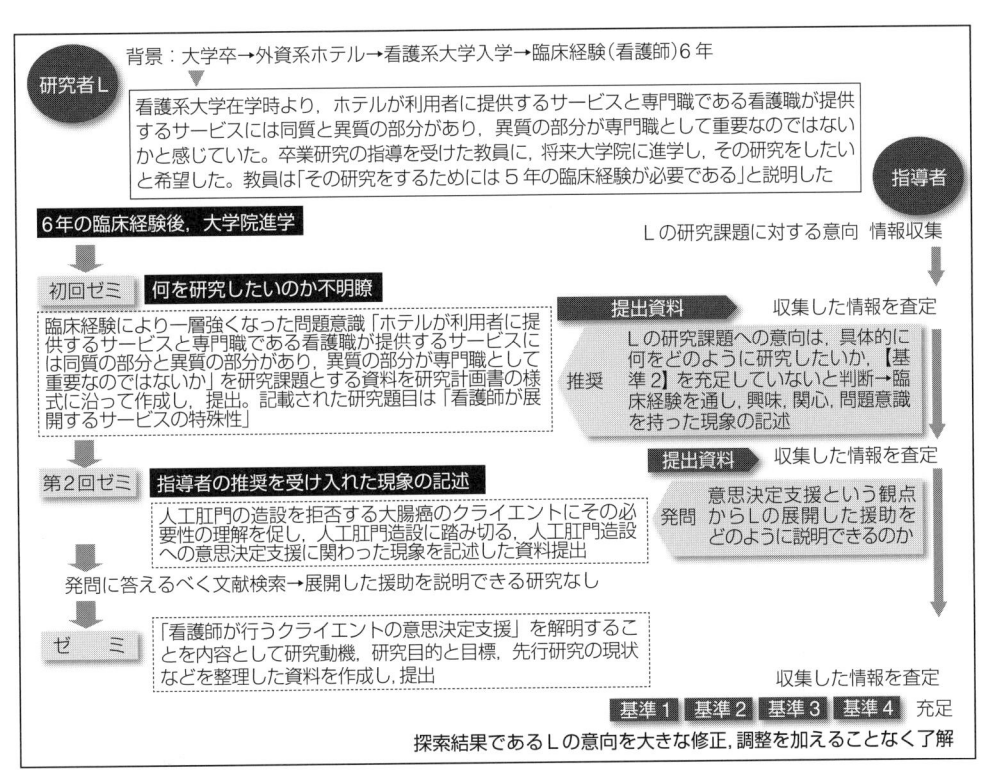

図 3-5　研究課題探索型の指導事例—研究者 L

研究者L　背景：大学卒→外資系ホテル→看護系大学入学→臨床経験（看護師）6年

看護系大学在学時より，ホテルが利用者に提供するサービスと専門職である看護職が提供するサービスには同質と異質の部分があり，異質の部分が専門職として重要なのではないかと感じていた。卒業研究の指導を受けた教員に，将来大学院に進学し，その研究をしたいと希望した。教員は「その研究をするためには5年の臨床経験が必要である」と説明した

6年の臨床経験後，大学院進学

初回ゼミ　何を研究したいのか不明瞭

臨床経験により一層強くなった問題意識「ホテルが利用者に提供するサービスと専門職である看護職が提供するサービスには同質の部分と異質の部分があり，異質の部分が専門職として重要なのではないか」を研究課題とする資料を研究計画書の様式に沿って作成し，提出。記載された研究題目は「看護師が展開するサービスの特殊性」

第2回ゼミ　指導者の推奨を受け入れた現象の記述

人工肛門の造設を拒否する大腸癌のクライエントにその必要性の理解を促し，人工肛門造設に踏み切る。人工肛門造設への意思決定支援に関わった現象を記述した資料提出

発問に答えるべく文献検索→展開した援助を説明できる研究なし

ゼミ　「看護師が行うクライエントの意思決定支援」を解明することを内容として研究動機，研究目的と目標，先行研究の現状などを整理した資料を作成し，提出

指導者　Lの研究課題に対する意向　情報収集

提出資料　収集した情報を査定

推奨　Lの研究課題への意向は，具体的に何をどのように研究したいか，【基準2】を充足していないと判断→臨床経験を通し，興味，関心，問題意識を持った現象の記述

提出資料　収集した情報を査定

発問　意思決定支援という観点からLの展開した援助をどのように説明できるのか

収集した情報を査定

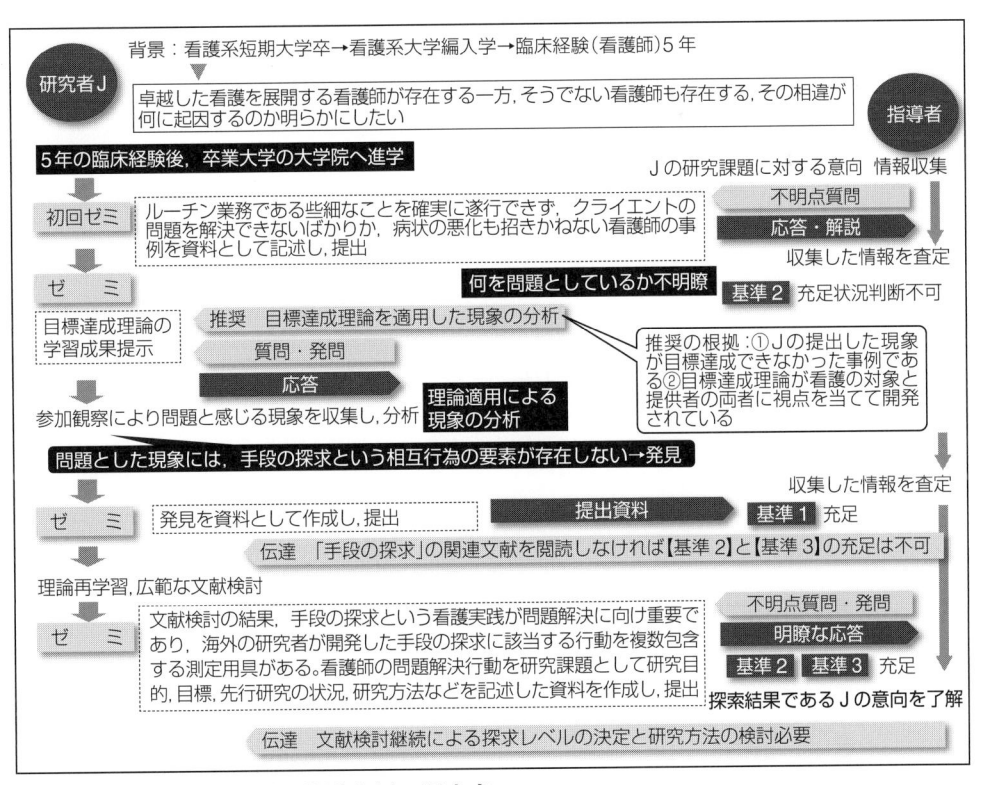

【基準1】【基準2】【基準3】【基準4】充足

探索結果であるLの意向を大きな修正，調整を加えることなく了解

図 3-6　研究課題探索型の指導事例—研究者 J

研究者J　背景：看護系短期大学卒→看護系大学編入学→臨床経験（看護師）5年

卓越した看護を展開する看護師が存在する一方，そうでない看護師も存在する，その相違が何に起因するのか明らかにしたい

5年の臨床経験後，卒業大学の大学院へ進学

初回ゼミ　ルーチン業務である些細なことを確実に遂行できず，クライエントの問題を解決できないばかりか，病状の悪化も招きかねない看護師の事例を資料として記述し，提出

ゼミ　目標達成理論の学習成果提示

推奨　目標達成理論を適用した現象の分析
質問・発問
応答
理論適用による現象の分析

参加観察により問題と感じる現象を収集し，分析

問題とした現象には，手段の探求という相互行為の要素が存在しない→発見

ゼミ　発見を資料として作成し，提出

理論再学習，広範な文献検討

ゼミ　文献検討の結果，手段の探求という看護実践が問題解決に向け重要であり，海外の研究者が開発した手段の探求に該当する行動を複数包含する測定用具がある。看護師の問題解決行動を研究課題として研究目的，目標，先行研究の状況，研究方法などを記述した資料を作成し，提出

指導者　Jの研究課題に対する意向　情報収集
不明点質問
応答・解説
収集した情報を査定

何を問題としているか不明瞭　【基準2】充足状況判断不可

推奨の根拠：①Jの提出した現象が目標達成できなかった事例である②目標達成理論が看護の対象と提供者の両者に視点を当てて開発されている

収集した情報を査定
提出資料　【基準1】充足
伝達　「手段の探求」の関連文献を閲読しなければ【基準2】と【基準3】の充足は不可

不明点質問・発問
明瞭な応答
【基準2】【基準3】充足
探索結果であるJの意向を了解

伝達　文献検討継続による探求レベルの決定と研究方法の検討必要

＜研究者Lの場合＞

　研究者Lは，一般の大学を卒業後，外資系のホテルに就業し，その後，看護職への転職を目指し看護系大学に入学した。卒業後，病院に就業する看護師として6年の経験を累積した。Lは看護系大学在学時より，ホテルが利用者に提供するサービスと専門職である看護職が提供するサービスには同質の部分と異質の部分があることを感じていた。そして，異質の部分が専門職として重要なのではないかと感じていた。

　卒業を直前に控え，卒業研究の指導を受けた教員に，将来，大学院に進学し，その研究をしたいと希望した。すると，教員は，「その研究をするためには5年の臨床経験が必要である」と説明した。それを受け，Lは病院に就業し，看護師として6年の経験を累積し，大学院に進学した。

　Lは，入学後，大学在学時から抱き続け，病院に就業する看護師としてもより一層強くなった問題意識「ホテルが利用者に提供するサービスと専門職である看護職が提供するサービスには同質の部分と異質の部分があり，異質の部分が専門職として重要なのではないか」を研究課題とする資料を研究計画書の様式に沿って作成し，それを提出し，初回のゼミに臨んだ。資料に記載された研究題目は「看護師が展開するサービスの特殊性」であった。

　指導者は，それを読み，Lが6年前と同様の問題意識を持ち続けていることを理解した。しかし，Lの研究課題への意向は，具体的に何をどのように研究したいのか，すなわち，**【基準2：研究課題としての適切性（内容の明瞭性・具体性，看護学的意義）】**を充足していないと判断した。その一方，指導者は，既に中堅看護師となっているLが6年前からの問題意識を反映し，かつ，6年の看護実践を活かした研究課題へと発展できるのではないかと考えた。また，指導者は，用語「サービス」を「人のためにつくすこと」と広義にとらえたとき，看護師の提供する看護はサービスに包含できることを確認した。そこで，Lに「サービス」という用語に包含されるか否かにあまりこだわらず，看護師が展開する特殊な支援やサービスとしてどのようなことがあるか，そのうち，6年間の看護師としての経験を通して，どのようなことに興味，関心，もしくは問題意識を持ったか，それに該当する現象の記述を推奨した。

　それを受け，Lは，第2回のゼミ資料として，人工肛門の造設を拒否する大腸癌のクライエントにその必要性の理解を促し，人工肛門造設に踏み切る，すなわち，人工肛門造設への意思決定支援に関わった現象を提示した。そして，その資料の作成を通して，Lは，看護職が健康の維持，増進，または延命という観点から，クライエントにとっては好ましいと思えないことであっても，それを受け入れるよう支援しなければならないことが多々あることを再確認した。提示した事例も当初，拒否していた人工肛門造設をLの発言を通して，了解するに至った。そのときのLは，事実ではあるが厳しい発言をしており，その発言なくしてクライエントは人工肛門造設に向けて意思決定できなかった。指導者は，これらに気づいたLに，意思決定支援という観点からLの展開した援助をみると，どのように説明できるのかを発問した。

　その後，Lは，指導者の発問に答えるべく文献を検索したが，意思決定支援の研究の多くが事例研究にとどまっており，Lの展開した援助を説明できる研究は行われていなかった。このような経緯を経てLは，「看護師が行うクライエントの意思決定支援」を解明することを内容として研究動機，研究目的と目標，先行研究の現状などを整理した資料を作成し，ゼミに臨んだ。

　指導者は，その過程を通して収集した情報を4基準に基づき査定した。その結果，Lの意向がその領域の中に包含され，研究課題としても明瞭かつ具体性があり，看護学的意義もあると判断した。また，約20か月後には修士論文提出の時期を迎えるが，順調に進めば，目標達成は可能であると判断した。さらに，Lは6年の看護実践経験を持ち，その経験を通し

て，多くのクライエントの意思決定支援に関わるとともに，同僚や先輩，後輩看護師が展開する意思決定支援の現状も実見しており，それらを客観的に理解できる能力を持つと判断した。

さらなる文献検討は必要であったが，このような査定結果に基づき，指導者はLの意向を大きく修正したり，調整を加えることなく了解した。そして，「看護師が行うクライエントの意思決定支援」を明らかにするために，詳細に文献を検討し，それに関連する研究の状況を明瞭にし，探求のレベルを決定し，方法論を探索していくという共同目標を設定した。

＜研究者Jの場合＞

研究者Jは，看護系短期大学卒業後，看護系大学に編入学し，卒業後，そのまま大学院に進学することも考慮した。しかし，考慮した結果，看護師として病院に就業した後，大学院に進学することにし，病院に就業する看護師として5年の経験を累積した。その5年間は，Jにとって多様な看護師との出会いの場になり，卓越した看護を展開する看護師が存在する一方，そうでない看護師も存在することを知った。Jは，後者に該当する看護師の存在に強い問題意識を持ち，その相違が何に起因するのかを明らかにしたいと考え，大学院に進学した。

Jは，入学後，ルーチン業務である些細なことを確実に遂行できず，クライエントの問題を解決できないばかりか，病状の悪化も招きかねない看護師の事例を資料として記述し，ゼミに臨んだ。指導者はその資料に基づき，不明点を質問したり，詳細を知りたいと感じた点に解説を求めたりした。しかし，指導者は，その過程を通して収集した情報を査定した結果，Jが何を問題としているのかが明瞭ではなく，【基準2：研究課題としての適切性（内容の明瞭性・具体性，看護学的意義）】の充足状況を判断できなかった。

そこで，指導者は，目標達成理論[9]を適用し，それに類似する複数の現象を分析することを推奨した。推奨の根拠は，Jの提示した現象が看護の目標を達成できなかった事例であるとともに，目標達成理論が看護の対象とともに看護の提供者にも視点を当て開発されていることにあった。

Jは，それを受け，目標達成理論を学習した。また，目標達成理論に関する学習成果もゼミに提示し，指導者の意見を聴取したり，質問や発問への応答を通し，理解を深めた。また，目標達成理論の理解に基づき，Jが問題であると感じる現象を参加観察により収集し，それをデータとして目標達成理論を適用し，分析した。

その結果，Jは，問題であると感じる現象の共通性を発見した。それは，問題であると感じる現象の中に目標を達成できるまで反復して様々な手段を試行するという要素が存在しないという共通性である。目標達成理論は，目標を達成するためにクライエントと看護師の相互行為の中に「行為」「対応」「障害」「共同目標の設定」「手段の探求」「手段への同意」の6要素が必要であるとしている。Jは，問題とした現象の中に，いずれも「手段の探求」という相互行為の要素が存在しないことを発見した。

Jは，この発見を資料として作成し，ゼミに臨んだ。指導者はそれを読み，「手段の探求」がクライエントの目標を達成していくために重要であり，これを内容とする研究であるならば【基準1：研究内容と専門領域の整合性】を充足すると判断した。しかし，「手段の探求」という相互行為の要素に関し，さらに関連文献を閲読していかなければ，【基準2：研究課題としての適切性（内容の明瞭性・具体性，看護学的意義）】【基準3：研究の実行可能性（範囲，方法，期間，経費，研究者の背景など）】を充足できないと判断し，Jにそれを伝えた。

それを受け，Jは目標達成理論の再学習とともに，広範な文献検討の結果，手段の探求と

> いう看護実践が問題解決に向け重要であり，海外の研究者が開発したProblem Solving
> Inventoryが手段の探求に該当する行動を複数包含する測定用具として開発されていること
> を確認した。そこで，Jは，看護師の問題解決行動を研究課題として研究目的，目標，先行
> 研究の状況，研究方法などを記述した資料を作成し，ゼミに臨んだ。
> 　指導者は，その資料を読み，不明点について発問したり，Jの明瞭な応答を聴取する過程
> を通して，【基準2】を充足できると判断した。また，その研究課題はJの問題意識を十分，
> 反映しており，5年の看護実践経験を持つJであるならば，研究を通し明らかになった事実
> を客観的に受け止め解釈でき，【基準3】を充足できると判断した。
> 　しかし，指導者は，看護師の問題解決行動に関する研究が相当数，行われていることを
> 知っていた。そのため，さらなる文献検討の継続を通して，探求のレベルや研究方法の検討
> が必要であると考え，それを伝えた。Jはそれを受け，問題解決行動に関する研究の文献検
> 討を継続した結果，測定用具として信頼性と妥当性を確保したProblem Solving Inventory
> の日本語版を開発し，それを使用して看護師の問題解決行動と特性の関連を明らかにする計
> 画を立案した。

　研究者Lへの指導は，研究者が関心を持つ現象を詳細に文章化し，その現象の中に潜む研究課題の探索を支援している。その際，クライエントの意思決定という既存の知識を用いている。一方，研究者Jへの指導は，研究者が関心を持つ現象を詳細に文章化し，それを理論を用いて分析し，さらに分析結果を問題解決行動という既存の概念に結びつけている。両者は，実体験に基づく強い関心もしくは問題意識を持つという共通点を持ち，その関心もしくは問題意識を研究課題に反映できている。

　研究課題探索型の指導を展開するとき，他の指導と同等，もしくはそれ以上に，指導対象となる研究者の関心もしくは問題意識の表出を促し，傾聴することが重要となる。特に研究の初学者の場合，研究の遂行に必要な専門的知識を持たないため，「こんなことは研究できない」と判断し，表出しないことも多い。また，表出しても指導者がそれを聞き逃してしまった場合，研究課題にならない可能性もある。

　同時に，指導者が豊富な知識や理論を蓄積し，それに基づく見識を備える必要もある。また，査定基準を使用し，その現象が研究に値すると判断したとき，それが指導者にとって未知の領域であっても研究者とともに指導者もその領域に踏み出す勇気と決断力が必要である。

　研究課題探索型の指導の典型例として，研究者Jの同意を得て，その修士論文となった研究[10]の要約を紹介する。研究者Jは，博士前期課程修了後，博士後期課程に進学し，看護職者の問題解決行動に関する研究[11]を実施した。

臨床看護師の特性と問題解決行動の関係

1. 研究目的
　問題解決行動は，21世紀に向かって期待される看護職者が有する条件のひとつであり，看護基礎教育課程において修得すべき重要な能力でもある。このような看護師の問題解決行動に関しては，いくつかの研究が存在したが，看護師の問題解決行動そのものの実態を具体的に調査し，どのような看護師が質の高い問題解決行動を展開しているのかを明らかにした研究は存在しなかった。したがって本研究は，質の高い問題解決行動を展開する看護師を養成するための基礎資料とするために，看護師の問題解決行動の実態とそれに関わる看護師の特性を明らかにすることを目的として行う。

2. 研究方法
1) 研究対象：全国の一般病院に勤務する看護師のうち，無作為抽出した看護師680名
2) 調査期間：1995年8月20日〜9月30日
3) 測定用具：看護師の問題解決行動の質を測定するために，人間の問題解決への態度や行動を測定するスケールであるProblem-Solving Inventory（PSI）と，看護師の仕事に対する満足度を測定するためのスケールである「病院勤務の看護婦を対象にした職業に対する満足度」，看護師の特性を測定するための自作質問紙の3種類を用いた。PSIは，32項目から成る6段階尺度であり，得点が低いほど問題解決行動の質が高いことを示し，3つの下位尺度により構成されている。PSI日本語版は，研究者間で繰り返し日本語訳を検討した後，在米の日本人看護学研究者2名により内容的妥当性を検討し，作成した。さらに3種類の測定用具を用いてパイロットスタディを行い，質問表現を修正した。
4) データ収集方法：郵送法による質問紙の配布と回収を行った。回答は，同封の返信用封筒により看護師個々が返送するよう依頼した。
5) データ分析方法：記述統計値の算出，t検定，F検定，相関係数の算出を行った。

3. 結果
　対象とした680名から得られた有効回答420（有効回答率61.7％）を分析対象とした。
1) 対象特性：看護師の性別は男性4名（1.0％），女性416名（99.0％）であった。平均年齢は34.1歳，臨床経験年数は平均11.4年であった。臨床実習指導の経験がある者は297名（71.4％），研修会に参加した経験がある者は222名（53.2％），看護関係の学会に所属している者は99名（25.2％）であった。
2) 問題解決行動の質：看護師のPSI得点は，54点から149点までの範囲であり，平均は103.9点，標準偏差は17.12であった。スケールの一項目あたりの平均得点は，3.2点であった。下位尺度のうち，項目平均得点が最も低かったのは＜自己コントロール＞であり，次いで＜問題への取り組みと回避の形式＞＜問題解決の自信＞の順であった。
3) 問題解決行動の質に関連する看護師特性：PSI得点と有意な関連があった看護師の特性は，18項目のうち，次の5項目であった。①看護師になった動機：内発的動機により看護師になった者の問題解決行動の質が，外発的動機，その他の動機により看護師になった者よりも高かった。②研修会参加経験の有無：研修会に参加した経験のある者の問題解決行動の質が，参加した経験のない者よりも高かった。③看護関係の学会への所属の有無：看護関係の学会に所属している者の問題解決行動の質が，所属していない者よりも高かった。④病院の所在地域：近畿は関東・甲信越，中国・四国よりも問題解決行動の質が高く，九州・沖縄は関東・甲信越，四国・中国よりも問題解決行動の質が高かった。⑤仕事に対する満足度：看護師の仕事に対する満足度とPSI得点との間には弱い負の相関関係があった（$\gamma = -0.2288$）。また下位尺度においては，7項目のうち，＜看護管理＞（$\gamma = -0.2036$），＜職業的地位＞（$\gamma = -0.2713$），＜医師との人間関係＞（$\gamma = -0.2112$）の3項目とPSI得点との間に弱い負の相関関係があった。

4. 考察
　看護師が最も質が低いと自己評価した側面が＜問題解決の自信＞であったという結果は，看護師が新たな状況で直面した問題や，一度解決に失敗した問題に関し，自信が持てないでいる状況を示している。このことは，問題解決過程における評価の段階が十分に機能していないことを示しており，質の高い問題解決行動を展開するためには，看護活動における評価活動を強化する必要がある。また，看護師の問題解決行動の質に関連する看護師特性は，看護師になった動機，研修会参加経験の有無，看護関係の学会所属の有無，病院の所在地域，仕事に対する満足度と下位尺度＜看護管理＞＜職業的地位＞＜医師との人間関係＞であった。これらの結果は，内発的な動機により看護師になった者，研修会に参加したり学会に所属している者すなわち自己教育力の高い者，自分自身の職業を専門職として価値づけられている者の問題解決行動の質が，そうではない者よりも高いことを示している。したがって質の高い問題解決行動を展開する看護師を養成するためには，内発的動機づけを重視した教育，自己教育力を高める教育が必要であり，看護の専門職化に向け，看護職養成教育の高等教育化をより一層推進する必要性が示唆された。

D 研究課題案提示型

●研究課題案提示型の指導とその特徴

　研究課題案提示型とは，何らかの理由により研究者が研究課題の決定に向け暗礁に乗り上げたとき，指導者がそれまでと全く性質の異なる案を提示し，その中から研究者が研究課題を選択し，それに関する研究の推進を研究者との共同目標として設定するという指導である。

　研究課題を決定する過程を通して，研究者の多くが迷い，苦しむ。しかし，研究に関する学習を開始し，研究課題に関連した文献を閲読する過程を通して，当初，研究したいと考えたことが，既に研究されていたり，研究としては成立しないということが判明し，暗礁に乗り上げてしまうことも少なくない。このような状況に研究者が陥ったとき，研究課題案提示型の指導が展開される。この指導は，最終手段であり，できる限り，用いることなく研究課題の決定へと指導できることが望ましい。

　しかし，最終手段として，研究課題案提示型を用いなければならない状況に直面したとき，指導者は次の2点に特に留意する必要がある。

　第1は，指導者が研究者の背景や関心を理解し，その理解を前提とした研究課題案を提示することである。研究課題の決定に向けて研究課題案提示型の指導を採用せざるを得なくなった場合，その研究者に提示する研究課題をどのように決定するのかが最も重要である。

　研究課題案提示型の指導に切り替えるまで，研究者と指導者は多くの時間を費やす。その過程は，指導者にとって指導対象となる研究者を理解する重要な機会となる。内容の決定に向け暗礁に乗り上げてしまった研究者が，それ以外，どのようなことに関心を持っているのか，何を得意として，何を苦手としているのか，また，職業経験を持つ研究者であるならば，最も努力してきたことは何かといったことを自然と知る機会になる。これらを前提として，研究者自身は意識化してこなかったが，研究者の内面に存在し，しかも研究として成立し意義ある内容を案として提示する必要がある。また，提示に際して，指導者は何故，その案を提示するのか，また，もしその中から研究課題を決定する場合，研究者自身がその内容について研究する意義を見いだし，研究者自身の責任の下に進める必要性を十分，説明する必要がある。

　研究課題の決定に際し，暗礁に乗り上げ，指導者がやむを得ず研究課題案提示型の指導に切り替え，決定した研究課題であっても，指導者がその過程を通して研究者を理解し，それに基づき案を提示し，研究者がそれを選択した場合，研究者はその研究課題に強いコミットメントを示し，ライフワークとする場合もある。

　第2は，複数の研究課題案を提示し，研究者の即決を回避することである。研究者は，研究課題を決定できないとき，焦りを感じている場合が多い。特に，他の研究者が早期に内容を決定し，研究を進めている場合，そのような状況に陥る。研究者がこのような状況にある時，研究課題案提示型の指導に切り替えると，自身の研究課題として指導者が提示した内容を選択してよいか否かを十分吟味することなく，提示された内容に飛びついてし

まう可能性がある。このようにして研究課題を決定してしまった場合，研究過程に付随する多様な困難に直面したとき，その困難を克服できず，挫折してしまう可能性も少なからず存在する。

こういった事態を避けるためには，指導者がその研究者の理解を反映した複数の案を提示する必要がある。また，その中から研究課題を選択する際には，吟味する時間を確保する必要がある。ある程度，その内容の関連文献を閲読し，自身の内面と自問自答する期間として少なくても1週間前後の期間を確保することが望ましい。

●研究課題案提示型の指導事例

研究課題案提示型の指導事例として研究者M（図3-7）と研究者U（図3-8）を以下に例示する。

> **＜研究者Mの場合＞**
>
> 　研究者Mは，看護系大学卒業後，病院に就業する看護師，看護専門学校と看護系短期大学の教員として経験を累積した。結婚，出産を機に退職した。その過程を通し，Mは，看護職養成教育における看護学実習の重要性を実感していた。また，看護学実習について将来，研究したいと考え，Mの意向を反映できる教育機関，指導者に関する情報を収集した。そして，大学院入学に先立ち，収集した情報に基づき該当する大学の研究生として籍を置き，看護学実習に関し学習した。
>
> 　その後，大学院に進学したMは，入学後，看護学実習における教員の教授活動を明らかにするという研究課題を記述した研究計画書を数回，ゼミの資料として提出した。研究生時代から構想し続けてきた内容であり，方法論等も含め，資料は研究計画書としてかなり洗練されていた。指導者は，その資料に基づき，不明点を質問したり，詳細を知りたいと感じた点に解説を求めたりし，その過程を通して収集した情報を4基準に基づき査定した。その結果，Mの提示した研究課題への意向は，4基準を充足していると判断した（研究課題了解型の指導）。
>
> 　しかし，問題が生じた。Mの目指す研究は質的研究であり，データ収集に向け，フィールドに長期間，長時間，存在する必要があるにも関わらず，それが不可能な事情が生じた。そのような事情が生じてもなお，研究に対する意欲は衰えることはなかったが，その一方，Mは規程の年限内の修了を強く望んでもいた。そこで，Mと指導者は，検討の結果，Mの事情を考慮し，しかも，Mの経歴や関心を反映した研究課題へと変更することを決定した。
>
> 　Mは，再度文献を読み，研究課題を特定しようとしたが，混乱する一方であった。指導者もその間，Mの研究課題を特定するために，過去のゼミ資料やそれに基づく相互行為の内容を情報として整理した。その結果，指導者は，Mが豊富な看護実践経験を持つにもかかわらず，これまで一貫して看護学教育への関心を示し続けたこと，実習という形態をとる授業に関心があり，良い授業のできる教員でありたいと考えていること，緻密な分析を誠実に積み重ねられるという特性を持つことなどを再確認した。そして，指導者は，これらの情報と混乱するMの状況を査定し，研究課題案提示型の指導に切り替える必然性を感じた。
>
> 　この時期，指導者は，看護基礎教育課程の授業に関する研究の多くが看護学実習を対象とし，授業の中核をなす講義を対象とした研究が少ないと感じていた。また，講義は看護学実習に先行し提供される授業であり，指導者は，その経験を通して，質の高い講義が看護学に対する学生の興味や関心を向上できる場合があることを知っていた。その一方，講義の質に問題があると，看護学に対する学生の興味や関心を低減させてしまう場合があることも知っていた。さらに，学生が講義の質を評価する明確な基準を持っていることを知っており，講義の質向上に向けて，いつか，講義に対する学生の評価基準を解明したいと構想していた。

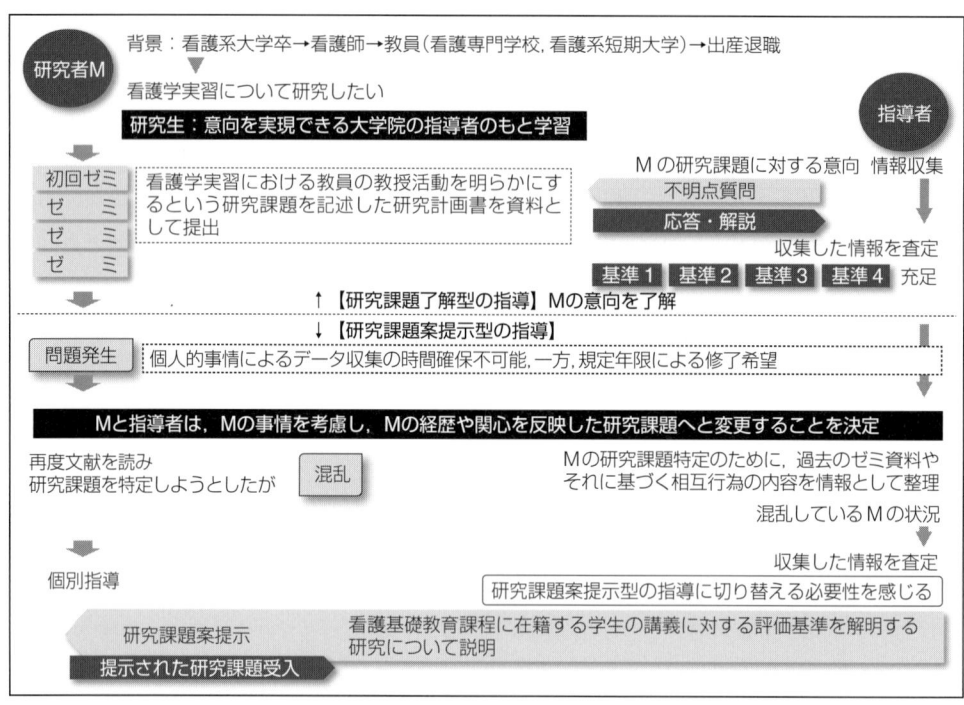

図 3-7　研究課題案提示型の指導事例―研究者M

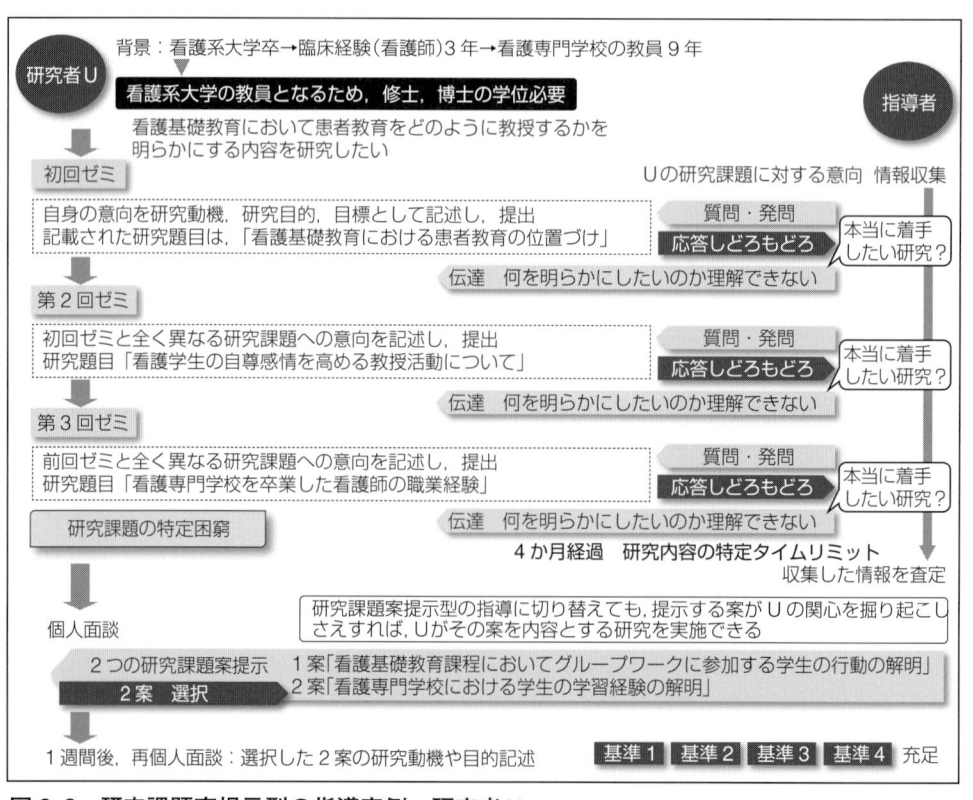

図 3-8　研究課題案提示型の指導事例―研究者U

そこで，指導者は，個別指導の場を設け，看護基礎教育課程に在籍する学生の講義に対する評価基準を解明する研究についてMに説明した。そして，この内容がMの関心とも関連し，自由回答式質問を含む質問紙調査によりデータ収集できる可能性が高く，緻密な分析を誠実に積み重ねられるMであるならば，時間的制約があっても目標を達成できる可能性が高いと考えていることを伝えた。

指導者の説明途上からMの表情は明るくなり，M自身も言葉にしたことはないが講義には関心を持っており，指導者と同様に学生が講義の質を評価する明確な基準を持っていると感じていたと述べた。また，是非，その研究課題へと変更したいと意向を述べた。

このような経緯を経て，Mは指導者の提示した研究課題案を受け入れ，自身の意向とした。そして，「看護基礎教育課程に在籍する学生の講義に対する評価基準」を明らかにするために，詳細に文献を検討し，それに関連する研究の状況を明瞭にし，探求のレベルを決定し，方法論を探索していくという共同目標を設定した。

指導者の提示した案は，Mの心を見事にとらえ，その後，看護学実習，看護技術演習という授業形態に対する学生の評価基準を明らかにする研究へと継続し，看護基礎教育課程の教育に必要な全ての授業形態の評価基準を解明した。

＜研究者Uの場合＞

研究者Uは，看護系大学卒業後，病院に就業する看護師として3年，看護専門学校の教員として9年の経験を累積した。将来，看護系大学の教員となるためには，修士と博士の学位が必要だと考え，大学院に進学した。進学に際して，研究課題を検討した結果，看護基礎教育課程に在籍する学生に患者教育をどのように教授するかを明らかにするという内容を研究したいという意向を持った。

Uは，入学後，直ちに自身の意向を研究動機，研究目的，目標として記述し，初回のゼミに臨んだ。資料に記載された研究題目は，「看護基礎教育における患者教育の位置づけ」であった。指導者は，資料に基づきUに様々な発問をしたが，応答はしどろもどろであり，Uが何を明らかにしようとしているのか理解できず，それを伝えた。また，本当に「看護基礎教育における患者教育の位置づけ」を明らかにしたいと思っているかについて疑念を持ったが，それを伝えることはなかった。

それを受け，Uは，自身の関心を再考した。1か月後，初回の資料とは全く異なった研究課題への意向を記述し，ゼミ資料として提出した。記載された研究題目は，「看護学生の自尊感情を高める教授活動について」であった。指導者は，それを資料としてUに様々な発問をしたが，前回のゼミ同様，応答はしどろもどろであり，Uが何を明らかにしようとしているのか理解できず，それを伝えた。また，本当に「看護学生の自尊感情を高める教授活動について」を明らかにしたいと思っているかについて疑念を持ったが，それを伝えることはなかった。

それからさらに1か月後，Uは第2回目の資料とも全く異なった研究課題への意向を記述し，ゼミ資料として提出した。記載された研究題目は，「看護専門学校を卒業した看護師の職業経験」であった。指導者は，それを資料としてUに様々な発問をしたが，やはり，応答はしどろもどろであり，Uが何を明らかにしようとしているのか理解できず，それを伝えた。このとき，既に入学から4か月が経過し，Uは研究課題の特定に困窮していた。

また，指導者は，それまで研究範囲限定化型，もしくは研究課題探索型の指導により研究課題を特定できると考えていた。しかし，研究課題を毎回，変更してくるUの状況から，研究そのものに動機づけられた入学ではない可能性を感じた。さらに研究課題案提示型の指導へと切り替える必要性を感じた。加えて，これまでUの記述した文章や他の授業科目の

> 資料を通して，Uが高い論理的思考力や文章力を持つことを把握していた。そのため，研究課題案提示型の指導に切り替えても，提示する案がUの関心を掘り起こしさえすれば，Uがその案を内容とする研究を実施できると判断した。同時に，過去の職業経験について一言も語らないUであったが，その関心は，常に看護専門学校の教育から発していることを発見した。加えて，指導者は，「Uは何故，看護専門学校を退職し，大学の教員になろうとしているのか」「何故，看護専門学校の話題が一度もでないのか」を疑問に思っていた。
>
> このような過程を経て，指導者は，Uのために次の2案を準備した。第1案は，「看護基礎教育課程においてグループワークに参加する学生の行動の解明」である。これは，グループワークを展開する教員の行動の解明は既に終了しており，学生の行動が解明されれば，看護基礎教育課程の教育に頻繁に採用されるグループワークを有効に展開するための重要な知見となると考えたことに起因する。第2案は「看護専門学校における学生の学習経験の解明」である。これは，これまでの過程を通して，Uが看護専門学校の教育に熱意を持って取り組んできており，そこに直結する研究をすべきではないかと考えたことに起因する。指導者は，Uが2案のうち，第1案を選択すると予測していた。
>
> 個人面談の機会を設け，この2案を提示したところ，指導者の予測に反し，Uは第2案「看護専門学校における学生の学習経験の解明」を選択した。指導者は，第2案の研究が教員であったUにとって好ましくない結果を産出する可能性もあり，第2案を選択したとき，それを受け止めざるを得ないことなどを説明した。そして，早急に決定することなく，1週間をかけ，再度，自身で研究課題を考えるか，提示案から研究課題を選択するのか，そして，もし，後者であるならば2案のうち，どちらを選択するのかを決定することにした。
>
> 1週間後，再度，個人面談の機会を設け，指導者はUの意思を確認した。Uは，第2案「看護専門学校における学生の学習経験の解明」を研究する動機や目的を記述し，それに基づき，研究課題への意向を指導者に伝え，自身が着手すべき研究であることを熱く語った。また，この間，文献を検索したが看護専門学校における学生を対象にした研究が多数実施されているにもかかわらず，その学習経験の総体は明らかにされていないことを確認していた。指導者は，この状況を査定し，4基準を充足していると判断した。
>
> さらなる文献検討は必要であったが，このような査定結果に基づき，指導者はUの意向を了解した。そして，「看護専門学校における学生の学習経験」を明らかにするために，詳細に文献を検討し，それに関連する研究の状況を明瞭にし，探求のレベルを決定し，方法論を探索していくという共同目標を設定した。

研究者Mへの指導は，当初，研究課題了解型であったが，研究者Mの個人的事情が一度了解された内容を研究不可能にした。その結果，研究者Mが混乱し，指導者は，研究者M自身よる代替案の考案が不可能と判断し，**研究課題案提示型**の指導に切り替えている。

一方，研究者Uは，研究課題を特定できないまま，数か月を経過し，規定の年限内による修了に向けてのタイムリミットを迎えてしまった。指導者は，研究者Uの進学動機や能力の高さを理解し，規定の年限内の修了を目指す研究者Uの指導を研究課題案提示型の指導に切り替えている。このように**研究課題案提示型**の指導は，何らかの理由により研究者が研究課題の決定に向け暗礁に乗り上げたとき適用され，指導の開始時点からこの型を適用することはない。

研究課題案提示型の指導を展開する際，この型の指導に切り替える時期の判断が難し

く，しかも，重要である．その判断に向けては，研究者が研究課題の特定に努力し尽くしても特定できないことへの自覚の確認，その研究者に適した研究課題案の準備が必要不可欠である．これらを前提として，切り替える時期をいつにするのか，その判断は指導者に委ねられる．

　研究者 M と U は，両者とも提示された研究課題を自身の関心と結びつけ，研究目標を達成し，修士の学位を取得し，その後も研究を継続している．

　研究課題案提示型の指導の典型例として，研究者 M の同意を得て，その修士論文となった研究[12]の要約を紹介する．研究者 M は，博士前期課程修了後，実習，演習の評価基準を明らかにする研究[13,14]を実施した．

授業過程を評価する学生の視点に関する研究－講義

1. 研究目的
　授業とは，教育目標達成に向け，学習主体としての学生の活動と教授主体としての教員の活動が知的対決をする過程である．したがって，教員は，効果的な授業を展開するために，教育目標の達成という授業成果の評価とともに，学生との相互行為が生じる授業過程に着目し，教員学生双方からの評価を実施する必要がある．しかし，学生を評価主体とした授業過程の評価において，学生の持つ視点を反映した評価基準は存在しない．そこで，本研究は，看護基礎教育課程において活用可能な授業過程の評価スケール開発に向け，学生の授業に対する評価視点を明らかにし，その中から評価基準とすべき視点を見いだすことを目的とする．

2. 研究方法
1) 研究対象：便宜的抽出法により抽出した大学，短期大学，専門学校の学生 1425 名
2) 測定用具："学生による授業過程の評価"と"学生自身の背景"の 2 つの部分からなる質問紙を用いた．質問紙の妥当性は，パイロットスタディを行い質問内容の検討を行うことにより確保した．
3) データ収集方法：学生への質問紙の配布は，研究者が行った．回収は，質問紙と同時に配布した返信用封筒に入れ，学生個々が返送する方法を用いた．
4) データ分析：自由記述式の質問に対する回答を，ベレルソンの内容分析の方法を用い分析した．分析の結果として形成されたカテゴリの信頼性は，Scott, W. A. の式を用いて算出した一致率により検討した．"学生自身の背景"に関する回答は，教育課程，性別，年齢について記述統計値の算出を行った．

3. 結果および考察
　配布した質問紙 1425 のうち，返送された質問紙は 372，回収率は 26.1％であった．このうち，有効回答は 347（有効回答率 24.4％）であり，この 347 の回答を分析対象とした．347 の自由記述式質問への回答は，1780 記録単位，347 文脈単位に分割できた．そのうち，授業過程以外の記述，意味不明の記述は除外し，1750 記録単位を分析対象とした．
1) 対象の特性：対象の特性は，教育課程別に，専門学校 125 名（36.0％），短期大学 150 名（43.2％），大学 72 名（20.8％）であった．性別は，男性 13 名（3.7％），女性 334 名（96.3％）であり，年齢は 18 歳から 42 歳にわたり，平均は年齢 20.8 歳（SD3.31）であった．
2) 学生の回答から形成されたカテゴリ：分析対象とした 1750 記録単位を，意味内容の類似性に基づき分類した結果，**表**に示した 23 カテゴリが形成された．すなわち，学生はこの 23 カテゴリの視点から教員の提供する講義を評価している．カテゴリへの分類の一致率は，77％と 82％であり，この値により，23 カテゴリは信頼性を確保していることを確認した．次に，形成された 23 カテゴリのうち，授業過程の評価基準から除外するカテゴリについて述べる．【学生が感じる授業の雰囲気・自分の理解度・教員に対する印象】は，授業の結果生じる学生の感覚であり，【今後の学習方法への示唆を得られる授業内容】は，授業で獲得した成果に関わる内容である．したがって，これら 2 つのカテゴリは，授業成果の評価とすることが妥当である．【教員の事前準備の程度とそれに基づく授業進行】は，教員の授業を実施する以前の行動に関わる内容であり，また授業過程における他の評価基準によって評価可能である．さらに，【授業展開における学生の思考活動の可・不可】は，講義という授業形態において達成すべき目標との関連から評価基準とするか否か，今後さらなる研究が必要である．【学習環境の適否】は，授業過程の評価基準とするよりも，むしろ授業の準備段階において調整することが妥当な内容である．【教員の余談・雑談の有無と量】は，両価値的であり，【授業中の教員の動き】は，肯定的にも否定的にも影響する可能性を含んでいる．したがって，これらは看護学教育における授業過程の評価基準として必要不可欠な要素ではない．

以上のことから，学生による授業過程の評価視点として明らかになった23カテゴリのうち，上記の7カテゴリを除く，残りの16カテゴリが，授業過程の評価基準とすべき視点であることを見いだした．

4．おわりに

　本研究の結果から，学生による授業過程の評価視点として23カテゴリが明らかになった．さらにその中から，評価基準とすべき視点として16カテゴリを見いだした．今後，これら16カテゴリを基に，看護基礎教育課程において活用可能な学生による授業過程の評価スケール開発に取り組んで行きたい．

表　カテゴリ一覧

1. 教材の活用度と活用方法の適否
2. 教員の話術（声の大きさ・調子・速度等）の適否
3. 具体例・事例・臨床経験活用による抽象と具象の関連の有無と程度
4. 授業への学生参加の許否，学生の反応・意見の受け入れの有無
5. 授業内容の要点・テーマ・目的・結論等の明確さの程度
6. 用語使用の適否と工夫
7. 教員の学生・授業・看護に対する態度
8. 学生・教員間の質問の有無・量・方法
9. 授業進行速度の適否，起伏・リズムの有無
10. ノート記載時間の確保の有無・量・適否
11. 授業内容の深さ・新鮮さ・豊富さ・粗雑さ・効用・必要性
12. 授業の独自性の有無
13. 教員が決定した授業内容にかかわる学生の要求レベルと教員の期待レベルの一致と不一致
14. 授業への教員の意見・考えの織り込みの程度と方法
15. 授業時間の延長・短縮，休憩時間の確保
16. 授業内容のまとまり・つながりの有無
17. 学生が感じる授業の雰囲気・自分の理解度・教員に対する印象
18. 今後の学習方法への示唆を得られる授業内容
19. 教員の事前準備の程度とそれに基づく授業進行
20. 授業展開における学生の思考活動の可・不可
21. 学習環境の適否
22. 教員の余談・雑談の有無と量
23. 授業中の教員の動き

❸ 研究計画立案に向けた文献検討とその指導

　何を研究するのか，すなわち研究課題を決定した後，研究者はそれをどのように明らかにしていくのかを検討する段階に移行する．第Ⅵ章で紹介する修士論文作成過程の学習経験を解明した研究[15]（→p.196参照）は，研究の初学者である学生が先を急ぐあまり，研究計画が曖昧なままデータ収集を開始してしまい，混乱を来すという状況を経験することを明らかにしている．もちろん，質的研究の研究計画は，量的研究のそれよりも柔軟で緩やかなものではある．しかし，研究課題以外，明確な計画はほとんどなく，フィールドにでれば何とかなるに違いないといった曖昧な計画では，研究者本人のみならず，研究協力を承諾してくださった方々にも迷惑を及ぼすことになる．研究課題決定後，研究計画の立案に向けては，徹底した文献検討が必要になる．研究課題決定に向けても文献検討は必要であるが，決定できた研究課題を明らかにするためにより一層焦点化された文献検討が必要になる．

多くの研究者は，研究計画立案に向け，文献検討を開始すると，膨大な数の文献を読む必要性に直面する。現象学的方法を用いる研究などは，研究者の偏見を取り除き，徹底的に対象の立場で現象を見ていくために，データ収集や分析に先立ち，文献を読み過ぎてはいけない。このような場合も含め，指導者は，最低限，研究者が研究計画を立案するために次のような視点から文献を読み整理しているのかを随時，確認する必要がある。

その第1は，研究者が「先行研究を概観し，探求のレベルを決定しているか」，第2は，研究者が「研究方法論や測定用具の決定に向けて十分な文献検討を行っているか」である。

1 先行研究を概観し，探求のレベルを決定しているか

研究を通してある現象や事柄を明らかにしようとするとき，そこには4段階のレベル[2]がある。この4段階は，探求のレベルと表現され，因子探索レベル，関係探索レベル，関連検証と因果仮説検証レベル，規定検証レベル[16]がそれに該当する（**表3-11**）。探求のレベルを主軸に据え，看護学研究について論じているのが『看護研究—ケアの場で行なうための方法論』[17]である。著者はこの探求のレベルごとに看護理論を開発し，各レベルの研究によって開発した理論は次の探求のレベルへと研究を進めることを通して，理論のレベルも向上させられることを論じている。研究計画を立案する際，この知識は非常に有用であり，研究の初学者，特に博士前期課程（修士課程），博士後期課程（博士課程）に在

表3-11　探求レベル（因子探索から因果仮説検証まで）と研究の基本的な考え方

レベル	名称	目的	デザイン	適用	先行研究との関連	研究の文脈
1	因子探索	因子を探索する	質的非実験	1. 従来から存在する状況を新しく見直す必要がある 2. ある現象について使用可能な情報がない	先行研究はない，もしくは，先行研究はあるが普遍化の観点から限界がある	発見
2	関係探索	関連を探索する 小規模な因子探索を含む場合もある	量的（一部質的デザインを含む場合もある）非実験	1. ある状況が新しいものである 2. その領域は既に研究されているが，研究者が関心を持つ変数間の関係は調べられていない 3. ある文脈で発見された変数間の関係が他の文脈でも存在するか否かを確認する必要がある	1. 因子探索研究は終了している 2. 因子探索研究によって明らかになった因子間の関係の有無や，それらの因子が他の状況に対する関係の有無は未だ明らかになっていない	発見
3	関連検証	関連を検証する	量的非実験	1. 因子探索研究と関係探索研究が既に行われており，そこから変数間の関係が予測されている 2. 既に理論的背景が構築されていることを文献によって確認でき，変数間の関係が明確に予測されている	1. 因子探索研究と関係探索研究が既に行われている 2. 関係探索研究の成果として変数間の関係が予測されている	証明
	因果仮説検証	因果仮説を検証する	量的実験	因子探索，関係探索，関連検証研究を通して仮説が証明され，その仮説が含む変数間の原因と結果の関係を証明する	研究者が関心を持つ状況に対して，因子探索研究，関係探索研究，関連検証研究が行われている	証明

[Diers, D., 小島通代他訳：看護研究—ケアの場で行なうための方法論. 日本看護協会出版会, 1984 より作成]

学する大学院生には修得を勧めたい知識の1つである。その理由は，次の3点にある。

　第1に，この方法論は探求のレベルごとの研究による理論開発，探求のレベル水準を上昇させた研究による理論のレベル向上を実現し，研究をライフワークとしたい，また，ライフワークとしてある研究課題を継続していくために最適である。

　第2に，この方法論は文献検討によりその研究課題について何がどこまでどのように研究されているのかを知り，それによって，これから行おうとする研究の探求のレベルを決定できる。

　第3に，この方法論は探求のレベルの決定により，質的な研究を行うのか，量的な研究を行うのかなどの決定を自ずと導く。

　大学院生の中には，「統計学が得意なので量的研究を行いたい」「質的研究に関心があるので質的研究を行いたい」とその希望を述べる者がいる。このような状況は，研究の初学者としては，致し方のない状況であるのかもしれない。しかし，質的デザインにより研究を行うのか，量的デザインにより研究を行うのかは先行研究の有無や状況によって決定されるべきであり，それを明瞭に理解させてくれるのが，この探求のレベルに関する考え方である。

　『看護研究—ケアの場で行なうための方法論』[17]は，4段階の探求のレベルのうち，3段階，すなわち因子探索レベル，関係探索レベル，関連検証と因果仮説検証レベルを次のように解説している。

　探求のレベルを因子探索に設定した研究，すなわち因子探索研究は，状況や出来事を記述すること，その各部分に命名することが必要である場合，行われる。因子探索研究の成果は，叙事的記述であり，属性と定義を伴った概念か，カテゴリのいずれかである。因子探索研究は従来から存在する状況を新しく見直したいときやある現象について使用可能な情報がないとき行われる[18]。

　因子探索研究は，発見の文脈にある。研究課題の焦点化に向けた文献検討を通して，その状況に関する先行研究が全く存在しないとき，また先行研究は存在しているものの，その状況を何らかの理由により見直す必要があるとき実施される。この理由の中には，対象者が限定されていたり，結果の信用性確保の手続きがとられておらず，結果を普遍化できない，その状況を取り巻く社会情勢が大きく変化し，その状況そのものを見直さなければならないなどがある。指導者は，研究者が文献検討を実施し，その結果明らかになったことを根拠として探求のレベルを因子探索に決定しているか否かを確認する必要がある。

　探求のレベルを関係探索に設定した研究，すなわち関係探索研究は，先行研究が既に因子を見つけ出しており，その因子が相互に，あるいは何らかの共通因子にどのように関係しているかを探し出すことが必要な場合，行われる。関係探索研究の成果は，因子探索研究と同様に探索的，あるいは記述的である。関係探索研究は，次のようなときに行われる。第1は，ある状況が新しいものか，あるいは少なくとも看護の領域においては新しいものである。第2は，その領域は既に研究されているが，研究者が関心を持つ変数間の関係の有無はまだ調べられていない。第3に，ある文脈の中で見いだされた変数間の関係が他の文脈の中でも見いだされるか否かを確認する必要がある[19]。指導者は，研究者が関

係探索研究を計画しようとしているとき，この3点から文献検討が適切に実施されているかどうかを確認する必要がある。関係探索研究も因子探索研究と同様に発見の文脈にある。しかし，因子探索研究が質的研究デザインであるのに対し，関係探索研究は基本的には量的デザインである。しかし，質問紙の一部に自由回答式質問を含み，小規模な因子探索研究を含む関係探索研究もある。

探求のレベルを関連検証に設定した研究，すなわち関連検証研究は，証明の文脈にある。第1の探求のレベルとしての因子探索研究，第2の探求のレベルとしての関係探索研究が発見の文脈であり，第3の探求のレベルとしての関連検証研究は発見の文脈から証明の文脈へと移行する。関連検証研究の計画は，次の2点のいずれかを前提に成立する。第1は，因子探索研究と関係探索研究が既に行われており，そこから変数間の関係が予測されていることである。第2は，既に理論的背景が構築されていることを文献によって確認でき，変数間の関係が明確に予測されていることである。関連検証研究の目的は，仮説という形で表される変数間の関係を証明することである。関連検証研究の成果としてその仮説が支持されるか否かを確定できる。証明された変数間の関係の因果は，因果仮説検証研究によって証明される[20]。

指導者は，研究者が関連検証研究を計画しようとしているとき，次の2点を確認する必要がある。第1は，研究者が，先行研究として因子探索研究と関係探索研究が既に行われていることを確認するために十分な文献検討を実施しているかを確認する必要がある。第2に研究者が検証を試みようとしている仮説が確実な理論的背景に基づいているか否かを文献検討の状況から確認する必要がある。

探求のレベルを因果仮説検証に設定した研究，すなわち因果仮説検証研究は，関連検証研究と同様に証明の文脈にある。因果仮説検証研究は，因子探索研究，関係探索研究，関連検証研究を通して仮説が証明され，その仮説が含む変数間の原因と結果の関係を証明するために行われる。仮説が含む変数間の原因と結果の関係を証明するためには，意図的な操作が必要になり，研究デザインは準実験研究，もしくは実験研究に移行する。因果仮説検証研究の成果は，原因と結果の関係の証明である[21]。

看護学は人間を対象とする学問であり，研究者は，研究対象となる人々の人権擁護を第1に考える責務を持つ。そのため，因果仮説検証研究を計画しようとする研究者は，様々な課題を克服する必要性に迫られる。実験研究として操作，コントロール，無作為化という条件を満たすことは，極めて困難である。そのため，多くの場合，前実験研究もしくは準実験研究となる。

いずれにしても，指導者は研究者が因果仮説検証研究によって証明しようとしている変数，すなわち従属変数と独立変数を従属変数と独立変数にしてよい根拠，各々の変数の測定の確実性，操作の適切性などについて緻密な文献検討の成果として研究計画が立案できているか否かを確認する必要がある。

探求のレベルが高くなればなるほど，研究計画立案に向けての文献検討の緻密さと精度の高さも向上し，指導者は，それに沿って，文献検討の状況を確認し，不足を補い，誤りを修正する指導を求められる。

2 研究方法論や測定用具の決定に向けて十分な文献検討を行っているか

　修士論文作成過程の経験を概念化した研究[15]は，大学院生が曖昧な計画のまま，研究を進めた結果として様々な困難に直面することを示した。何をどの探求のレベルに設定し，それをどのような方法を用いて研究するのか，すなわち研究方法の決定は，その研究の成否に重大な影響を及ぼし，慎重に指導しなければならないポイントの1つでもある。

　例えば，文献検討の結果，その研究者は，焦点化した研究課題を因子探索研究として実施することを決定できたとしよう。因子探索のための研究は，面接や観察，自由回答式質問への回答など質的なデータを扱い，複数の方法論が存在する。研究方法論とは，研究目的を達成するための手段，道具，それを実施する順序，工夫，その技すべてを包含し，その方法論を開発した学問領域における価値観，研究に対する態度を反映している[22]。この定義が示すように研究方法論とは，単にデータ収集や分析の手続きや手段ではなく，何故，データをそのように収集し，分析するのかという理論的背景を含む。指導者は，このことを研究者が理解しているか否かを研究方法論決定に先立ち確認する必要がある。研究者は，その方法論に関する文献やその方法論を使用した先行研究の検討を通し，これらを理解した上で，自身の研究に最も適切な方法論を選択する必要がある。また，指導者は研究者の選択の適切性について確認しなければならない。

　また，ある研究者は，文献検討の結果，焦点化した研究課題を関係探索研究として実施することを決定できたとしよう。その際，関係の探索を試みる基準変数（従属変数）を既存の尺度を用いて測定する計画を立案したとしよう。このような場合，研究者はその尺度開発を目的とした先行研究を入手し，その尺度の適切性について十分，検討し，決定しなくてはならない。その基準変数（従属変数）との関係を探索する変数（独立変数）は，文献検討を通しあらかじめその関係を予測できる変数を導く必要がある。これらは，関係探索研究の計画立案に向け，探求のレベルを決定するための文献検討，測定用具を決定するための文献検討，関係を探索する変数を導き出す文献検討の3段階が必要である可能性を示す。探求のレベルの上昇は，研究計画の緻密さの向上に繋がり，それは文献検討の緻密さと研究者のそれにかけるエネルギー量の増加を意味する。指導者もそれを反映した指導を求められることになる。

4 研究計画立案に向けた文献検討と指導の実際

　研究を実施する際，文献検討が重要であることは改めて述べるまでもない。研究開始当初，研究課題を決定し，論文が完成するまで研究者は文献と向き合わなければならないことが多い。その中でも，特に研究課題が決定でき，その研究課題に沿った研究計画を立案する際，文献検討の重要性は増してくる。必要な文献を検索し，それを読み，その文献が研究者個々の研究に関連する文献か否かを判断し，それに基づき，探求のレベルや研究方

法を決定することは，研究者が独自で行わなければならない。しかし，指導者もポイントを押さえ，研究者の文献検討の進捗状況や適切性を確認する必要がある。

　この「確認する」という表現は，「研究者とともに指導者も研究者が検索した文献を共に読む」という行動を含む。研究者が文献検討の結果を整理した論述の中には，指導者にとって未知の知識が数多く存在する。また，その中には明らかに解釈に問題があると感じる内容を含むことがあるかもしれない。さらに，研究者が計画を試みる方法は，指導者にとって未知の世界かもしれない。研究指導の全過程が指導者にとって教授活動であると同時に学習活動である。特に，研究計画立案に向けての文献検討とその指導は，指導者自身も研究者とともに文献を読み，学習する機会となる。それは，指導者にとって自身の限界を超え，視野や研究の可能性を拡大する機会にも通じる。

1 因子探索研究の計画立案とその指導

　研究者 U は，看護師の問題解決行動に関心を持つ博士前期課程に在学する大学院生であった。研究者 U は，看護師の問題解決行動を研究課題に決定した後，次のような過程を経て，探求のレベルの確定，研究方法論，データ収集法を決定した（図 3-9）。

図 3-9　因子探索研究計画の立案に向けた指導過程

研究者 U の活動	指導者の着目点
第 1 段階：問題解決行動に関する文献検索 ① Web 版医学中央雑誌 Ver.4 を用い，1983 年から 2006 年の 23 年間に発表された和文献の検索。キーワード「問題」「不安」「苦痛」「疼痛」「解決」「緩和」「予防」「看護」「看護師」 ② EBSCO host Web 版 CINAHL を用い，1983 年から 2006 年の 23 年間に発表された海外文献の検索。キーワード「problem」「disturbance」「anxiety」「anxious」「pain」「solving」「resolution」「nursing」「nurse」「behavior」 ③ 1 と 2 の手続きを通して検索した文献のタイトルおよび要旨をすべて概観し，該当する文献の選択 ④ 検索した文献の引用文献に着目し，該当する文献の検索 ⇒その結果，看護師が展開する問題解決支援に焦点を当てた研究として，和文献 162 件，海外文献 48 件，合計 210 件の存在の確認	・適切なキーワードを設定できているか ・適切なデータベースを使用しているか
第 2 段階：文献検討結果の文章化 ① クライエントの問題に対応する看護師の行動を明らかにした研究は，多様な問題に対応している看護師の行動を解明する一方，看護師が多様な問題に適切に対応できずにいることをも明らかにした。 ② 看護問題に対応させて看護師行動を概念化した研究は存在した。しかし，それらの概念は，クライエントの問題を予防，緩和，除去のいずれにも導けなかった場面における看護師行動をも包含したデータから創出されており，看護師のどのような行動がクライエントの問題解決を導くのかを明らかにしていない。すなわち，看護師がクライエントの問題を予防，緩和，除去のいずれかに導いた場面に焦点を当てて看護師行動を解明した研究は，存在しない。	

③ 看護問題に対応させて看護師行動を概念化した研究は，特定の対象あるいは，限定された看護場面における看護師の行動を解明していた。このため，多様な看護場面に共通して存在する問題を予防，緩和，除去に導く看護師の行動を解明した研究成果は産出されていない。
④ クライエントの問題に対応する看護師の行動を明らかにした研究は，参加観察法（非参加型）を用いて，看護師の行動を明らかにすることに成功していた。
⑤ 看護師の問題解決に対する態度や行動の質を測定する尺度が開発されていた。しかし，その尺度は，心理学領域の研究成果であり，質問項目は，問題解決の一般的モデルを基に作成されていた。このため，看護における多様かつ複雑な現象を測定することに限界をもつ。

> ・検索できた文献を正確に理解できているか
> ・理解に基づく論理の展開に矛盾や飛躍はないか
> ・文章は文法上の誤り，誤記などがなく，理解しやすく論述されているか

第3段階：文献検討結果に基づく探求のレベルの決定
① クライエントの問題を予防，緩和，除去のいずれかに導いた場面に焦点を当てて看護師の行動を解明した研究は存在せず，問題を予防，緩和，除去のいずれかに導いた場面を選択し，看護師行動の全容を明らかにする研究が必要である。そのため，本研究は，探求のレベルを因子探索レベルに設定する必然性をもつ。
② クライエントの問題を予防，緩和，除去のいずれかに導いた看護師の行動を解明するために，参加観察法（非参加型）の活用が有効である。また，観察対象者や看護場面を限定することなくデータを収集する必要がある。

> ・探求のレベルを正確に理解できているか
> ・論理の展開に矛盾や飛躍はないか
> ・文章は文法上の誤り，誤記などがなく，理解しやすく論述されているか

第4段階：学習に基づく研究方法論の選択
① 因子探索レベルの研究を行なうための活用可能な複数の研究方法論を検討した結果，看護概念創出法に着眼。
② 看護概念創出法の特徴と機能の理解。
③ 看護概念創出法を適用した場合，次の5点が可能となる。
　a'. 明瞭な手続きを経て，問題を予防，緩和，除去に導いた看護師の行動を表す概念を創出し，全体構造を解明する。
　b'. 研究対象者の人権を擁護する。
　c'. 看護学独自の視点を反映した問題を予防，緩和，除去に導く看護師行動を表す概念を創出する。
　d'. クライエントとその家族，看護師，他職種など，看護の場に存在する多様な人々および環境との相互行為を研究成果に反映する。
　e'. 問題を予防，緩和，除去に導いた看護師の行動を表す信用性の高い概念を創出する。
　　以上は，看護概念創出法を適用した場合，本研究の目指すクライエントの問題を予防，緩和，除去のいずれかに導いた看護師の行動を解明できることを示す。これらの検討に基づき，研究方法論に看護概念創出法を適用する。

> ・研究方法論が単に手順や手続きでないことを理解しているか
> ・因子探索レベルの研究に活用可能な方法論に関する学習を確実に行い，その学習成果に基づき，研究方法論を選択しているか
> ・論理の展開に矛盾や飛躍はないか
> ・文章は文法上の誤り，誤記などがなく，理解しやすく論述されているか

第5段階：文献検討結果に基づくデータ収集方法の決定
① 第3段階で示唆を受けた参加観察法（非参加型）の活用の可能性を看護概念創出法との関連で検討した。その結果，この方法論のデータ収集として参加観察法（非参加型）は適切であることを確認した。
② 新たに看護師の行動に関する先行研究を検索し，それらのうち3件が参加観察法（非参加型）によりデータを収集し，概念の創出に成功していることを確認。
③ データ収集方法として参加観察法（非参加型）の採用を決定。

> ・データ収集法の理解は正確であり，その理解に基づき選択しているか
> ・選択した研究方法論とデータ収集法は適合しているか
> ・論理の展開に矛盾や飛躍がないか
> ・文章は文法上の誤り，誤記などがなく，理解しやすく論述されているか

●第1段階：問題解決行動に関する文献検索

　国内外の文献を検索し，看護師が展開する問題解決支援に焦点を当てた研究として，和文献162件，海外文献48件，合計210件の存在を確認した。先行研究210件を概観した結果，210件が8種類に分類できることを確認した。8種類の中にはクライエントの問題を明らかにしたり，看護師の問題解決の促進要因や阻害要因を明らかにした研究も含まれていた。そこで，210件の中からさらに関連文献を絞り込んだ。研究者Uは，この作業を夏季休業中に実施しており，教員は，ほとんど関わっていない。しかし，キーワードの設定に苦慮しつつも工夫しながら文献を検索している様子，まず研究の要旨を読み，各研究の内容ごとに分類している状況などを把握していた。

●第2段階：文献検討結果の文章化

　研究者Uは，文献検討の結果，看護師の問題解決行動に関する先行研究の状況を5項目に整理した。その結果，探求のレベルを因子探索に決定する必要性を確認した。また，データ収集方法として参加観察法が採用できることを確認した。研究者Uは，文献検討の結果をA4版の用紙10頁（1,200字/頁）にまとめ，夏季休業が終了し，後期セメスター初回授業日（10月）の1週間前に提出した。教員は，事前に次の5点に着目しながらそれらを読み，授業に臨んだ。

---

① 適切なキーワードを設定し，文献を検索できているか
② 適切なデータベースと方法を使用し，文献を検索できているか
③ 検索できた文献を正確に理解できているか
④ 理解に基づく論理の展開に矛盾はないか
⑤ 文章は文法上の誤り，誤記などがなく，理解しやすく論述されているか

　その結果，教員は，研究者Uが文献を正確に理解しているが，論理の展開に飛躍があることを発見し，授業の場でその点を指摘した。また，例えば主語と述語が対応していない，長文が多く理解しにくいなど，文章上の問題も発見し，指摘した。研究者Uは指摘を受け，論理の飛躍に気づき，次回の授業に向け，修正することを明言した。

●第3段階：文献検討結果に基づく探求のレベルの決定

　研究者Uは，210件の問題解決行動に関する先行研究の結果を5項目に整理，文章化した。さらにそれに基づき，探求のレベルを決定し，データ収集法に関する示唆を得た。

●第4段階：学習に基づく研究方法論の選択

　研究者Uは，探求のレベルを因子探索に決定し，因子探索レベルの研究に適用可能な方法論を学習した。その結果，看護概念創出法に着眼し，その特徴と機能を理解した。また，それに基づき，看護概念創出法を適用した場合，どのような利点があり，どのような問題があるのかを検討した。利点が問題を上回ることを確認した研究者Uは，それを4項目にまとめた。その結果，看護概念創出法を採用することが適切であるという論理を導いた。

●第5段階：文献検討結果に基づくデータ収集方法の決定

　研究者Uは，第3段階で示唆を受けた参加観察法（非参加型）の活用の可能性を看護

概念創出法との関連で検討した。その結果，この方法論のデータ収集として参加観察法（非参加型）は適切であることを確認した。また，新たに看護師の行動に関する先行研究を検索し，それらのうち3件が参加観察法（非参加型）によりデータを収集し，概念の創出に成功していることを確認した。その結果，データ収集法として参加観察法（非参加型）の採用を決定した。

研究者Uは，第3段階から第5段階の成果をA4版の用紙2頁（1,200字/頁）にまとめ，後期セメスター第2回授業日（11月）の1週間前に提出した。10月に提出した文献検討のまとめに加え，研究者Uの提出した資料は合計A4版の用紙12頁（1,200字/頁）となっていた。教員は，事前に次の10点に着目しながらそれらを読み，授業に臨んだ。

---

① 前回指摘した点は修正されているか
② その修正により問題は克服されているか
③ 修正により影響を受ける部分の有無を見直し，必要に応じ適切に修正されているか
④ 探求のレベルを正確に理解できているか
⑤ 研究方法論が単に手順や手続きでないことを理解しているか
⑥ 因子探索レベルの研究に活用可能な方法論に関する学習を確実に行い，その学習成果に基づき，研究方法論を選択しているか
⑦ データ収集法の理解は正確であり，その理解に基づき選択しているか
⑧ 選択した研究方法論とデータ収集法は適合しているか
⑨ 論理の展開に矛盾や飛躍がないか
⑩ 文章は文法上の誤り，誤記などがなく，理解しやすく論述されているか

その結果，教員は，研究者Uが前回指摘した部分に関してはほぼ修正できているが，一部，不十分な部分があり，再度，読む必要のある文献を指摘した。また，それらの修正の影響を受け，新たに修正が必要となった部分は確実に修正できていることを確認した。しかし，探求のレベルは正確に理解しているものの，探求のレベルの決定を導く論理が不完全であり，その部分について指摘した。一方，研究者Uは，因子探索レベルの研究に活用可能な研究方法論を丁寧に学習しており，その結果，自身の研究に適切な方法論とデータ収集法を選択していることを確認した。また，前回同様，主語と述語が対応していない，長文が多く理解しにくい，単文・重文・複文の使い分けの不適切さなど，文章上の問題も発見し，指摘した。研究者Uは指摘を受け，次回の授業に向け，修正することを明言した。

研究者Uの場合，第1段階から第5段階に到達するまで約5か月間を要している。しかし，論述の精度を上げ，洗練していく過程は，その後も継続する。指摘を受け修正した部分，データ収集の実際や分析方法，分析結果など研究の進行に沿った論述を加筆し，それらを1か月に1度，授業の資料として提出し，内容の検討を経て，必要部分を加筆，修正する。このようにして研究計画書は徐々に修士論文へとその形を変えていく。

このような過程を経て，完成した修士論文[23]の要約を研究者Uの同意を得て，紹介する。

看護師が展開する問題解決支援に関する研究－問題を予防・緩和・除去できた場面に焦点を当てて

1. はじめに

入院中のクライエントは，様々な問題に直面しながら治療を継続し，直面した問題を独力あるいは，他者の支援を受けながら解決している．看護師は，クライエントの問題解決の実現に向け，看護過程を展開し，支援する役割を持つ．しかし，看護師のどのような行動がクライエントの問題解決を導くのかは解明されていない．そこで，次に示す研究目的の達成を目指し，本研究に着手した．

2. 研究目的

クライエントの問題を予防・緩和・除去のいずれかに導いた看護師の行動を表す概念を創出し，その特徴を考察して，クライエントの問題解決を支援できる看護職者養成に向けた示唆を得る．

3. 研究方法

研究方法論には，看護概念創出法を適用した．

1) **データ収集**：選択的参加観察法（非参加型）を用い，一般病院2病棟（脳外科・泌尿器科，外科・循環器内科），大学病院1病棟（内分泌科・循環器外科）における看護師と多様な人々との相互行為場面を観察対象とした．また，多様な相互行為場面の中から看護師が問題を予防・緩和・除去のいずれかに導いた場面のみをデータとして選択的に収集した．さらに，持続比較のための問いを「この看護師の行動は，問題解決支援という視点から見るとどのような行動か」とし，クライエントの問題を解決へ導いた看護師行動の性質を比較しつつ，データが飽和化するまで観察を継続した．観察期間は，2007年1月から3月であった．

2) **分析**：観察内容を記述したプロセスレコードから看護師の行動を抽出し，持続比較のための問いをかけ，看護師行動－問題解決支援対応コードを作成した．また，このコードを同質性・異質性に基づき分離・統合し，カテゴリ化した．

3) **倫理的配慮**：研究倫理指針に基づき，協力を依頼する際，観察対象となる看護師，クライエント，家族等にプライバシーの権利，研究参加への自己決定の権利を保障する方法について文書を用いて説明し，これを遵守した．

4) **信用性の確保**：研究の全過程を通し，看護概念創出法を熟知し，選択的参加観察法を採用した経験のある研究者からスーパービジョンを受けた．

4. 結果

データとして収集した16現象は，研究協力に同意した看護師13名を含むクライエント，他看護師，理学療法士，医師等計30名から構成された．分析の結果，301コード，108サブカテゴリ，46カテゴリが形成され，さらに9コアカテゴリ，すなわちクライエントの問題を予防・緩和・除去のいずれかに導いた看護師の行動を表す9概念が創出された（表）．以下，【 】は概念を表す．

【1. 情報収集と査定反復による問題解決過程の推進】：この概念は，看護師が情報収集と査定を繰り返しながら，クライエントに顕在もしくは潜在する問題の解決に至る一連の過程を推し進めるという行動を表す．この一連の過程とは，問題原因の特定，解決に必要な手段の決定，決定した手段の実施，実施した手段の効果判定，判定した結果に基づく支援の継続と終了である．看護師は，情報収集と査定を，問題解決に向けた過程の初期段階から最終段階に至るまで繰り返し行っていた．

【2. 問題解決支援に向けたクライエントへの意向確認と協力要請】：この概念は，看護師が問題解決を目指し支援する際，必ずクライエントの意向を確認するとともに，実施に向け協力を要請するという行動を表す．看護師は，問題を解決する手段の決定や実施に向け，クライエントに問題状況や手段の効果を説明してその意向を確認するとともに，患部の露出，体位の変換等の協力を要請していた．

【3. 問題の優先順位決定に基づくクライエント要請への即座対応と対応順延】：この概念は，看護師が，問題の優先順位を判断し，その結果に基づきクライエントの要請に迅速に対応したり，対応を延期したりするという行動を表す．看護師は，クライエントの状態に応じて優先的に解決すべき問題を的確に判断し，それに基づき様々な要請に応じたり，応じられない場合には，その理由を丁寧に説明して対応を延期していた．

【4. クライエント独力による問題解決に向けた助力と激励】：この概念は，可能な限りクライエント自身が独力により問題を解決できるよう，看護師がその問題解決進行状況を見守りつつ最小限の助力を提供したり，激励したりするという行動を表す．看護師は，可能な限りクライエント独力により問題を解決できるよう，見守ったり，進行を妨げないよう要点のみを助言したりしていた．また，クライエントが問題解決に難航し始めると助力や激励をする等最小限の支援を提供していた．

【5. 原則に則した手段による問題解決と個別状況に即した問題解決手段考案】：この概念は，看護師が原則に則った手段を適用し，問題を解決する一方，原則の適用不可もしくは，不適切と判断した場合，クライエントの個別状況を反映した手段を新たに考案するという行動を表す．看護師は，呼吸困難状況にあるクライエントへの吸引を短時間で終了するという原則に則した手段や，持続する咳嗽により季肋部痛を訴えるクライエントに胸部外科等で用いられるバストバンドの使用を提案するという個別状況に即した手段を問題状況に応じて使い分けていた．

【6. 問題解決支援に伴う新たな問題発生予測と未然防止のための手段多用】：この概念は，看護師がクライエントの問題を解決するための手段を実施することにより，新たな問題が発生する可能性を予測し，その発生を未然に防

ぐために様々な手段を用いるという行動を表す。看護師は，問題を解決する手段を実施することによって，クライエントに転倒や不安等の問題が新たに発生する可能性を予測し，クライエント心情への共感，激励，実施手技の工夫，新たな操作の追加等手段を多用して問題の発生を未然に防止していた。

【7．医療チームメンバー協議による問題解決支援への合意形成と共同】：この概念は，看護師が他の看護師や医師と協議して問題を解決するための手段を決定するとともに，確実かつ迅速に問題を解決するために役割を分担したり，移譲したりしてチームメンバーと共同するという行動を表す。看護師は，クライエントの問題に対し医学的診断の必要性を見極めると，医師に情報を提供して解決に必要な手段を協議し，合意をとりつけていた。また，単独では問題を解決できないと判断すると，他の看護師と協議してその結果を反映した支援を提供したり，適任者を選定したりしてともに問題解決を導いていた。

【8．クライエント拒絶手段受け入れへの説得と説得不可による手段強行】：この概念は，看護師が問題の解決に向け，クライエントの拒絶する手段を実施するために，説得を繰り返す一方，説得しきれないままその手段を実施するという行動を表す。看護師は，クライエントの拒絶にあったとしても，その手段が問題解決に必須であると判断すると，効果を説明したり，演出を加えてその必要性を強調したりしてクライエントが手段を受け入れるよう説得し，同意を得ていた。一方，クライエントが生命の危機的状況にあると判断すると，説得できなくても問題解決を優先し，その手段を実施していた。

【9．効果判定による問題解決支援継続と中断】：この概念は，看護師が様々な方法を用いて実施した手段の効果を判定し，その結果に基づき，支援を継続する一方，支援を中断するという行動を表す。看護師は，問題状況の実見，質問，多種多様な機器を用いた測定等により効果を判定していた。そして，手段が有効であると判断すると，さらに継続したり，手段の効果を高めるために新たな手段を追加したりしていた。一方，無効であると判断すると，新たな手段の探索に向け，一時的に支援を中断していた。

5．考察

考察の結果は，クライエントの問題を解決へ導いた看護師行動が次の4構造をもつことを示唆した。第1の構造は「問題を予防・緩和・除去のいずれかに導く中核的な行動」であり，【1】がそれに該当した。また，先行研究が解明した問題解決過程に近似し，クライエント問題の解決に必要不可欠なプロセスであることを示唆した。第2の構造は「解決に必要な手段の決定に向けた行動」であり，【2】【3】【7】【8】がそれに該当した。さらに，第3の構造は「決定した手段の実施に向けた行動」であり，【4】【5】【6】がそれに該当した。加えて，第4の構造は「看護過程を循環させる行動」であり，【9】がそれに該当した。これらの構造は，それぞれクライエント問題の解決に必要不可欠なプロセスにおける行動を示した。このことは，問題解決を導くために，一連の過程を推し進めるだけではなく，過程ごとに様々な行動が必要であることを示唆した。クライエントの問題を解決へ導くためには，これら4構造が全て必要であるが，修業年限に限りのある看護基礎教育のみで修得することは困難である。このため，クライエントの問題解決を支援できる看護職者養成に向け，看護基礎教育，看護継続教育，看護卒後教育の連動が必要不可欠である。

表 問題を予防・緩和・除去のいずれかに導いた看護師の行動を表す概念

1. 情報収集と査定反復による問題解決過程の推進
2. 問題解決支援に向けたクライエントへの意向確認と協力要請
3. 問題の優先順位決定に基づくクライエント要請への即座対応と対応順延
4. クライエント独力による問題解決に向けた助力と激励
5. 原則に則した手段による問題解決と個別状況に即した問題解決手段考案
6. 問題解決支援に伴う新たな問題発生予測と未然防止のための手段多用
7. 医療チームメンバー協議による問題解決支援への合意形成と共同
8. クライエント拒絶手段受け入れへの説得と説得不可による手段強行
9. 効果判定による問題解決支援継続と中断

2 関係探索研究の計画立案とその指導

　関係探索研究の多くは，数量的データを扱うことになり，因子探索研究と異なり，緻密な文献検討とそれに基づく緻密な研究計画を必要とする。関係探索研究は，研究者が関心を持つ課題の中で研究者が興味を持つ変数を自由にデータとすることができる。しかし，そのような方法により変数を特定したとき，変数の数は膨大になり，データの数も増やさなくてはならない。研究者Ⅰの場合，基準変数（従属変数）はロールモデル行動であり，ロールモデル行動と関連があると予測できる変数（独立変数）を抽出できれば，そうするべきである[24]。あらかじめ基準変数（従属変数）との関連を予測できる変数（独立変数）の抽出は，文献検討によって実現できる。関係探索研究の多くは，因子探索研究と異なり，緻密な文献検討とそれに基づく緻密な研究計画を必要とする理由の1つである。

　研究者Ⅰは，看護学実習における教員のロールモデル行動に関心を持つ博士前期課程に在学する大学院生であった。研究者Ⅰの場合，3回に及ぶ文献検索と検討を行っている（図3-10）。第1回は，ロールモデル行動に関する研究の現状を知り，探求のレベルを決定する目的の文献検索と検討である。その結果，関係探索レベルに探求のレベルを設定する必然性を確認し，第2回は，基準変数（従属変数）であるロールモデル行動の測定用具を決定することを目的とした文献検索と検討である。第3回は，ロールモデル行動との関係を探索する変数（独立変数）を特定することを目的とした文献検索と検討である。

　探求のレベルの上昇は，研究計画の緻密さの向上に繋がり，それは文献検討の緻密さと研究者のそれにかけるエネルギー量の増加を意味する。

図3-10　関係探索研究の計画立案に向けた指導過程

研究者Ⅰの活動	指導者の着目点
第1段階：ロールモデルに関する文献検索 ① キーワードを駆使し，国内外の文献を検索 ② 膨大な数の文献が検索でき，それらを概観し，ロールモデルもしくはロールモデル行動に焦点を当てた研究の存在を確認 ③ 日本の文献の中には，ロールモデルもしくはロールモデル行動に焦点を当てた研究は存在しないことを確認 ④ 海外文献のうち，5件がロールモデルもしくはロールモデル行動に焦点を当てた研究であることを確認	・適切なキーワードを設定できているか ・適切なデータベースを使用しているか
⇩	
第2段階：文献検討結果の文章化 ① 国内外の看護学教育文献は，ロールモデルもしくはロールモデル行動という用語を多用している。しかし，わが国ではロールモデル行動に関する研究を実施していない。 ② 教員の示すロールモデル行動は，学生にとって学年を問わず重要であり，学習への動機づけの強化，職業決定における看護職の選択に影響を与える。 ③ ロールモデル行動は，直接的な観察であるか間接的な観察であるかにかかわらず，看護職者としての態度を学ぶ上で学習効果がある。	

④ ロールモデル行動に関する研究は学生を対象とし，学生が教員に期待する役割やロールモデル行動に焦点を当てており，教員を対象とし，教員のロールモデル行動の質やその関係因子を明らかにした研究は存在しない。
⑤ ロールモデル行動は，既に2種類の測定用具が開発されている概念であり，もしこの測定用具が本研究の目的と適合するものであるならば，わが国においても使用できる可能性がある。

・検索できた文献を正確に理解できているか
・理解に基づく論理の展開に矛盾や飛躍はないか
・文章は文法上の誤り，誤記などがなく，理解しやすく論述されているか

第3段階：文献検討に基づく探求のレベルの決定
① ロールモデル行動に関する研究は存在するが，教員のロールモデル行動の質やその関係因子を明らかにした研究は存在しない。そのため，本研究は，探求のレベルを関係探索に設定する必要がある。
② ロールモデル行動は，既に2種類の測定用具が開発されている概念であり，もしこの測定用具が本研究の目的と適合するものであるならば，わが国においても使用できる可能性がある。そのためには，2種類の測定用具の詳細を知る必要がある。

・探求のレベルを正確に理解できているか
・論理の展開に矛盾や飛躍はないか
・文章は文法上の誤り，誤記などがなく，理解しやすく論述されているか

第4段階：文献検索と検討に基づく測定用具の決定
① 第1段階と第2段階を経て，2種類の測定用具が開発されていることを確認。
② 2種類の測定用具開発を目的とした先行研究の詳細な検討。
③ 2種類のうち，RMBCSが以下の理由により本研究の測定用具として適切であると判断できた。
 a. RMBCS開発の背景にあるロールモデル行動に関する研究者の考え方，定義が本研究と適合する。
 b. 開発過程が確実であり，その測定用具は信頼性と妥当性を確保している。
 c. 各質問項目も本研究の視点と合致している。
 d. RMBCSは学生が教員のロールモデル行動を評価する他者評価尺度である。開発者はRMBCSが自己評価尺度としても活用可能であると論じている。
 e. 開発者から使用許諾を得られる。

・測定用具開発に必要な基本的知識（統計学的知識，測定用具開発過程など）を修得しているか
・2種類の測定用具開発研究を入手し，それらを正確に理解しているか
・その測定用具を選択する根拠が明瞭かつ妥当であるか
・その論理に矛盾や飛躍はないか
・使用許諾を得られるか

第5段階：文献検索と検討に基づき関係を探索する変数の決定
① 複数の先行研究がロールモデル行動と教授活動の関連を示唆。
② 看護学実習における教授活動の質を扱った文献の広範囲な検索。
③ 約60％の文献の閲読と検討の結果，看護学実習におけるロールモデル行動との関係を探索する14変数を特定。
④ ①②③の過程を文章化。

・前回の指摘点を修正できたか
・修正により問題は克服できたか
・修正により影響を受ける部分の有無を見直し，必要に応じ適切に修正されているか
・測定用具開発に必要な基本的知識を修得しているか
・関係を探索する変数を決定するために適切なキーワードを設定し，文献を検索できているか
・既に読み終わっている文献を正確に理解できているか
・その理解に基づき，矛盾のない論理の展開により変数を特定できているか
・読み残している文献数と閲読終了に要する期間の見込み
・文章は文法上の誤り，誤記などがなく，理解しやすく論述されているか

第6段階：文献検討全体の要約の文章化とそれに基づく概念枠組みの図式化

① 第5段階で読み残した文献を読破し，2変数を追加し，最終的にロールモデル行動との関係を探索する16変数を特定
② 第1から5段階の文献検討の要約5項目を文章化
　a. ロールモデル行動は，国内外の看護学教育文献が多用する用語であるが，わが国においてロールモデル行動を中心的テーマにした研究は存在しない。
　b. 看護学実習における教員のロールモデル行動は，学生にとって学年や観察法の相違を問わず，看護実践・教育といった機能を果たす看護職者としての態度や行動の獲得に向け重要かつ効果的である。
　c. ロールモデル行動は，米国の看護学者によりRMBCSという測定用具が開発されている概念であり，RMBCSは本研究におけるロールモデル行動の規定に合致する視点を持ち，RMBCS-JTの作成可能性を持つ測定用具である。
　d. RMBCS-JTを使用した調査を行うことにより，わが国において看護学実習指導に携わる教員のロールモデル行動を測定できる。
　e. 教員のロールモデル行動は，16変数との関係を探索する必要がある。
③「要約5項目」に基づき概念枠組みを作成し，図式化した。

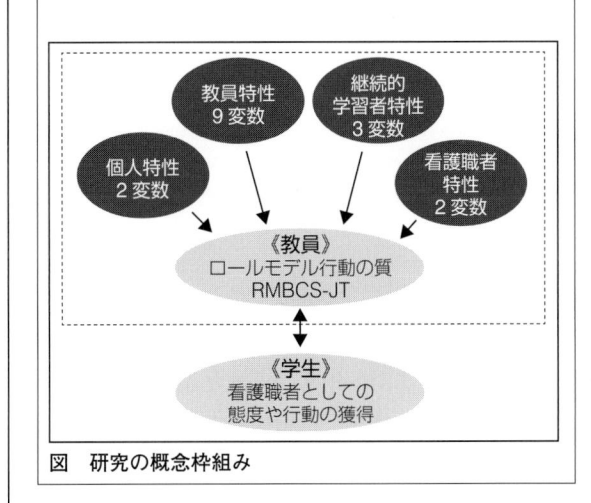

- 前回指摘した点は修正されているか
- その修正により問題は克服されているか
- 修正により影響を受ける部分の有無を見直し，必要に応じ適切に修正されているか
- 関係を探索する変数を決定するために必要な文献をすべて読み終え，それらを正確に理解できているか
- その理解に基づき，矛盾のない論理の展開により変数を特定できているか
- 文章は文法上の誤り，誤記などがなく，理解しやすく論述されているか

図　研究の概念枠組み

（教員特性 9変数／継続的学習者特性 3変数／個人特性 2変数／看護職者特性 2変数 →《教員》ロールモデル行動の質 RMBCS-JT ↔《学生》看護職者としての態度や行動の獲得）

●**第1段階：ロールモデル行動に関する文献検索**

　研究者Iは，国内外の文献を検索した結果，看護学教育においてロールモデル行動という用語が多用されているが，看護学教員のロールモデル行動に焦点を当てた研究が5件のみであり，それらはすべて海外の研究であることを確認した。

　研究者Iは，この作業を夏季休業中に実施しており，教員はほとんど関わっていない。しかし，キーワードの設定を工夫しながら文献を検索している様子，ロールモデルという用語を使用した文献が膨大に検索されるにもかかわらず，研究が検索されてこない状況などの経過に関しては報告を受けており，研究者Iの状況を把握していた。

●**第2段階：文献検討結果の文章化**

　研究者Iは，文献検討の結果，看護学教員のロールモデル行動に関する先行研究の状況

を5項目に整理した。その結果，探求のレベルを関係探索に決定する必要性を確認した。また，既に海外において看護学教員のロールモデル行動を測定する尺度が開発されており，その日本語版を開発できれば，データ収集方法として郵送法が採用できることを確認した。

　研究者Ⅰは，それらを文献検討の結果として5項目に整理，文章化した。

●第3段階：文献検討に基づく探求のレベルの決定

　研究者Ⅰは，5項目の文献検討の結果に基づき，探求のレベルを決定し，データ収集に関する示唆を得た。研究者Ⅰは，第1段階から第3段階までの成果をA4版の用紙2頁（1,200字/頁）にまとめ，夏季休業が終了し，後期セメスター初回授業日（10月）の1週間前に提出した。教員は，授業の準備として，事前に次の7点に着目しながらそれらを読み，授業に臨んだ。

---

① 適切なキーワードを設定し，文献を検索できているか
② 適切なデータベースと方法を使用し，文献を検索できているか
③ 検索できた文献を正確に理解できているか
④ 理解に基づく論理の展開に矛盾はないか
⑤ 探求のレベルを正確に理解できているか
⑥ 探求のレベルを導く論理に矛盾はないか
⑦ 文章は文法上の誤り，誤記などがなく，理解しやすく論述されているか

　その結果，教員は，研究者Ⅰが文献を正確に理解しており，検討結果のまとめの内容も適切であることを確認した。しかし，探求のレベルを導く論理に一部，飛躍があることを発見し，授業の場でその点を指摘した。また，例えば主語と述語が対応していない，長文が多く理解しにくいなど，文章上の問題も発見し，指摘した。研究者Ⅰは指摘を受け，論理の飛躍に気づき，次回の授業に向け，修正することを明言した。

●第4段階：文献検索と検討に基づく測定用具の決定

　研究者Ⅰは，第1段階と第2段階の活動を通してロールモデル行動の測定用具が2種類存在することを確認した。2種類の測定用具開発を目的とした研究を検索，入手し，それらについて詳細に検討した。その結果，そのうち，1種類は研究者Ⅰの定義したロールモデル行動と適合していることを確認した。また，確実な過程を経て開発されており，信頼性と妥当性も確保されていることを確認した。そこで，開発者の許可を得て，その測定用具の日本語版を作成し，使用することに決定した。

　研究者Ⅰは，第4段階の成果をA4版の用紙2頁（1,200字/頁）にまとめ，後期セメスター第2回授業日（11月）の1週間前に提出した。10月に提出した文献検討のまとめに加え，研究者Ⅰの提出した資料は合計A4版の用紙4頁（1,200字/頁）となっていた。教員は，事前に次の9点に着目しながらそれらを読み，授業に臨んだ。

> ① 前回指摘した点は修正されているか
> ② その修正により問題は克服されているか
> ③ 修正により影響を受ける部分の有無を見直し,必要に応じ適切に修正されているか
> ④ 測定用具開発に必要な基本的知識(統計学的知識,測定用具開発過程など)を修得しているか
> ⑤ 2種類の測定用具開発研究を入手し,それらを正確に理解しているか
> ⑥ その測定用具を選択する根拠が明瞭かつ妥当であるか
> ⑦ その論理に矛盾や飛躍はないか
> ⑧ 使用許諾を得られるか
> ⑨ 正しい文章を書けているか

　その結果,教員は研究者Ⅰが①から③については確実に実施していることを確認した。しかし,測定用具開発過程とそれに必要な統計学的知識の学習に一部不十分さを残していることを発見した。それは,測定用具2種類の開発過程と信頼性,妥当性を説明した文章が不明瞭であり,教員の質問に対する研究者Ⅰの回答の不十分さから発覚した。また,研究者Ⅰは測定用具開発過程とそれに必要な統計学的知識の学習がまだ十分でないことを自覚していた。教員は,引き続き学習を継続するよう激励するとともに,測定用具2種類の開発過程と信頼性,妥当性を説明した文章の修正の必要性を伝えた。一方,教員は研究者Ⅰがその測定用具の背景にある開発者の哲学や測定用具の構成概念であるロールモデル行動の定義等を正確に理解し,それらと研究者Ⅰ自身の考え方,定義などと比較し,齟齬がないと判断していることを確認した。それらは,測定用具の決定理由を説明した論述を読み確認できた。

●第5段階:文献検索と検討に基づき関係を探索する変数の決定

　研究者Ⅰは,ロールモデル行動との関係を探索する変数を決定するために再度,文献検索と検討に取り組んだ。その結果,複数の先行研究がロールモデル行動と教授活動の関係を示唆していた。そこで,研究者Ⅰは,ロールモデル行動との関係を探索する変数の決定にあたり,看護学実習における教授行動の質を扱った文献の広範囲な検索を行った。これらは,看護学実習における教授活動の質に関係する要因を解明した研究,看護学実習における教授活動の質と教員の役割ストレスや看護に対する価値づけなどの先行研究,総説,専門書等である。その結果,教員のロールモデル行動との関係を探索する14変数を特定した。

　研究者Ⅰは,第5段階の成果をA4版の用紙2頁(1,200字/頁)にまとめ,後期セメスター第3回授業日(12月)の1週間前に提出した。提出されたレポートには,まだ,読み残している文献が複数残っていることも記述されていた。11月に提出した文献検討のまとめに加え,研究者Ⅰの提出した資料は合計A4版の用紙6頁(1,200字/頁)となっていた。教員は,事前に次の9点に着目しながらそれらを読み,授業に臨んだ。

> ① 前回指摘した点は修正されているか
> ② その修正により問題は克服されているか
> ③ 修正により影響を受ける部分の有無を見直し，必要に応じ適切に修正されているか
> ④ 測定用具開発に必要な基本的知識（統計学的知識，測定用具開発過程など）を修得しているか
> ⑤ 関係を探索する変数を決定するために適切なキーワードを設定し，文献を検索できているか
> ⑥ 検索でき，既に読み終わっている文献を正確に理解できているか
> ⑦ その理解に基づき，矛盾のない論理の展開により変数を特定できているか
> ⑧ 読み残している文献数はどれくらいあり，何時までにそれらを終了させる予定か
> ⑨ 文章は文法上の誤り，誤記などがなく，理解しやすく論述されているか

　その結果，教員は研究者Ⅰが①から④については確実に実施していることを確認した。測定用具開発過程とそれに必要な統計学的知識の学習も進めることができ，それに基づき不明瞭な論述は，明瞭な論述へと修正されていた。しかし，研究者Ⅰは，さらなる学習の必要性を自覚しており，今後も分析等に必要な統計学の学習を継続する必要性を教員に伝えた。また，教員は研究者Ⅰが確実に⑤を実施でき，検索した文献の約60％は読み終え，整理をつけ，14変数を特定したが，約40％を読み残していることを確認した。そこで，論文提出日から逆算し，必要な文献をすべて読み終え，変数を特定し終えなければならない期日を確認し，研究進行計画を再考する必要性を伝えた。同時に，探索する変数を特定する論理の矛盾や文章上の誤りについても指摘し，次回に向け修正の必要性を伝えた。

●第6段階：文献検討全体の要約の文章化とそれに基づく概念枠組みの図式化

　研究者Ⅰは，ロールモデル行動との関係を探索する変数を決定するために読み残した文献をすべて読破した。その結果，2変数が追加され，最終的に教員のロールモデル行動との関係を探索する16変数を特定した。また，第1段階から第5段階の文献検討の要約を文章化し，それに基づき概念枠組みを作成し，図式化した。

　研究者Ⅰは，第6段階までの成果を合計A4版の用紙7頁（1,200字/頁）にまとめ，後期セメスター第4回授業日（1月）の1週間前に提出した。教員は，事前に次の6点に着目しながらそれらを読み，授業に臨んだ。

> ① 前回指摘した点は修正されているか
> ② その修正により問題は克服されているか
> ③ 修正により影響を受ける部分の有無を見直し，必要に応じ適切に修正されているか
> ④ 関係を探索する変数を決定するために必要な文献をすべて読み終え，それらを正確に理解できているか
> ⑤ その理解に基づき，矛盾のない論理の展開により変数を特定できているか
> ⑥ 文章は文法上の誤り，誤記などがなく，理解しやすく論述されているか

　その結果，教員はロールモデル行動との関係を探索する2変数を導く論理に一部，曖昧さが残っていることを発見し，修正の必要性があることを研究者Ⅰに伝えた。また，文献

検討のまとめと概念枠組みの説明の文章に洗練の可能性があることを発見し，研究者Ⅰに伝えた．

このような過程を経て，完成した修士論文[25]の要約を研究者Ⅰの同意を得て，紹介する．

看護学実習における教員のロールモデル行動に関する研究

Ⅰ．はじめに
本研究の目的は，看護学実習における教員のロールモデル行動の現状とそれに関わる教員の特性を明らかにすることである．本研究においてロールモデル行動とは「学生が共感し同一化を試みる看護職者の態度や行動であり，この行動は看護活動・教育活動の中に存在し，学生が観察可能な教員のふるまい」である．本研究の概念枠組みは，教員の特性として，文献検討に基づき抽出した個人特性，教員特性，継続的学習者特性，看護職者特性の4特性を含む．

Ⅱ．研究方法
1. 研究対象：全国の看護系大学・短期大学，看護専門学校410校のうち，研究協力の承諾の得られた260校の看護教員1,350名
2. 調査期間：1997年7月7日〜8月12日
3. 測定用具：以下の4種類の測定用具を用いた
    1) 日本語版 Role Model Behaviors in the Clinical Setting 教員用（以下，RMBCS-JT）：これは，臨床実習における教員のロールモデル行動を測定するためにWisemanが開発した尺度を基に，逆翻訳の手法を用いて研究者等が作成したものである．内容的妥当性は，看護学研究者からなる専門家会議により検討した．RMBCS-JTは28項目を含み，測定は5段階評定によって行う．
    2) 教員特性質問紙：これは概念枠組みにおける個人特性，教員特性，継続的学習者特性を構成する12変数を測定するために本研究において作成したものである．内容的妥当性は，20名の教員を対象とするパイロットスタディによって検討し，指摘項目を修正し確保した．
    3) 日本語版 Professional Nursing Behaviors（以下，PNB）：これは，概念枠組みにおける看護職者特性を構成する変数「教員の看護に対する価値づけ」を測定する目的で，Eddyが開発した尺度を基にRMBCS-JTと同様の方法を用いて研究者等が日本語版を作成したものである．PNBは22項目を含み，測定は6段階評定によって行う．
    4) 患者特性に基づくケアの自己評価尺度（以下，SES of NP）：これは，鈴木が開発した看護実践の質を測定する尺度であり，概念枠組みにおける看護職者特性を構成する変数「教員の看護実践の質」を測定する目的で用いた．SES of NPは，35項目を含み，測定は5段階評定によって行う．
4. データ収集法：質問紙配布は教育管理責任者に依頼し，回収は個々の教員が任意に投函する方法で行った．
5. データ分析：記述統計値の算出，母平均値の差の検定，一元配置分散分析，相関関係の算出を行い検討した．分析には統計学パケージSPSSを用いた．

Ⅲ．結果
分析対象としたデータは，研究対象1,350名から得た，有効回答725である．
1. 対象特性：教員の年齢は25歳から65歳の範囲であり，平均38.4歳（SD＝6.7）であった．実習指導経験年数は1年未満から33年の範囲であり，平均8.5年（SD＝5.9）であった．現在の所属は，看護系大学64名（8.8％），短期大学99名（13.7％），看護専門学校556名（76.7％）であった．職位は，大学・短期大学の教授10名（1.4％），助教授26名（3.6％），講師82名（11.3％），助手80名（11.0％），また，看護専門学校の専任教員513名（70.8％）であった．
2. ロールモデル行動得点の状況：教員のロールモデル行動得点であるRMBCS-JTの総得点は，49点から138点の範囲であり，平均は105.2点（SD＝13.5）であった．この得点分布はKolmogorov-Smirnovの検定により正規分布であることを確認した（$p<0.05$）．
3. ロールモデル行動得点と教員特性の関係（表）：本研究の結果は，＜教員特性＞においては，①実習担当時間数の多い者が少ない者よりも，②実習担当科目と臨床経験が一致している者が一致していない者よりも，③大学院修了者が高校卒の者よりも，④大学・短期大学の教員，中でも講師・助手が看護学校の専任教員よりも，⑤教員養成講習未受講者が受講者よりも，＜継続的学習者特性＞においては，⑥学会に所属している者が所属していない者よりも，⑦研究指導者のいる者がいない者よりも，⑧大学・大学院に在籍している者が在籍していない者よりも，＜看護職者特性＞においては，⑨看護に対する価値づけの高い者が低い者よりも，⑩看護実践の質の高い者が低い者よりも，ロールモデル行動得点が有意に高いことを明らかにした．

IV. 考察

　これらの結果は，看護学実習における高いロールモデル行動得点を提示する教員が看護系大学・短期大学に在籍し，講師，助手の職位にありしかも豊かな学歴を背景に持ち，現在もなお学会に所属したり，より高次な学位を目指すといった活動を展開し，看護を高く価値づけ，看護実践能力が高いという特性を示唆した。

表　教員の特性項目とロールモデル行動の関係

教員の特性項目	分析方法と統計値	
<個人特性> ① 年齢 ② 婚姻状況 ③ 家族状況	相関関係　　　$r=0.048$, $t=1.286$, $p=0.19877$ 一元配置分散分析　　$F=2.555$, $p=0.07844$ 母平均値の差の検定　$t=1.069$, $p=0.2855$	
<教員特性> ① 実習指導担当時間 ② 臨床経験との一致 ③ 一般教育背景 ④ 職位 ⑤ 所属する学校の種類 ⑥ 教員養成講習受講有無 ⑦ 講習受講期間 ⑧ 受講後年数 ⑨ 教員になった動機 ⑩ 看護基礎教育課程 ⑪ 卒後年数 ⑫ 教員経験年数 ⑬ 実習指導経験年数 ⑭ 担当授業の種類	一元配置分散分析　　$F=6.281$, $p=0.00033$ 一元配置分散分析　　$F=10.510$, $p=0.00003$ 一元配置分散分析　　$F=4.411$, $p=0.00158$ 一元配置分散分析　　$F=6.513$, $p=0.00004$ 一元配置分散分析　　$F=12.075$, $p=0.00001$ 母平均値の差の検定　$t=2.510$, $p=0.0123$ 一元配置分散分析　　$F=2.344$, $p=0.07216$ 相関関係　　　$r=0.03935$, $t=0.914$, $p=0.36139$ 一元配置分散分析　　$F=1.315$, $p=0.24813$ 一元配置分散分析　　$F=2.017$, $p=0.0903$ 相関関係　　　$r=0.02176$, $t=0.584$, $p=0.55954$ 相関関係　　　$r=0.04744$, $t=1.274$, $p=0.20258$ 相関関係　　　$r=0.04810$, $t=1.235$, $p=0.21721$ 母平均値の差の検定　$t=1.014$, $p=0.3108$	** ** ** ** ** *
<継続的学習者特性> ① 学会所属の有無 ② 研究指導者の有無 ③ 大学・大学院在籍の有無 ④ 教育指導者の有無	母平均値の差の検定　$t=5.461$, $p=0.0000$ 母平均値の差の検定　$t=3.062$, $p=0.0023$ 母平均値の差の検定　$t=2.514$, $p=0.0122$ 母平均値の差の検定　$t=1.721$, $p=0.0857$	** ** *
<看護職者特性> ① 看護に対する価値づけ得点 ② 看護実践の質	相関関係　　　$r=0.29913$, $t=8.114$, $p=0.00000$ 相関関係　　　$r=0.36089$, $t=10.172$, $p=0.0000$	** **

統計学的に有意な関係が認められた項目：＊($p<0.05$)，＊＊($p<0.01$)

❺ 研究進行計画の立案とその指導

　研究課題，探求のレベル，探求のレベルに合わせた研究方法が決定できると，研究者は目標とする期限内にそれらを実行していくために，何をいつまでに行うのか，すなわち，研究の進行について計画を立案する必要がある。特に研究の初学者の場合，自身の研究能力はもとより，何にどの程度，時間や労力を必要とするのか想像もつかないことが多い。看護学士課程に在籍する学生や博士前期課程（修士課程）に在籍する学生は，研究の初学者であり，このような状況はそう珍しいことではない。研究の初学者の研究指導に携わる指導者は，学生が規定の期間内に基準を充足する論文を完成するための標準的な研究進行計画を提示できるとよいであろう。

　教員Sは約20年，A看護系大学において看護学士課程と博士前期課程（修士課程），

博士後期課程（博士課程）の学生の研究指導に携わっている。この経験を通して，各課程の学生が規定の年限内に論文を完成させるために必要な標準的な研究進行計画を学生に提示している。これは，あくまでも標準的な研究の進行であり，各研究の特徴によりその進行は異なる。

1 看護学士課程における標準的研究進行（図3-11）

　A看護系大学は，看護学部4年次生授業科目「卒業研究」5単位を必須科目として設定している。4年次生は配属された分野の教員から指導を受け，約4か月をかけ，卒業研究論文を完成させる。配属を決定するために，4年次生はある程度，研究課題を焦点化させている。各分野への配属後，それをもとに研究課題を確認し，研究計画を立案する。教員Sは，研究計画立案に要する期間として約1か月半を想定し，学生がこの期間内に研究計画を立案できるように支援する。それは，研究計画立案開始から論文提出まで学生が使用できる期間は4か月であり，約1か月半で研究計画を立案しない限り，規定の日時に論文を提出できず，それは学生の留年という事態に直結することに起因する。教員Sは，学生がそれを強く意識して研究計画の立案に取り組むように，研究計画立案開始から約1か月半後に研究計画の発表会を開催する。研究計画発表会の参加者は，その分野の全教員，その分野に配属され卒業研究を行っている全学生，そして大学院生である。

　その後，学生はそれぞれの計画に沿ってデータ収集や分析を開始する。それが終了すると論文の執筆を開始し，執筆した論文を洗練し，1月下旬の提出日を迎える。教員Sは，この研究進行計画の進捗状況を確認しつつ，個別指導の量と質を決定している。

2 博士前期課程（修士課程）における標準的研究進行（図3-12）

　博士前期課程（修士課程）の正規の修業年限は2年間であり，2年間は24か月である。A看護系大学は，修士論文の提出日は入学20か月後に設定されており，博士前期課程（修士課程）に入学した学生は入学20か月後，論文の提出日を迎える。教員Sは論文の提出が入学20か月後であることを強調して標準的な研究進行過程を次のように学生に伝える。

　4月に入学した学生の場合，修了要件となっている授業を履修しながら，研究課題の焦点化を開始する。入学後合計3回から4回のゼミ形式の授業の中で検討し，約4か月後，夏季休業前には研究課題を決定する。夏季休業中，学生は研究計画立案に向け文献検討を行い，10月，夏季休業が終了し，後期セメスター初回のゼミ形式の授業に夏季休業中の学習成果として立案した研究計画を提示し，内容について討議する。それに基づき，年内に，研究計画審査を受験すべく，問題を改善し，必要な修正を行い，研究計画を洗練する。研究計画審査が終了すると研究倫理審査の準備を開始しなければならない。これも年内の審査受験が目標である。研究倫理審査は1か月に一度であり，目標としていた時期を逃すと，受験は1か月遅延する。この遅延は，後続のデータ収集，分析の遅延を招く。教

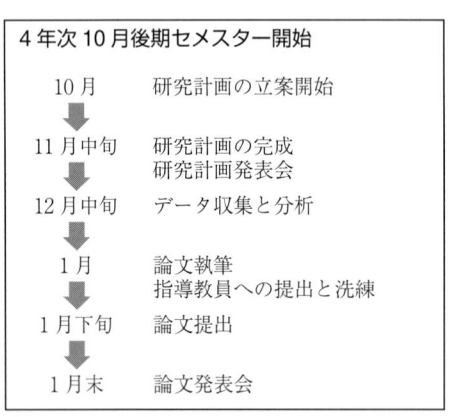

```
┌─ 4年次10月後期セメスター開始 ─┐         ┌─ 入学（4月） ──────────────┐
│                              │         │                              │
│   10月      研究計画の立案開始  │         │   4月末    研究課題の焦点化開始 │
│     ↓                         │         │     ↓                         │
│   11月中旬  研究計画の完成       │         │   7月末    研究課題の決定       │
│             研究計画発表会       │         │     ↓                         │
│   12月中旬  データ収集と分析     │         │   11月     研究計画の概要完成   │
│     ↓                         │         │     ↓                         │
│   1月       論文執筆           │         │   12月     研究計画の洗練       │
│             指導教員への提出と洗練│         │             研究計画審査受験    │
│     ↓                         │         │             研究倫理審査受験    │
│   1月下旬   論文提出            │         │   1月      データ収集開始       │
│     ↓                         │         │     ↓                         │
│   1月末     論文発表会          │         │   9月      データ分析終了       │
│                              │         │             論文執筆開始        │
└──────────────────────────────┘         │     ↓                         │
                                         │   10月     指導教員への論文第1回提出│
                                         │     ↓                         │
                                         │   11月     指導教員への修正論文提出│
                                         │     ↓                         │
                                         │   12月末   論文完成と提出       │
                                         └──────────────────────────────┘
```

図3-11　看護学士課程における標準的研究進行　　　図3-12　博士前期課程（修士課程）における標準的研究進行

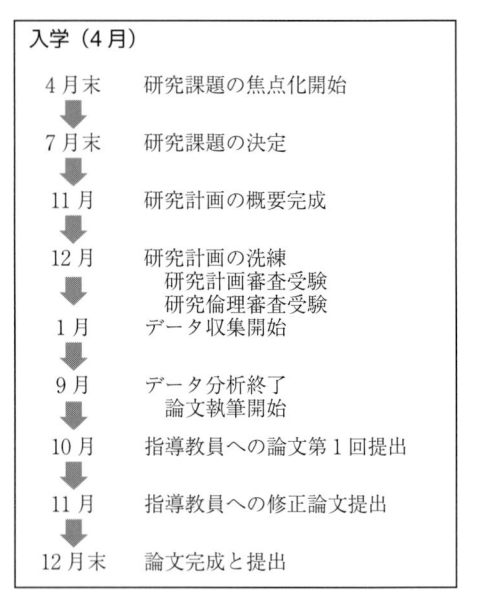

員Sは，研究の初学者である学生が研究計画の立案に際し，これらを明瞭に理解するために標準的研究進行を学生に示す。2つの審査を通過すると，データ収集を開始できる。データ収集や分析に要する期間はデータの性質により異なる。しかし，分析の終了は，入学の翌年の9月が目標である。9月に分析が終了すると，研究計画として緒言，研究目的と目標，文献検討，研究方法を洗練してきており，結果と考察等の執筆を開始できる。それらを入学の翌年の10月に教員Sに提出し，修正を重ね，論文を完成させる。学生は，教員Sの説明とともに博士前期課程（修士課程）に在籍する上級生や博士後期課程（博士課程）に在籍する研究者にも情報を得ながら，研究進行計画を立案していく。

　学生が研究上の問題に直面し，教員もそれを克服するための方略を提示できないとき，目標の期日を遷延したくなる。しかし，それは最も安易な解決法である。問題をどのように克服できるのか，学生と教員が共同して考え，目標の期日を可能な限り厳守する努力が必要であろう。また，その際，問題に関連する事柄に関し見識のある他教員の助力を得ることも必要な場合がある。学生が研究以外の問題に直面し，研究が停滞しているときは，これとは異なる関わりが必要であり，目標の期日の遷延や留年等もやむを得ない場合もある。指導者はそれを見極める必要がある。この点については第Ⅵ章に詳述する。

【引用文献】
1) Polit, D.F.&Beck, C.T., 近藤潤子監訳：看護研究―原理と方法（第2版）．p688, 医学書院, 2010.
2) Diers, D., 小島通代他訳：看護研究―ケアの場で行なうための方法論．pp90-92, 日本看護協会出版会, 1984.
3) 松田安弘, 舟島なをみ他：男子看護学生の学習経験に関する研究．看護教育学研究, 10(1)；15-28, 2001.

4) 松田安弘, 舟島なをみ他:男性看護師の職業経験の解明. 看護教育学研究, 13(1);9-22, 2004.
5) 松田安弘, 舟島なをみ他:看護における性の異なる少数者の経験—男子看護学生と男性看護師の経験の統合. 看護研究, 37(3);55-64, 2004.
6) 廣田登志子, 舟島なをみ他:実習目標達成に向けた教員の行動に関する研究—看護学実習における学生との相互行為場面に焦点を当てて. 看護教育学研究, 10(1);1-14, 2001.
7) 中山登志子, 舟島なをみ他:看護学実習カンファレンスにおける教授活動. 看護教育学研究, 12(1);1-14, 2003.
8) 中山登志子, 舟島なをみ:「学習ニードアセスメントツール—実習指導者用—」の開発—実習指導者の学習ニードを反映した看護継続教育の提供. 日本看護管理学会誌, 18(1);17-26, 2014.
9) King, I.M.:A Theory for Nursing Systems, Concepts, Process. John Wiley & Sons, Inc., 1981;杉森みど里訳:キング看護理論. 医学書院, 1985.
10) 永野光子, 舟島なをみ他:臨床看護婦(士)の特性と問題解決行動の関係. 看護教育学研究, 7(1);1-15, 1998.
11) 永野光子, 舟島なをみ他:臨床看護婦・士の問題解決行動の質と看護婦・士特性との関連検証研究. 千葉看護学会会誌, 5(1);23-30, 1999.
12) 中谷啓子, 舟島なをみ他:授業過程を評価する学生の視点に関する研究—講義. 看護教育学研究, 7(1);16-30, 1998.
13) 中谷啓子:授業過程を評価する学生の視点に関する研究—実習. Quality Nursing, 4(3);47-53, 1998.
14) 中谷啓子, 定廣和香子:看護学演習における授業過程の評価に関する研究—学生による評価視点の明確化. Quality Nursing, 5(8);55-62, 1999.
15) 金谷悦子, 舟島なをみ他:大学院看護学研究科修士課程に在籍する学生の修士論文作成過程の経験に関する研究. 千葉看護学会会誌, 21(1);43-51, 2015.
16) Diers, D., 小島通代他訳:看護研究—ケアの場で行なうための方法論. p91, 日本看護協会出版会, 1984.
17) Diers, D., 小島通代他訳:看護研究—ケアの場で行なうための方法論. 日本看護協会出版会, 1984.
18) Diers, D., 小島通代他訳:看護研究—ケアの場で行なうための方法論. pp167-168, 日本看護協会出版会, 1984.
19) Diers, D., 小島通代他訳:看護研究—ケアの場で行なうための方法論. pp208-209, 日本看護協会出版会, 1984.
20) Diers, D., 小島通代他訳:看護研究—ケアの場で行なうための方法論. pp241-242, 日本看護協会出版会, 1984.
21) Diers, D., 小島通代他訳:看護研究—ケアの場で行なうための方法論. pp271-273, 日本看護協会出版会, 1984.
22) 舟島なをみ:看護教育学研究—発見・創造・証明の過程(第2版). p148, 医学書院, 2010.
23) 服部美香, 舟島なをみ:看護師が展開する問題解決支援に関する研究—問題を予防・緩和・除去できた場面に焦点を当てて. 看護教育学研究, 18(1);35-48, 2009.
24) Diers, D., 小島通代他訳:看護研究—ケアの場で行なうための方法論. p220, 日本看護協会出版会, 1984.
25) 本郷久美子, 舟島なをみ他:看護学実習における教員のロールモデル行動に関する研究. 看護教育学研究, 8(1);15-28, 1999.

第Ⅳ章 データ収集・分析とその指導

　看護学研究が扱うデータは多様である。それらは，面接を通して得られた回答の逐語記録，行動の観察を記録したプロセスレコード，生理学的，生物学的測定によって得られた測定結果，尺度を含む質問紙への回答などである。これらの収集方法，分析方法は，研究計画立案の際，詳細な検討の結果として決定していく。しかし，たとえ，すばらしい研究計画を立案でき，それに沿ってデータ収集と分析を行うにしても，特に研究の初学者の場合，指導が必要になる。また，この指導は，研究者個々の能力，研究の特徴，データ収集法やデータの種類により相違がある。これらを前提に本章は，特に面接法と観察法を採用した研究，質問紙法を用いた研究に着眼し，そのデータ収集，分析の指導について概説する。

1 面接法・観察法によるデータ収集と分析の指導

1 面接法によるデータ収集とその指導

　研究の初学者にとって，データ収集法としての面接に伴う困難を予測し，困難を克服しつつデータ収集するために必要な準備を行うことはかなりの難題である。そればかりか，「面接」という用語は，学校教育の場において多用され，研究の初学者であってもなじみがあるため，データ収集法としての面接に困難が伴うこと自体も想定しにくい。指導者は，これらを前提として，研究者の状況を把握し，必要に応じて，研究者が研究目的に適ったデータを収集するために面接に必要な準備状態を整え，必要なデータを効率よく収集できるよう支援する必要がある。研究計画立案の段階は，問題が生じたとしても研究とは無関係の第三者に迷惑をかけることはほとんどない。しかし，多くの看護学研究は，研究対象が人間であり，データ収集段階は，研究に協力する第三者の存在が必要不可欠である。データ収集法としての面接に伴う困難を予測し，困難を克服しつつデータ収集するた

めに必要な準備を整え，それに沿った面接を実現できなければ，この第三者に迷惑をかける可能性もある．また，面接を実施したものの，必要なデータを収集できない可能性もある．このような事態は回避すべきである．研究対象者の人権擁護の観点からもデータ収集時の支援は重要である．

現在，看護学研究の多くがデータ収集方法として面接法を採用し，面接法にも構造化面接，半構造化面接，非構造化面接などの種類がある．このうち，その研究の目的を達成するためにどの面接法を採用するのかは，研究計画を立案する際，各面接の利点と欠点，研究者の力量や経験も含め，検討し，決定しなければならない．これらを前提に，次に，看護学研究の多くが活用する半構造化面接を想定し，その準備段階と実施段階の支援について概説する（表4-1）．

1 面接法を採用した研究者への支援

[面接準備段階の支援]

A 面接技術の修得と向上に向けた支援（図4-1）

a 再度，データ収集法としての面接について学習することを推奨する

研究者がデータ収集法としての面接について学習しようとするとき，多数の図書や文献の存在を確認できる．研究の初学者が研究計画を立案するとき，研究計画とは何かといった最も基本的な知識をはじめとし，様々な学習を積み重ね，必要な知識を獲得しなければならない．そして，獲得した知識に基づき，研究計画を立案し終えると，計画に沿って，その知識を活用しながらデータ収集へと進む．これは，研究計画に沿ったデータ収集が，研究者にとって学習による知識の集積段階から集積した知識を活用し行動する段階へと移行することを意味する．

研究者は研究計画立案時，研究目的に適ったデータとその収集法を決定するために，学習し，その結果に基づき多角的に検討する．しかし，研究計画立案時の学習は，データ収

表4-1 面接準備段階・実施段階における支援

[面接準備段階の支援]
　A．面接技術の修得と向上に向けた支援
　　a．再度，データ収集法としての面接について学習することを推奨する
　　b．経験者からの情報収集を推奨する
　　c．模擬面接の実施を推奨する
　B．面接開始に向けた研究計画の再確認に向けた支援
　　a．面接ガイド（質問紙，質問項目）の妥当性の再確認を推奨する
　　b．面接対象者の要件の再確認を推奨する
　　c．フィールドおよび対象者への倫理的配慮の再確認を推奨する
　C．問題発生時の研究者・指導者間の連絡体制の確立

[面接実施段階の支援]
　A．面接の適切な進行に向けた支援
　B．面接終了の判断に向けた支援

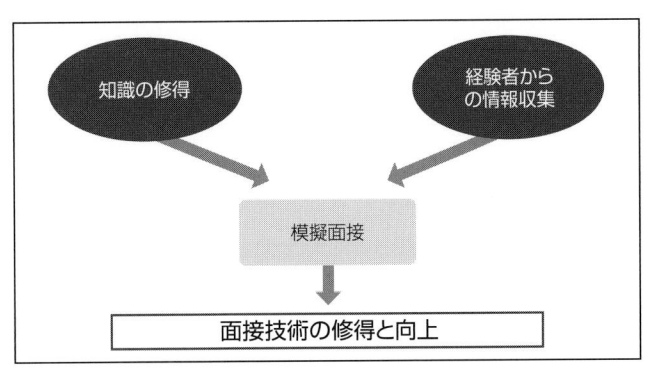

図4-1 面接技術の修得と向上に向けた支援

集法を決定することが目的である。実際にその知識を反映してどのように行動するのかといった観点から学習しているわけではない。そのため、実際のデータ収集に先立ち、再度、各面接の特徴、共通点と相違点などを学習する必要がある。

多くの場合、研究計画を立案し終えると、一刻も早くデータ収集を開始したくなる。研究者がはやる心を押さえ、確実な知識に基づくデータ収集を行うために、指導者は、次の4項目を研究者に伝える必要がある。

> ① 研究計画立案からデータ収集への移行は学習による知識の集積から集積した知識を反映した行動への移行である
> ② この移行を円滑に行うためにはデータ収集の実際をイメージしつつ再度、データ収集法に関する学習が必要である
> ③ データ収集過程における工夫は必要である。しかし、確実な知識に基づかない自己流によるデータ収集には問題が発生する可能性が高い
> ④ データ収集中に発生した問題は、研究対象者の負担を増大させる可能性がある

これら4項目の理解は、研究者にとって、データ収集の円滑化のみならず、研究対象者への人権擁護の観点からも重要である。研究者は研究の推進に向けて必要な学習に主体的に取り組む責務がある。しかし、データ収集直前の研究者の心理状態やデータ収集が対象者に及ぼす影響の大きさを考えたとき、指導者はデータ収集法としての面接に関する基本的な知識の内在化に向け、再学習の必要性を伝える必要がある。

b 経験者からの情報収集を推奨する

再度、面接に必要な基礎知識を学習するとともに、面接によるデータ収集経験者から情報を収集することは、これから開始するデータ収集を具体的にイメージするために有用である。面接法に関する図書や文献は多数出版されている。しかし、経験者は具体的な知識を持っており、それらは実際の面接を行うとき、実用的な知識となる。

c 模擬面接の実施を推奨する

実際の面接の際、研究者の過度な緊張は、適切な速度やタイミングによる質問ができな

くなるといった事態を招くこともある。また，そのような研究者から面接を受ける対象者も，本来，持っている情報を十分提供できないといった事態を招きかねない。さらに，研究対象者が不快な経験をする可能性もある。研究者は，対象者の人権擁護と豊かなデータの効率のよい収集の両者を実現するために面接技術を修得する必要がある。この面接技術には，対象者がリラックスした状態で快く面接を受けられるような面接場所の選定，面接開始時の挨拶や服装，研究の目的や面接意図の説明方法，質問のタイミング，回答を聴取する際の態度などを含む。看護学士課程や博士前期課程（修士課程）に在籍し，面接によりデータ収集を計画している学生は，実際の面接に先立ち，友人や上級生を対象者と見なし，模擬面接を実施している。指導者は，研究者からこれらについて報告を受け，研究者の面接者としての準備状態の適切性を確認する必要がある。

B 面接開始に向けた研究計画の再確認に向けた支援

　研究計画を立案した後，実際に面接を開始するまで，ある程度の期間を必要とし，それは，研究計画審査や倫理審査，対象者の探索などに時間を要するためである。この間，研究者は様々な経験や学習を積み重ね，面接に対する理解を深める。一方，時間の経過は，面接実施に向け重要事項の失念といった事態ももたらすこともある。指導者は，このような事態を予測し，研究者に研究計画の再確認を推奨する必要がある。特に，次の3項目が必要である。

a 面接ガイド（質問紙，質問項目）の妥当性の再確認を推奨する

　面接に際し，構造化面接の場合は質問紙，半構造化面接は質問項目（interview schedule），非構造化面接の場合は，面接ガイドが必要となる。面接の開始に先立ち，それらの妥当性を確認する必要がある。そのためには，研究計画立案時に既に作成してある質問紙，質問項目（interview schedule）や面接ガイドをデータ収集段階において再度，吟味する必要がある。また，それを用いて，該当者に面接を試行し，研究者が必要とする回答入手の可否を判断する必要がある。もし，事前に十分，吟味したにもかかわらず，研究者が相当な説明を加えない限り，面接対象者が回答できなかったり，質問の意図とは異なる回答をしたりするような場合，その質問紙，質問項目（interview schedule）や面接ガイドに問題があり，再考，修正を必要とする。指導者は，研究者から面接の試行結果の報告を受け，研究者の判断の適切性を確認する必要がある。

b 面接対象者の要件の再確認を推奨する

　研究計画立案時，研究目的を達成するために面接対象者として満たすべき要件を決定する。例えば，第Ⅵ章に詳述する修士論文作成過程における大学院生の経験を概念化した研究[1]の場合，対象者を次のような要件を満たす者とした。第1は，看護学研究科を修了し，修士の学位を取得したもの，第2は，規定の年限内の修了者であること，第3は，修了後2年以内のものであることなどである。このような要件を設定した場合，医学研究科保健学専攻の修了生は研究対象にならない。また，看護学研究科の修了生であっても修了に2年半を要した者は対象にならない。研究計画が完成し，データ収集に先立ち，再度，この要件も確認する必要がある。実際にその要件を充足する対象者を探索できるのか，も

し，探索不可能であるならばどのように要件を変更すべきなのかなど，再度，吟味する必要がある。指導者は，研究者からこれらについて報告を受け，研究者の判断の適切性を確認する必要がある。

ⓒ フィールドおよび対象者への倫理的配慮の再確認を推奨する

　研究者は，研究計画立案時，研究対象となるフィールドや人々への倫理的配慮の方法を確立している。多くの場合，それらを所定の書式に記述し，倫理審査を通過することを求められる。研究者は，データ収集に先立ち，いかなる状況が生じても対象者の人権擁護を第一義的に優先し，データ収集に臨めるように研究者自身が作成した倫理的配慮の方法を再確認する必要がある。対象者の人権を擁護するためにその研究における倫理的配慮の方法を確立し，倫理審査を通過しても，研究者がその内容を遵守してデータ収集を進められなければ，何の意味もない。

　「看護系大学院修士課程に在籍する大学院生の論文作成過程の経験」（図4-2，第Ⅵ章に詳述）は，20概念により表されることが明らかになっている。このうち，「倫理規範遵守による研究進行と進行優先による倫理規範侵犯」（第Ⅷ章に詳述）は，データ収集する大学院生が倫理規範を守り研究を進める一方，データ収集を優先するあまり，倫理規範を犯

修了要件充足に向けた授業履修と論文完成に向けた個別指導受理
論文完成に向けた文献検索と閲読の反復
論文完成に向けた計画立案と実行
計画遵守難航予測による難航回避に向けた周到な準備
研究進行に向けた懸命努力と計画の曖昧さによる研究進行難航
阻害要因発生による計画進行停滞と阻害要因排除に向けた工夫
計画遵守不可による計画変更と進行遅延による遅延の挽回
倫理規範遵守による研究進行と進行優先による倫理規範侵犯
独力での問題解決不可による指導要請と獲得
指導機会喪失による論文完成過程停滞と停滞打破に向けた不本意な指導受け入れ
指導過剰への抵抗と指導過剰からの脱却
指導実現不可による指導の無視と指導撤回に向けた教員との議論
指導の適切さ確信による教員への信頼と確信不可による教員への疑念
独断での異なる指導者探索と報告是非への戸惑い
教員評価に伴う論文完成懸念と確信生起の反復
学生間の支援授受
審査通過難航と難航予測に反する通過円滑
緊張を伴う論文発表と発表への問題指摘受理
論文完成過程進行による研究と看護への理解深化
論文完成への達成感と不全感の感知

図4-2　看護系大学院修士課程に在籍する大学院生の論文作成過程の経験を表す20概念

す場合があるという経験を表す。この概念は，研究協力に同意した対象者が面接を通して語った内容をもとに創出されており，対象者はそれをすることが非倫理的行動であると知りつつ，データ収集を優先した結果として非倫理的行動をとったことを正直に語った。指導者は，研究者のデータ収集に同行することはできず，研究者が自身の確立した倫理的配慮を遵守できるか否かは，研究者自身の倫理観に頼らざるを得ない。これらを前提として，指導者は，研究者が対象者の人権擁護を最優先しながらデータを収集できるよう，データ収集に先立ち，研究計画の中に記述されている倫理的配慮を再度，読み直すように伝える必要がある。

　研究者としての倫理観をどのように指導するか，これは，研究指導上，必須の内容である。研究法の授業等で知識として教示することに加え，研究計画立案，データ収集，分析，論文の執筆，研究発表の全過程を通して，指導を要する内容である。「当然のことだから…」「わかっているはずだから…」と考え，暗黙の了解として対応すべきではなく，その都度言語化し，確認すべきである。

C 問題発生時の研究者・指導者間の連絡体制の確立

　当然のことながら，面接を受ける対象者は多様な反応を示す。例えば，疾患をもつ人々を対象とする場合，面接途上で心身の状態が変化する可能性がある。また，研究協力への依頼には快く同意した対象者であっても，約束した日時に面接場所に現れなかったり，面接途上で泣き出したりすることもある。指導者は想定できる状況を情報として例示し，そのような場合，研究者としてとるべき行動の理解の有無を確認しておく必要がある。また，いかなる場合であっても，対象者の意向や状況を最優先すべきであり，探索が困難な対象者の面接であっても，データ収集を優先すべきではないことを面接開始直前に重ねて注意しておく必要がある。さらに，判断に苦慮するような事態に直面する場合，その対処方法を研究者と指導者が協議の上，確立しておく必要がある。

［面接実施段階の支援］

A 面接の適切な進行に向けた支援

　研究者は，準備状態を整えられると面接を開始できる。指導者は，研究者が面接を円滑に進行させられるよう，研究者から面接の結果について報告を受け，その報告に基づき次のような支援を行う必要がある。その際，対象者の匿名性の保護に留意しておかなければならない。それは，対象者の匿名性を護ることは研究者の義務であり，たとえ，指導者といえども，対象を特定できる情報を漏洩してはいけない。指導者もこれを考慮し，研究者から報告を受ける際，対象者が特定できるような情報の報告を求めてはいけない。

　研究者は，実際に面接を開始すると想定外の事態に遭遇する。研究者が遭遇するであろう事態に対処しつつも必要なデータを効率よく収集するために，指導者は，作成した面接ガイドや質問を用いて必要なデータを収集できているか否か，発生した事態に適切に対処できているか否かなどを確認する必要がある。特に，面接開始当初は作成した面接ガイド

や質問を用いて必要なデータを収集できているか否かの確認は重要であり，研究者から面接結果について報告を受け，研究者の判断の適切さを確認する必要がある。また，もし，必要なデータを収集できていない場合，その原因を探求する必要がある。その原因が面接技術の未熟さを起因とする場合，次回の面接時，どのようなことに留意すべきかを検討する必要がある。また，その原因が質問項目（interview schedule）の不適切さを起因とする場合，それらの修正が必要となる。

　研究者による指導者への面接結果の報告には，次のような効果もある。面接を開始した研究者が，複数の対象者と出会い，その対象者の回答を聴取していく過程を通して，研究に直接，関係のない対象者の要望や期待も知ることになる場合がある。もちろん，それ自体は問題ではないが，研究者がデータ収集よりも，研究と直接，関係しない対象者の要望や期待への対応を優先させようとすることがある。また，それらを知って，「これも大切，あれも大切」と研究と直接，関係のない質問を加えてしまう場合もある。これらは，いずれも研究者がデータ収集の途上，研究目的を見失う状況を示している。研究者は，面接ごとに指導者に報告することを通し，常に，対象者の回答を傾聴しつつも，研究の目的を見失うことなく冷静に次の面接に移行できる。また，指導者は，研究者から報告を受けることを通し，研究者が必要なデータを適確に収集しているか否かを判断できるとともに，もし問題が生じている可能性がある場合，早期の対応が可能になる。

　報告の頻度は，特に研究の初学者の場合，面接ごとに実施することが報告の目的を考慮したとき必要であろう。研究者と指導者の緻密な相互行為が研究者の面接技術の向上と必要なデータを効率よく収集することに繋がる。また，それは対象者の人権を擁護することにも繋がる。

B 面接終了の判断に向けた支援

　面接をどの時点で終了するのか，この判断の適否は研究の質に重大な影響をもたらす。面接により収集したデータを用いて普遍的な研究結果を産出するために，対象者の回答が飽和化するまで面接を継続する必要がある。飽和化とは，異なる面接対象者の回答であっても，その回答はすべてそれ以前に収集した内容と同様であり，これ以上，新たな内容の回答が出現しない状況を意味する。研究者は，面接ごとに回答の要約を作成し，それを蓄積しながら面接を継続する。それらの比較を通して飽和化を判断できる。指導者は，研究者の飽和化の判断の適切性について確認する必要がある。

　そのために次のような方法を使用できる。第1は，指導者の経験を使用する方法である。指導者は，面接の過程について研究者から報告を受けており，ある程度，回答を把握している。それ以外に，指導者が過去の経験として知っている，もしくは，想像できる回答の存在の有無を研究者に質問するという方法である。第2は，指導者以外の人々の経験を使用する方法である。方法は第1の場合と同様である。このような方法を用い，研究者が飽和化を判断していても，当然，含まれていると予測できる回答が聴取できていない場合，その原因を追及するとともに，必要に応じて，さらに面接を継続する。また，これ以上，新たな内容は出現しないと研究者と指導者の両者が判断できたとき，面接を終了す

る。この判断の過程は，研究者にとって的確なデータを収集できたという自信に繋がり，この自信が次の段階へのエネルギーになる。

*

以上のような支援の具体例として，A看護系大学博士前期課程に在籍した学生Uが行った研究「5年一貫看護師養成教育課程に在籍する生徒の学習経験」を例にとり，説明しよう。

学生Uは，研究の初学者である。また，学生Uはデータ収集法として半構造化面接を採用した研究の初学者として例示されることに同意している。

2 面接法によるデータ収集支援の実際

5年一貫看護師養成教育課程は，高等学校3年間と専攻科2年間の5年間を通して看護師養成に向けた教育を行い，平成14（2002）年度，保健師助産師看護師法第21条第1号に規定する学校として文部科学大臣の指定を受けた高等学校に設置された。学生Uは，5年一貫看護師養成教育課程の教員として就業し，教育活動の多様な側面に困難を来した。この経験が研究テーマに結びつき，文献検討の結果，生徒の学習経験を表す普遍的な研究成果が産出されていないことを確認し，探求のレベルを因子探索に決定した。また，研究方法論として，看護概念創出法を選択し，データ収集法として半構造化面接を採用した研究計画を立案した。

［面接準備段階の支援］

A 面接技術の修得と向上に向けた支援

a 再度，データ収集法としての面接について学習することを推奨する

学生Uは，研究計画立案時，データ収集法として面接の採用を決定し，そのとき，面接について学習している。教員は，研究計画立案からデータ収集への移行が学習による知識の集積から集積した知識を反映した行動への移行であること，この移行を円滑に行うためには行動をイメージしつつ再度，学習が必要であること，データ収集過程における工夫は必要であるが確実な知識に基づいていない自己流によるデータ収集には問題が発生する可能性が高いことなどを学生Uに伝えた。それを受け，学生Uは，確実な知識に基づきデータを収集できるように，再度，各面接の特徴，共通点と相違点などを学習した。

b 経験者からの情報収集を推奨する

学生Uは，過去に，半構造化面接によりデータを収集し，学生の経験を概念化する研究を行った修了生から面接に関する情報を収集した。学生Uの専攻する領域は，複数の大学院生が同様の方法を用いてデータを収集していた。学生Uは，上級生の状況を常にみており，教員が推奨するまでもなく，半構造化面接法によりデータを収集した上級生から情報を収集していた。

c 模擬面接の実施を推奨する

　学生 U は，研究の初学者であり，面接によるデータ収集も未経験である。そこで，面接者としての準備状態を整え，確実性を確保できたデータを収集するために，次のことを実施した。

　質問の適切性を確認するために，学生 U は既に予備面接を行っていた。さらに，データ収集開始前に，推奨を受け，4名に模擬面接を実施した。その後，面接法を採用した研究を経験した看護学研究者に，模擬面接を実施して明らかになった問題点を提示し，修正した。これらにより，面接技術の獲得に努めた。また，実際の面接と同様に，模擬面接に際しても，IC レコーダーを使用し，面接内容を録音した。そして，録音した面接内容を繰り返し聴取し，情報量の多い発言内容を正確にとらえられるよう練習した。また，対象者の回答を正確に理解するために，録音内容に加え，面接中，対象者を観察し，これを付加的データとした。

　学生 U は，これらを博士後期課程に在籍する上級生から情報を収集し，主体的に行っていた。教員 S は，学生 U からそれらについて報告を受け，学生 U が面接者として面接開始に先立ち，準備状態を整える努力を実施していることを確認した。

B 面接開始に向けた研究計画の再確認に向けた支援

a 質問項目（interview schedule）の妥当性の再確認を推奨する

　学生 U は，研究計画の一部として，半構造化面接について学習するとともに，文献検討を通し，看護概念創出法を適用し，学習経験を表す概念を創出した研究を検索し，それらを参考に暫定的に質問項目（interview schedule）を作成した。その後，データ収集段階に移行し，それらの妥当性を再確認するために，この研究の対象者の条件を満たし，研究協力に承諾した2名に，暫定的に設定した質問項目（interview schedule）を使用して予備面接を実施した。

　予備面接の結果，対象者2名のうち1名が「どのような学習経験をなさいましたか」の質問に困惑した反応を示した。この対象者は，「解剖生理学を学んだ」「臨地実習があった」などの事項を列挙し，具体的な経験を速やかに言語化できず，これは，対象者が「どのような学習経験をなさいましたか」という質問を「看護に関するどのような事柄を学習し，経験なさいましたか」と解釈した結果として生じたと判断できた。そこで，対象者に5年一貫看護師養成教育課程を通して，生じた事実ならば，どのような相互行為であっても良いことを伝えた。その結果，回答に困難を示していた対象者は，5年一貫看護師養成教育課程を通して生じた多様な人々との相互行為を想起し，回答できた。そこで，必要に応じて，「5年一貫看護師養成教育課程を通して，起こった出来事であれば，どのようなことでも構いません。患者，同級生，教員，臨床指導者など，どのような人との関わりでも構いません」という一言を追加し，次のような質問項目（interview schedule）を完成させた。

> 問1. 5年一貫看護師養成教育課程の高等学校に入学なさるまでの経緯と入学の動機をお聞かせ下さい。
>
> ＜学習経験に関する質問項目＞
> 問2. そのような動機を持って入学して，直後はどのような学習経験をなさいましたか。
>   （必要時，5年一貫看護師養成教育課程を通して経験した出来事であれば，どのようなことでも構いません。患者，同級生，教員，臨床指導者など，どのような人との関わりでも構いません）
> 問3. 1年次はいかがでしたか。
> 問4. 2年次はいかがでしたか。
> 問5. 3年次はいかがでしたか。
> 問6. 専攻科1年次はいかがでしたか。
> 問7. 専攻科2年次はいかがでしたか。
> 問8. 5年一貫看護師養成教育課程の学習経験を現在，どのように考えていますか。
> 問9. 追加して発言しておきたいことがありましたら，お話しください。
>
> ＜対象者のプロフィールの確認＞
> 確認内容：年齢，性別，修了年，高等学校の特性（設置主体，設置されている学科）

網掛けは予備面接の結果，追加した内容。

　学生Uは，予備面接とその結果を整理し，それらを「質問項目（interview schedule）の作成」の項に加筆し，ゼミの資料として提出した。教員Sは，それらを読み，学生Uの判断が適切であり，質問項目（interview schedule）が妥当であることを確認した。

b 面接対象者の要件の再確認を推奨する

　学生Uは，研究計画立案時，面接対象者の要件を決定するために，人間の記憶や認知科学に関する学習，経験を概念化した先行研究の検討，5年一貫看護師養成教育課程の制度制定時期の確認を行った。その結果，次の5要件を充足する看護職者を研究対象者として設定していた。

1) 5年一貫看護師養成教育課程を修了し5年未満の看護職者
2) 5年一貫看護師養成教育課程修了後から面接時まで看護職として就業している者
3) 5年一貫看護師養成教育課程在籍中に留年の経験を持たない者
4) 他の5年一貫看護師養成教育を行う高等学校および専攻科からの学籍移動の経験を持たない者
5) 研究参加に同意をした者

　データ収集段階に移行し，5要件の適切性について確認した後，対象者の探索という観点から再度確認した。学生Uは，約7年間，5年一貫看護師養成教育課程の教員としての経験を持ち，何人かの卒業生や卒業生から紹介を受けることを通して対象を確保できる可能性が高いと予測していた。教員Sは学生Uの予測が根拠に基づいていることを知り，研究計画時設定した5要件が論理的かつ現実的にも適切であることを確認した。

c フィールドおよび対象者への倫理的配慮の再確認を推奨する

　学生Uは，研究計画の一部として，次のような倫理的配慮を確立し，倫理審査にも通過していた。

対象者への倫理的配慮

① 研究参加により生じる心身の負担の排除（不利益を受けない権利の保障）

　対象者の危害を受けない権利を守るために，次のように配慮した。
　研究対象者が不規則な時間に就業していることを考慮し，研究に関わる連絡や面接は時間的，身体的に余裕のある日時に設定できることを事前に説明した。その後，対象者の希望に合わせて日時，連絡方法，面接場所を設定し，実施した。面接の際には，対象者に圧迫感を与えないように服装，座席の位置，ICレコーダーの位置に配慮し，対象者が自由に回答できる雰囲気づくりに努め，評価的視点を持つことなく傾聴した。また，面接による想起が精神的負担となる可能性を考慮し，面接前に面接の途中辞退が可能であることを説明した。面接中は，対象者の発言や表情に注意し，精神的苦痛が生じていると予測される時は，面接の中止や話題転換など，対象者の状態に合わせて対応した。

② 研究参加に向けた対象者の意思決定の権利保障（情報を得る権利および自己決定の権利の保障）

　研究協力依頼の際には，対象者が自由に参加意思を表明でき，研究に関する情報を適切に得ることができるよう，次のように配慮した。
　研究協力は，研究者自身が直接依頼した。まず，研究者が対象者に電話や電子メールを用いて連絡し，説明を受けることの承諾を得た。その後，研究目的，意義，研究方法，研究協力への自己決定の権利およびプライバシーの権利の保障，データの取り扱い方法を質問の有無を確認しながら説明した。説明後，対象者が意思決定するまでの時間を十分確保し，対象者が自らの意思により返答できるように電話番号とメールアドレスを伝えた。また，研究協力の諾否は他者に公表しないこと，対象者は協力を拒否する権利を行使でき，拒否による影響は受けないことを十分に説明した。さらに，研究に関する問い合わせはいつでも可能であることを説明し，問い合わせ方法を伝えた。
　研究協力の承諾を得た後，面接を実施する際，対象者に研究協力依頼書を提示し，改めて研究意義，目的，方法，内容，倫理的配慮などを平易な言葉を用いて説明した。また，面接開始前や面接の途中でも辞退が可能であり，その決定により影響を受けないことを伝えた。さらに，面接終了後も協力の辞退が可能であり，その際，得られた録音データや面接内容の記録物は迅速に処分することを伝え，協力の意思を確認した。

③ 対象者のプライバシーの厳守（プライバシーの権利，匿名性の権利の保障）

　面接内容の取り扱いに関して，次の4点を約束し，遵守した。
　それは，①面接許諾の事実，面接中に対象者が語った内容を漏洩しないこと，②面接中に対象者が語った内容を研究以外の目的に使用しないこと，③研究者以外の者が録音内容を聴取しないこと，④データ化から結果の公表までコードネームを用いて個人が特定されないように記述し，対象者の個人情報を管理することである。
　データは次のことを配慮し，管理した。電子化したデータはコンピュータのハードディスクには保存せず，USBフラッシュメモリにパスワードをつけて保管し，第三者にファイルが開けられないように配慮した。USBフラッシュメモリ，本研究の記録物は，可能な限り持ち歩かず，使用しないときには，鍵のかかる場所に保管するなど厳重に取り扱うようにした。また，研究終了後に記録物はシュレッダー処理し，破棄した。電子化したデータは記録媒体を初期化し，処分した。
　これらの過程を通して，研究倫理上の責任を遵守することを対象者に約束し，その内容を明示した誓約書への署名をもって，研究者の責任を明確にした。また，研究参加を決定した対象者から，本研究の修士論文としての提出および看護系学会への発表許可を含む同意書に署名を得，各々が1部ずつ持つようにした。

　教員Sは，データ収集に先立ち，それらを再度，精読することを学生Uに求めるとともにその重要性について説明した。また，判断に苦慮するような事態が発生したときには必ず相談の上，行動するよう伝えた。

C 問題発生時の研究者・指導者間の連絡体制の確立

教員Sは，学生Uが面接者としての準備状態を整える過程を通し，対象者の予測可能な反応に対する情報も収集できていることを確認した。A看護系大学大学院は，既に博士後期課程を開設しており，リサーチアシスタントやティーチングアシスタントの制度も確立している。そのため，上級生は，日常的な交流を通して下級生の研究に助力する。また，面接開始後，研究者自身が対応に苦慮するような事態が発生したときには，教員に電話により連絡することを決定し，両者が必要な電話番号を交換した。

[面接実施段階の支援]

A 面接の適切な進行に向けた支援

教員Sは，学生Uが円滑にデータを収集できるように，面接終了後の報告の必要性を説明し，報告手段について相談した。その結果，教員Sは，面接が大学の近隣の場合，学生Uが大学に戻り対面により報告を受け，遠隔地に出向き面接をする場合や夜間に面接を実施する場合，電話を報告手段として活用することに決定した。学生は，その方法を用い，面接が終了するごとに，教員Sに面接内容を報告し，スーパービジョンを受けた。その内容は研究者の調査用具としての安定性，収集できたデータの内容やデータ収集終了時期の適切性などである。

学生Uのデータ収集期間は，11月30日から翌年2月28日の約3か月間を要し，その間，19名の対象者の面接を行った。教員Sは，3か月にわたり19名分の面接の報告を受けた。

B 面接終了の判断に向けた支援

学生Uは，13名の面接終了後，それまで聴取した内容と性質の類似した経験が繰り返し出現するようになり，回答が概ね飽和化していると判断した。そこで，飽和化が確実であることを確認するために，さらに6名の面接を行った。その結果，この6名によって得られた回答は，表現の相違を確認するのみであり，性質の異なる新たな内容が出現しないことを確認した。そのため，対象者19名から得られたデータが飽和化に至ったと判断し，データ収集を終了した。学生Uは，面接ごとに回答の概要を記述し，それらを教員Sに提示した。教員Sは，その記述を読み，そして，過去の経験として知っている，もしくは，想像できる回答の存在の有無を学生Uに質問し，学生Uのデータ収集終了時の判断が適切であることを確認した。

このように収集したデータを分析し，完成した修士論文[2]の要約を紹介する。学生Uは，快く同意している。

5年一貫看護師養成教育課程に在籍する生徒の学習経験に関する研究

Ⅰ．はじめに
　5年一貫看護師養成教育課程は，平成14年に発足した。この教育課程は，中等教育に位置づき，高等学校教育と看護師養成教育を同時に行うため，5年間の教育により国家試験受験資格を取得できる特徴を持つ。また，在籍する生徒は思春期後期から青年中期の発達段階に位置づき，心身ともに未熟である。先行研究は，教員が多岐にわたる教育活動を通して生徒と関わることに困難を感じている現状を明らかにしていた。この現状を克服するためには，教員が生徒の学習経験を客観的に理解する必要がある。しかし，5年一貫看護師養成教育課程に在籍する生徒の学習経験の全容は解明されていない。そこで，次の研究目的達成を目指し，本研究に着手した。

Ⅱ．研究目的
　5年一貫看護師養成教育課程に在籍する生徒の学習経験を表す概念を創出し，その特徴を考察することを通して，教員が生徒の学習経験を客観的に理解し，生徒の学習目標達成に向けた教育活動を展開するための示唆を得る。

Ⅲ．研究方法
　研究方法論は看護概念創出法を適用した。
1. データ収集：半構造化面接を用い，時間的経緯に沿った質問項目と追加発言を問う質問項目を設定し，面接を行った。対象者は，5年間の体験を経験として客観視し，明瞭に想起できる者として，5年一貫看護師養成教育課程修了後5年未満の看護師とした。また，持続比較のための問い「この生徒の経験は，5年一貫看護師養成教育課程における修了要件充足という視点から見るとどのような経験か」を用い，データの飽和化を確認するまで面接を行った。データ収集期間は，平成22年11月から平成23年2月であった。
2. 分析：一貫して持続比較のための問いを用い，コード化，カテゴリ化した。
3. 倫理的配慮：日本看護教育学学会研究倫理指針に基づき，対象者の参加への自己決定の権利，プライバシーの権利を保障した。また，本研究は千葉大学大学院看護学研究科倫理審査委員会の承認を受け，実施した。
4. 信用性の確保：看護概念創出法に精通した研究者に研究過程を公開しスーパービジョンを受けた。

Ⅳ．結果
　対象者は8校の5年一貫看護師養成教育課程を修了した看護師であり，女性17名，男性2名であった。分析の結果，315コード，151サブカテゴリ，81カテゴリが形成され，さらに15コアカテゴリが5年一貫看護師養成教育課程に在籍する生徒の学習経験を表す概念として創出された（表）。以下，【　】は概念を表す。
【1．カリキュラム準拠による修了要件充足と修了要件充足に向けた学習の工夫】は，生徒がカリキュラムに即した授業や学校行事等を通して，修了要件を充足するとともに，通学時間を活用する等，工夫して学習を進める経験を表す。【2．学習時間の捻出による課外活動完遂と完遂困難による在学継続躊躇】は，生徒が学習時間を捻出して学習を進め，課外活動をやり遂げる一方，学習と課外活動を両立できず，学校生活の継続をためらう経験を表す。【3．問題解決への奮闘と奮闘放棄】は，生徒が学習や就職等に関わる多様な問題に直面し，その解決に向け懸命に取り組む一方，取り組みを断念する経験を表す。【4．問題解決への支援要請による支援獲得と獲得不可】は，生徒が問題解決のために教員や同級生に支援を求め獲得する一方，支援を求めても獲得できない経験を表す。【5．指導者指示最優先による指示への追従と指示に反する自己主張】は，生徒が教員や臨床指導者の指示を最優先し，指示通り行動する一方，自分の考えに基づいて主張する経験を表す。【6．問題露呈による教員からの叱責受理と叱責による学習継続不可懸念】は，生徒が授業態度や成績等の問題を露呈し，教員から叱責を受けるとともに，叱責を受けたために5年一貫看護師養成教育課程の学習を継続できなくなるのではないかと心配する経験を表す。【7．厳格な管理体制への従順と反発】は，生徒が厳格な校則や教員からの指導に素直に従う一方，厳格な管理体制に反発し，逆らう経験を表す。【8．高学年への進級による変化実感と授業内容理解不可懸念】は，生徒が高学年に進級し，過去を回顧することにより，学校生活上の規則や授業の難易度等の変化を実感するとともに，高学年の授業内容を理解できないのではないかと心配する経験を表す。【9．学年進行に伴う意欲向上と減退の反復】は，生徒が学年進行に伴い，意欲を向上させたり，減退させたりすることを繰り返す経験を表す。【10．同級生との協同による団結と対立】は，生徒が学習や就職活動等の目標達成を目指して同級生と協力し，結束を強める一方，同級生と意見が対立し，険悪な関係になる経験を表す。【11．指導者との関係形成と関係形成難儀】は，生徒が教員や看護師から様々な指導を受けることを通して円満な関係を形成する一方，指導意図を理解できず，関係形成に苦労する経験を表す。【12．看護実践実見による看護師への尊敬と批判】は，生徒が看護実践を見て看護師を尊敬する一方，看護師の患者や実習生への対応を批判する経験を表す。【13．学習目標達成による看護師適性への確信と達成不可による適性への疑念】は，生徒が授業の学習目標を達成し，看護師として自己の適性を確信する一方，学習目標を達成できず看護師として自己の適性を疑う経験を表す。【14．教育課程への劣等感と優越感の認知】は，生徒が自分の状況を様々な対象と比較し，5年一貫看護師養成教育課程が劣っていると感じたり，優れていると感じたりする経験を表す。【15．国家試験受験切迫への脅威と受験終了による脅威からの解放】は，生徒が学年進行に伴い，徐々に迫る国家試験の受験に恐れを感じる一方，受験終了とともに安心する経験を表す。

V. 考察

考察の結果は，5年一貫看護師養成教育課程に在籍する生徒の学習経験が次の特徴を持つことを示した。

概念【1】【2】は，生徒が過密なスケジュールに沿ってカリキュラムを履修するとともに，課外活動にも参加する経験である。概念【3】【4】は，生徒が思春期後期から青年中期に位置づくため，問題を主観的に捉え十分な解決方略を持たないまま，高等教育機関の学生と同様に多様な問題解決を求められる経験である。概念【5】【6】【7】は，未熟な生徒が高等教育機関の学生と同じ看護師養成教育の目的達成を目指すため，指導者主導型のモデルを適用せざるを得ないために生じる経験である。概念【8】【9】は，思春期後期から青年中期への移行に伴い生徒自身が変化し，同じ学校の環境への捉え方が変化するために生じる経験である。概念【10】【11】は，生徒が同級生や指導者等の重要他者と関わり，自己や他者への理解を深め，他者との関係を形成する経験である。概念【12】【13】は，生徒が看護師を評価し，自己の能力や適性等を考慮して看護職を現実的に吟味する過程を開始する経験である。概念【14】は，生徒が自己を他者と比較するために生じる経験である。概念【14】の[教育課程への劣等感の認知]は，生徒が中等教育機関の看護師養成教育を受けることに加え，普通教科と専門教科を同時に学習するため普通教科の履修が少ないことにより生じる経験である。また，概念【14】の[教育課程への優越感の認知]の経験を語った対象者は少数であり生徒が優越感よりも劣等感を強く抱く状況を示唆した。概念【15】は，生徒が入学時から国家試験受験を意識して学習するために生じる経験である。

以上，学習経験の特徴を考察し，次の示唆を得た。看護師は職務上の自律性を持つ必要があるため，5年一貫看護師養成教育には指導者主導型のモデルと学習者の主体性を尊重するモデルの要素が必要である。また，過密な学校生活や劣等感は生徒に過剰な負担を与え，心身の問題を生じさせる可能性がある。そのため，高等学校教育と看護職養成教育の目的達成を同時に目指す5年一貫看護師養成教育のあり方を再検討する必要がある。

表　5年一貫看護師養成教育課程に在籍する生徒の学習経験を表す概念

1. カリキュラム準拠による修了要件充足と修了要件充足に向けた学習の工夫
2. 学習時間の捻出による課外活動完遂と完遂困難による在学継続躊躇
3. 問題解決への奮闘と奮闘放棄
4. 問題解決への支援要請による支援獲得と獲得不可
5. 指導者指示最優先による指示への追従と指示に反する自己主張
6. 問題露呈による教員からの叱責受理と叱責による学習継続不可懸念
7. 厳格な管理体制への従順と反発
8. 高学年への進級による変化実感と授業内容理解不可懸念
9. 学年進行に伴う意欲向上と減退の反復
10. 同級生との協同による団結と対立
11. 指導者との関係形成と関係形成難儀
12. 看護実践実見による看護師への尊敬と批判
13. 学習目標達成による看護師適性への確信と達成不可による適性への疑念
14. 教育課程への劣等感と優越感の認知
15. 国家試験受験切迫への脅威と受験終了による脅威からの解放

2　観察法によるデータ収集とその指導

研究の初学者にとって，データ収集法としての観察に伴う困難を予測し，困難を克服しつつデータ収集するために必要な準備を行うことはかなりの難題である。しかし，「観察」は，看護職者にとって重要な技術の1つであり，看護職者のみならず看護学を学習する学生にとってもなじみのある用語である。なじみがあるが故に，データ収集法としての観察に伴う困難の状況も想定しにくい。指導者は，これらを前提として，研究者の状況を把握し，必要に応じて，研究者が研究目的に適ったデータを収集するために観察に向けての準備状態を整え，データを効率よく収集できるよう支援する必要がある。研究計画立案段階に問題が生じたとしても，研究に無関係の第三者に迷惑をかけることはほとんどない。しかし，多くの看護学研究は，研究対象が人間であり，データ収集段階は，研究に協力する第三者の存在が必要不可欠である。データ収集法としての観察に伴う困難を予測し，困難

を克服しつつデータ収集するために必要な準備を整え，それに沿った観察を実現できなければ，この第三者に迷惑をかける可能性もあり，このような事態は回避すべきである。また，看護学研究は，正常を逸脱した健康状態の人々を研究対象として含む場合もあり，対象者の負担を最小限にする努力が必要不可欠である。さらに，何らかの理由により，観察はしたものの，必要なデータを収集できない可能性もある。研究対象者の人権擁護，必要なデータの効率のよい収集，両側面からデータ収集時の支援は重要である。

　研究のデータ収集としての観察には，組織的・統制的観察法と非組織的・非統制的観察法があり，フィールドワークには非組織的・非統制的観察を用いる[3]。これは，フィールドワークを必要とする研究が，実際の場に研究者が身を置き，その現象を構成する人々の経験をありのままに理解するという目的を持つためである。観察法も看護学研究が多用するデータ収集方法である。どの観察法を用いるのかは，研究デザインによって異なるが，ここではフィールドワークを必要とする研究を想定して論を進める。

　フィールドワークに活用可能な非組織的・非統制的観察には参加型の観察法と非参加型の観察法がある。このうち，参加型の観察法は，研究者自身が調査対象となっている集団の生活に参加し，その一員としての役割を演じながら，そこに生起する事象の多角的な側面を観察する。これに対し，非参加型の観察法は，研究者自身が調査対象となっている集団生活に部外者として参加し，そこに生起する事象の多角的な側面を観察する[3]。すなわち，参加型の観察法と非参加型の観察法は，観察者としての研究者がその集団の生活に参加しつつ観察するという点においては共通する。しかし，観察のために生活に参加する際の立場に相違がある。このうち，その研究の目的を達成するためにどの観察法を採用するのかは，研究計画を立案する際，各方法の利点と欠点，研究者の力量や経験も含め，検討し，決定しなければならない。また，参加型の観察を採用した研究と非参加型の観察を採用した研究の指導は，共通性もあるが相違もあるに違いない。ここでは，特に非参加型の観察に焦点を当て，論を進める。それは，筆者の指導経験が非参加型に限定されることに起因する。

　参加観察法（非参加型）をデータ収集方法として採用した研究者が対象者の人権擁護に配慮しつつ，必要なデータを効率よく収集するために，指導者は，観察の準備段階と実施段階において異なる支援を求められる。このうち，準備段階は，研究者の観察技術の修得と向上，研究計画の一部である「観察場面」「フィールドおよび対象者への倫理的配慮」の再確認を目的とした支援が必要になる。また，実施段階は，適切な観察の進行とデータ収集終了の判断を目的とした支援が必要になる（**表 4-2**）。

1 参加観察法（非参加型）を採用した研究者の支援

[観察準備段階の支援]

A 観察技術の修得と向上に向けた支援

　観察によるデータ収集は，観察フィールドと観察対象者の存在が必須である。研究者は多くの場合，第1に観察フィールドとして協力を承諾する組織や施設を探し，組織や施設

表4-2　観察準備段階・実施段階における支援

［観察準備段階の支援］
A．観察技術の修得と向上に向けた支援
　a．再度，観察について学習することを推奨する
　b．経験者からの情報収集を推奨する
　c．模擬観察の実施を推奨する
B．観察開始に向けた研究計画の再確認に向けた支援
　a．観察場面の妥当性の再確認を推奨する
　b．フィールドおよび対象者への倫理的配慮の再確認を推奨する
C．問題発生時の研究者・指導者間の連絡体制の確立

［観察実施段階の支援］
A．観察の適切な進行に向けた支援
　a．研修および予備観察を推奨する
　b．研究者から指導者への報告を要請し，自己を客観視する機会を提供する
B．観察終了の判断に向けた支援

　の研究協力への承諾を得る。その後，その組織や施設に所属する観察対象候補者としての協力者を探索し研究協力への承諾を得る必要がある。また，参加観察法（非参加型）は，研究者自身が調査対象となっている集団生活に部外者として参加し，そこに生起する事象の多角的な側面を観察する。「部外者として参加する」。これは，様々な事態が発生する中で研究者は，観察だけを目的としてその場に存在することを意味する。I.M.Kingは人間を社会的存在，感情を持つ存在，理性を持つ存在，知覚する存在，自律的な存在，目的を持った存在，行為志向的な存在[4]ととらえる。これらを前提としたとき，「部外者として参加する」，すなわち，観察だけを目的としてその場に存在することは，そう容易なことではない。それは，社会的な存在である研究者がデータ収集を目的としてフィールドに出たとき，自ずとその社会の一員となり，その一員として様々なことを感じ，その結果，その一員として行動したくなる可能性があるためである。このような事態を回避し，研究対象者の人権を擁護しつつも研究目的に適ったデータを収集するためには，入念な準備が必要である。研究者が観察者としての準備状態を整えるために次のような支援が有用である。

a 再度，観察について学習することを推奨する

　研究の初学者が研究計画を立案するとき，研究計画とは何かをはじめとして，様々な学習を積み重ね，必要な知識を獲得しなければならない。そして，獲得した知識に基づき，研究計画を立案し終えると，計画に沿って，その知識を活用しながらデータ収集へと進む。これは，研究計画に沿ったデータ収集が，研究者にとって学習による知識の集積段階から集積した知識の活用段階へと移行することを意味する。

　研究者は研究計画立案時，研究目的に適ったデータとその収集法を決定するために，学習し，その結果に基づき多角的に検討する。しかし，研究計画立案時の学習は，データ収集法を決定することが目的である。実際にその知識を反映してどのように行動するのかといった観点から学習しているわけではない。そのため，実際のデータ収集に先立ち，再度，参加観察法（非参加型）について学習する必要がある。

多くの場合，研究計画を立案し終えると，一刻も早くデータ収集を開始したくなる。研究者がはやる心を押さえ，確実な知識に基づき参加観察法（非参加型）によりデータ収集を行うために，指導者は，次の4項目を研究者に伝える必要がある。

> ① 研究計画立案からデータ収集への移行は学習による知識の集積から集積した知識を反映した行動への移行である
> ② この移行を円滑に行うためにはデータ収集の実際をイメージしつつ再度，データ収集法に関する学習が必要である
> ③ データ収集過程における工夫は必要である。しかし，確実な知識に基づいていない自己流によるデータ収集には問題が発生する可能性が高い
> ④ データ収集中に発生した問題は，研究対象者の負担を増大させる可能性がある

指導者によるこれらの説明は，データ収集の円滑化のみならず，研究対象者への人権擁護の観点からも重要である。研究者は研究の推進に向けて必要な学習に主体的に取り組む責務がある。しかし，データ収集直前の研究者の心理状態やデータ収集が対象者に及ぼす影響の大きさを考えたとき，指導者は参加観察法（非参加型）の知識の内在化に向け，再学習の必要性を伝える必要がある。

b 経験者からの情報収集を推奨する

参加観察（非参加型）によるデータ収集経験者から情報を収集することは，これから開始する観察を具体的にイメージするために有用である。参加観察法（非参加型）は研究者自身が調査対象となっている集団生活に部外者として参加する必要がある。そのため，部外者として参加するということがどのような状況であるのか，データ収集に先立ち，研究者がそれをイメージしておくことは重要である。参加観察（非参加型）中，研究者は次のような状況に直面することがあり，この重要性を裏づける。

> **＜状況1＞**
> 観察場面：看護師OによるクライエントMへの食事介助
> 　研究者Aは臨床経験10年の看護職者であり，高い臨床能力を持っている。その日，研究者Aは，3人部屋に入院しているクライエントMの看護場面を観察していた。その最中にふと同室のクライエントを見るとそのクライエントが手招きして研究者Aを呼んでいた。研究者Aは，観察を継続したい。この場合，研究者Aは，どのように行動すべきなのであろうか。

> **＜状況2＞**
> 　研究者Bは，看護学実習中の学生の行動を参加観察法（非参加型）により観察している。あるとき，研究者Bは，学生Wが検査のため絶飲食になっているクライエントから要求され，ほうじ茶を準備している状況を発見した。この場合，研究者Bは，どのように行動すべきなのであろうか。

これらは，頻発する事態であり，研究者がこのような事態への適切な対処をイメージするために経験者からの情報収集が有効である。これらも，参加観察法（非参加型）の再学習と同様に，研究者が主体的に活動すべきことである。研究者個々の状況を査定し，その査定結果に応じて，指導者は，研究者に観察をイメージ化する必要性とともに，その一手段として経験者からの情報収集が有効であることを伝える必要がある。

c 模擬観察の実施を推奨する

　研究者は，実際の観察に先立ち，観察技術修得に向け模擬観察を行う必要がある。何をどのように見るのか，そして，どのタイミングで観察した内容をフィールドノートに記録するのか，フィールドノートへの記録と記憶を頼りにデータ化する場合，どの程度，フィールドノートに記録すれば必要な内容を失念することなくデータ化できるのかなど，模擬観察を通して確認しておく必要がある。実際の研究フィールドに類似した場面を模擬観察できることが望ましいが，そのような機会を得られない場合，異なるフィールドであってもその経験は，実際の観察に有用である。

　例えば，医療機関の看護実践場面の看護師とクライエントの相互行為を研究対象とする研究者の場合，学内の演習室において看護技術の練習をする学生を対象とした観察であっても，その経験は有効である。実際の観察に先立ち，看護技術の練習をする学生の行動を観察し，フィールドノートに記録し，データ化の実際を経験することを推奨する。研究者はその経験を通して，これから始まる観察に向け，より具体的なイメージを形成できる。指導者は，看護職者が観察になじみがあるからこそ，研究者にデータ収集としての観察技術修得の必要性とともにその一手段として模擬観察の重要性を伝える必要がある。

B 観察開始に向けた研究計画の再確認に向けた支援

a 観察場面の妥当性の再確認を推奨する

　データを収集するフィールドには複雑な現象が生起し，研究者はそこに身を置き，身を置きながらも参加観察法（非参加型）によるデータ収集に向けて部外者として存在しなければならない。人間には所属の欲求[5]があり，この欲求に基づいて関係を形成したり組織や集団に受容されるために必要な行動をとることは極めて自然な状態である。これらを前提としたとき，参加観察法（非参加型）によるデータ収集に向けてそのフィールドに身を置きつつ部外者として存在する状況は，所属の欲求と矛盾している。その一方，看護学研究は病院等の医療機関をフィールドとすることも多く，もし，観察中に，何らかの異変を発見した場合，直ちに観察者から看護職者へと立場を変更しなければならない場合も起こりうる。立場変更の可能性を念頭に置きつつ，部外者として存在することは，それほど容易ではない。

　研究者は，研究計画立案時，観察の対象とする場面や状況をある程度，決定している。観察の準備として，研究計画立案時に決定した観察場面や状況の妥当性とともに，フィールドに生起する複雑な現象に身を置きつつも必要なデータを効率よく収集するために，観察場面を再確認する必要がある。特に初めて参加観察法（非参加型）によりデータ収集を行う研究者に対し，指導者は，「当然，わかっているだろう」「多分，うまくやれるだろ

う」と感じていても，観察場面とその妥当性の再確認を推奨する必要がある。

b フィールドおよび対象者への倫理的配慮の再確認を推奨する

　研究者は，研究計画立案時，研究対象となるフィールドや人々への倫理的配慮の方法を確立している。多くの場合，それらを所定の書式に記述し，倫理審査を通過することを求められる。研究者は，データ収集に先立ち，いかなる状況が生じても対象者の人権擁護を第一義的に優先し，データ収集に臨めるように研究者自身が作成した倫理的配慮の方法を再確認する必要がある。対象者の人権を擁護するためにその研究における倫理的配慮の方法を確立し，倫理審査を通過しても，研究者がその内容を遵守してデータ収集を進められなければ，何の意味もない。「看護系大学院修士課程に在籍する大学院生の論文作成過程の経験」（第Ⅵ章に詳述）は，20概念により表されることが明らかになっている。このうち，「倫理規範遵守による研究進行と進行優先による倫理規範侵犯」（第Ⅷ章に詳述）は，データ収集する大学院生が倫理規範を守り研究を進める一方，データ収集を優先するあまり，倫理規範を犯す場合があるという経験を表す。この概念は，研究協力に同意した対象者が面接を通して語った内容を元に創出されており，対象者はそれをすることが非倫理的行動であると知りつつ，データ収集を優先した結果として非倫理的行動をとったことを正直に語った。

　例えば，次のような場面がこれに該当する。研究者 Y は，糖尿病に罹患したクライエントの血糖値測定の場面を観察していた。研究者 Y は，対象者への倫理的配慮として観察に先立ち対象者より同意を得ることを決定していた。しかし，研究者 Y は，あるクライエントの観察に先立ち，同意をとらずに観察を実施した。それは，そのクライエントが測定に不慣れであり，もし，観察への協力を依頼したら，過度に緊張し，自然の状態を観察できない，もしくは，依頼を拒否される可能性があると感じたことに起因する。研究者はそのとき，倫理規範を犯していることを理解していた。しかし，データ収集後，同意を得ればよいと自身を納得させていた。ほとんどの場合，指導者は，研究者のデータ収集に同行できず，研究者が倫理的配慮を遵守するか否かは，研究者自身の倫理観にかかっている。これらを前提として，指導者は，研究者が対象者の人権擁護を最優先しながらデータを収集できるよう，データ収集に先立ち，研究計画の中に記述されている倫理的配慮を再度，読み直すように伝える必要がある。

　研究者としての倫理観をどのように指導するか，これは，研究指導上，必須の内容である。研究法の授業等で知識として教示することに加え，研究計画立案，データ収集，分析，論文の執筆，研究発表の全過程を通して，指導を要する内容である。「当然のことだから…」「わかっているはずだから…」と考え，暗黙の了解として対応すべきではなく，その都度，言語化し，確認すべきである。

c 問題発生時の研究者・指導者間の連絡体制の確立

　データを収集するフィールドには複雑な現象が生起し，研究者はそこに生起する複雑な現象に身を置き，データを収集する。研究者にとって，データ収集過程における多様な問題への直面は回避できない事実である。その中には研究者独自の判断が及ばない問題が存

在する可能性もあり，判断に苦慮するような事態に直面する場合，研究者と指導者が協議の上，その対処に向けた連絡体制を確立しておく必要がある。

研究者の中には，問題が発生したにもかかわらず，連絡をすることなく自己対処し，問題を拡大したり，複雑にしてしまう場合がある。参加観察法（非参加型）によるデータ収集は，研究対象者に影響を及ぼしやすく，研究対象者の擁護を最優先して行動すべきであることを研究者に伝え，フィールドへと送り出す必要がある。また，連絡を躊躇する心理状態に陥ったときには，迷わず，連絡をすることを選択するよう推奨しよう。

［観察実施段階の支援］

A 観察の適切な進行に向けた支援

a 研修および予備観察を推奨する

研究者の多くは，データ収集の準備状態が整うと一刻も早く，データ収集を開始したくなる。このような状況にある研究者に対し，指導者は，フィールドにおける研修期間，予備観察期間の確保を推奨する必要がある。研究者は，既に観察準備段階に模擬観察を行い，ある程度，観察技術を修得している。しかし，観察実施段階の予備観察もしくは研修は観察準備段階における模擬観察とその目的が異なる。観察実施段階の研修，予備観察は次の2つの目的を持つ。

第1は，フィールドへの影響を最小限にすることである。フィールドワークにおいては，研究者の存在や調査自体が対象に影響を及ぼす。研究者への感情，観察されているという意識は，対象者の態度や行動に微妙な変化を引き起こす[6]。このことは，研究者がどのように配慮しても，観察対象が人間である限り存在し続け，観察というデータ収集が持つ限界でもある。しかし，この影響を最小限にとどめる努力は，対象者への配慮と質の高いデータ収集の両側面から必要不可欠である。データ収集を行うフィールドにおける研修期間，予備観察期間は，フィールドに存在する人々と研究者が信頼関係を築き，その人々にとって研究者の存在が目新しいものではなく，限りなく自然な存在に近づくために必要な期間である。研修の具体的な方法は，研究目的とそのフィールドの状況，フィールドと研究者との関係などに影響を受ける。

「看護学実習における学生と患者との相互行為場面に焦点を当て教員の行動を概念化した研究」[7]は，学生が実際に患者に看護を実践する場面における教員行動を表す概念の創出を目指していた。この研究は，約4か月間の研修，予備観察期間を設けた。これは，対象として選定した教育機関の教員が初めて看護概念創出法による教授活動の観察を受けること，また，教員にとって教授活動への観察の許容は，教授能力を研究者に公表することに直結する。そのため，4か月間にわたる研修，予備観察期間は，教員の経験を持つ研究者自身が対象者と信頼関係を築くことができなければ，ありのままの教授活動の観察は不可能であると判断した結果として設定したものである。

また，「看護学実習における学生との相互行為場面に焦点を当て教員の行動を概念化した研究」[8]は，データ収集に先立ち，次のような研修期間を設けた。この研究における観

察対象は，看護系短期大学に就業し，実習を担当する教員である。研究者は，研修の当初，実習開始の前週に，観察対象の教員とともに病棟研修を行った。その際，病棟の構造や業務の流れ，観察対象の教員と臨床実習指導者の打ち合わせ内容などを把握した。また，実習目標や実習内容，学生の状況を理解するために，学内および病棟において行われたオリエンテーションへの参加や，学内における看護技術演習の見学などもこの期間に行った。さらに，この間，研究者の存在が教員や学生の行動に影響を与えず，その場に自然に受け入れられるようにするため，教員や学生の状況を理解したり，教員との信頼関係の形成に努めた。研修期間は約10日間であった。

フィールドワークは，対象との信頼関係を築くために，長期にわたりフィールドと関わっていく[9]必要があるにもかかわらず，この研究の研修期間は前述の研究と比較し，短い。それは，この教育機関と病院が，数年間の参加観察法（非参加型）をデータ収集法とした研究フィールドとしての経験を持っていたことに加え，対象となった教員が参加観察を受けた経験を持っていたことに起因する。

一方，「臨床ケア場面における看護師の行動を明らかにした研究」[10]の研修期間，予備観察期間は，約1か月間であった。これは，フィールドとした病院にとって，観察というデータ収集法による研究への協力が初めての経験であり，研究者自身と全く関連のない病院であったことに起因する。研修期間中，研究者は看護スタッフの一員として病棟に受け入れられるよう，他の看護師同様に患者の援助を行った。

以上3件の研究が示すように，参加観察法（非参加型）のための研修の期間や場所，方法などは一様ではなく，各研究の性質，目的，研究者とフィールドの関係性などに応じて設定する必要がある。

研修期間，予備観察期間確保の第2の目的は，質の高いデータを収集するために，研究者の準備状態を整えることである。フィールドワークは研究者自身が調査用具であり[11]，その研究者が的確な観察のできる用具となるトレーニングは必要不可欠である。研修期間，予備観察期間を通して，データ収集を行うフィールドの人的物的環境への理解を深めるとともに，この機会は，現象を観察する際，研究者が観察する位置を確認したり，実際に観察した現象をフィールドノートに記録するトレーニングの機会ともなる。

この第2の目的達成に必要な研修，予備観察の期間も，第1の目的同様，研究目的や研究者の持つ条件によって多様である。例えば，長期間の臨床経験を持ち，しかも，これまで数回にわたり観察によるデータ収集を経験した研究者Aが，臨床看護師の行動の何らかの側面を明らかにするための研究計画を立案したと仮定する。この場合，臨床経験が1年しかなく，その後，教員として量的な研究を継続してきた研究者Bが同様の研究を行う場合よりも，研究者Aの研修，予備観察は，短期間で終了する可能性が高い。それは，研究者Aがその現象に精通していることに加え，観察による過去の研究経験を持つため，的確な観察のできる用具としての準備状態は容易に整うことが推測できるためである。

指導者は，特に研究の初学者や参加観察法（非参加型）によるデータ収集未経験の研究者を指導する場合，フィールドにおける研修，予備観察の開始に向け，次の2点を確認する必要がある（**表4-3**）。第1は，研究者は研修，予備観察の目的を明確に理解している

表 4-3　研修，予備観察開始に向けての確認事項

1. 研究者はフィールドにおける研修，予備観察の目的を理解している
2. 研修期間，予備観察期間は研究者個々の背景，観察準備段階における状況，また研究進行の全体計画の観点から妥当である

こと，第2は，研究者自身の設定した研修期間，予備観察期間が研究者個々の背景，観察準備段階における状況，また研究進行の全体計画の観点から妥当であることである。また研修，予備観察の目的を予定より早期に達成できれば，この期間の短縮も可能である。

ⓑ 研究者から指導者への報告を要請し，自己を客観視する機会を提供する

　研究者は，フィールドを決定でき，観察者として準備状態を整えられると観察を開始できる。指導者は，研究者が観察を円滑に進行できるよう，観察の結果について研究者から報告を受け，その報告に基づき支援を行う必要がある。

　研究者は，実際に観察を開始すると想定外の事態に遭遇する。研究者が遭遇した事態に対処しつつも必要なデータを効率よく収集するために，指導者は，必要なデータを収集できているか否か，発生した事態に適切に対処できているか否かなどを確認する必要がある。特に，観察開始当初は，参加観察法（非参加型）の特徴である「調査対象となっている集団生活に部外者として参加する」ことを実現できているか否かの確認は重要である。もし，実現できていない場合，その解決策について協議する必要がある。また，研究目的を達成するために必要なデータを収集できているか否かも確認する必要がある。これらの確認は研究者から指導者への報告によって実現し，指導者と研究者は，日々の報告によって連携できる。

　研究者による指導者への観察結果の報告には，次のような効果もある。研究者は，フィールドに出向き，観察を開始すると，様々な事態に遭遇することになる。想定外の事態に遭遇した研究者は，時として，そのフィールドの部外者として存在しなければならないことのみならず，何のためにそのフィールドに存在しているのかも見失うことがある。問題の有無に関わらず，日々の観察終了後，指導者への報告を通して，目的を見失うことなく，観察を継続できる。

　また，研究者の報告を通して，研究者自身が気づかない問題に指導者が気づくこともある。それは，次のような場合である。研究者Hは，看護目標達成に向かう看護師の行動を観察し，毎日，観察終了後，その結果を指導者にインターネットによるテレビ電話機能を活用し報告していた。指導者は，あるとき，研究者Hが報告の途上，言葉を濁し，表情を硬化させることに気づいた。また，指導者は，そのような場合の報告を明瞭に理解することができないことに気づいた。そこで，指導者は研究者Hが帰校した際，その状況について確認した。その結果，研究者Hは，自身がそのような行動をとっていることに気づいていなかった。そして，指導者からの指摘を契機として，そのときの状況を思い出し，研究者Hは，目標達成に向かわない看護師の行動を観察したとき，それが研究成果になって公表されることを恐れ，その事実から目を逸らしたいと考えるようになっていたことに気づいた。指導者は，観察したありのままの事実をデータとする必要性を研究者H

に伝え，今後，もしそのような心情に陥った時の対処法について指導者と研究者Hは共有した。

報告を受けるに際し，留意しておかなければならないことがある。それは，対象者の匿名性を守ることは研究者の義務であり，たとえ指導者といえども，研究者の観察を受けている対象を特定できる情報を漏洩してはいけない。指導者もこれを考慮し，研究者から報告を受ける際，対象者が特定できるような情報の報告を求めてはいけない。

また，フィールドに出向いている研究者と指導者が1日1回，観察状況の報告に向け連絡を取り合うことは，指導者にとって，容易なことではない。それは，看護学研究の指導者の多くが，種々の業務と研究指導を並進していることに起因する。しかし，研究の初学者もしくは初めて観察によりデータ収集を行う研究者にとって日々，自己を客観視しながら必要なデータを収集するために1日1回，指導者と相互行為をする機会は，必要不可欠な支援である。また，このような支援を通して体得したデータ収集法としての観察技術は，研究者にとって大きな財産になる。

B 観察終了の判断に向けた支援

観察をどの時点で終了するのか，この判断の適否は研究の質に重大な影響をもたらす。観察により収集したデータを用いて普遍的な研究結果を産出するために，観察現象が飽和化するまで観察を継続する必要がある。飽和化とは，異なる場面と対象が呈する現象の観察を継続しても，その現象はすべてそれ以前に収集した現象と同様であり，これ以上，新たな現象が出現しない状況を意味する。研究者は，その都度，観察場面の概要を作成し，それを蓄積しながら観察を継続する。それらの比較を通して飽和化を判断できる。指導者は，研究者の飽和化の判断の適切性について確認する必要がある。

そのために次のような方法を使用できる。第1は，指導者の経験を使用する方法である。指導者は，観察の過程について研究者から報告を受けており，ある程度，観察現象を把握している。それ以外に，指導者が過去の経験として知っている，もしくは，想像できる現象の存在の有無を研究者に質問するという方法である。第2は，指導者以外の人々の経験を使用する方法である。方法は第1の場合と同様である。このような方法を用い，研究者が飽和化を判断していても，当然，含まれているであろうという現象が観察できていない場合，その原因を追及するとともに，必要に応じて，さらに観察を継続する。また，これ以上，新たな現象が出現しないと研究者と指導者の両者が判断できたとき，観察を終了する。この判断の過程は，研究者にとって適確なデータを収集できたという自信に繋がり，この自信が次の段階へのエネルギーになる。

＊

以上のような支援の具体例として，A看護系大学博士前期課程に在籍した学生Jが行った研究「診療場面において患者，医師との三者間相互行為を展開する看護師の行動」を例にとり，説明しよう。学生Jは，研究の初学者である。また，学生Jはデータ収集法として参加観察法（非参加型）を採用した研究の初学者として例示されることに同意している。

2 参加観察法（非参加型）によるデータ収集支援の実際

学生Jは，臨床看護師として15年，大学教員として4年の経験を持つ。保健師助産師看護師法第5条では看護師を，「傷病者若しくはじょく婦に対する療養上の世話又は診療の補助を行うことを業とする者」と規定している。この診療の補助と称されてきた看護実践，医師と看護師の協働は，近年，医療の高度化，複雑化に伴い，患者への安全かつ安楽な診療に向け，一層，重要性を増してきている。しかし，学生Jは，看護師が診療場面において診療の補助という表現を超える看護を展開していることを経験を通して知っていた。学生は，このような問題意識を前提として多角的に文献を検索したが，学生Jの疑問に応える研究成果は産出されていないことを確認し，探求のレベルを因子探索に決定した。また，研究方法論として，看護概念創出法を選択し，データ収集法として参加観察法（非参加型）を採用した研究計画を立案した。

［観察準備段階の支援］

A 観察技術の修得と向上に向けた支援

a 再度，観察について学習することを推奨する

学生Jは，研究計画立案時，データ収集法として参加観察法（非参加型）の採用を決定し，そのとき，観察について学習している。教員は，研究計画立案からデータ収集への移行が学習による知識の集積から集積した知識を反映した行動への移行であること，この移行を円滑に行うためには行動をイメージしつつ再度，学習が必要であること，データ収集過程における工夫は必要であるが確実な知識に基づいていない自己流によるデータ収集には問題が発生する可能性が高いことなどを学生Jに伝えた。それを受け，学生Jは，確実な知識に基づきデータを収集できるように，再度，データ収集方法としての観察，参加観察法（参加型）と参加観察法（非参加型）各々の特徴，共通点と相違点などを学習した。

b 経験者からの情報収集を推奨する

学生Jは，過去に，参加観察法（非参加型）によりデータを収集し，看護師の行動を概念化する研究を行った修了生から観察に関する情報を収集した。学生Jの専攻する領域は，複数の大学院生が同様の方法を用いてデータを収集していた。学生Jは，上級生の状況を常に見ており，教員が推奨するまでもなく，参加観察法（非参加型）によりデータを収集した上級生から情報を収集していた。また，学生Jは，かつて修了生が参加観察法（非参加型）によるデータ収集を行い大きな問題に直面したとき作成した「参加観察法（非参加型）中の研究者の留意すべき行動」をまとめたメモ（表4-4）を入手し，精読していた。

c 模擬観察の実施を推奨する

学生Jは，研究の初学者であり，参加観察法（非参加型）によるデータ収集も未経験である。教員は授業の一環として，教員の教授活動を観察することを推奨した。それを受け，学生Jは，自身の指導担当教員の授業を対象として，教員の行動を参加観察法（非参

表 4-4　大学院生が整理した参加観察法（非参加型）中の研究者の留意すべき行動

> 平成 19 年 3 月 22 日作成　院生一同
>
> 【参加観察中の研究者行動】
>
> <事前準備>
> - 研究協力依頼時に，倫理的配慮として自分自身がどのように行動するのかを具体的に説明する。
>   - 例）・参加観察中は，原則として看護実践または教授活動を行わない
>   - ・緊急時には，参加観察を中止し，可能な限り協力する
>   - ・研究者が必要に迫られて看護を実践した場合は，必ず病棟管理責任者および担当看護師に報告する
>   - ・対象者から支援を求められた場合，担当看護師や担当教員に報告し，指示を受ける
>   - ・看護師や教員としての役割遂行を求められたとき，どのように行動すべきか担当看護師や担当教員などと事前に合意を図る
> - データ収集前に，参加観察法（非参加型）を適用した研究者に依頼し，研究テーマに合致した行動観察場面のシミュレーションを行う。
>   - 例）・観察中の同室患者から「お茶を入れてくれ」と言われた
>   - ・観察中の学生が点滴の終了に気づかずバイタルサインを測定していた
>   - ・観察中の学生から物品の場所を質問された
>   - ・観察中の学生から準備した氷枕の適切性を質問された
>   - ・観察中の看護師から看護の評価を求められた
>   - ・観察中の看護師から一緒に清拭するよう依頼された
>   - ・観察中の同室患者が危険行為を始めたことに気づいた
>   - ・観察中の面会者から家族の相談を受けた
>
> <参加観察中>
> - 毎回，参加観察開始前に，研究者としてどのように行動すればよいのかを再確認する。
> - 研究者が必要に迫られて看護を実践した場合は，必ず病棟管理責任者および担当看護師に報告する。
> - クライエントや家族から援助の依頼を受けた場合は，担当看護師に報告し，指示を受ける。
> - 研究フィールドに実習にきている学生から支援を求められた場合は，担当教員に報告し，指示を受ける。
> - 緊急事態が生じたことを発見した場合には，データ収集を中止し，即座に対応する。
> - 看護実践や教授活動について意見を求められても評価的な意見や態度を示さない。

加型）により観察した。教員の行動をフィールドノートに記録しながら観察し，授業終了後，フィールドノートと記憶を頼りにプロセスレコードを作成した。

B　観察開始に向けた研究計画の再確認に向けた支援

a　観察場面の妥当性の再確認を推奨する

　学生Jは，研究計画立案時，観察場面を次のように決定した。「主たる観察対象者は看護師である。観察は，医師が看護師とともに診療を行う場面であり，看護師と相互行為を展開する患者，医師も観察対象者となる。また，診療場面に参加する他の医療従事者，家族を含む可能性がある」。しかし，教員は，観察場面の選択について学生Jの説明を聞き，学生Jが想定している場面が，患者の身体への侵襲を伴う診療場面であり，身体侵襲を伴わない診療の観察を対象としていないことを知った。また，それは，学生Jが 15 年間の看護師としての経験に基づく判断であることを知った。学生Jは，身体侵襲を伴う診療の過程に問題意識に応える現象が頻繁に出現することを知っていた。教員は，学生Jの説明

に納得し，そして，研究計画の観察場面の記述を下記のように修正するよう推奨した。
「主たる観察対象者は看護師である。観察は，医師が看護師とともに診療を行う場面であり，**この場面は，患者の身体への侵襲を伴う診療に限定する**。また，看護師と相互行為を展開する患者，医師も観察対象者となる。さらに，診療場面に参加する他の医療従事者，家族を含む可能性がある」。

このように研究者の認識の中には存在するものの，そのことが文章に表現されていないといった事態は研究指導に携わる教員にとってそう珍しいことではない。しかし，それが，観察場面の規定であった場合，データ収集を開始すると複雑な状況が周囲に存在するため，研究者は観察すべき場面を観察できなかったり，観察対象とならない場面を観察してしまうといった事態に直結することがある。このような観点からも，観察場面の妥当性やそれを通して記述の適切性の再確認を推奨するという支援は重要である。

b フィールドおよび対象者への倫理的配慮の再確認を推奨する

学生Jは，研究計画の一部として，次のような研究対象者への倫理的配慮を確立し，倫理審査にも通過していた。

研究対象者への倫理的配慮

① 研究対象者に対する自己決定の権利の保障
研究対象は，診療場面において患者，医師との相互行為を展開する看護師の行動である。また観察対象者として，患者，医師を含むことを考慮し，患者，看護師，医師の各々に，情報を得る権利を保障する。さらに，研究対象者には研究依頼を拒否する権利があり，その権利を行使することによる影響を受けないこと，研究協力同意後であっても研究協力の辞退が可能であることを説明し，自己決定の権利を保障する。

② 研究協力による研究対象者への不利益の排除
研究協力によって対象者が不利益を受ける可能性のある問題は，参加観察の対象者が研究者の存在，行動，態度により，診療，看護，療養生活に影響を受けることである。事前に，要望や質問にいつでも応じる用意があることを説明し，研究者の行動をあらかじめ説明する。また，参加観察中，研究者は，観察する位置や視線，表情などに配慮し，慎重に行動する。
さらに，フィールドノートへの記載に起因する心理的負担に考慮し，その方法および記載場所を配慮する。加えて，対象者の状況を把握し，問題発生が予測されるときは，観察を避ける。

③ 対象者のプライバシー，匿名性の厳守
研究開始にあたり，対象者の個人情報を漏洩しないよう配慮することを約束する。具体的には，公表する情報は研究結果を理解するために最小限の範囲とし，個人を特定しうるような詳細な情報をデータ収集から公表まで記述しないこと，研究以外の目的にデータを使用しないこと，研究者以外にフィールドノートの記載内容を見せないことを約束し，遵守する。また，データ記述および分析にコードネームを使用する。さらに，データの保管と廃棄は，厳重に取り扱い紛失防止に配慮する。
これらを通して，研究倫理上の責任を遵守することを対象者に約束し，その内容を明記した誓約書への署名をもって，研究者の責任を明確にする。また研究協力を決定した看護師，患者，医師に本研究の修士論文としての提出および学会への発表許可を含む同意書を提示し，署名をもってその承諾を確認する。

教員は，データ収集に先立ち，それらを再度，精読することを学生Jに求めるとともにその重要性について説明した。また，判断に苦慮するような事態が発生したときには必ず相談の上，行動するよう伝えた。

C 問題発生時の研究者・指導者間の連絡体制の確立

観察開始後，研究者自身が対応に苦慮するような事態が発生したときには，電話により連絡することを決定し，両者が必要な電話番号を交換した。

[観察実施段階の支援]

A 観察の適切な進行に向けた支援

a 研修および予備観察を推奨する

学生Jは，研究計画立案時，研究方法論の学習を通してデータ収集に先立ち，フィールドにおける研修と予備観察を計画していた。学生Jは，教員の支援を受けることなく2病院をフィールドとして開拓し，データ収集を開始した。フィールドとした2病院において合計7日間の研修を行った。学生Jは，15年の臨床経験を経て大学院に進学しており，臨床状況に精通している。そのため，短期間の研修であってもその目的（表4-5）を達成できると教員は判断した。

この目的を達成するために学生Jは，病棟の看護師に同行し，診療場面に参加した。また病棟の業務や特徴などを理解するために，カンファレンスや医師とのミーティングへ看護師に同行し参加した。また，診療の目的や患者の状態などを理解するために，事前に患者，医師，看護師に承諾を得て，診療記録や看護記録を閲覧した。

研修目的を達成した後，学生Jは予備観察を行った。予備観察も短期間であったが，教員は準備段階の状況や実施段階に移行した後の状況を査定し，その目的（表4-6）を達成できると判断した。

この目的を達成するために学生Jは，同意の得られた患者，医師および看護師の診療場面における相互行為を参加観察し，観察対象者の表情や具体的な行動をフィールドノートに記録した。また，その日の観察終了後に，教員に観察した現象を報告した。教員は，次の3点に対するスーパービジョンを行った。その3点とは，① 選択した観察場面の適切性，② 観察技術，③ 仮に設定した持続比較のための問いの検討であった。

表4-5 研究者Jが記述した研修の目的[12]

① 観察する場面を正確に理解できるよう，病棟の業務や看護師，患者，医師の状況および特徴を理解する
② 自然な形で病棟内に存在できるよう，看護師，患者，医師と信頼関係を築く
③ 観察する場面をありのままに理解できるよう，測定用具としての観察技術を高める

表4-6 研究者Jが記述した予備観察の目的[13]

① 実際の参加観察に先立ち，質の高いデータを収集するために，研究者の準備状態を整える
② 仮に設定した持続比較のための問いを観察現象に対応させ，性質の差異を見極めることが可能か否かを検討する

b 研究者から指導者への報告を要請し，自己を客観視する機会を提供する

　　教員は，学生Jが円滑にデータを収集できるように，1日の観察終了後，報告する必要性を説明し，報告手段について相談した。その結果，教員と学生Jは，報告時間を19時に設定し，報告手段として電話を使用することに決定した。学生Jは，その方法を用い，1日の観察終了後，19時に，教員に電話をかけ，観察状況を報告し，スーパービジョンを受けた。その内容は研究者の調査用具としての安定性，観察できた場面やデータ収集終了時期の適切性などである。参加観察法（非参加型）のデータ収集には多様な問題が潜み，学生Jは時に現象に巻き込まれ，目的を見失いそうになりながらも，1日1回，教員と直接，会話することを通して，予定した期間内にデータを収集できた。

　　学生Jのデータ収集期間は，約2か月間を要し，その間，16現象184相互行為場面のデータを収集した。

B 観察終了の判断に向けた支援

　　学生Jは，2病院をフィールドとして開拓し，データを次のように収集した。初めにA病院a病棟の看護師を観察対象とし，看護師と患者，医師の相互行為場面を参加観察した。その結果，性質の異なる3現象を収集した。次にB病院b病棟の看護師を観察対象とし，看護師と患者，医師の相互行為場面を参加観察した。その結果，性質の異なる13現象を収集した。この間，学生Jは，日々，教員に観察現象を報告をした。その結果，16現象184相互行為場面を収集した後，新たな現象を観察できなくなった。学生Jは，その状況を日々の報告を通して指導教員に伝え，指導教員も飽和化に近づいていることを感じた。そこで，学生Jは，飽和化を確認するために，それまでとは異なる2病棟をフィールドとして複数の現象を参加観察した。しかし，16現象と性質の異なる現象は出現しなかった。これら観察した現象をすべて資料として整理し教員に報告した。教員は，その資料を精読し，学生Jの判断が妥当であることを伝えた。学生Jは，これを受け，観察現象は飽和化したと判断し，参加観察を終了した。

　　このように収集したデータを分析し，完成した修士論文[14]の要約を紹介する。学生Jは，本書に修士論文の要約を紹介することに快く同意した。

身体侵襲を伴う診療場面の看護師行動解明－診療場面における看護師役割の成文化

Ⅰ．はじめに
　診療は，医師による患者への診察と治療であり，身体侵襲を伴う治療行為を含む。また，診療の補助は，保健師助産師看護師法に規定された看護師の役割である。身体侵襲を伴う診療を看護師が補助し，患者の安全，安楽を確保することは，医療の高度化，複雑化により重要となっている。しかし，診療の補助と称される看護は経験的に実践されている。診療場面における看護師行動の解明は，診療の補助という役割を果たす看護実践を明らかにする。そこで，次の研究目的達成を目指し，本研究に着手した。

Ⅱ．研究目的
　身体侵襲を伴う診療場面における看護師の行動を表す概念を創出し，その特徴の考察を通して診療場面における看護師の役割を成文化する。

Ⅲ．研究方法
　研究方法論は，看護概念創出法を適用した。

1. データ収集：身体侵襲を伴う診療時に看護師が患者，医師と三者間相互行為を展開する場面を参加観察法（非参加型）により2病院から収集した。また，持続比較のための問い「この看護師の行動は，診療場面における三者間相互行為を通した看護目標達成の視点から見るとどのような行動か」を用い，データの飽和化を確認した。観察期間は，2009年12月から2010年2月までであった。
2. 分析：分析フォームを用い看護師行動を一般的行動と持続比較のための問いへの回答として二重に抽象化，命名しコード化した。コードを同質性・異質性に基づき分離・統合し，カテゴリ化した。
3. 倫理的配慮：日本看護教育学学会研究倫理指針に基づき対象者に参加への自己決定の権利，プライバシーの権利を保障した。この倫理的配慮は，千葉大学大学院看護学研究科倫理審査委員会の承認を受けた。
4. 信用性の確保：看護概念創出法に精通した研究者に研究過程を公開しスーパービジョンを受けた。

Ⅳ．結果

データとした16現象は，分析対象の看護師14名を含む，患者，医師計47名が相互行為を展開する184場面から構成された。分析の結果，302コード，139サブカテゴリ，78カテゴリが形成され，19コアカテゴリが診療場面における看護師行動を表す概念として創出された（表）。以後，【　】は概念を表す。
【1．診療進行円滑化に向けた患者状態準備と必要物品調達】は，診療を円滑に進めるために看護師が患者の準備を整えたり，診療に使用する物品を取り揃えたりする行動を表す。【2．補助必要性査定に向けた診療進行の全方位看視】は，看護師が補助の必要性を見定めるため，診療の過程をあらゆる角度から注意深く見守る行動を表す。【3．医師要請受理による要請の確認と対応】は，看護師が医師から受けた様々な要請の内容を確かめ，過不足無く対応する行動を表す。【4．医師への物品供給による診療進行推進と供給遅滞による診療進行阻害】は，看護師が医師に物品を供給し診療を捗らせる一方，物品供給に手間取り診療を滞らせてしまう行動を表す。【5．医師への患者情報提供と情報提供好機査定に向けた医師行動の観察】は，看護師が患者の情報を医師に提供するとともに，その最適な時機を判断するため医師の行動を観察する行動を表す。【6．診療効率向上に向けた環境調整と環境調整に向けた医師行動の観察】は，効率よく診療を進めるため看護師が環境を整えるとともに，いつ環境を整えるかを決めるため医師の行動を観察する行動を表す。【7．患者要請への即応と医師への患者要請代弁】は，看護師が患者からの要請にすぐに対応したり，言葉にしにくい診療への要望を患者に代わり医師に告げる行動を表す。【8．問題発生未然防止に向けた手段多用】は，看護師が診療中に起こりうる問題を予測し，その発生を未然に防止するため多様な手段を用いる行動を表す。【9．手段多用による問題解決と医師への対応優先による問題解決不可】は，看護師が多くの手段を用い診療中に発生した問題を解決する一方，医師への対応を優先し患者に発生した問題を解決できなかった行動を表す。【10．診療進行への医師難渋実見と医師行動代行による難渋克服】は，医師が診療進行に苦労している状況を見て，看護師が医師に代わりその状況を打開する行動を表す。【11．医師診療行動不十分さの補填と補填の効果査定】は，看護師が説明の追加等により診療行動の不十分さを補うとともにその効果を評価する行動を表す。【12．医師診療行動不適切さへの修正と看過】は，看護師が診療行動の不適切な部分に気づき修正する一方，見過ごすこともある行動を表す。【13．不合理な医師要請への対応拒否と甘受】は，看護師が医師からの要請を不合理と感じ拒否する一方，仕方なく対応する行動を表す。【14．医行為代行の習慣化と習慣にそった要請なき医行為代行】は，看護師が医師の責務である医行為を習慣的に行ったり，医師からの要請が無くても習慣として点滴等の医行為を代行する行動を表す。【15．医師指摘による診療補助行動不適切さの修正と指摘容認不可による修正拒否】は，看護師が医師から指摘を受け診療補助の不適切さを改める一方，修正を拒む行動も表す。【16．患者の誤解発見と誤解修正に向けた患者への情報提供】は，看護師が患者の誤った理解に気づき，その修正のため正確な情報を伝える行動を表す。【17．診療継続に向けた患者忍耐への慰労と激励】は，看護師が患者に回復意欲を失わず診療を継続できるよう，診療に伴う苦痛に耐えていたことをねぎらったり励ましたりする行動を表す。【18．診療終了による患者日常生活の復元と再構成】は，看護師が診療終了後に患者が入院中の通常の生活に戻ったり，治療の変更に伴う生活行動の変化に適応したりするために支援する行動を表す。【19．患者との信頼関係形成による診療への心情吐露】は，看護師が患者と信頼関係を築けているときに医師の診療行動への個人的な思いや感情を打ち明ける行動を表す。

Ⅴ．考察

概念の特徴を文献と照合し考察した結果は，看護師が診療の補助として，次の8役割を果たしていることを明らかにした。概念【1】【6】は，診療進行のために物品など環境を調整する共通性を持つ。概念【2】は，補助の前提としてその必要性を査定する行動を示す。これらは，診療とその補助の前提となる行動であり，看護師が「状況を観察し診療に必要な環境を調整するとともに補助の必要性を判断する」という役割を果たしていることを示す。概念【8】【9】は，診療中の患者や看護師に起きる問題に対応するという共通性を持つ。概念【10】は，医師を難渋させている問題を看護師が代わりに克服する行動を示す。これらは，診療場面において患者，看護師，医師の三者に起きる問題に対応する行動であり，看護師が「問題の未然防止と問題解決に向けて対応する」という役割を果たしていることを示す。概念【3】【4】は，医師からの要請への対応や物品供給により診療目標達成を支援する行動を示す。概念【13】は，不合理な医師からの要請を拒否し，安全に診療目標達成を支援する行動を示す。概念【15】は，医師の指摘を受け，診療補助行動を修正し診療目標達成を支援する行動を示す。これらは，医師への対応を通し診療目標達成を支援する行動であり，看護師が「医師からの要請に対応し円滑に診療を進行させる」という役割を果たしていることを示す。概念【11】【12】は，診療行動の不十分さや不適切さを修正し，診療行動の質を維持するという共通性を持つ。これらは，医療専門職者の責務として必要な行動であり，看護師が「医師

の診療行動の質を維持する」という役割を果たしていることを示す。概念【7】【17】は，看護師が患者からの要請への対応や慰労，激励により診療継続を支援するという共通性を持つ。これらは，患者のニードを充足し診療への継続を支援する行動であり，看護師が「患者からの要請に対応し円滑な診療終了を導くとともに診療への継続を支援する」という役割を果たしていることを示す。概念【18】は，診療終了後に患者が日常生活に戻り，治療を継続しながら生活するために必要な行動である。これは，看護師が「患者の日常生活と診療，診療と日常生活を連結させる」という役割を果たしていることを示す。概念【16】は，病状等の誤解を修正し患者に正確な理解を促す行動である。これは，看護師が「患者を教育する」という役割を果たしていることを示す。概念【5】は，医師に患者の情報を伝え，円滑，安全な診療進行や適切な診療の決定などを支援する行動である。これは，看護師が「医師に情報を提供する」いう役割を果たしていることを示す。

　診療の補助と称されてきたこれら8役割は，補助を越え診療目標達成に直結しており，看護師が意図的にこれらの役割を果たすことにより患者への質の高い看護実践を可能とする。

表　診療場面における看護師行動を表す概念

1. 診療進行円滑化に向けた患者状態準備と必要物品調達
2. 補助必要性査定に向けた診療進行の全方位看視
3. 医師要請受理による要請の確認と対応
4. 医師への物品供給による診療進行推進と供給遅滞による診療進行阻害
5. 医師への患者情報提供と情報提供好機査定に向けた医師行動の観察
6. 診療効率向上に向けた環境調整と環境調整に向けた医師行動の観察
7. 患者要請への即応と医師への患者要請代弁
8. 問題発生未然防止に向けた手段多用
9. 手段多用による問題解決と医師への対応優先による問題解決不可
10. 診療進行への医師難渋実見と医師行動代行による難渋克服
11. 医師診療行動不十分さの補填と補填の効果査定
12. 医師診療行動不適切さへの修正と看過
13. 不合理な医師要請への対応拒否と甘受
14. 医行為代行の習慣化と習慣にそった要請なき医行為代行
15. 医師指摘による診療補助行動不適切さの修正と指摘容認不可による修正拒否
16. 患者の誤解発見と誤解修正に向けた患者への情報提供
17. 診療継続に向けた患者忍耐への慰労と激励
18. 診療終了による患者日常生活の復元と再構成
19. 患者との信頼関係形成による診療への心情吐露

3 面接法・観察法などにより収集した質的データの分析とその指導

　面接法・観察法により収集したデータは，逐語記録やプロセスレコードなどの質的データとなり，選択した研究方法論に従い分析される。逐語記録やプロセスレコードの分析は，量的データの統計学的方法による分析に勝るとも劣らないほど，困難である。特に統計学を苦手とする研究者は質的データの分析が容易にみえることがあるらしい。このような研究者は，統計学的な方法による分析をするために，統計学を学習し直さなければならないが，質的データの分析は，先行研究を読むと「何とかなるらしい」という思い込みがある場合が多い。これは，大きな誤りである。それは，質的データの分析が質的研究に関心を持つ研究者に生まれつき備わっている特性によってなされるわけではなく，研究方法論に関する学習と質的データの分析経験の累積によって獲得できる能力を必要とすることに起因する。

　質的データに対するこのような誤った理解の修正も含め，指導者は，研究者の質的データの分析を次のように支援（表4-7）できる。この支援は，単に研究結果の産出のみなら

表4-7　質的データ分析への支援

[分析準備段階の支援]
　A．質的データの分析を見学したり，分析に参加したりできる機会を提供する
　B．質的データの分析の学習を推奨し，その到達度を確認する

[分析実施段階の支援]
　A．データ化の適切さの確認
　B．分析の反復に向けた研究者への説明と激励
　C．分析の確実さを研究者とともに確認することを通して分析の実際を教示する
　D．研究者個別の状況査定とそれに応じた支援の提供

ず，研究者が質的データの分析能力を獲得することに直結する。第1は，質的データの分析を見学したり，分析に参加したりできる機会を提供することである。第2は，質的データの分析の学習を推奨し，その到達度を確認することである。第3は，面接により得られた回答や観察により得られた現象を適切にデータ化し，研究方法論に則り，適切に分析できているかを研究者とともに確認することである。このうち，第1と第2は，分析準備段階の支援，第3は実施段階の支援である。また，これらはいずれも研究者が分析能力を獲得，向上するための支援であるとともに，分析実施段階における支援は，結果の信用性確保に直結する。

[分析準備段階の支援]

A　質的データの分析の観察や分析への参加機会の提供

　質的研究を目指す研究者にとって，実際の分析場面を見学したり，分析に参加したりできる機会は，分析能力獲得に向け重要な学習経験になる。何を準備し，面接や観察によって収集したデータがどのように分析されていくのか，見学や参加を通して一目瞭然に理解できる。指導者は，これを実現するために，研究者が見学，参加できる機会を提供できる環境をつくる必要がある。指導者自身も含め，そこではいつでも誰かが何らかの質的データの分析をしている環境をつくることができれば，理想的であろう。もし，このような環境をつくれない場合，質的データを分析している研究者に依頼し，見学する機会を得られるよう努力する必要がある。たとえ，短期間であっても，実際の分析を見学できることは，特に研究の初学者や初めて質的データの分析に取り組む研究者にとって貴重である。
　しかし，現在の看護系大学院は，教員がこのような機会を準備しても学生がそれに参加できないといった事態も発生している。第Ⅱ章に詳述したように，大学院設置基準第14条は，教育上特別の必要があると認められる場合，夜間その他特定の時間または時期において授業または研究指導を行えることを定めている。この条文を受け，多くの看護系大学院は授業を夜間，もしくは休日にも開講し，看護職者が退職することなく大学院に入学できる機会を提供している。在職のまま入学した学生は，仕事と授業，研究を並進することになり，必然的に授業以外に大学で過ごす時間が限定される。結果として，学生は一度も

質的データの場面を見学することも参加することもできず，自身のデータを分析することになる。このような状況を想定したとき，データ分析の実際に関する視聴覚教材を作成し，それを活用することも有効であるかもしれない。同時に，質的データの分析に向けての分析能力修得の必要性，また，分析能力修得に向け，実際の分析場面の見学や参加の重要性を研究者に伝え，研究者自らが見学，参加に向け努力できるよう支援する必要がある。

Ⓑ 質的データの分析の学習の推奨とその到達度の確認

　先述したように，質的データの分析であれば「何とかなる」と思い込んでいる研究者が少なからず存在する。指導者は，当然のことと思わずに，質的データを分析するためには研究方法論の学習が必要であり，分析に必要な知識や技術が必要であることを伝える必要がある。また，質的データの分析能力が，研究方法論やその方法論による分析に必要な知識や技術の理解を前提に，実際の分析を通してのみ修得できることを伝える必要がある。

　質的研究に取り組む学生に試験の機会を提供し，学習の到達度を確認することも可能であり，この機会は，学生の学習の目安となる。試験の受験は，学生の任意であり，得点を成績に反映することはない。あくまでも，学習の到達度を学生自身が把握することを目的とした試験である。

　学生は，研究計画立案時に，研究方法論を決定するために，それについて学習している。研究計画が完成するとデータ収集を開始し，テストの時期は，データ分析直前であることが多い。教員は，学生の選択した方法論に従い作問し，試験の日時を学生と相談の上，決定する。

　表4-8 は，内容分析に関する試験問題の一例であり，研究方法論の特徴，分析単位，データ収集法，分析，結果の信頼性の確認に関する問題により構成されており，内容分析に関する知識の修得度と分析能力の獲得度の評価を目的に作成されている。**表4-9** と**表4-10** は，看護概念創出法に関する試験問題の一例であり，基礎編の試験を受験し，合格した研究者が実践編に進むように計画されている。このうち，基礎編は，研究方法論の理論的基盤，目的と機能，信用性の確保など，研究方法論の特徴に関する知識，持続比較分析および持続比較のための問い，データ収集およびデータ化，コード化など分析に必要な知識の修得度の評価を目的に作問されている。また，実践編は，データ化，コード化，カテゴリ化など分析能力の獲得度の評価を目的に作問されている。

　学生は，試験の準備を整え，準備が整うとそれを教員に告げ，試験を受験する。試験終了後，教員は答案を採点し，学生の学習状況を査定する。そして，学生との面談の機会を設け，再学習が必要な部分を伝える。学生は，教員の指摘を反映し，再学習を行う。試験を受験した学生の多くは，方法論に関する知識を問う問題に正答でき，高得点を獲得する。しかし，分析能力を問う問題への回答状況には相違があり，高得点を獲得できる学生もいれば，そうでない学生もおり，学習状況の相違が明瞭になる。試験受験の経験は，学生にとって質的データの分析であれば「何とかなる」という思い込みを払拭し，確実な知識に基づきデータを分析し，データの分析を通し，分析能力の修得に向かう契機となる。

表 4-8 内容分析に関する試験問題

研究方法論『内容分析』試験問題

下記の質問に答えなさい。解答は全て解答用紙に書きなさい。（解答時間 60 分）

【研究方法論の特徴】
問 1. 次の文の（　）内にあてはまる用語を解答欄に記入しなさい。（各 2 点×5＝10 点）
1) Berelson, B. は，内容分析を「表明された（①）を客観的，（②），かつ（③）に記述するための調査技法である」と定義している。
2) また，Holsti, O.R. は，内容分析を「メッセージのある特定の属性を客観的かつ（②）に同定することによって（④）を行うための技法である」と定義している。
3) さらに，Krippendorff, K. は，内容分析を「データをもとにそこから（それに組み込まれた）（⑤）に関して反復可能で，かつ妥当な（④）を行うための1つの調査技法である」としている。

【Berelson, B. の内容分析の分析単位】
問 2. 次の文は，Berelson, B. の内容分析の分析単位について説明しています。（　）内にあてはまる用語を解答欄に記入しなさい。（各 2 点×5＝10 点）
1) 記録単位とは記述内容の出現を算出するための最小形の内容であり，その記述内容を区分する単位には，（①），（②），（③）などがある。
2) 記録単位を性格づける際に吟味されるであろう最大形をとった内容を（④）と言い，これには，（⑤），いくつかの（⑤）が構成する文章全体などがある。

【データ収集方法】
問 3. あなたは「看護学教育における授業過程の評価に関する研究」に取り組んでいます。この研究は，質問紙法を用いて，看護系大学・短期大学，看護専門学校に在籍する学生を対象にデータを収集します。質問紙の問いは，「あなたがこれまで受けてきた看護に関する授業のうち，良いと思うのはどのような授業ですか。良くないと思うのはどのような授業ですか。」であり，自由記述で回答してもらう形式です。次の問いに答えなさい。
1) この研究の対象者を探索する方法として最も適しているのは次のどれですか。適切と思う方法に○をつけなさい。（2 点）
　　a．無作為抽出法　　b．便宜的抽出法　　c．無作為抽出法と便宜的抽出法の併用
2) 1) の方法が最も適切だと判断した根拠を書きなさい。（3 点）

【「研究のための問い」と「問いに対する回答文」の決定】
問 4. 「研究のための問い」の機能を書きなさい。（3 点）

問 5. あなたは「保健師の学習ニードに関する研究」に取り組んでいます。この研究は，保健師の学習ニードの解明を目的としています。データ収集に用いた質問紙は，学習ニードの有無を問う選択回答式質問，学習ニードがあると回答した保健師にその内容を問う自由回答式質問から構成されています。自由回答式質問は，「あなたが『もっと詳しく知りたい，勉強したいと思う内容』『もっと自分を高めたいと思う内容』について具体的にお書きください。」としました。この研究の「研究のための問い」と「問いに対する回答文」を書きなさい。（各 3 点×2＝6 点）

【内容分析の方法】
問 6. 次の記述のうち，正しいものには○，誤っているものには×をつけなさい。（各 2 点×11＝22 点）
1) データ化の目的は，回答の中から不要な部分を削除する，質問に答えていない回答を除外するなどして，素データを分析に耐えうるようにすることである。
2) 質問紙に記述された内容は，すべて分析対象とする。
3) 分析は，対象者の記述内容を忠実に反映する必要があるので，対象者が書いたとおりの記述を分析に用い，書き換えてはいけない。
4) 1文に複数の内容が含まれていても，そのまま分析に用いる。
5) 記録単位の意味がわかりにくい場合，文脈単位に戻りつつ分類を進める。
6) 基礎分析は，各記録単位の意味内容の類似性に基づき分類し，その類似性を的確に表す表現を用いて命名する。
7) 記録単位を分類してサブカテゴリを形成し，さらに形成されたサブカテゴリを 2 段階，第 3 段階と分類を繰り返して最終カテゴリを形成する。
8) 本分析は，複数の同一記録単位群の意味内容の類似性に基づき分類し，内容を抽象化して命名する。
9) 意味内容の類似した記録単位群をすべて分類し終えた後，カテゴリ名をつける。
10) カテゴリが固定できるまで何度も分類を見直し，必要に応じて修正する。
11) 分析が終了した時にカテゴリの一覧表を作成する際には，各カテゴリに含まれる記録単位を研究目的と照らし，重要な順に並べる。

問 7. 「患者の安全保証に向けた看護師の実践と対策」解明に向け，全国の看護師を対象に質問紙調査を実施しました。質問紙に示された問いは「あなたが患者の安全を守るために普段行っていることをお教え下さい。日頃の看護実践を思い浮かべ具体的にお書き下さい。」です。対象者から得られた記述を，Berelson, B. の内容分析を用いて分析した結果，38 カテゴリに分類されました。A 欄にカテゴリに分類された記録単位を，B 欄にカテゴリの一部を示しています。1)から 12)の各記録単位が形成したカテゴリを B 欄から選び，その記号を書きなさい。（各 2 点×12＝24 点）

A欄

記録単位	カテゴリ
1) 主治医に指示を理解できない時，知ったかぶりをせず，わかるまで指示の内容を確認する	
2) 患者を車椅子に移乗する時，ストッパーがかかっているか，必ず確認する	
3) 体位交換時，同部位の圧迫を防止するためのクッションを使用し，体位を整える	
4) 常に環境を整備し，ベッド周囲に障害物になるような物を置かない	
5) 患者が話せる人なら，患者自身に自分の名前・生年月日を行ってもらい，本人であることを確認している	
6) 訪室したり，廊下ですれ違ったりした際には必ず患者に声をかけ，会話を通して状態を把握するようにしている	
7) 緊急事態が発生した時，すぐに対応できるよう，救急処置に必要な器具が作動するか，毎日点検している	
8) 患者の日常生活動作の状況を考慮し，ベッドの高さや移動を介助する際の方法を決めている	
9) 高齢者，ふらつきのある患者は，転倒の危険性があるため，夜間のみ尿器を設置したりしている	
10) 転倒リスクの高い老人，筋力低下のある人などの入浴時には見守りを中心とするが，患者が疲れている時には介助を行う	
11) 与薬の準備をするとき最低2名で確認し，投与時患者の前でもう一度する	
12) 朝一番に受持患者の病室を訪問し言葉を交わしながら，全身状態，ルートの確認，酸素，モニターなどをひととおり行う	

B欄 カテゴリ

a. 与薬・処置・検査などを確実に行うために最適な確認方法を選択するとともに，状況に応じて複数の確認方法を組み合わせて用いる
b. 安全な療養環境を維持するために不要な物品を片づけ，危険物または危険な状況を発見した場合には直ちに排除・改善する
c. クライエントに起こりうる危険事態を予測し，その回避に向けて最適な方法・物品を選択・活用する
d. 原理・原則に則り，生活の援助・与薬・検査・処置を確実に行うとともに，院内の取り決め事項を熟知し，それを遵守する
e. クライエントの微細な変化を捉えるために，多角的に収集した情報を組み合わせて活用する
f. 生活の援助・与薬・処置を確実に行うとともに，それによる弊害を防止するために，実施前・中・後クライエントの状態変化の有無を観察する
g. クライエントが安全に生活を送り，円滑に診療を受けるために個別状況の査定結果を反映した援助の量・方法・物品を決定する
h. 惰性に陥ることなく日常業務を遂行し，疑問・不審を感じたときには，徹底的にそれを追求する
i. 可能な限りクライエントと直接関わることを通して個別状況を把握し，危険が予測される場合は頻繁に訪室し要点をとらえた観察を緻密に行う
j. クライエントに起こりうる危険事態を予測し，その事態に対応できるよう準備状態を整える
k. 多忙な時ほど職務を確実に遂行するよう心がけ，確認は省略せず時間をかけて行う
l. 安全器具・装置は，最大効果が得られるよう常時整備・活用する

【結果の信頼性の確認】

問8．次の問いに答えなさい．

1) 次の公式は，Berelson, B. の内容分析を用いて分析した結果の信頼性を確認するために用いられます．説明文の（　）内に適切な語句を入れて，文章を完成しなさい．（各2点×8＝16点）

$$\pi = \frac{P_0 - Pe}{1 - Pe} \qquad Pe = \sum_{i=1}^{k} Pi^2$$

上記に示す公式の名称は（①）である．この公式を用いて算出される π は（②）であり，Pe は（③）である．$P_0 - Pe$ は（④）と（③）の間の（⑤）であり，$1 - Pe$ は，（④）と（③）の間の（⑥）である．また，k は（⑦），Pi は（⑧）を表す．

2) Berelson, B. の内容分析を用いて分析した結果，400 の記録単位が4つのカテゴリに分類されたと仮定します．また，各カテゴリに分類された記録単位の数は，カテゴリ1が160，カテゴリ2が120，カテゴリ3が80，カテゴリ4が40でした．50名分の記録単位100とカテゴリ一覧表を提示し，第三者に記録単位のカテゴリへの分類を依頼した結果，80の記録単位の分類は，分析の結果と合致していました．上記の式を用いて一致率を算出しなさい．（4点）

表4-9 看護概念創出法に関する試験問題＜基礎編＞

研究方法論『看護概念創出法』＜基礎編＞試験問題

下記の質問に答えなさい。解答は全て解答用紙に書きなさい。（解答時間40分）

【研究方法論の理論的基盤】

問1．次の（ ）内に適切な用語を入れ，看護概念創出法の理論的基盤を説明する文を完成しなさい。（各2点×10＝20点）

1) 看護概念創出法は，（ ① ）パラダイムに立脚する研究方法論である。このパラダイムは，人間的社会的諸現象の原因，法則，規範を現実の（ ② ）全く（ ③ ）的な立場で観察し描写する思考，態度を持つ。このパラダイムに立脚する研究は，次のような特徴を持つ。
   a．研究対象が通常，存在し，生活する自然な設定，（ ④ ）の中に身を置いて研究し，現実が全体的（ ④ ）の中で生じていることを最も重要視する。
   b．無作為抽出より（ ⑤ ）を好む。それは，この方法による標本抽出が多様な現実の配列を明らかにするとともに，データの範囲や幅を広げるためである。
   c．（ ⑥ ）的なデータ分析を好む。それは，データの中で見いだされる多様な現実を確定しやすいためである。
   d．起こりそうなことを予想するのではなく，そこに（ ⑦ ）を明らかにするという研究デザインを選択する。
2) 看護概念創出法においては，看護を次のようにとらえる。
看護とは，クライエントと看護師の（ ⑧ ）のプロセスであり，そのプロセスを通してクライエントと看護師は互いに他者と他者の置かれている状況を知覚し，コミュニケーションを通して，（ ⑨ ）を設定し，（ ⑩ ）を探求し，（ ⑨ ）達成のための（ ⑩ ）に合意することである。

【目的と機能】

問2．次の（ ）内に適切な用語を入れ，看護概念創出法の目的および機能を説明する文を完成しなさい。（各2点×6＝12点）

a．看護概念創出法は，多様な（ ① ）にかかわる現象から（ ② ）的データを抽出し，それらを構成した（ ③ ）や（ ④ ）を表す概念の創出，全体構造の解明を（ ① ）学独自の視点から成し遂げることを目的としている。
b．研究対象者を（ ⑤ ）する。
c．（ ① ）に関わる現象を構成する人間および環境との（ ⑥ ）を研究成果に反映する。

【信用性の確保】

問3．aからdに示した記述の内容に合致した用語を書きなさい。（各2点×4＝8点）

a．データと研究結果の両者に適用できる基準であり，この基準を満たしたデータおよび結果とは，それらが研究者の偏見や過剰な関与によるものではなく，事実に忠実であることを示す。
b．研究結果に対し適用される基準であり，研究結果が研究者の偏見や歪みにより影響を受けていないものであることを示す。
c．研究結果に対し適用される基準であり，研究結果がその研究における対象（グループ）とは異なる対象（グループ）が異なる場で展開する同様の現象に対して，適合することを示す。
d．研究の全過程に適用される基準であり，観察用具としての研究者自身が安定しており，また結果とデータに一貫性があることを示す。

【持続比較分析および持続比較のための問い】

問4．次の記述のうち，正しい内容には○，誤った内容には×をつけなさい。（各2点×5＝10点）

a．持続比較分析は，看護概念創出法に特有の分析方法である。
b．持続比較のための問いは，研究者の経験に基づき設定する。
c．持続比較分析は，データ収集段階からデータ分析段階まで一貫して用いられる。
d．持続比較のための問いの決定は，データ収集と並行して行う。
e．持続比較のための問いは，データの飽和化を確認するまでに決定する。

問5．持続比較のための問いの機能を2つ書きなさい。（各2点×2＝4点）

【データ収集およびデータ化】

問6．次の記述のうち，正しい内容には○，誤った内容には×をつけなさい。（各2点×5＝10点）

a．看護概念創出法における半構造化面接は，対面による方法と電話による方法のどちらを用いてもよい。
b．面接内容のデータ化とは，面接フォーム＜面接記録＞，＜質問項目別回答の概要＞，＜対象者のプロフィール＞に記録することである。
c．面接内容をフィールドノートに記載する際，対象者が誰であったのかわかるように実名で記載する。

d．フィールドノートは，誰かに見られたりすることがないよう鍵のかかる引き出しなどに厳重に管理する．
e．研究計画書作成段階から予備面接を終了するまで質問項目を十分に検討し，予備面接終了後は，どのような理由があっても質問項目を変更してはいけない．

問7．収集したデータの中から最初に分析する現象を選定するための基準を2つ書きなさい．（各2点×2＝4点）

【コード化】
問8．コード化に関する次の記述を読み，（　）内に適切な用語を記入しなさい．（各2点×7＝14点）
a．コード化の第2段階にできたコードと第3段階のコードは，（ ① ）が一定であり，第3段階のコードは，第1段階の初期コードよりは（ ① ）は高いが，初期コードを具体的に理解できる程度の（ ① ）を持つ．
b．各コードの命名が（ ② ）を反映した表現になっている．
c．各コードの命名が（③-a）を表す対象者の行動もしくは経験，（③-b）を表す対象者の行動もしくは経験という関連を示す表現になっている．
d．各コードは，研究者の（ ④ ）視点を含まず，あくまでも，（ ⑤ ）の立場に立った表現になっている．
e．コード化は，コードの（ ⑥ ）をもって終了する．コードの（ ⑥ ）とは，異なる現象の異なる場面における異なる行動，あるいは経験をコード化しているにもかかわらず，過去に抽出されたコードと（ ⑦ ）コードが頻繁に出現してくる状況を意味する．

問9．カテゴリ化に関する次の記述を読み，正しいものには○，誤っているものには×をつけなさい．（各2点×9＝18点）
1．コード数が300を超えたら，コード化を終了してカテゴリ化を開始する．
2．経験（行動）の種類が類似するコードを集合体とし，サブカテゴリとする．
3．カテゴリ化は，最初に同質性に基づいてすべてのコードを分類し，次にそれぞれのグループを比較して命名する．
4．カテゴリ化に際しては，常にコードとデータを照合し，コードの基になった現象に立ち返って，その同質性・異質性を判断する．
5．サブカテゴリ，カテゴリの命名は，原因と結果の関連を示す表現にする．
6．先に命名したサブカテゴリと類似した経験（行動）を含むサブカテゴリを命名する際には，可能な限り表現や用語を統一して用いる．
7．サブカテゴリが1つ命名されるごとにコード全体を見わたし，そのサブカテゴリに含まれるコードがないかどうかを確認する．
8．サブカテゴリの形成と命名の段階では，行動の種類と性質に着目し，この両者が類似しているものを集め集合体とする．一方，カテゴリの形成と命名の段階では，サブカテゴリに表現されている行動の性質に着目し，行動の性質が類似するサブカテゴリを集め集合体とする．
9．コアカテゴリ命名後は，24時間程度かけて自分の知っている経験（行動）をすべて説明できるかどうかを吟味する．

1 面接法・観察法によるデータ収集と分析の指導

表 4-10 看護概念創出法に関する試験問題 ＜実践編＞

研究方法論『看護概念創出法』＜実践編＞試験問題

下記の質問に答えなさい。解答は全て解答用紙に書きなさい。（解答時間 60 分）

【データ化】
問 1. あなたは，看護概念創出法を用いて，「看護学実習における学生の行動」を表す概念の創出に向けて研究を進めていると仮定します。持続比較のための問いは，「この学生の行動は，実習目標達成という視点からみるとどのような行動か」です。最初に，「学生 A が，病室で患者 B の全身清拭を行う現象」をデータ化したとします。次に示す現象のうち，あなたが次にデータ化する必要があると思う現象の記号に○をつけ，その理由を述べなさい。（6 点 × 2 ＝ 12 点）
 a．学生 A が，浴室でクライエント D のシャワー浴介助を行う現象
 b．学生 A と学生 C が，ナースステーションで実習とは直接関係のない会話をする現象
 c．学生 E が，病室でクライエント F の食事介助をする現象
 d．学生 E が，クライエント B に洗髪を実施している現象

【コード化】
問 2. 次のコードは，5 年一貫看護師養成教育課程に在籍する生徒の学習経験を表す概念を創出する研究の過程に作成されました。持続比較のための問いは，「この生徒の経験は，5 年一貫看護師養成教育課程における修了要件充足という視点からみるとどのような経験か」です。次に示すコードを修正する必要があるか否かに○をつけ，必要がある場合には，その根拠を述べなさい。〔各（4＋4）点 × 2 ＝ 16 点〕
 a．「進行の速い看護教科の授業への参加に関連した授業進行からの遅れに伴う授業内容理解不可」
 b．「臨地実習への精一杯の取り組みに関連した臨床指導者からの指導軽視の正当化」

問 3. 次のコードは，ベッドサイドにおいて患者教育を展開する看護師の行動を表す概念を創出する研究の過程に作成されました。持続比較のための問いは，「この看護師の行動は，看護の目標達成に向けた患者教育という視点からみるとどのような行動か」です。次に示すコードを修正する必要があるか否かに○をつけ，必要がある場合には，その根拠を述べなさい。〔各（4＋4）点 × 2 ＝ 16 点〕
 a．「患者誤読の血糖値報告に関連した血糖測定結果実見による確認」
 b．「術前点滴処置必要性の順次伝達意図に関連した生理学的根拠の説明」

問 4. 次のコードは，病院に就業する看護師の研究成果活用の経験を概念化した研究の過程に作成されました。持続比較のための問いは，「この看護師の研究成果活用経験は，看護の質向上という視点からみるとどのような経験か」です。このコードを修正する必要があるか否かに○をつけ，必要がある場合にはその根拠を述べなさい。〔各（4＋4）点 × 2 ＝ 16 点〕
 a．「老人の転倒による骨折の多発に関連した患者の転倒防止に関する文献の収集」
 b．「剃毛方法の変更への医師の了解獲得希望に関連した交渉に適切な時期の見計らい」

【カテゴリ化】
問 5. 次の 1）〜4）に示すコードの集合体から性質の異なるコードを 1 つ選び，○をつけなさい。また，その性質がどのように異なるのかを説明しなさい。〔各（5＋5）点 × 4 ＝ 40 点〕
1）「看護基礎教育における男子学生の学習経験を概念化した研究」のコード
  持続比較のための問い：「この男子学生の経験は，看護基礎教育における卒業要件充足という視点からみるとどのような経験か」
  a．カンファレンスにおける他学生の患者への関わり方の認知に関連した自己の看護実践の振り返り
  b．臨床実習指導者からの図書館利用による自己学習の助言受理に関連した実習時間内における行動計画の調整
  c．他学生とは異なる学習体験への期待に関連したゼミ形式による授業科目の選択
  d．多様な実習記録への負担に伴う提出期限内の提出不可の査定に関連した睡眠時間削減による実習記録への取り組み

2）「看護学実習中の学生の経験を概念化した研究」のコード
  持続比較のための問い：「この学生の経験は，実習目標達成という視点からみるとどのような経験か」
  a．クライエント理解の深化希望に関連したクライエント発言解釈に向けた他学生への相談
  b．学生間相談による問題解決の限界知覚に関連した臨床実習指導者への相談推奨の受理
  c．クライエントに対する看護師のズボン着用介助への注意集中の観察に関連した自己のクライエントの立位保持介助の技術に対する看護師未観察の察知
  d．自分本位の学習態度自覚による自己嫌悪感緩和希望に関連した教員への自己の現状説明

3)「ベッドサイドにおいて患者教育を展開する看護師の行動を概念化した研究」のコード
　持続比較のための問い:「この看護師の行動は,看護の目標達成に向けた患者教育という視点からみるとどのような行動か」
　a.治療過程複雑さ患者・家族理解困難の予測に関連した発言速度調整
　b.治療過程進行に伴う患者の疑問湧出予測に関連した積極的質問の勧奨
　c.チーム患者の創離開への不安払拭意図に関連した悪例演示による禁忌動作提示
　d.手順通りの穿刺技術進行観察に関連した次手順の要点のみの説明

4)「5年一貫看護師養成教育課程に在籍する生徒の学習経験を概念化した研究」のコード
　持続比較のための問い:「この生徒の経験は,5年一貫看護師養成教育課程における修了要件充足という視点からみるとどのような経験か」
　a.他校生との定期試験の合格基準比較に関連した自校の合格基準の高さ認知
　b.看護科単科の高等学校への入学に関連した看護科生のみの部活動への参加
　c.教員からの発問への同級生の正答聴取に関連した同級生との比較による知識不足認知
　d.看護師の専門学校生への指導場面実見に関連した看護師による専門学校生への優遇的指導感知

[分析実施段階の支援]

　　　　研究方法論によっては,データ収集と分析を並行して行う場合がある。本項は,内容分析や看護概念創出法など,データ収集終了後,分析する研究方法論を想定して論を進める。このうち,看護概念創出法は,データ収集と並行してデータを選定するためにデータ間の持続比較分析を行い,選定した現象のコード化,カテゴリ化へと続き,本項はカテゴリ化を想定して論を進める。

A データ化の適切さの確認

　　　　質的データは,収集した状態のままでは分析できない。分析できる状態にする必要があり,それをデータ化と呼ぶ。研究者は,収集した研究対象者の回答や研究対象者が呈した現象をデータ化しなくてはならない。指導者は,研究者が行ったデータ化の適切性について確認し,必要に応じて修正に向けて支援する必要がある。データを入手した研究者は,往々にして,一刻も早く分析を開始したくなる。しかし,データ化が不十分なまま分析へと移行することは,適確な分析への過程を妨げる。指導者はデータ化の重要性について,研究者が十分,理解できるよう説明する必要がある。

　　　　データ化の適切さの確認は,指導者が,丁寧に慎重に研究者が行ったデータ化の結果をみる以外に方法はない。

B 分析の反復に向けた研究者への説明と激励

　　　　質的データの分析には,反復が必要である。特に,研究の初学者や初めて質的データを分析する研究者の場合,最低3回,データの分析を反復して行う必要がある。このうち,初回は,データの全容を理解しつつ研究方法論を適用して分析を経験することが目的である。第2回は,初回の分析結果を整理し,1つの資料にまとめ,それを基に再分析し,初回の分析上の問題の発見と修正,新たな発見とそれらに基づき分析の精度を向上することが目的である。第3回は,第2回同様,第2回の分析結果を整理し,1つの資料にまとめ,

それを基に再分析し，第2回の分析上の問題の発見と修正，新たな発見とそれらに基づき分析の精度を向上することが目的である（図4-3）。データ数の多少にかかわらず，最低3回の反復は，研究者がデータの全容を隅々まで理解し，その理解を前提として精度の高い結果を産出するとともに，分析能力を獲得するために必要不可欠である。

質的データの分析は，困難がつきものであり，特に研究の初学者の場合，一刻も早く分析を開始したかった研究者が一刻も早く分析を終了したくなっている状況も目にすることがある。指導者は，質的データの分析には分析能力が必要不可欠であり，分析の反復以外に分析能力を修得できないことを説明する必要がある。また，質的データの分析がただ真面目にデータに向き合ったり，分析に必要な知識を修得するだけでは実現できず，それらを前提とした分析の反復が必要であることを説明する必要がある。

何を根拠にして，分析の反復回数を3回としているかを問われたとき，それは経験知を基盤にしていると回答できる。これまで約102件の質的データを扱う研究を指導してきた。この過程は，個々の研究者によっても異なるが多くの場合，次のように整理できる（図4-4）。分析第1回，研究者は，研究方法論の図書を読みながら必死にデータと格闘

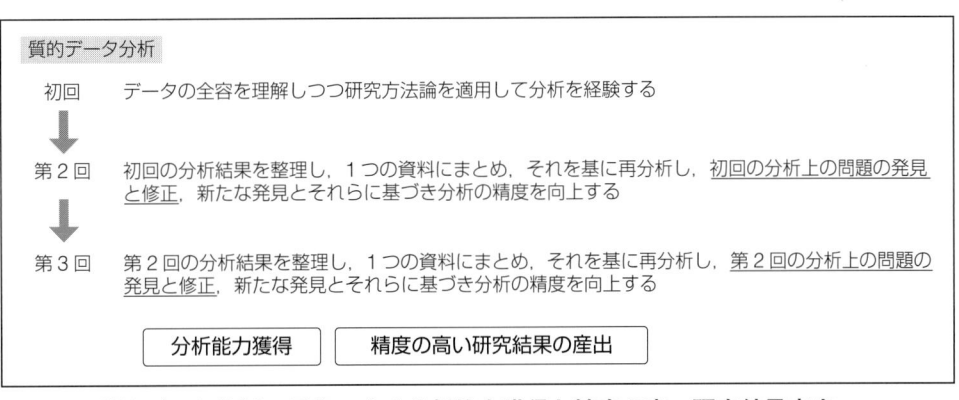

図4-3　質的データ分析の反復による分析能力獲得と精度の高い研究結果産出

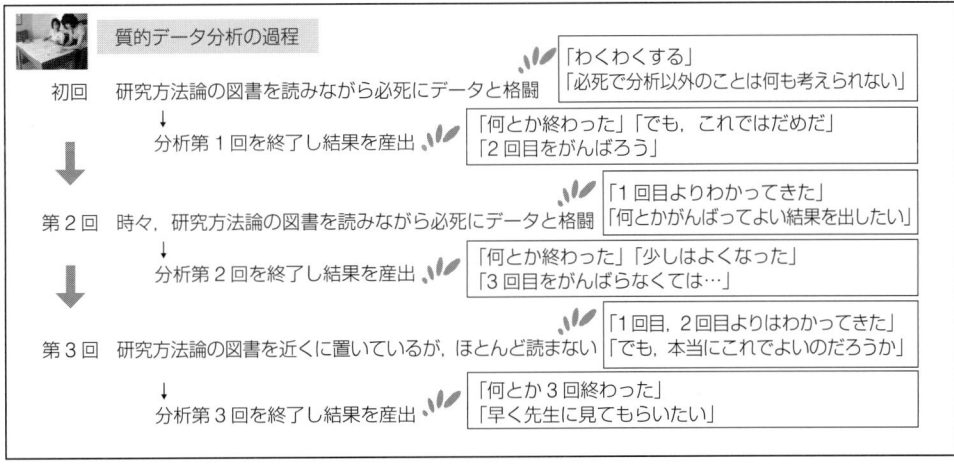

図4-4　質的データの分析過程

ているようにみえる。このときの気持ちを研究者は「わくわくする」「必死で分析以外のことは何も考えられない」などと表現する。そして、分析第1回を終了し結果を出したとき、その気持ちを「何とか終わった」「でも、これではだめだ」「2回目をがんばろう」などと表現する。分析第2回、研究者は、時々、研究方法論の図書を読みながら、第1回と同様に必死にデータと格闘しているようにみえる。このときの気持ちを研究者は「1回目よりわかってきた」「何とかがんばってよい結果を出したい」などと表現する。そして、分析第2回を終了し結果を出したとき、その気持ちを「何とか終わった」「少しはよくなった」「3回目をがんばらなくては…」などと表現する。分析第3回、研究者は、研究方法論の図書を近くに置いているが、ほとんどそれを読むことはなくなる。第1回、2回と同様に必死にデータと格闘しているようにみえる。このときの気持ちを研究者は「1回目、2回目よりはわかってきた」「でも、本当にこれでよいのだろうか」などと表現する。そして、分析第3回を終了し結果を出したとき、その気持ちを「何とか3回終わった」「早く先生に見てもらいたい」などと表現する。3回分析を反復した研究者の多くは、指導者の記憶に残っているデータが結果のどこに存在するのか、その所在を質問すると、結果の中のデータの所在と何故そのように分析したのかを明瞭に答える。

　しかし、研究の初学者や初めて質的データを分析する研究者にとって、分析を3回反復することは容易なことではない。それは、質的データ分析は研究者の思考の過程であり、根気強く、データの一遍一遍に誠実に向き合い、妥協することなく思考し続け、結果を形作っていく必要があるためである。質的データの分析は、小さな妥協が研究結果の大きな問題へと繋がる。

　指導者は、これらを前提に、当然、理解していると思い込むことなく、データ分析の反復の必要性と意義を研究者に伝える必要がある。また、分析の反復は、研究者が単独で歩まなければならない過程である。研究者が「焦らず」「狙わず」「諦めず」にこの過程を歩みきれるように激励し続ける必要がある。「焦らず」は、分析の早期終了を目指し、焦ってはいけないことを意味し、焦ることなくデータに丁寧に向き合い続けることを鼓舞している。「狙わず」は、すばらしい結果を産出しようと狙ってはならず、データに誠実に向き合い続けることを鼓舞している。「狙わず」は、質的なデータを帰納的に分析するとき、必要な態度である。それは、質的データを分析し、すばらしい結果を産出した先行研究を読んだり、過去に質的帰納的な研究を行い、すばらしい結果を産出した経験を持つ研究者が、また、今回も同様のすばらしい結果を産出したいという願望を持ったとき、それを狙い、データが示す事実から逸脱しまう可能性があることに起因する。「諦めず」は、分析途上、「何かが違う」と感じてもその違和感を解決しないまま、分析を終了したりすることなく、生じた違和感にこだわり抜き、分析を継続、終了することを鼓舞している。

●新人看護学教員の経験を概念化した研究の場合

　図4-5は、修士論文として、新人看護学教員の経験を概念化した研究[15]の第1回と第4回の分析結果である。看護概念創出法を適用し、半構造化面接により新人看護学教員21名の経験を聴取し、それを概念化した。研究者は、第1回の分析により新人看護師の経験を表す7概念を創出している。一方、この研究者は合計4回反復して分析しており、その

分析第1回	分析第4回
1. 初めての教員活動に伴う職業活動停滞への焦燥感の知覚と必死な職務遂行	1. 学事追従による教育への理解進展と教育職への価値づけ
2. 孤独回避による連帯感の希求と新人立場自覚による自粛	2. 手持ち資源活用による円滑な授業展開と資源枯渇による不確実な授業展開
3. 資源の活用と資源枯渇による現実逃避	3. 臨床看護師としての自負による教授活動への自信と教員としての未熟さ自覚による自己研鑽
4. 教育能力査定による未熟さの自覚と不十分な準備状態への反省	4. 職務遂行円滑化に向けた他者関係形成への努力
5. 看護実践経験への執着と看護実践能力の発揮機会の希求	5. 教育職への移行による職務遂行停滞と活動範囲拡大
6. 教員と看護師との役割の混乱による苦悩	6. 臨床看護師への未練による実践能力発揮機会の希求
7. 教員経験累積による教員としての成長と価値発見	7. 教授活動自己評価による教授能力開花の確認
	8. あるべき教員像への固執と固執からの離脱
	9. 他者評価受理による教員としての承認獲得と喪失
	10. 臨床経験活用機会獲得による自己存在意義発見と獲得不可による適応困難の懸念
	11. 問題への直面による職業継続への迷いと妥協
	12. 理想と現実の乖離自覚による体制批判とキャリア形成への憂慮

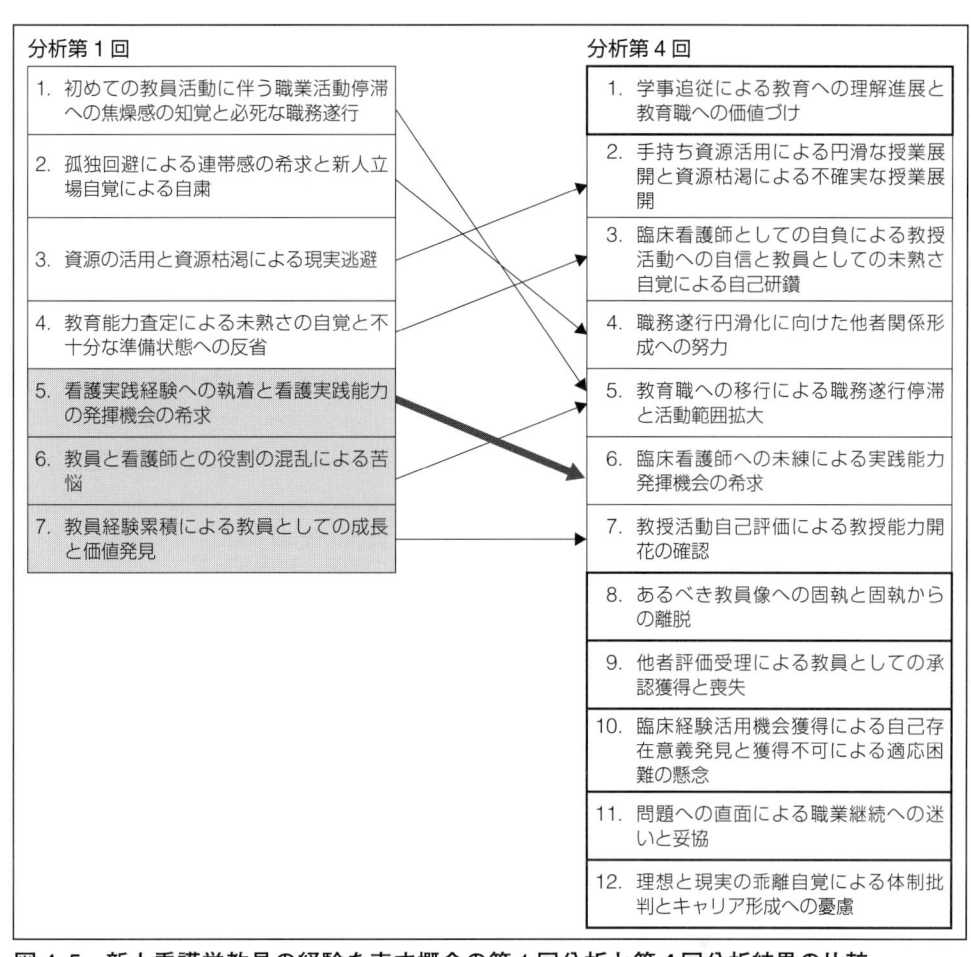

図4-5 新人看護学教員の経験を表す概念の第1回分析と第4回分析結果の比較

結果,新人看護学教員の経験を表す12概念を創出した。合計4回反復して分析したデータは,もちろん,同一である。両者を比較してみると,第4回分析により創出された12概念のうち,次の6概念は表現は洗練されているものの,第1回の分析によって創出されている。この6概念は,【手持ち資源活用による円滑な授業展開と資源枯渇による不確実な授業展開】【臨床看護師としての自負による教授活動への自信と教員としての未熟さ自覚による自己研鑽】【職務遂行円滑化に向けた他者関係形成への努力】【教育職への移行による職務遂行停滞と活動範囲拡大】【臨床看護師への未練による実践能力発揮機会の希求】【教授活動自己評価による教授能力開花の確認】である。この結果を得た後,同様の分析を3回継続した結果,第1回の分析により創出された概念に加え,新たに6概念が創出され,研究者はこれら12概念が新人看護学教員の経験の総体であると結論づけ,修士論文の結果とした。新たに創出された6概念とは,【学事追従による教育の理解進展と教育職への価値づけ】【あるべき教員像への固執と固執からの離脱】【他者評価受理による教員としての承認獲得と喪失】【臨床経験活用機会獲得による自己存在意義発見と獲得不可による適応困難の懸念】【問題への直面による職業継続への迷いと妥協】【理想と現実の乖離自

覚による体制批判とキャリア形成への憂慮】である。

　この結果が示すように，研究者は，質的データが包含する内容を理解しつつ，分析を重ね，分析を重ねるたびにその全容を明瞭に理解できるようになる。全容を明瞭に理解できるとデータ間の差異が明瞭になる。また，データ間の差異が明瞭になると命名も洗練され，命名が洗練されると，いずれかに紛れ込んでいたデータが性質の異なるデータとして浮上してくる。そして，浮上してきたデータが分析され，新たな結果となる。新人看護学教員の経験を概念化した研究者は，データ分析第4回の時点には21人の教員の面接内容を表す353コードをほとんど暗記できていたと語っている。

　このような過程を経て，完成した研究[15]の要旨を研究者の同意を得て紹介する。

看護系大学・短期大学に所属する新人教員の職業経験に関する研究
－5年以上の看護実践経験を持つ教員に焦点を当てて

1. 研究目的
　看護系大学・短期大学に所属する新人教員の職業経験を表す概念を創出し，その特徴を明らかにする。
2. 研究方法
　研究方法論には看護概念創出法を用いた。
1) データ収集：対象者は研究協力に同意の得られた5年以上の看護実践経験を持つ教員経験年数1年以上3年未満の者とし，ネットワークサンプリングにより探索した。データ収集法には半構造化面接法を用い，時間的経緯に沿った職業経験に関する質問を行った。面接により得られた回答内容を逐語記録にするとともに質問項目別回答の概要を記述した。また，持続比較のための問い「この新人教員の経験は，教育目標達成という視点から見るとどのような経験か」を設定し，回答の性質の差異を比較した。その結果，21名の面接終了時に飽和化を確認したため，データ収集を終了した。
2) データ分析：持続比較のための問いをかけながら，コード化，カテゴリ化を行った。
3) 信用性の確保：看護概念創出法を熟知した複数の研究者に研究プロセスを公開し，繰り返しスーパービジョンを受けた。
3. 結果
　対象者は女性20名，男性1名，平均年齢33.5歳であった。教員経験年数は平均1年8か月，看護実践経験年数は平均8.7年であった。対象者の回答内容から新人教員の職業経験を表す353コードが抽出され，これらのコードから102サブカテゴリ，45カテゴリが形成された。さらに12コアカテゴリ，すなわち12の新人教員の職業経験を表す概念が創出された（**表**）。以下【　】は概念を示す。
【1. 学事追従による教育への理解進展と教育職への価値づけ】新人教員は，学事の進行に伴い，その時々に必要とされる役割を果たすことを通し，教員の職務とその遂行方法，学生の特性など，教育に必要な内容に対する理解を深めていた。また，教員としての役割や責任を自覚するとともに，教育職へ従事することへの価値を見いだすという経験をしていた。
【2. 手持ち資源活用による円滑な授業展開と資源枯渇による不確実な授業展開】新人教員は，既に所有している資源を活用しながら実習病棟の環境を即座に理解し，円滑に授業を展開していた。一方，活用できる資源がない場合には，とりあえず授業を始めたり，無理だとわかっている実習指導計画を実行するなど不確実な方法により授業を行うという経験をしていた。
【3. 臨床看護師としての自負による教授活動への自信と教員としての未熟さ自覚による自己研鑽】新人教員は，臨床看護師としての誇りに支えられ，初めての教授活動にも自信を持って臨んでいた。しかし，先輩教員から問題点を指摘されたりすることを通し，教員としての未熟さに気づき，率先して勉強会を開催するようになるなど教授能力の向上に向けて努力し始めるという経験をしていた。
【4. 教育職への移行による職務遂行停滞と活動範囲拡大】新人教員は，教員となった当初には職務内容や役割を理解できず，いったんは果たすべき職務の遂行に停滞をきたしていた。一方，学会に参加するなど学術的な交流機会の獲得を通し，看護師とは異なる活動へとその範囲を拡大するという経験をしていた。
【5. 教授活動自己評価による教授能力開花の確認】新人教員は，学生の反応を観察したり，他教員の教授活動と比較しながら教授活動を自己評価していた。そして，自己評価を通して，自分の中にもわずかではあるが教授能力があることを見いだし，教員として努力してきた成果を実感するという経験をしていた。

【6. 他者評価受理による教員としての承認獲得と喪失】新人教員は，上司から学生の相談役として推奨を受けたり，学生から実習指導に対する良い評価を受けることを通し，教員として承認されたと感じていた。一方，新人教員であるにもかかわらず能力を超えた役割を引き受け先輩教員から苦言を呈された場合などには，教員として認められなくなったと感じる経験をしていた。

【7. 臨床看護師への未練による実践能力発揮機会の希求】新人教員は，教員となってもなお臨床看護師としての活動に心を残し，看護実践能力を発揮できないことに対して物足りなさを感じていた。そして，教育の場の中に看護実践能力を発揮する機会を探し求めるという経験をしていた。

【8. 臨床経験活用機会獲得による自己存在意義発見と獲得不可による適応困難の懸念】新人教員は，看護師時代に培った看護技術を学生に演示するなど教育活動に実践経験を活用できたとき，教育機関に存在する意義を見いだしていた。しかし，講義を担当させてもらえないなど実践経験を活用する機会が得られない場合には，不満を感じ，職場環境に適応できるかどうかを心配するという経験をしていた。

【9. あるべき教員像への固執と固執からの離脱】新人教員は，自己が抱いていたあるべき教員像にとらわれ，学生に過剰な知識を提供したり，必要以上に関わったりしていた。一方，教育への理解を深めることを通し，その教員像の執着から解放され，自分らしく教育活動を開始するという経験をしていた。

【10. 理想と現実の乖離自覚による体制批判とキャリア形成への憂慮】新人教員は，学生教育，新人教員教育に対する理想と現実の相違を感じていた。その結果，所属機関の教育体制を批判したり，職業人としての発達が阻まれるのではないかと心配するという経験をしていた。

【11. 職務遂行円滑化に向けた他者関係形成への努力】新人教員は，円滑に職務を遂行するために，他の教員や実習病棟の看護スタッフと関係を形成しなければならないと感じていた。そのため，これらの人々の特徴を探索したり，教員としての自己の立場を理解したりするなど関係形成の実現に向けて必死に努力するという経験をしていた。

【12. 問題への直面による職業継続への迷いと妥協】新人教員は，職務遂行上あるいは職務遂行に関わる様々な問題に直面し，動揺したり一時的に退職を検討したりするなど職業の継続を迷っていた。その一方，教員と臨床看護師の職務状況を比較し，教育職の利点を改めて確認することにより，教員としての職業の継続を決定するという経験をしていた。

4. 考察

考察の結果は，看護系大学・短期大学に所属する新人教員の職業経験が次の3つの特徴を持つことを示唆した。この12の概念のうち【1】から【6】は，新人教員が臨床看護師から教員へと立場を移行したことにより生じる経験を表す。教育とは，教育目標達成を目指す意図的ないとなみであり，新人教員はこの教育目標達成に向けて活動を開始する。しかし，教員としては新人であり，その役割遂行に伴い多様かつ複雑な経験をする。これは，臨床経験の有無，長短にかかわらず全ての新人教員に共通する職業経験である。また，【7】から【10】の概念は，新人教員が教員としてのアイデンティティを模索しながらも臨床看護師としてのアイデンティティも維持し続けようとする経験を表す。職業的アイデンティティとは，職業への一体感であり，新人教員は臨床看護師から教員への立場の移行に伴い職業的アイデンティティの移行をも余儀なくされる。これは，豊富な看護実践経験を持つ新人教員固有の職業経験である。さらに，【11】【12】の概念は，新人教員が教育職の継続に迷いながらも，その継続に向け試行錯誤する経験を表す。職業とは，社会的分業の一端を担い，一定の収入を取得するといった継続的ないとなみであり，新人教員も例外なく職業人として教育職を継続しようとする。これは，看護職か否かにかかわらず全ての職業人に共通して生じる職業経験である。

以上3つの特徴は，看護系大学・短期大学に所属する豊富な看護実践経験を持つ新人教員であるがゆえに多様かつ複雑な経験をする可能性があることを示す。本研究の成果は，新人教員が教育活動を通して得られる経験を客観的に理解するために有効であるとともに，教員としての目標や方向性を明確にするための示唆を提供する。

表　看護系大学・短期大学に所属する新人教員の職業経験を表す概念

1. 学事追従による教育への理解進展と教育職への価値づけ
2. 手持ち資源活用による円滑な授業展開と資源枯渇による不確実な授業展開
3. 臨床看護師としての自負による教授活動への自信と教員としての未熟さ自覚による自己研鑽
4. 教育職への移行による職務遂行停滞と活動範囲拡大
5. 教授活動自己評価による教授能力開花の確認
6. 他者評価受理による教員としての承認獲得と喪失
7. 臨床看護師への未練による実践能力発揮機会の希求
8. 臨床経験活用機会獲得による自己存在意義発見と獲得不可による適応困難の懸念
9. あるべき教員像への固執と固執からの離脱
10. 理想と現実の乖離自覚による体制批判とキャリア形成への憂慮
11. 職務遂行円滑化に向けた他者関係形成への努力
12. 問題への直面による職業継続への迷いと妥協

C 分析の確実さを研究者とともに確認することを通して分析の実際を教示する

　実際に分析をどのように指導できるのであろうか。これまで述べた見学，参加機会や試験受験機会の提供，分析を反復する必要性の説明なども分析の指導の中に含まれる。しかし，研究者個々の収集したデータをどのように分析するのか，研究者は最もそれを知りたいに違いない。分析は研究者自身が行うものであり，指導者が行うものではない。しかし，指導者はその役割として研究者が分析した結果の確実さを確認する義務がある。統計学的方法を用い尺度開発を目的とした研究の場合，コンピュータの統計ソフトは，その尺度の妥当性と信頼性を確認する役割を担う。一方，質的データを分析した結果もその信用性確保に向け，トライアンギュレーション，専門家による検討，メンバーチェックなどの方法が確立されている。しかし，研究の学習過程にある研究者の場合，これらの方法を使用する以前に，指導者は，研究者が分析を的確に進め確実な結果を出していること，また，その結果が研究者の偏見や歪みに影響を受けていないことを確認する責務がある。そのためには，指導者が研究者の分析過程に沿って，研究者と同様に，そして研究者とともに丁寧にそのデータの一遍一遍を見直す以外に方法はない。その過程を通して，指導者が分析の誤り，データの見落としなどに気づき，それを研究者と共有し，修正する過程は分析の指導に直結する。時間と根気が必要な教授活動である。そして，何よりも指導者自身の分析能力が問われる教授活動である。指導者が分析能力を獲得し，それを維持，向上するためには，指導者自身が学習と研究を継続する以外方法はない。

D 研究者個別の状況査定とそれに応じた支援の提供

　これまでの指導経験を振り返ってみると，分析実施段階における研究者の反応は実に多様である。最低3回分析を反復する必要性の説明を受け，合計6回分析を反復した研究者が存在する一方，分析を2回反復し，消耗した研究者もいた。研究指導の難しさがここにある。研究は，一般の人々にとって非日常であり，研究者自身も予測できない反応が生じることが少なくない。指導者は，研究者個々の状況を十分観察し，個々の状況に応じた支援を提供する必要がある。

❷ 質問紙によるデータ収集と分析の指導

　現在，看護学研究の多くがデータ収集方法として既存の尺度や研究者自身が考案した質問紙を用いている。質問紙法は郵送等によりデータを収集できるため，大量のデータを収集するために有用である。質問紙を用いて必要なデータを収集するためには，面接法，観察法以上に，データ収集に先立つ準備が重要である。データ収集に向けた準備状態の良否が研究の成功の可否を決定づけると言っても過言ではない。

2 質問紙によるデータ収集と分析の指導　173

1 質問紙によるデータ収集とその指導

　質問紙法によるデータ収集の場合，それを計画した研究者は，データ収集に向けて周到な準備をしなければならない。不完全な準備のままデータ収集を開始してしまったとき，データの回収率が著しく低かったり，研究対象者となることを承諾した人々が提供したデータを使用できないといった事態も発生しかねない。指導者はデータ収集段階に移行した研究者に，準備状態の良否が研究の成功の可否を決定づけることを強調して伝えるべきである。

　また，指導者は，質問紙によるデータ収集準備段階と実施段階において次のような支援を求められる（**表 4-11**）。

[準備段階の支援]

A　質問紙法によるデータ収集理解に向けた支援

a　再度，データ収集方法としての質問紙法について学習することを推奨する

　研究の初学者が研究計画を立案するとき，様々な学習を積み重ね，必要な知識を獲得しなければならない。その中には，研究計画そのものに関する学習は基より，データ収集方法，そして既存の尺度などを使用する研究であれば，著作権に関する知識も含まれる。そして，獲得した知識に基づき，研究計画を立案し終えると，計画に沿って，その知識を活用しながらデータ収集へと進む。これは，研究計画に沿ったデータ収集が，研究者にとって学習による知識の集積段階から集積した知識を活用し行動する段階へと移行することを意味する。

　研究者は研究計画立案時，研究目的に適ったデータとその収集方法を決定するために学習し，その結果に基づき多角的に検討する。しかし，研究計画立案時の学習は，データ収集方法を決定することが目的である。実際にその知識を反映してどのように行動するのか

表 4-11　質問紙によるデータ収集の準備段階・実施段階における支援

[準備段階の支援] 　A．質問紙法によるデータ収集理解に向けた支援 　　a．再度，データ収集方法としての質問紙法について学習することを推奨する 　　b．経験者からの情報収集を推奨する 　B．研究計画の再確認に向けた支援 　　a．質問紙，尺度の適切性の再確認を推奨する 　　b．既存の尺度等を使用する場合，使用許諾獲得の可否を確認する 　　c．フィールドおよび対象者への倫理的配慮の再確認を推奨する 　C．研究計画の適切性の検証に向けた支援 　　a．専門家等による会議を開催し，質問紙の内容的妥当性の確認を支援する 　　b．パイロットスタディによる計画したデータ収集の適切性と修正の判断の適切性を確認する [実施段階の支援] 　データの返送を待機する期間に何をいつ，どのように準備するのか，確認する

といった観点から学習しているわけではない。そのため，実際のデータ収集に先立ち，再度，質問紙法によるデータ収集について学習する必要がある。

　面接法や観察法を選択した研究者と同様に，質問紙法をデータ収集方法として選択した研究者の多くも研究計画を立案し終えると，一刻も早くデータ収集を開始したくなる。研究者がはやる心を押さえ，確実な知識に基づき質問紙法によりデータ収集を行うために，指導者は，次の5項目を研究者に伝える必要がある。

> ① 研究計画立案からデータ収集への移行は学習による知識の集積から集積した知識を反映した行動への移行である
> ② この移行を円滑に行うためにはデータ収集の実際をイメージしつつ再度，データ収集方法に関する学習が必要である
> ③ データ収集過程における工夫は必要であるが確実な知識に基づいていない自己流によるデータ収集には問題が発生する可能性が高い
> ④ 質問紙法によるデータ収集は，面接法，観察法以上にデータ収集に先立つ準備が重要であり，準備状態の良否が研究の成功の可否を決定づける
> ⑤ データは対象者の負担なくして収集できず，準備不良状態でのデータ収集は，研究対象者の負担を増大させる可能性がある

　これら指導者の活動は，データ収集の円滑化のみならず，研究対象者への人権擁護の観点からも重要である。研究者は研究の推進に向けて必要な学習に主体的に取り組む責務がある。しかし，指導者は，データ収集直前の研究者の心理状態やデータ収集が対象者に及ぼす影響の大きさを考えたとき，質問紙法によるデータ収集の知識の内在化に向け，再学習の必要性を伝える必要がある。

b 経験者からの情報収集を推奨する

　質問紙法によるデータ収集について，再度，学習するとともに，質問紙法によるデータ収集経験者から情報を収集することは，これから開始するデータ収集を具体的にイメージするために有用である。質問紙によるデータ収集に関する図書や文献は多数出版されている。しかし，経験者は具体的な知識を持っており，それらは実際のデータ収集を行うとき，必ず役に立つ。特に研究の初学者や初めて質問紙法によりデータ収集を行おうとしている研究者にとってその経験者から収集した情報は重要である。

B 研究計画の再確認に向けた支援

a 質問紙，尺度の適切性の再確認を推奨する

　研究者は，研究計画立案時，データ収集に使用する尺度や質問紙を既に決定している。また，既存の尺度を使用する場合，開発者の使用許諾が必要であり，研究計画の立案と使用許諾の手続きを並行して進めているはずである。また，研究者自身が作成した質問紙を使用する場合，質問項目を検討し，その質問により構成された質問紙を完成しているはずである。しかし，再度，尺度や質問紙の適切性を研究計画全体との整合性の観点，実際のデータ収集という観点から確認すべきであり，指導者はそれを推奨する必要がある。

ⓑ 既存の尺度等を使用する場合，使用許諾獲得の可否を確認する

　既存の尺度を使用する場合，開発者の使用許諾が必要であり，使用許諾が得られなければ，既存の尺度を使用することはできない。指導者は，研究者による許諾獲得の可否を必ず確認する必要がある。もし，研究者が使用許諾を獲得できない場合，その原因を把握し，対応策を研究者とともに検討すべきである。

　次のような事態も起こる可能性がある。

> 　大学院生 K は，関係探索レベルの研究を構想しており，研究計画立案時，既にデータ収集に使用する尺度と K 自身が文献検討を通して変数を抽出し，その変数を含む質問紙を作成していた。同時に，尺度の開発者に尺度の使用許諾を依頼していた。しかし，研究計画の全容が完成し，データ収集の時期が切迫しても使用許諾への返信はなかった。
> 　そこで，大学院生 K は，開発者が所属していた研究所に電話をかけ，その所在を確認したが，開発者は既に定年退職し，所在を確認する手段はないという回答を得た。S 教授は，大学院生 K からその報告を受け，K とともにその尺度開発に関する先行研究すべてを入手し，共同研究者の存在を確認した。そして，共同研究者に連絡をとり，使用許諾を相談することを推奨した。その結果，大学院生 K は，共同研究者からの許諾を獲得でき，その尺度を使用したデータ収集を実現できた。

　この事例は，幸いにも許諾を獲得できた。しかし，開発者の所在が不明であり，著作権を持つ出版社等にも連絡がとれない場合，その尺度は使用不可能であり，他の尺度への変更が必要なこともある。修士論文，博士論文となる研究の場合，このような事態は研究者の修了を延期することにも繋がり，早急に決断し，対応する必要がある。

ⓒ フィールドおよび対象者への倫理的配慮の再確認を推奨する

　研究者は，研究計画立案時，研究対象となるフィールドや人々への倫理的配慮の方法を確立している。また，それらを所定の書式に記述し，倫理審査を通過することを求められる。研究者は，データ収集に先立ち，いかなる状況が生じても対象者の人権擁護を第一義的に優先し，データ収集に臨めるように研究者自身が作成した倫理的配慮の方法を再確認する必要がある。対象者の人権を擁護するためにその研究における倫理的配慮の方法を確立し，倫理審査を通過しても，研究者がその内容を遵守してデータ収集を進められなければ，何の意味もない。「看護系大学院修士課程に在籍する大学院生の論文作成過程の経験」（第Ⅵ章に詳述）は，20 概念により表されることが明らかになっている。このうち，「倫理規範遵守による研究進行と進行優先による倫理規範侵犯」（第Ⅷ章に詳述）は，データ収集する大学院生が倫理規範を守り研究を進める一方，データ収集を優先するあまり，倫理規範を犯す場合があるという経験を表す。この概念は，研究協力に同意した対象者が面接を通して語った内容をもとに創出されており，対象者はそれをすることが非倫理的行動であると知りつつ，データ収集を優先した結果として非倫理的行動をとったことを正直に語った。

　質問紙法によるデータ収集に際しても倫理規範を侵犯したくなる事態に直面する場合がある。例えば，ある研究者が質問紙法によるデータ収集を計画した場合を想定してみよう。研究者は，研究計画立案時，対象者が匿名性，任意による研究協力などの倫理的配慮

の方法を決定し，倫理委員会の審査も通過していた。データ収集段階に移行できた研究者は，無作為抽出により対象候補者を選定し，リストを作成した。そして，記名することなく，対象者個々による投函ができるよう質問紙を準備し，依頼文とともに研究協力候補者へ郵送した。そのとき，研究者は質問紙の隅に小さく番号を書き込んだ。その番号は，研究協力候補者のリスト番号である。研究者が質問紙に番号を書き込んだ目的の如何に関わらず，それは，倫理規範の侵犯である。その理由は，研究者が対象者から返送された質問紙の番号を見れば，回答者とともに，研究に協力しなかった研究協力候補者も特定できるためである。

　ほとんどの研究者は，上述のような過ちを犯すことはないに違いない。「看護系大学院修士課程に在籍する大学院生の論文作成過程の経験」は，20概念により表されることが明らかになっている。20概念のうち，「倫理規範遵守による研究進行と進行優先による倫理規範侵犯」の存在を知ったとき，指導者は，データ収集開始に先立ち，研究者に倫理的配慮の再確認を推奨し，倫理規範を遵守するよう支援する必要性を実感させられる。研究方法論の授業等で知識として教示することに加え，研究計画立案，データ収集，分析，論文の執筆，研究発表の全過程を通して，指導を要する内容である。「当然のことだから…」「わかっているはずだから…」と考え，暗黙の了解として対応すべきではなく，その都度，言語化し，確認すべきである。研究者としての倫理観をどのように育成するのか，これは研究指導に携わる指導者にとって重大な課題である。

C 研究計画の適切性の検証に向けた支援

a 専門家等による会議を開催し，質問紙の内容的妥当性の確認を支援する

　質問紙法によるデータ収集は，研究目的を達成するために必要なデータを収集できる質問紙を必要とする。特に研究者自身がその研究のために考案した質問紙を用いる場合，その内容的妥当性の確認は不可欠である。しかし，内容的妥当性確保の可否を客観的に評価する方法は存在せず，次のような主観的方法を用いる[16]。それは，偏りのない回答を得るための質問紙作成に向け，測定対象としている内容領域を熟知した複数の専門家にチェックを受ける[17]方法である。複数の専門家が一堂に会し，研究者が作成した質問紙をチェックするための会議を専門家会議と呼ぶ。専門家会議の議題は，① 各質問への回答の容易さ，② 各質問への文章表現の適切性，③ 質問紙全体に配置した質問や選択肢の適切性等の検討が一般的である。専門家は，あらかじめ，研究者が送付した質問紙と議題を確認し，会議に参加する。

　この会議を開催するため，研究者はその質問紙の検討にふさわしい参加者を決定し，参加を依頼し，承諾を得なければならない。また，会議の議題や会議開催場所や日時，運営方法，謝金などを決定しなければならない。さらに，会議終了後，参加者の意見を検討し，必要に応じて質問紙を修正しなければならない。指導者は研究者がこれらを滞りなく実施し，内容的妥当性を確保した質問紙を完成させ，データ収集できるように支援する必要がある。このうち，特に，研究の初学者や質問紙法によるデータ収集を経験したことのない研究者にとって，参加者の意見を反映させた質問紙の修正は，困難を極めることが多

い。参加者の意見をすべて取り入れ，当初の目的を見失った質問紙へと変容させてしまったり，参加者の重大な意見を反映し損なったりといった事態も生じやすい。このような事態を想定したとき，指導者は，研究者が自身の専門家会議の開催に先立ち，他の研究者の会議に同席できるような機会の提供を心がけるべきであろう。また，専門家会議開催経験者から情報を収集することも有用であり，そのような機会を研究者自ら獲得するよう推奨する必要がある。指導者は準備過程の適切さを確認するとともに，会議に同席することを通して適切な支援が可能になる。

ⓑ パイロットスタディによる計画したデータ収集の適切性と修正の判断の適切性の確認を支援する

パイロットスタディ[18]は，今後，実施する大規模な調査に向けた準備の手順，データ収集のための測定用具，対象者の確保の方略，その他の状況などを検証する目的を持つ。研究者は，研究対象者と同質の要件を備えた対象者を選択し，パイロットスタディを行い，その結果により質問紙送付の準備や質問紙の内容的妥当性を確認し，必要に応じて修正し，本調査へと向かう。指導者は，研究者が計画したパイロットスタディの目的，方法，対象，時期など詳細の適切性とともに，パイロットスタディの結果の解釈，本調査への解釈の反映について確認する必要がある。質問紙法によるデータ収集を計画する研究の多くは，観察や面接法によるデータ収集を計画する研究と異なり，大量なデータを必要とする場合が多い。もし，データ収集計画に何らかの不備があるのにもかかわらず，それを発見できないまま，本調査を行った場合，多くの研究協力者をその不備に巻き込むことになる。指導者は，このような状態の回避の必要性を研究者に伝えるとともに，パイロットスタディの結果を研究者とともに確認し，本調査に向け，必要な修正を検討する必要がある。

［実施段階の支援］

データ収集の準備が整うと計画に即して質問紙を配布する。研究者の多くは，現在も郵送法を用いることが多い。しかし，なかには質問紙の配布と回収をインターネットにより行う研究者も徐々に増加している。質問紙法によるデータ収集の場合，周到に準備さえしておけば，指導者の支援をほとんど必要としない。しかし，研究者は，質問紙を配布し回収するまでの期間，返送されたデータの整理と入力，そして分析の準備をしなくてはならない。特に研究の初学者や初めてこの方法によりデータを収集する研究者の場合，研究進行計画を遅延させないために，データの返送を待機する期間に何をいつ，どのように準備するのか，指導者は研究者に確認する必要があるだろう。

2 質問紙法により収集した量的データの分析とその指導

質問紙法により収集したデータは，質的データと量的データの2種類に大別される。質問紙の中に含まれる自由回答式質問への回答は質的データであり，その分析に向けた指導には前述した「1-3　面接法，観察法などにより収集した質的データの分析とその指導」（→p.158）が参考になる。また，研究の初学者や初めて量的データを統計学的に分析する

研究者を指導するとき，次のような支援が必要となる場合がある。

第1に分析計画表（**表4-12**）を作成し，その分析方法の再学習を推奨しよう。**表4-12**は，目標達成理論の検証を目的とした研究の分析計画表[19]である。この研究は従属変数2種類と独立変数28種類の関係の分析を必要とする。このように複雑な分析を必要とする研究であっても，分析計画表の作成は，確実な学習に有用であるだけでなく，実際の分析を混乱なく進めるためにも役立つ。

量的なデータを扱おうとする研究者は，研究計画立案に先立ち，統計学を学習している。また，量的データを統計学的に分析した多数の研究論文を閲読した経験を持っているに違いない。しかし，この時点の再学習は，研究者が自身の収集したデータを実際に分析し，その結果を解釈する立場に立った学習であり，理解のレベルの向上が期待できる。また，分析計画表の作成は，扱う変数の特性に最適な分析方法をデータ分析に先立ち，学習し，決定でき，実際に分析を開始した後の混乱を回避する。

表4-12　分析計画表
患者との相互行為における目標達成度と満足度の両者との関係を探索する変数と分析方法

看護師の特性		目標達成度得点との関係	満足度得点との関係
Ⅰ．個人としての属性・発達	1．年齢	相関係数	相関係数
	2．婚姻状況	一元配置分散分析	一元配置分散分析
	3．家族への責任状況	t検定	t検定
	4．収入	相関係数	相関係数
Ⅱ．看護職としての教育的背景	5．卒業した看護基礎教育課程	一元配置分散分析	一元配置分散分析
	6．研究指導者の有無	t検定	t検定
	7．院内研修受講経験	t検定	t検定
	8．院外研修受講経験	t検定	t検定
	9．看護関係の学会所属状況	t検定	t検定
	10．臨床において個別指導を受けた経験	t検定	t検定
Ⅳ．仕事に対する価値づけ・動機づけ	11．仕事に対する価値観	一元配置分散分析	一元配置分散分析
	12．仕事に対する価値づけの程度	一元配置分散分析	一元配置分散分析
	13．職業選択の動機	一元配置分散分析	一元配置分散分析
	14．就業理由	一元配置分散分析	一元配置分散分析
Ⅴ．職業継続	15．職業継続意志	一元配置分散分析	一元配置分散分析
	16．所属病院における勤務継続意志	一元配置分散分析	一元配置分散分析
Ⅵ．看護職としての目標	17．将来の希望	一元配置分散分析	一元配置分散分析
	18．ロールモデルの有無	t検定	t検定
Ⅶ．看護職としての経験	19．臨床経験年数	相関係数	相関係数
	20．臨床実習指導経験	一元配置分散分析	一元配置分散分析
Ⅷ．所属病院・病棟の状況	21．所属病院の所在地	一元配置分散分析	一元配置分散分析
	22．所属病棟の種類	一元配置分散分析	一元配置分散分析
	23．所属病棟の看護方式	一元配置分散分析	一元配置分散分析
	24．通勤距離	相関係数	相関係数
Ⅸ．所属病棟に対する知覚	25．所属病棟に対する満足感	一元配置分散分析	一元配置分散分析
	26．所属病棟の適性に対する認識	一元配置分散分析	一元配置分散分析
Ⅹ．勤務状況	27．勤務形態	一元配置分散分析	一元配置分散分析
	28．夜勤回数	一元配置分散分析	一元配置分散分析

第2に，もし可能であるならば，コンピュータと分析用のソフトを使用し，データを入力し，分析してみることを推奨しよう。指導者は，教材としてそのためのデータを準備しておく必要がある。統計ソフトの多くは，優れた使用解説書を持っている。たとえ，分析経験を全く持たない研究者であっても分析に先立ち，それらを読むことを通して，容易に結果を得られる。

【引用文献】
1) 金谷悦子，舟島なをみ他：大学院看護学研究科修士課程に在籍する学生の修士論文作成過程の経験に関する研究．千葉看護学会会誌，21(1)；43-51，2015．
2) 田嶋紀子，舟島なをみ他：5年一貫看護師養成教育課程に在籍する生徒の学習経験に関する研究．看護教育学研究，22(1)；41-56，2013．
3) 福武直，松原治郎編：社会調査法．p81，有斐閣，1967．
4) King, I. M.，杉森みど里訳：キング看護理論．p178，医学書院，1985．
5) Maslow, A. H.，小口忠彦訳：改訂 新版 人間性の心理学．pp68-69，1987．
6) 続有恒，芋阪良二編：観察．心理学研究法（第10巻）．p155，東京大学出版会，1974．
7) 小川妙子，舟島なをみ：看護学実習における教員の教授活動―学生と患者との相互行為場面における教員行動に焦点を当てて．千葉看護学会会誌，4(1)；54-60，1998．
8) 廣田登志子，舟島なをみ他：実習目標達成に向けた教員の行動に関する研究―看護学実習における学生との相互行為場面に焦点を当てて．看護教育学研究，10(1)；1-14，2001．
9) Lincoln, Y. S. &Guba, E. G.：Naturalistic Inquiry. p301, SAGE Publications, 1985.
10) 野本百合子，舟島なをみ他：看護基礎教育課程における看護技術教育に関する研究―臨床ケア場面における看護技術提供の概念化をめざして．看護教育学研究，6(1)；1-18，1997．
11) 続有恒，芋阪良二編：観察．心理学研究法（第10巻）．p151，東京大学出版会，1974．
12) 相楽有美：診療場面における看護師の行動に関する研究．p28，千葉大学大学院看護学研究科平成22年度修士論文，2011．
13) 相楽有美：診療場面における看護師の行動に関する研究．p29，千葉大学大学院看護学研究科平成22年度修士論文，2011．
14) 相楽有美，舟島なをみ他：身体侵襲を伴う診療場面の看護師行動解明―診療場面における看護師役割の成文化．看護教育学研究，21(1)；41-56，2012．
15) 金谷悦子，舟島なをみ他：看護系大学・短期大学に所属する新人教員の職業経験に関する研究―5年以上の看護実践経験を持つ教員に焦点を当てて．看護教育学研究，14(1)；23-36，2005．
16) Polit. D. F. & Hungler, B. P.，近藤潤子監訳：看護研究―原理と方法．p247，医学書院，1994．
17) 鎌原雅彦，宮下一博他編：心理学マニュアル 質問紙法．p69，北大路書房，1998．
18) Polit. D. F. & Beck, C. T.：Nursing Research；Principles and Methods（Seventh Ed.）. p196. Lippincott William&Wilkins. 2004.
19) 亀岡智美：King, I. M.の目標達成理論の検証―患者との相互行為における看護婦・士の目標達成度と満足度の関連検証を通して．p52，千葉大学大学院看護学研究科平成11年度博士論文，2000．

第Ⅴ章 研究論文執筆とその支援

　看護学研究に携わる看護職者の多くは，既に大学相当の教育を受けており，日本語のリテラシー能力を十分，獲得している。しかし，研究論文執筆の指導は，研究指導の中でも最も基本的かつ重要な側面である。それは，次の3点に起因する。第1は，研究がその全過程を言葉や記号を使用して表現していく必要があるため。第2は，言葉や記号によりその全過程を表現していくために，言葉や記号に関わる知識の修得とそれに基づく論理的な思考が必要になるため。そして，第3は，人間が言葉を使って思考し，言葉を適切に使用した正しい文章を書く能力が論理的な思考に向け必要不可欠であるためである。

　また，研究論文執筆の指導は，研究指導の全過程を通して実施され，それが単独に存在するわけではない。すなわち，指導者は研究者が研究計画を立案し，計画に沿って研究を進め，研究結果を産出し，それらを論文として完成させる全過程を通して論文執筆に必要な能力を開発，向上できるよう支援する必要がある。

　現在，研究者は日本語のリテラシー能力のみならず，英語のリテラシー能力もその必須要件であるが，本章は，日本語による論文の執筆とその支援について言及する。

1 研究論文執筆に向けた支援

　指導者は，研究者の研究論文執筆への支援として，次のような方法を活用できる（**表5-1**）。

表5-1　研究論文執筆の支援として有効な方法

- あらゆる機会を利用して，正確な用語と日本語文法を用いた文章の論述を推奨する
- 優れた論文を蓄積し，研究者が自由に閲読できる環境をつくる
- 研究論文をクリティーク（研究批評）する機会を提供する
- 研究者の論文を精読し，問題の指摘，修正を反復する
- 論文執筆方法を解説した図書の閲読を推奨する

●あらゆる機会を利用して，正確な用語と日本語文法を用いた文章の論述を推奨する

　看護学の領域のみならず，多くの学問領域が大学生や大学院生を対象として「母国語としての日本語を使用したアカデミックライティング能力獲得」に向けた教育の必要性を提唱している。また，現在のところ，この能力向上に向けて，短期集中的かつ有効な指導方法は，確立されておらず，高度な文章表現が長期間を要し，獲得される[1]能力であるというとらえ方が一般的である。これは，研究者が論文執筆能力を向上していくために，日常的な学習活動を通して，用語を正確に理解し，正確な日本語文法を使用し，文章を書く努力を積み重ねることが重要であることを示唆する。また，指導者は，研究者がそのような努力を積み重ねられるよう動機づけていく必要がある。

　指導者は，研究者に論文執筆能力の獲得と向上への努力を動機づけるために，次のような方法を用いることができる。第1に，研究者が日常的に正確な用語と日本語文法を用いた文章の論述の反復が研究論文の執筆能力向上に有用であることを説明し，理解を求める。研究への直接的な関係の有無にかかわらず，授業のレポート等，すべてにその努力が必要であり，その努力を通して獲得した能力が研究論文の執筆に集約されることを研究者が理解できるよう説明する必要がある。第2に，改めて日本語文法を学習するとともに，経験的に使用しているものの，明瞭に意味を理解していない語句や用語を使用する際，必ず辞書を用いて確認することを推奨する。また，日本語の辞書にも多様な種類があり，「類語辞典」「反対語辞典」「てにをは辞典」などの存在も必要に応じて紹介し，使用を推奨しよう。語彙を豊富にし，表現の正確さを向上する効果がある。第3に，指導者は研究への直接的な関係の有無にかかわらず，研究者が提出したレポートや資料を丁寧に読み，誤字脱字，用語の誤用，文法上の誤り，論理の飛躍，不明瞭な表現などの存在の有無を確認し，指摘と修正を反復する。根気が必要な仕事ではある。しかし，研究指導に携わる指導者にとって必要不可欠である。

　これらを1年以上継続すると，文章の質は，かなり向上する。

●優れた論文を蓄積し，研究者が自由に閲読できる環境をつくる

　研究者にとって，優れた論文を閲読することは，多様な意義を持つ。優れていると評価を受けた論文の構成，論旨の展開，文章表現など多様な側面を学習できる。指導者は，研究者がいつでも優れた論文を閲読できるよう環境を整備する必要がある。しかし，このような環境を短期間に整備することは困難であり，指導者がその必要性を常に意識しながら様々な論文を読み，環境整備へと向かう必要がある。

●研究論文をクリティーク（研究批評）する機会を提供する

　研究論文のクリティークとは，研究論文を精読し，客観的，批判的に評価することを意味し，評価は研究の意義や価値，方法論，倫理的配慮，結果とその解釈などである。研究論文のクリティークの機会も論文執筆能力を向上するために有効である。それは，論文の客観的，批判的な評価がその研究の内容，方法論，研究倫理などに関する知識とともに論理の展開の適否を判断する読解力を必要とするためである。他の研究者が執筆した論文のクリティークは，これらの知識を学習し，修得した知識を実際に活用する経験となり，知識の内在化，能力の向上に有用である。また，研究者がクリティークを通して得た学習成

果は，研究者自身の研究遂行と論文執筆に反映される。研究者は，論文のクリティークを通して，優れた部分を自身の執筆に取り入れ，問題部分を回避して自身の論文を執筆するようになる。さらに，指導者は，研究者が他の研究者の論文をクリティークする際，根拠を提示しつつ優れた部分と問題部分を明瞭に見極める必要性を強調すべきである。他の研究論文に敬意を払いつつも，客観的，批判的に評価する態度は，研究者にとって必要不可欠である。クリティークの対象となる研究論文が海外の研究者が英語を用いて執筆した論文であっても，同様に有効であるとともに，英語力の向上にも寄与する。**表 5-2**（表 2-16 再掲）は，A 看護系大学院博士前期課程の学生を対象とした授業のシラバスであり，クリティークを学習活動として導入している。

●研究者の論文を精読し，問題の指摘，修正を反復する

　指導者は，看護基礎教育課程に在籍する学生の卒業論文，看護卒後教育課程に在籍する大学院生の修士論文，博士論文が完成に至る全過程を通して，いったい何回，それらを読む機会を持つのであろうか。例えば，第Ⅱ章に紹介した卒業研究「入院時のオリエンテーションの現状と課題」（→p33 参照）の場合を思い起こしてみよう。この研究を行った学生は，研究計画を完成できるまで少なくとも 7 回，教員に研究計画を提出している。その後，学生は，研究結果を論述できればそれを加筆し，考察を書き終えられればそれを加筆し，卒業論文完成まで，7 回以上，論文を提出し続けた。結果として，教員は少なくとも 14 回以上，論文を読むことになる。その際，新たに加筆された部分だけではなく，学生が提出した全文を精読し，その都度，不明瞭な部分，不足部分を指摘しつつ，次のような指摘と修正を繰り返した。

・長文は，単文を使用した短文へと修正する
・主語と述語が不適合の場合は，適合するよう主語もしくは述語を修正する
・各文章が単文，複文，重文のいずれに該当しているのかを確認し，文章構成に誤りがあった場合はそれを修正する
・論理の飛躍がないように，文章を積み重ねる
・「おいて」「関して」「ついて」をできる限り使用せず，それらが含む内容を表現する
・できる限り能動態を使用し文章を書く
・できる限り主語の短い文章を書く
・用語の誤用，誤字，脱字がないように，繰り返し確認する
・前回，指摘を受け，修正した部分にはアンダーラインを付す

　これらは，博士前期課程（修士課程），博士後期課程（博士課程）に在学する大学院生であっても同様である。大学院生の場合，その多くは，修士論文作成過程を通してこの指導を受けると文章能力を向上させる。また，文章能力が向上すると，論述の飛躍や不明瞭部分を自ら発見でき，そこを補ったり，修正したりできるようになる。研究者が論文執筆能力を向上するためには必要不可欠な指導である〔この指導の詳細を「2　論文執筆支援反復の成果」（→p.186）に例示した〕。一方，これは，指導者にとって，相当，根気と時間を要する指導でもある。複数の大学院生の指導を担当している場合，休日のほとんどを

表 5-2 授業「看護学演習Ⅰ」のシラバス（表 2-16 再掲）

科目区分	必修科目		科目番号	○○○○	単位数	4 単位
授業科目名	看護学演習Ⅰ（看護教育学） Advanced Seminar in Nursing Ⅰ (Nursing Education)		授業形式	演習	時間数	120 時間
担当教員	○○○○　△△△△　□□□□		開講時期	通年	曜日	○
授業の概要	学生個々の関心に応じて選択，閲読した研究論文のクリティークを行い，その研究の卓越性と問題を理解し，研究を実施するために有用な学びを共有する。					
目的と目標	**目的** 海外文献の講読およびクリティークを通して，概念枠組みや研究方法論等，看護教育学研究に関わる知識を修得し，看護教育学発展のための課題について論述する。また，国際学会への参加の基盤となる英語力を修得する **到達目標** 1. 看護学研究に関わる学術用語の正確な理解に基づき，海外の看護学教育研究を選択し，批判的に精読する 2. 選択した看護学教育研究のデザイン，概念枠組み，研究方法論等の検討を通して，看護教育学研究を遂行するために必要な知識を修得する 3. 看護学教育研究をクリティークすることを通して，看護教育学発展のための課題を論述する 4. 国際学会への参加の基盤となる英語力を修得する					
授業の内容と方法	回数 （1回 90分）	学習課題	学習内容並びに方法			
	1 回	授業の意義・学習方法の理解 文献検索方法の理解	・看護学演習Ⅰ（看護教育学）の授業目的，内容，方法について理解する ・看護学研究，文献検索・選定・講読に関する学術用語および基礎的知識を理解する（講義）			
	2～30 回	文献講読および講読文献のプレゼンテーションと討論	・授業の目的に基づき，講読文献を検索する方法を理解する ・授業の目的に基づき，講読した看護学教育研究に用いられている学術用語，研究方法，研究内容等について学習した内容をプレゼンテーションし，看護学教育研究の概念枠組み，研究方法論，看護教育学体系発展の視点から討論を展開する ＜準備学習＞ 1. 毎回，全学生は，講読する海外文献を和訳する 2. 担当者は，研究の概要，批評，修士論文への示唆についてまとめた資料を作成する 3. 担当者は，ネイティブによる指導に基づき英文アブストラクトを正確に音読する 4. 担当者は，授業を通して学んだ内容を 200 語程度に英作文し，次回授業の際に提出する ＜終了レポート＞ ＊1 年間を通して講読した文献を再検討し，クリティークした内容に関するレポートを作成する			
成績評価基準	海外文献に関するプレゼンテーションおよび討論（50％），コース終了後のレポート（50％）					
参考文献	・○○著：○○ 第○版，○○出版． ・○○著：○○，○○社． ・○○著：○○ 第○版，○○出版． ・○○著：○○ 第○版，出版会．					

この仕事に費やすようになる。

　また，不明瞭な論述や論理の飛躍を発見したとき，その論述が何故そのようになっているのかを前後の文脈に基づき予測し，研究者の思考と合致するか否かを確認することも必要になる。研究の初学者の場合，研究やその研究課題に必要な専門用語とその表現方法な

どを十分，修得しておらず，自身の思考を十分に文章化できないことも多い．指導者が論述不明瞭部分を推測し，具体的にその内容を表現すると，それが研究者の思考を刺激し，不明瞭部分が徐々に明瞭になってくることもある．

●論文執筆方法を解説した図書の閲読を推奨する

　看護学研究の概説書は数多く出版されており，その中には研究論文の執筆方法を詳述した図書も少なからず存在する．これらの図書を読み，看護学研究論文の基本的な構成，緒言，研究方法，研究結果，考察，結論などの構造と内容などを理解して論文執筆に臨む必要がある．既に完成した優れた研究論文を閲読し，そこから優れた論文の執筆を学ぶとともに，その論文のうち，論文執筆の基本を踏襲している部分，工夫されている部分を見極めることも自身の論文執筆に役立つ．

　考察の論述に困難を感じる研究者に出会うことが多い．そのような状況にある研究者に話を聞くと，思考は混乱を極め，完全に方向性を見失っていることも少なくない．こんなとき，考察は研究の目的，目標に向かって書くこと，また，結果の確認，解釈，研究者の提言から構成されることなど，どの研究の概説書にもある基本的な知識を提供するだけで，次の一歩に踏み出せる研究者も少なくない．

　日本語を使用して論文を書くとき必ず国語の辞典を手元に置き，英語を使用して論文を書くとき必ず英語の辞典を手元に置くように，研究論文を執筆するとき，研究論文の執筆方法を詳述した図書を近くに据えることを推奨しよう．研究の初学者が修得すべき知識を軽視してはいけない．困ったときに戻るべき原点を豊富に持てば持つほど，その克服は容易になる．

　また，**これらの支援の前提として，指導者自身の論文執筆能力を維持，向上する努力の継続が必要不可欠である**．指導者の提供する指導の質と量は，その指導を受ける研究者の行う研究に如実に反映する．これは，研究指導の全過程に共通しており，研究論文の執筆はその最たるものである．指導者が研究者の執筆した文章の構造上の問題，不明瞭部分，論理の飛躍，文章上の問題などを見抜けなければ，多くの場合，それを書いた研究者が気づくことなく，問題を含んだまま論文は完成してしまうに違いない．先述したように言葉や記号は思考の道具であり，研究者として理路整然と論理を積み重ねていくためには，言葉や記号を正確に用い，曖昧な表現を避け，正確かつ明瞭に思考を表現していく必要がある．これは，研究論文の執筆指導が，単なる「添削」とは異なり，論理的な思考のトレーニングに結びつくことを意味し，研究指導，特に研究者養成に関わる指導者にとって不可避であることを示す．また，この指導を実現するためには指導者自身が研究を継続し，質の高い論文を執筆し，その能力向上に向けたゆまぬ努力を継続する必要がある．そして，それらを前提に，指導を望む研究者を熱意を持って指導し続ける必要がある．この両者を並進し，継続できたとき，もしかしたら目指す指導を実現できるのかもしれない．

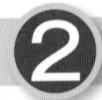

2 研究論文執筆支援反復の成果

　前述の支援は，着実な成果を上げる。使用する用語の適切さや正確さ，日本語文法の正確さなどを向上することを通して，研究者は自己の文章の論理の飛躍を発見し，それを改善した文章を記述するとともに，論述全体の精度を向上させていく。指導者にとってエネルギーを必要とする教授活動ではあるものの，初学者の多くは前述の指導を必要とする。次に示す**事例1**と**事例2**は，このような指導を受けた学生の変化を示す。

1 事例1

　看護系大学院博士前期課程に在学していた研究者は，緒言を含む研究論文を合計24回，教員に提出し指導を受けた。

　緒言のみに限定してその過程を整理してみると，初回の執筆は，入学後6か月の時点であり，最終稿[2]に至るまでに約10か月を要している（**表5-3**）。初回の緒言は，一読しても内容を明瞭に理解できない。一方，最終稿は，何を何故，どのように研究しようとしているのか，明瞭に理解できる。どこがどのように異なるのであろうか。両者を比較してみよう。研究者は，初回および最終稿の緒言を事例として紹介することに快く同意した。

●第1パラグラフ（初回①と6か月後①'）
　両者とも研究の動機を論述している。

　初回①の文章は，研究者個人の経験を論述し，その論述に基づき，研究の看護学的意義を述べようとしている。しかし，そこには論理の飛躍がある。また，この研究者が取り上げようとしている研究課題は，多くの看護職者にとって必要である。それが論述されておらず，研究が意義深い内容であることを伝えられない。さらに，修士論文の成果が研究者一個人の問題解決に寄与するだけでは動機としての説得力が弱い。

　6か月後①'の文章は，学生と教員がこのような意見交換を数回，反復しており，修正を繰り返し，大きく変化している。第1に，緒言の導入に，研究のキーワードとなる診療を説明している。また，法律を引用し，研究課題の看護学的な位置づけを説明している。さらに，社会の情勢を説明し，現在，この研究者が取り上げようとしている看護学的意義を伝えようとしている。

●第2，3パラグラフ（初回②③と6か月後②'③'）
　両者とも，文献検討の結果に基づく論述である。初回②③は，先行研究の要約や先行研究の有無を記述し，それに基づき，a，b，c，d，eに研究者の解釈を論述している。しかし，「要約した内容，先行研究の有無の記述」と解釈に飛躍があり，解釈の根拠を理解できない。また，理解不可能な論述に基づき，研究者の選択した研究課題の必要性を記述しているため，ますます理解不可能な内容になっている。おそらく研究者は，初回②③に「先行研究が診療中，患者に対応する看護師の行動を解明しているものの，医師に対応している看護師の行動を解明していない」ことを書きたかったに違いない。しかし，

診療中に患者に対応する看護師の行動を詳細に書きすぎており，本来書くべきことが，十分，伝わらない文章になってしまった。教員は，この研究者が否定的な事実と向き合わなくてはいけないとき，同様の混乱を来すことを発見した。そして，その都度，同様に指摘した。

　また，複雑であり，理解しにくい文章も数か所ある。例えば，dはその一例である。この文章は，複文である。主節の主語は「看護師行動」，述語は「示している」であり，主節の主語と述語の関係は成立している。しかし，従属節の主語は，「クライエントのニードに対応し，クライエントと医師の相互行為も支援し，医師と共同すること」であり，述語は「求められている」である。主語が不完全であり，誰が「クライエントのニードに対応し，クライエントと医師の相互行為も支援し，医師と共同する」のか不明である。従属節の主語と述語の関係が成立していない。おそらく研究者は主節の主語を従属節の主語に含め，この文章を記述している可能性があり，その後，教員は，この研究者が書いた他の文章にも何度となく，同様の混乱を発見した。そして，その都度，同様に指摘した。

　6か月後②'③'の文章は，学生と教員がこのような意見交換を数回，反復しており，修正を繰り返し，大きく変化している。先行研究の状況を淡々と記述するとともに，研究者の経験を加筆し，研究者が選択した研究課題の重要性を論述している。文章にも混乱はない。

●第4パラグラフ（初回④と6か月後④'）

　両者とも，研究課題とその意義を論述している。

　研究者は，既に，診療中の医師，診療を受ける患者と相互行為を展開する看護師の行動を概念化することを決定している。しかし，研究者は，初回④に「クライエントが医師に診療を受ける場面の看護師行動を表す概念を創出し…」と記述しており，研究課題を明瞭に表現できていない。

　また，文章にも混乱がある。例えば，fは複文であり，主節の主語は「この研究成果」であり，述語は「提供する」である。誤りではないかもしれないが，「研究成果は提供する」という表現は，一般的ではなく，理解しにくい。また，従属節の主語は「クライエント」であり，述語は「受けられる」である。誤りではないかもしれないが，受動態にする必要はなく，「受ける」でよいように感じる。さらに，「専門的総合的判断」という用語を使用しているが，この用語も理解しにくい。

　6か月後④'の文章は，学生と教員がこのような意見交換を数回，反復しており，修正を繰り返し，大きく変化している。研究者は，①'②'③'を受け，研究課題を明瞭に記述している。また，研究課題が扱う範囲とその理由，研究の意義も明瞭に記述している。

＊

　この研究者は，修士課程から博士課程へと進学し，すでに博士論文を完成し，博士の学位を取得した。博士論文の執筆に際しても，同様の意見交換をした記憶はあるものの，研究者の執筆能力は，確実に向上している。

188　第Ⅴ章　研究論文執筆とその支援

表5-3　研究の諸言：初回筆者と最終稿の比較「事例1」
初回執筆

①筆者は，回診時の創傷処置介助に難渋した経験をもつ。その経験は，拙い創傷処置介助技術により処置を長引かせ，クライエントに苦痛を与えた失敗である。筆者は，この失敗を克服し上手く処置を介助しようと試み，医師の行動に注意を払うことばかりに囚われた。そしてクライエントの反応を観察せず，ニードに気づかず，クライエントにさらなる苦痛を与えていた。これは，筆者がクライエントと医師双方の変化や複雑な状況を観察し，その状況に応じた行動を判断できなかったことに起因する。回診など診療場面の看護師行動の知識は，診療時の変化や複雑な状況を予測し，その反応を判断することに役立つ。診療場面の看護師行動を失敗の繰り返しから経験的に学習するのではなく，学術的な方法を用いた系統的な探求により解明したい。そこで次に文献検討を行った。

〔注記：論理の飛躍　唐突で前の文章とのつながりを理解しにくい。〕
〔注記：重文，前後の文章の関連を理解しにくい。前半は学習，後半は研究課題としたいと言っているように理解できますが？〕

②先行研究は，診察，検査，治療を含む診療時のクライエントへの看護師行動を明らかにしていた。処置時，看護師はクライエントに医師からの説明や処置手順をわかりやすく説明し，苦痛を緩和し，処置への参加を促していた。外来看護師は癌を告知されたクライエントに精神的支援や帰宅時の配慮をすることを経験していた。a.これらは看護師が診療場面のクライエントに医学や看護学の知識と技術に基づき教育，身体的支援，精神的支援，社会的支援を行っていることを示す。さらにクライエントが診療へ参加する権利を擁護し，クライエント中心の医療に向けて行動していることを示す。看護師はクライエントと医師の関係形成も支援していた。b.このことは，看護師がクライエントと医師の関係を形成する過程となる両者の相互行為にも心理社会学等の知識と技術を用いて行動することを示唆する。さらに看護師は診療中の医師にも看護技術を用いて行動する。看護師は医師と協同してクライエントの問題を解決し，個別性のある看護を提供している。医師との協同はクライエントの診療目的を達成するために不可欠である。一方，看護師は医師との協同に困難も感じている。看護師は医師に診療の意思決定の根拠となる情報を提供しても考慮されず，治療方針とクライエントの意思の不一致にジレンマを感じていた。c.これらは，診療場面に看護師が医師と協同することにより，クライエントの意思が尊重され納得して診療を受けられる一方，医師と協同できず倫理的問題が生じることを示す。
　　d.以上，診療場面の看護師行動は，クライエントのニードに対応し，クライエントと医師の相互行為も支援し，医師と協同することが求められることを示していた。看護師はこれらの行動をとるために，医学，看護学，心理社会学等の専門的知識と技術をもち，倫理的問題も含む変化する複雑な状況を専門的総合的に判断する必要がある。

〔注記：論理の飛躍があります。〕（a, b, c, それぞれに）

③診療場面の看護師行動は，クライエントに対する行動など一側面に焦点をあてて解明されていた。しかし，クライエントが医師の診療を受けている場面の看護師行動の総体を明らかにした研究は確認できなかった。e.看護師が診療場面の状況を専門的総合的に判断するためには，看護師行動の総体を明らかにする必要がある。

④以上を背景とする本研究は，クライエントが医師に診察を受ける場面の看護師行動を表す概念を創出し，その特徴を明らかにすることを目指す。f.この研究成果は，看護師，看護学生にクライエントが安全，安楽，効果的な診療を受けられるために必要な専門的総合的判断の基盤となる知識を提供する。これにより，看護師は医師と協同し質の高い診療をクライエントに提供できる。質の高い診療は，クライエントの意思を尊重し健康の維持，回復を達成する。　　　　　　　　　　（＊引用文献等は省略した）

最終稿

①′ 現在，多くの医療機関が診療を行っており，この診療には，穿刺や挿入等，患者の身体に侵襲をもたらす行為を含み，合併症や予期せぬ傷害をも発生する危険を伴う。また，保健師助産師看護師法は，看護師を，傷病者およびじょく婦に対する療養上の世話又は診療の補助を行うことを業とする者であると規定している。この診療の補助と称されてきた看護実践，医師と看護師の協働は，近年，医療の高度化複雑化に伴い，患者への安全かつ安楽な診療に向け，一層，重要性を増してきている。

②′ 診療場面の看護実践に焦点を当てた研究は，病棟回診や採血，血管造影検査など特定の診療場面を取り上げ，また，集中治療を受ける患者や小児など特定の対象に焦点を当て，その看護実践を解明していた。しかし，診療は，検査，処置，薬物療法，放射線治療，手術，リハビリテーション，精神科専門療法等多岐に及ぶ。多岐に及ぶ「診療」を補助する看護師がどのような看護実践を展開しているかを表す普遍的な研究成果は産出されていない。

③′ また，診療の補助は，従来，単に医師の診療行為を補助する活動ではなく，患者への説明，診療に伴う苦痛緩和や症状出現の予測，状態変化への対応を含む看護実践であると説明されてきた。しかし，これらも研究成果に基づく説明ではない。筆者は，臨床看護師として15年の経験を持つ。経験が浅いときは，診療行為補助時に複数の医師からの指示や突発的な処置に対応できず，患者にも注意を払えずにいた。しかし，経験を積み重ねた末，患者の意志表出の促進や医師の診療の方向性修正に向けた情報提供など，前述の説明には存在しない看護実践をも展開するようになった。これらが患者への安全かつ安楽な診療に向け，極めて重要な看護実践であることは，筆者のみならず，多くの看護師が経験的に理解している。

④′ 以上を背景とする本研究は，診療場面において患者，医師との相互行為を展開する看護師の行動を質的帰納的に解明することを目指す。この目的の達成に向け，本研究は，患者の身体への侵襲を伴う診療場面に着眼する。その理由は，身体侵襲を伴う診療場面には患者の安全，安楽を確保するため看護実践を必要とするからである。本研究の成果は，診療場面における看護師行動とともに，診療の補助と称されてきた看護実践の役割を理解することに役立つ。また，看護基礎教育に活用可能であると同時に，看護師が診療場面に活用することにより，患者への質の高い看護を実践することに寄与する。

（＊引用文献等は省略した）

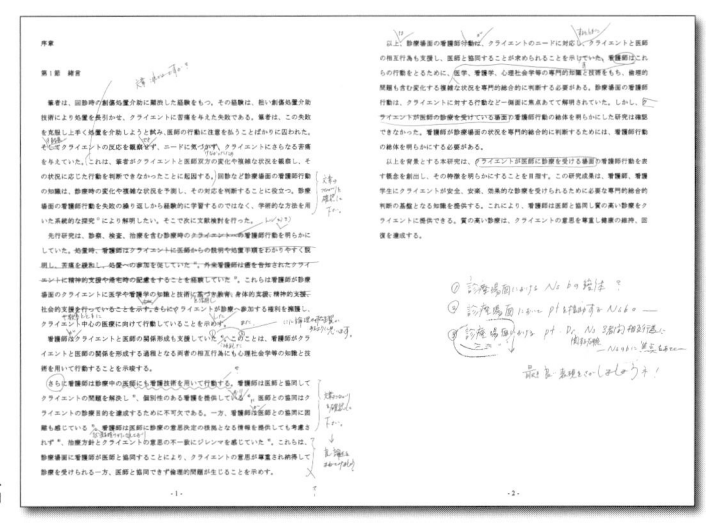

実際の指導原稿

2 事例2

　看護系大学院博士前期課程に在学していた研究者は，緒言を含む研究論文を合計18回，教員に提出し指導を受けた。緒言のみに限定してその過程を整理してみると，初回の執筆は，入学後7か月の時点であり，最終稿[3]に至るまでに約11か月を要している（**表5-4**）。初回の緒言は，事例1と同様に，一読しても内容が明瞭に理解できない。

　一方，最終稿は，何を何故，どのように研究しようとしているのか，明瞭に理解できる。どこがどのように異なるのであろうか。研究者は，初回および最終稿の緒言を事例として紹介することに快く同意した。

●第1パラグラフ（初回①と6か月後①'）

　両者とも研究の動機になった研究者自身の経験を記述している。このうち，初回①は，職業的アイデンティティ，職業的価値，役割曖昧といった専門用語を使用しており，あたかもこれらに関連する研究を行うかのように読者を錯覚させる。a，b，c，dは，いずれも文章として不完全であり意味もわかりにくい。

　また，研究者は新人看護学教員の経験を解明する研究に着手するにもかかわらず，自身の臨床看護師としての経験を4行にわたり記述している。さらに「役割から離脱」「どちらの役割をも遂行できずに役割曖昧を経験した」といった理解しにくい表現を用いている。加えて，bは，逆説の接続詞を使用し，本論へと結びつけようとしているが，ここにも無理がある。

　6か月後①'は，学生と教員がこのような意見交換を数回，反復しており，修正を繰り返し，大きく変化している。直接，研究課題に関連のある研究者の経験のみを記述し，研究のキーワードと錯覚させるような用語も使用していない。また，研究者の経験が，多くの新人教員と共通する経験であることを述べ，研究の社会的な意義に結びつけようとしている。

●第2，3パラグラフ（初回②③と6か月後②'③'）

　初回②は先行研究を紹介し，それに基づき自身の問題を解釈しようとしている。しかし，eの文章は，主語が長く，理解しにくい。また，fの文章は論理に飛躍があり，そのような解釈に結びつく根拠が不明である。

　研究者は，新人看護学教員の経験を概念化する研究に取り組むことを決定しており，e，fの論述の存在が研究の焦点を不明瞭にさせている。一方，初回①と②は，研究者が自身の経験した問題を研究課題としており，この研究課題への強力な関心を示し，これから直面するであろう研究上の困難も乗り越えられるであろうことを予測させる。

　初回③も，②と同様に先行研究を紹介し，それに基づき看護職養成教育に携わる教員全体の問題を解釈しようとしている。しかし，gの文章は完成しておらず，意味を理解できない。gの文章は複文であり，この複文は従属節を2文含んでいる。主節に問題はないが従属節が2文とも不完全であり，gの文章全体を理解不可能にしている。また，その内容も研究課題に直結していない。

6か月後②'③'の文章は，学生と教員がこのような意見交換を数回，反復しており，修正を繰り返し，大きく変化している。先行研究の状況を淡々と記述し，研究者の直面した課題が教員へと役割を移行する看護職者全体の問題であることを示し，研究の必要性を論述している。文章にも混乱はない。

●第4パラグラフ（初回④と6か月後④'）

初回④は，研究課題へと導く内容から始まり，その意義を記述しているが，①②③との関連が明瞭でない。また，冒頭の文章の主語が一行以上に及び，理解しにくい。

hの文章は論理に飛躍があり，その根拠を理解できない。また，iは引用であるが，文章を中断しており，理解しにくい。

6か月後④'の文章は，学生と教員がこのような意見交換を数回，反復しており，修正を繰り返し，大きく変化している。研究者が選択した研究課題が必要な根拠とともに，そのような研究が存在しないことを述べている。文章にも混乱はない。

●第5パラグラフ（初回⑤と6か月後⑤'）

両者とも，研究課題を述べている。また，既に初回④に研究の意義を記述しているため，初回⑤は，研究課題のみを記述している。一方，6か月後⑤'は④'を受け，研究の意義を明瞭に論述している。両者とも文章に混乱はない。

*

「研究者の論文を精読し，問題の指摘，修正を反復する」項で述べたように，これは，指導者にとって，根気と時間を要する指導であり，複数の大学院生の指導を担当している場合，休日のほとんどをこの仕事に費やすようになる。その一方，指導者にとって価値ある機会でもある。それは，指導者が，研究者の記述した一文一文を丁寧に読み進めていくことを通して，その学習者が持つ研究者としての個別性を理解する機会になることに起因する。看護に対象理解が必要不可欠であると同様に，教育もその対象となる学習者の理解が必要不可欠である。特に，博士前期課程（修士課程）と博士後期課程（博士課程）に在籍し研究を行う学生は，多様な背景を持ち，多様な個性，多様な条件の下，同様の基準を満たす論文を完成させるべく努力を継続している。研究指導は，このような状況にある対象者個別に展開されることも多く，指導者は，その個別性を理解する努力を継続していかなければならない。

表 5-4　研究の諸言：初回執筆と最終稿の比較「事例 2」

初回執筆

① 筆者は，看護師として 13 年の経験を持つ。最初の 8 年間は臨床看護師として，その後の 5 年間は，看護短期大学の看護学教員としての経験である。臨床看護師としての 8 年間は，看護師としての最初の職業経験であり，戸惑いや人間関係の葛藤のなかで職業的アイデンティティが形成される重要な時期であった。a.その中で，職業的価値を見いだし，役割を遂行することで看護師を専門職として捉え，看護師であることに自信と誇りを持つことができた。b.しかし，臨床看護師から看護学教員へ職業を移行することは，臨床看護師の役割から看護学教員への移行を意味した。c.筆者は看護学教員へ移行した当初，臨床看護師としての役割から離脱することができなかった。d.臨床看護師としての役割と看護学教員としての役割との間で葛藤し，どちらの役割をも遂行できずに役割曖昧を経験した。

② e.臨床看護師から看護学教員への移行においては，今まで経験してきた臨床看護師の役割を切り離し，看護学教員への役割へと再統合することであると述べた研究がある。f.つまり，筆者は，臨床看護師の役割を看護学教員の役割へと再統合できないために，職業的アイデンティティを混乱させ，再形成できないまま職業経験を中断したといえる。

③ 調査結果によると，看護職養成機関の教員になった動機は，職場の上司や先輩，あるいは出身校の先生，先輩，友人のすすめが半数以上を占めた。また，教員になる前の平均臨床経験年数は，大学で 6.8 年間，短期大学で 8.5 年，3 年課程の専門学校で 8.6 年であった。g.これらのことは，看護学教員へなることを決めてから移行するまでの期間が短く，臨床看護師経験をある程度持っているから，その役割移行時に職業的アイデンティティの混乱を引き起こす可能性が高いことを示す。

④ この新人看護学教員の役割移行時における知覚の総体を解明し，その特性を捉えることは，新人看護学教員が役割移行という職業上の経験を客観的に捉えることを可能にする。h.それは，看護学教員としての役割の再統合と職業的アイデンティティの再形成につながり，主体的に職業を継続する上での重要な要素となる。また，i.「看護師養成教育に従事する職員たちは自発的に自分たちの役割遂行のために，積極的に学校環境を整備し，学生たちに看護学を教授する教員として，質の高い教育が実施できるように準備し…」といわれていることを実現できると考える。

⑤ そこで本研究は，臨床看護師として経験を積み，看護職養成機関に移行してきた新人看護学教員に焦点を当て，新人看護学教員が役割移行時における知覚を説明する概念を創出し，その総体を解明することを目的とする。　　（＊引用文献等は省略した）

最終稿

①' 筆者は，8年間の臨床看護師としての経験を経て，その後，看護系短期大学に職場を移し教員となった。教員となって特に1年の間，筆者は多くの学生に看護職を価値づけてほしいと願い，臨床看護師として培った知識や技術を伝えようと試みた。しかし，どのようなときに何を学生に伝えれば学習につながるのか，その具体的な教授方法もわからず，これを実現することができなかった。また，臨床看護師から教員へと自己の役割が変化しているにもかかわらず，実習指導の際，看護師として患者への看護実践を直接行えないことにもどかしさを感じていた。そのため，看護目標の達成に学生を誘導し，学生の実習目標達成に向けた教授活動を展開できないこともあった。これは，筆者のみならず，病院から看護基礎教育機関に職場を移した多くの新人教員に共通する経験であり，次の事実がこれを裏付ける。

②' 看護学を教授する多くの新人教員は，教員としての複雑な多くの役割や期待に対して，教育的にも経験的にもほとんど準備をしないまま教育職に就いている。そして，教員の役割を果たそうとする一方，臨床看護師との役割の相違をカルチャーショックとして受け止めるとともに，自己の役割への曖昧さと脅威を知覚している。また新人教員は，教員役割を果たす際に自己の責任に対し強い緊張を知覚し，教育活動を継続できない場合もある。

③' このような状況は，臨床看護師が教員へと立場を移行し，教員としての準備状態が不十分なまま教授活動を開始するために生じている可能性が高い。また，この状況が長期間に及ぶことは，新人教員が自己の役割遂行に混乱を来し続け，結果として教員の本務としての教育目標達成を困難にする可能性を示唆する。さらに，職業上の立場の移行は役割の移行を意味し，役割移行は個人のストレスを高めることがある。新人教員にとって高いストレスは，その知覚や視野を狭め，意思決定に対する合理性を乏しくさせ，発達課題に障害を来すことにつながる場合もある。この状況を防止するために，新人教員がその発達段階から成人学習者に位置づくことに着目し，成人学習者としての新人教員が活用できる研究成果を産出する必要がある。

④' 成人学習者は，個々の経験を資源とし，学習することによって充足可能な自己のニーズ，関心を知覚し，自律的に問題を解決できるという特性を備えている。このような特性を備えている新人教員は，個々の職業上の経験を資源とし，学習することを通して，前述したような問題の解決策を見出せる可能性が高い。これは，新人教員が，教員としての役割を円滑に果たし，職業人として発達するために，臨床看護師から教員へ役割移行に伴う職業上の経験を理解する必要があることを表す。しかし，新人教員の経験及び職業経験に関する先行研究は，ある特定の側面に焦点を当てており，新人教員の職業経験の全容を明らかにした研究は存在しない。

⑤' そこで本研究は，新人教員の職業経験を説明する概念を創出し，その総体を明らかにすることを試みる。この研究成果は，これから教員になろうとする看護職者が，新人教員の直面する問題を予測し，職業選択への指標あるいは準備をするための資料となる。また，すでに新人教員になった看護職者が，現在経験している多様な状況を客観的に理解し，その後の目標や活動の方向性を明確にするための示唆を提供する。さらに，新人教員をとりまく他の教員が，新人教員に対する理解を深め，教育目標達成に向け協働していくことを促進する。　　　　　　　　　　　　　　　　　　（＊引用文献等は省略した）

【引用文献】
1) 鈴木秀明, 松本順子：論文作成支援活動における日本語教師の役割を考える. WEB版『日本語教育実践研究フォーラム報告』(2006年研究集会発表). pp1-10, 2006.
2) 相楽有美：診療場面における看護師の行動に関する研究―看護師, 患者, 医師の三者間相互行為場面に焦点をあてて. 千葉大学大学院看護学研究科平成22年度修士論文, 2011.
3) 金谷悦子：看護系大学・短期大学に所属する新人教員の職業経験に関する研究―5年以上の看護実践経験を持つ教員に焦点を当てて. 千葉大学大学院看護学研究科平成15年度修士論文, 2004.

第Ⅵ章 研究進行過程における研究者と指導者の相互行為

　看護卒後教育課程を開設している大学に就業する教員の多くは，修士論文，博士論文完成の支援を目的とした学生との相互行為を展開する。大学院設置基準は，第12条に大学院修士課程，博士課程の教育として，授業と研究指導の必要性を明記しており，論文完成を目的とした相互行為は，大学院設置基準の定める研究指導に該当する。また，この研究指導は，研究の種類や内容，学生個々の能力によってその質と量は異なる。例えば，量的研究を選択した学生を指導する教員は，研究計画完成に至るまで頻繁に学生との相互行為を展開する。しかし，研究計画が完成すると，相互行為の量は激減する。一方，質的研究を選択した学生を指導する教員は学生の研究進行全過程を通して，常時，相互行為を展開し，その量が増加することはあっても減少することはない。

　研究者と指導者の相互行為は，研究の質に直結し，全ての指導者は，良質な相互行為を展開し，質の高い研究を支援したいと願っている。良質な相互行為を展開できたとき研究者と指導者は深い信頼関係を形成でき，この関係は，将来，志を同じくする研究者として切磋琢磨できる関係へと発展する可能性もある。しかし，研究には困難がつきものであり，数え切れないほどの困難を克服しない限り，研究の終着に至らない。このような状況は，研究者と指導者の研究論文完成を目的とした相互行為にも影響を及ぼし，いったん問題が生じると，その解決に膨大なエネルギーを注がなければならない。また，パワーハラスメント，アカデミックハラスメントに該当する事態に陥る可能性もある。そこには，何ら生産性はなく，研究者はもとより指導者も大きな心的外傷を受ける。

　以上は，指導者が研究者と良質な相互行為を展開できるよう努力する必要があることを示す。そのために，第1に，指導を受ける研究者にとって研究論文作成過程がどのような経験であるのかを理解する必要がある。これは，指導の対象理解に寄与する知識となる。第2に，指導者と研究者が論文完成を目的としたどのような相互行為を展開するのかを理解する必要がある。第3に，研究者がどのような基準により指導の良否を決定しているのか，すなわち，指導の良否を決定づける基準を理解する必要がある。これは，自身の指導を自己評価するために活用可能な知識となる。第4に，研究者と指導者が陥りやすい問題を理解する必要がある。第5に，ハラスメント防止に向けた研究者と指導者の相互行為の

健全化に向けた方略を理解する必要がある。第4と第5の理解は，研究者と指導者の相互行為における問題発生を防止し，健全な相互行為を導く。

1 指導を受ける研究者の経験

指導を受ける研究者の経験を理解するために活用可能な研究成果が既に複数，産出されている。その第1は，看護系大学院博士前期課程（修士課程）に在籍する大学院生の修士論文作成過程の経験を表す概念である。第2は，看護系大学院博士後期課程（博士課程）に在籍する大学院生の博士論文作成過程の経験を表す概念である。

1 修士論文作成過程の経験

看護系大学院博士前期課程（修士課程）に在籍する大学院生は次の20概念（図6-1）[1]が表す経験をしながら修士論文を完成し，学位を取得している。以下に各概念とその内容

修了要件充足に向けた授業履修と論文完成に向けた個別指導受理
論文完成に向けた文献検索と閲読の反復
論文完成に向けた計画立案と実行
計画遵守難航予測による難航回避に向けた周到な準備
研究進行に向けた懸命努力と計画の曖昧さによる研究進行難航
阻害要因発生による計画進行停滞と阻害要因排除に向けた工夫
計画遵守不可による計画変更と進行遅延による遅延の挽回
倫理規範遵守による研究進行と進行優先による倫理規範侵犯
独力での問題解決不可による指導要請と獲得
指導機会喪失による論文完成過程停滞と停滞打破に向けた不本意な指導受け入れ
指導過剰への抵抗と指導過剰からの脱却
指導実現不可による指導の無視と指導撤回に向けた教員との議論
指導の適切さ確信による教員への信頼と確信不可による教員への疑念
独断での異なる指導者探索と報告是非への戸惑い
教員評価に伴う論文完成懸念と確信生起の反復
学生間の支援授受
審査通過難航と難航予測に反する通過円滑
緊張を伴う論文発表と発表への問題指摘受理
論文完成過程進行による研究と看護への理解深化
論文完成への達成感と不全感の感知

図6-1 看護系大学院修士課程に在籍する大学院生の論文作成過程の経験を表す20概念

を紹介する。

＊

【修了要件充足に向けた授業履修と論文完成に向けた個別指導受理】

　この概念は，学生が修士課程の修了要件を満たすために必要な授業を履修するとともに，修士論文完成に向け指導教員より授業以外に個別に指導を受けるという経験を表す。

　学生は，修士課程修了に必要な単位を修得するために授業を履修していた。この授業に加え，学生は，研究テーマの焦点化，分析や論述などの方法，審査や発表の準備など修士論文の完成に向け指導教員より個別に指導を受けていた。

【論文完成に向けた文献検索と閲読の反復】

　この概念は，学生が論文を完成させるためにその過程を通して文献検索と閲読を繰り返すという経験を表す。

　学生は，まず，研究テーマを決定するために，次に，研究方法を探索するために，さらに，考察を執筆するために文献を検索し，検索した文献を閲読していた。学生は，論文作成過程を通して繰り返し何度も文献検索を行い多数の文献を閲読していた。

【論文完成に向けた計画立案と実行】

　この概念は，学生が修士論文完成に向けて研究計画書を立案し，それに基づき研究を進行するという経験を表す。

　学生は，研究テーマを焦点化したり研究方法を決定したりするために多数の文献を読んだり，指導教員の専門性を考慮したり，自己の研究能力を査定したり，興味のある領域の看護実践活動に参加したりするなどして研究計画を立案していた。また，学生は，立案した計画に沿って研究を進めていた。

【計画遵守難航予測による難航回避に向けた周到な準備】

　この概念は，学生が研究計画を遂行することが困難であると予測したとき，それを避けるために周到な準備をするという経験を表す。

　学生は，研究計画の遂行を阻む問題を予測し，それを避けるために周到な準備をしていた。学生が行った準備とは，円滑なデータ収集に向けた質問紙の内容の検討，円滑なインタビューに向けたガイドラインの作成，論文提出期限の厳守に向けた執筆順序の変更などであった。

【研究進行に向けた懸命努力と計画の曖昧さによる研究進行難航】

　この概念は，学生が研究を進行させるために懸命に努力する一方，研究計画に曖昧な部分を残したまま研究を進め，その進行を難航させるという経験を表す。

　学生は，研究の円滑な進行に向け，精一杯の努力をしていた。一方，研究に関する知識や理解が乏しいまま計画を立案し研究を開始したため，目的が曖昧のままデータ収集をしたり，分析方法が曖昧のまま分析をしたりして研究の進行に困難を来すこともあった。

【阻害要因発生による計画進行停滞と阻害要因排除に向けた工夫】

　この概念は，学生が研究進行を阻害する問題に直面したとき，研究進行を停滞させるとともに，工夫しながらそれらを排除するという経験を表す。

　研究進行を阻害する要因とは，データ数の不足，研究方法の理解困難，分析困難，コンピュータの不調などであった。これらにより研究は一時的に停滞するものの，学生は，対象者の選定条件を拡大したり，遠方へのデータ収集を試みたり，研究方法を再度，学習したり，先輩など他者の支援を受け入れたりするなどして計画が進行するように工夫していた。

【計画遵守不可による計画変更と進行遅延による遅延の挽回】
　この概念は，学生が計画を実行できなかったとき，その計画を変更する一方，計画の進捗が遅れたとき，その遅れを取り戻そうとするという経験を表す。
　学生は，研究計画に基づき研究を進めようと思っていたにもかかわらず，研究対象者の同意を得られなかったり，金銭的な問題が生じたりしたことにより予定したデータ収集方法が不可能になり計画を変更していた。そのような場合，研究計画の進行は一時的に遅れ，学生は，データ収集と分析を同時に行うなどしてその遅れを取り戻そうとしていた。

【倫理規範遵守による研究進行と進行優先による倫理規範侵犯】
　この概念は，学生が倫理規範を守りながら研究を進める一方，研究遂行を優先するあまりにその規範を犯してしまうという経験を表す。
　学生は，審査を通過した倫理的配慮の方法を適用し，研究対象から同意を得たり，守秘義務を果たすためにデータを暗号化したりして倫理規範を守っていた。一方，データ収集を優先し，研究対象者から協力への辞退を受けることを恐れ，事前に承諾を得ることなく，データを収集してしまうこともあった。

【独力での問題解決不可による指導要請と獲得】
　この概念は，学生が研究の進行中に生じた問題に対して単独による解決が困難なとき，指導教員へ指導を要請し，それを獲得するという経験を表す。
　学生の単独による解決が困難な問題とは，データ収集開始後のデータ収集方法の変更，分析終了間際の誤り発見，論文提出期限間際の考察論述不可，論文発表用の原稿作成不可などであった。学生は，これらの問題を解決できないと判断したとき，指導教員に依頼し指導を受けていた。

【指導機会喪失による論文完成過程停滞と停滞打破に向けた不本意な指導受け入れ】
　この概念は，指導を受ける機会を失った学生が論文執筆や発表準備を停滞させる一方，それを打破するために，納得のいかない指導を受け入れるという経験を表す。
　学生は，期日までに教員に課題を提出できなかったり，自己の努力不足を自覚し教員への指導要請を躊躇したりしたとき指導を受ける機会を逃し，論文執筆を停滞させていた。その一方，学生は，論文執筆が停滞した場合，それを打ち破るために，納得のいかない指導を全面的に受け入れることもあった。

【指導過剰への抵抗と指導過剰からの脱却】
　この概念は，学生が指導教員から過剰な指導を受けることへ抵抗を示すとともに，そこから抜け出そうとする経験を表す。
　学生は，教員が研究進行状態を頻繁に確認したり，研究への取り組みを無理強いしたりするとき，その指導を過剰だと感じていた。学生は，このような指導を受けたとき，嫌悪感，圧迫感，憤慨，反抗，拒絶といった感情を呈していた。そして，このような指導から抜け出すために独力で研究を進行しようとしたり，教員への指導要請を躊躇したりしていた。

【指導実現不可による指導の無視と指導撤回に向けた教員との議論】
　この概念は，学生が教員の指導を実現できないと感じたとき，その指導を無視する一方，その指導を撤回するために指導教員と議論するという経験を表す。
　学生は，指導教員から期間内に論文を修正するよう指導されていたにもかかわらず修正しないまま提出したり，教員の助言に従わず，自身のペースにより研究を進行させたりしていた。一方，学生は，教員の指導を実現不可能だと感じたとき，教員がそれを取り下げるよう教員と

意見を戦わせることもあった。
【指導の適切さ確信による教員への信頼と確信不可による教員への疑念】
　この概念は，学生が指導を適切であると確信したとき，その教員を信頼する一方，指導を適切であると確信できないとき，教員に疑念を抱くという経験を表す。
　学生は，教員の助言により自身が直面する問題を解決できたり，論文の精度が向上したりしたとき，指導の適切さを確信し，その教員を信頼していた。一方，教員間の評価が異なったり，論文発表直前に教員から大幅な原稿修正を要請されたりしたとき，指導の適切さを確信できず，教員に疑念を抱いていた。
【独断での異なる指導者探索と報告是非への戸惑い】
　この概念は，学生が指導に不満を感じたり，十分な指導を受けていないと感じたりしたとき，独断で他の指導者や専門家を探し，指導を受け，その後，指導教員への報告を迷うという経験を表す。
　学生は，指導を受けても問題を解決できなかったり，指導を要請してもそれに応えてもらえなかったりしたとき，指導教員に相談することなく他の指導者や専門家を探して，指導を受けることがあった。また，それを報告すべきかどうかを迷っていた。
【教員評価に伴う論文完成懸念と確信生起の反復】
　この概念は，学生が指導教員より研究進行に対する評価を受けることを通して，論文を完成できないのではないかと心配したり，完成できると確信することを繰り返すという経験を表す。
　学生は，課題の提出期限が守れず指導教員から叱責を受けたとき，自己の研究能力の低さを自覚し，論文が完成できないのではないかと心配していた。その一方，研究態度の熱心さを褒められたとき，論文を完成できると確信していた。学生は，教員の評価により論文の完成を心配したり確信したりすることを繰り返していた。
【学生間の支援授受】
　この概念は，学生が研究を進めるために同級生や下級生，上級生の支援を受けたり，支援を提供したりするという経験を表す。
　学生は，専門領域を超えて，同級生や下級生，上級生と交流して，教員や研究方法を理解するための情報を得たり，論文発表会に向けて発表内容に関する助言を得たりしていた。一方，自己に余裕のあるときには，データの整理を手伝ったり，文献を貸与するといった支援を提供していた。
【審査通過難航と難航予測に反する通過円滑】
　この概念は，学生が論文審査を受験し，通過に困難を来す一方，困難だと予測していた審査を円滑に通過できたという経験を表す。
　学生は，論文の完成に向け，倫理審査，研究計画審査，論文審査など数種類の審査を受験し，審査委員から，大幅な修正が必要であるとの指摘を受けることもあった。一方，審査委員からいくつか問題を指摘されるものの，予測とは裏腹に審査を円滑に通過できることもあった。
【緊張を伴う論文発表と発表への問題指摘受理】
　この概念は，学生が緊張しながら論文を発表し，そして，発表内容への問題を指摘されるという経験を表す。
　学生は，失敗を恐れ，心を張りつめながら学内の発表会に臨み論文を発表していた。また，発表内容に対する質問に答えるとともに，問題を指摘されて，聴衆の面前でそれを受け入れざるを得ないこともあった。

【論文完成過程進行による研究と看護への理解深化】
　この概念は，学生が論文作成過程を歩みながら研究および看護への理解を深めるという経験を表す。
　学生は，論文の完成を目指し，研究方法，データ収集方法，分析方法などを学習し研究の理解を深めていた。また，収集した現象を理解するために看護に関する学習をしたり，多数の研究対象者との出会いを通して人間を理解したりするなど看護への理解を深めていた。

【論文完成への達成感と不全感の感知】
　この概念は，学生が論文を完成させたという達成感を実感する一方，自己査定により完成度の高い論文ができなかったと不全感を実感するという経験を表す。
　学生は，論文が完成したことにより当初の疑問を解明できたという満足感，また一連の論文作成過程を遂行できたという達成感を実感していた。その一方，研究計画書が不十分であったと後悔したり，自己の研究遂行能力の低さを実感し論文作成に対する不全感を実感したりしていた。

　以上の20概念は，指導を受ける大学院生が予想を超える複雑な経験をしつつ論文完成に至ることを示している。指導を担当する教員は，大学院生がこのような経験をしつつ論文完成に至ることを理解しなければならない。
　20概念のうち，次の囲み欄に示す5概念は，修士論文を完成させ，修士の学位を取得するために，大学院に入学したすべての学生がたどるであろう経験である。

> 【修了要件充足に向けた授業履修と論文完成に向けた個別指導受理】
> 【論文完成に向けた文献検索と閲読の反復】
> 【論文完成に向けた計画立案と実行】
> 【審査通過難航と難航予測に反する通過円滑】
> 【緊張を伴う論文発表と発表への問題指摘受理】

　言い換えると，修士論文を修了要件とする課程に在籍するすべての学生は，修士の学位を取得するために，授業を履修し，個別指導を受けながら，研究計画を立案，実行し，審査を受験するとともに論文発表を通して審査に合格するという過程を必要とする。
　20概念のうち，次の5概念は，主に【論文完成に向けた計画立案と実行】の過程に生じる様々な困難や困難の回避に向けた努力などを表す経験である。

> 【計画遵守難航予測による難航回避に向けた周到な準備】
> 【計画遵守不可による計画変更と進行遅延による遅延の挽回】
> 【倫理規範遵守による研究進行と進行優先による倫理規範侵犯】
> 【研究進行に向けた懸命努力と計画の曖昧さによる研究進行難航】
> 【阻害要因発生による計画進行停滞と阻害要因排除に向けた工夫】

　多くの大学院生は，5概念のほとんどを経験しつつ修士論文を完成させる可能性がある。

しかし,【倫理規範遵守による研究進行と進行優先による倫理規範侵犯】【研究進行に向けた懸命努力と計画の曖昧さによる研究進行難航】のうち,【研究進行優先による倫理規範侵犯】【計画の曖昧さによる研究進行難航】は教員の指導によって回避可能な経験でもある。また,教員がこれらの経験の回避を目的とした指導の必要性を示す経験である。

20概念のうち,次の8概念は,修士論文の作成の支援に関わる人々との相互行為に関連して生じる経験である。

【独力での問題解決不可による指導要請と獲得】
【指導機会喪失による論文完成過程停滞と停滞打破に向けた不本意な指導受け入れ】
【指導過剰への抵抗と指導過剰からの脱却】
【指導実現不可による指導の無視と指導撤回に向けた教員との議論】
【指導の適切さ確信による教員への信頼と確信不可による教員への疑念】
【独断での異なる指導者探索と報告是非への戸惑い】
【教員評価に伴う論文完成懸念と確信生起の反復】
【学生間の支援授受】

また,20概念のうち,次の2概念は,修士論文作成過程の成果を表す経験である。

【論文完成過程進行による研究と看護への理解深化】
【論文完成への達成感と不全感の感知】

この2概念は,大学院生が論文完成への過程を歩むことを通して,研究のみならず看護への理解を深め,最終ゴールにたどり着いたとき達成感を感じる大学院生が存在する一方,不全感を感じつつ修了する大学院生も存在することを示す。修士論文を完成する過程は,ほとんどの大学院生にとって容易ならざる道のりである。同様に修士論文の完成に向けて指導する過程も,ほとんどの教員にとって容易ならざる道のりである。容易ならざる道を歩み,ゴールにたどり着いた学生が,不全感を感じ修了するような状況を回避できる可能性はないのであろうか。達成感を感じて修了してほしいと願わざるを得ない。そのために,指導者はどのような支援をできるのか,指導に携わる限り考え実行していかなければならない。

2 博士論文作成過程の経験

看護系大学院博士後期課程（博士課程）に在籍する大学院生は次の23概念（**図6-2**）[2]が表す経験をしながら博士論文を完成し,学位を取得している。以下に,各概念とその内容を紹介する。

202　第Ⅵ章　研究進行過程における研究者と指導者の相互行為

- 修了要件充足に向けた授業履修と副論文完成
- 計画に沿った研究推進と推進途上での研究計画余儀なき変更
- 博士論文完成に向けた学習成果活用と活用不可による再学習
- 博士論文完成難儀と難儀克服に向けた創意工夫
- 研究遂行に向けた教員指導受理と指導受理不可による独力研究遂行
- 指導受け入れ不可による教員への意向主張と説得
- 博士論文完成に向けた研究への没頭と完成不可懸念による研究継続への迷い
- 合格不可懸念の払拭に向けた周到な審査受験準備と情報不足下での闇雲な準備
- 審査受験による合格の獲得と不合格による論文修正を伴う再審査受験
- 審査結果への理不尽さ認知と理不尽さへの反論不可
- 逃避願望湧出による論文修正一時放棄と論文修正不可による再審査受験断念
- 審査合格による教員への信頼と審査不合格による教員への不信
- 指導教員の論文完成意思追従による研究継続
- 個別性の高い指導受理による研究指導者としての模範発見
- 問題回避に向けた教員への指導要請と研究進行繰り上げ実施
- 問題発生による研究への専念不可と問題放置による研究への専念
- 研究者役割と社会人役割の並進と並進困難
- 研究遂行のための経済的負担増大と経済的基盤確保に向けた余儀なき就労
- 他大学院生との交流による学習機会と指導機会の獲得
- 国内外の研究者との交流によるさらなる学習の必要性認知と論文完成への意欲喚起
- 研究能力乏しさ認知による自己への失望と能力向上認知による研究者としての自負
- 学位取得過程での苦悩増強と軽減の反復
- 新たな知見の発見と論文完成への感慨

図6-2　看護系大学院博士課程に在籍する大学院生の論文作成過程の経験を表す23概念

【修了要件充足に向けた授業履修と副論文完成】
　　この概念は，学生が博士後期課程の修了要件を充足するため，授業を履修するとともに，博士論文の審査申請要件を充足するため，副論文を完成させるという経験を表す。
　　学生は，研究計画を立案したり立案した計画に沿って研究を推進する傍ら，修了要件として規定されている単位を修得するために，授業を履修し，授業に出席したりレポートを書いたりしていた。また，それと同時に，博士論文の審査申請要件を充足するために，原著論文を作成し，学術雑誌に投稿し，査読を受け，掲載に向け，論文を修正したり，再投稿したりしていた。

【計画に沿った研究推進と推進途上での研究計画余儀なき変更】
　　この概念は，学生が研究計画を立案し，それに沿って研究を推し進める一方，審査を通過しているにもかかわらず，克服不可能な状況に直面し，立案した計画をやむを得ず変更するという経験を表す。
　　学生は，博士論文としての基準を意識しながら研究計画を立案し，研究計画審査を受け，大幅なもしくは微細な修正を求められ，その計画を修正したり洗練していた。また，審査通過後

は，その計画に沿って研究を推進していた。しかし，その途上で想定外の問題に直面し，研究計画を変更せざるを得ないこともあった。また，予備審査の際に，審査員より計画変更の指示を受け，やむを得ず変更することもあった。

【博士論文完成に向けた学習成果活用と活用不可による再学習】

この概念は，学生が博士論文完成に向け，それまで様々な機会を通して得た学習の成果を活用する一方，活用できる学習成果を持っていないとき，必要な内容を新たに学習するという経験を表す。

学生は，修士論文作成，授業の履修，自己学習，先輩学生の成功と失敗の経験の聴取などを通して獲得した知識や技術を生かし，博士論文の完成に向かっていた。また，研究途上で，新たな知識や技術が必要になったり，かつて修得した知識が曖昧になっていると感じたりしたとき，その修得や確認に向け，学習していた。

【博士論文完成難儀と難儀克服に向けた創意工夫】

この概念は，学生は博士論文を完成させる様々な困難に出合い，苦しみ，それを乗り越えるために創意工夫をするという経験を表す。

学生が直面した難儀とは，関連文献数が膨大であり，先行研究の状況を整理できない，研究対象者を見つけられない，データの分析が円滑に進まない，研究結果の理解が不十分であり，考察を論述できないなどであった。学生は難儀を克服するために，先輩の経験談を活用する，休日も返上しデータ収集に邁進する，指導教員が指導した先輩の論文を全て読破するなど，様々な工夫を凝らし，研究を進め，論文の完成に向かっていた。

【研究遂行に向けた教員指導受理と指導受理不可による独力研究遂行】

この概念は，教員からの指導を受けながら研究を遂行する一方，望んでも指導を受けられず，学生自身の力で研究を遂行するという経験を表す。

学生は，教員の後を追従し，あらゆる機会を活用し，指導を受けていた。その一方，質的データの分析に困窮し，教員に指導を求めるが，希望に反し，表面的な指導しか受けられず，独力で分析し，結果を産出したりしていた。

【指導受け入れ不可による教員への意向主張と説得】

この概念は，学生が教員の指導を受け入れることができず，教員に自身の意向を伝え，教員を説得するという経験を表す。

学生は，博士論文としての研究課題を提示した指導教員に自身の関心を伝え，その関心に基づく研究を博士論文のテーマとして承認してくれるよう説得していた。また，指導教員から論文を修正するよう促されるが，根拠となるデータを提示しながら修正の必要がないことを説明し，指導教員を説得することもあった。

【博士論文完成に向けた研究への没頭と完成不可懸念による研究継続への迷い】

この概念は，学生が博士論文の完成を目指し，他のことには目もくれず研究に熱中する一方，完成できないのではないかと感じ，研究の継続を迷うという経験を表す。

学生は，必要なデータを確保するために複数の対象者の状況に合わせながら無我夢中でデータを収集したり，一刻も早く研究結果を得るために寝食を忘れ収集したデータを分析したりしていた。一方，課題が山積し，論文を完成できないのではないかと不安に思い，研究の継続を迷うこともあった。

【合格不可懸念の払拭に向けた周到な審査受験準備と情報不足下での闇雲な準備】

この概念は，学生が審査不合格になることを心配し，審査受験に向け綿密に準備する一方，

審査に関する情報が不足しており，思慮なく準備するという経験を表す。

学生は，研究計画書審査，倫理審査，予備審査，本審査に向け，緊張と不安を抱きながらも綿密に準備状態を整えていた。その一方，不安を抱きながらも，審査基準に関する情報が得られない，審査に関する情報を提供してくれる先輩がいないといった状況下で思いつくままに準備を進めざるを得ないこともあった。

【審査受験による合格の獲得と不合格による論文修正を伴う再審査受験】

この概念は，学生が規定に沿って各種審査を受験し，審査に合格する一方，審査に不合格となった学生が書類や論文を修正して再審査を受験するという経験を表す。

学生が受けた審査は，計画書審査，倫理審査，博士論文予備審査，博士論文本審査などである。学生は，周到な準備を行い各審査に臨み，指摘に沿って書類や論文を修正したりして，苦しみながらも審査に合格していた。その一方，学生は，指導教員の保証に反して審査を通過できず，再審査受験に向け，審査員から修正の指示を受けることもあった。さらに，指導教員の指導の下，修正した書類や論文を再度，提出したにもかかわらず，再審査も通過できなかった学生は，再度，修正の指示を受けていた。学生は，審査に通過するまで指摘や指示に沿って書類や論文の修正を継続し，再審査を受け続けていた。

【審査結果への理不尽さ認知と理不尽さへの反論不可】

この概念は，学生が理不尽だと感じる審査結果を受けたにもかかわらず，反論することはできず，仕方なくその結果を受け入れるという経験を表す。

学生は，他学問領域が承認している方法を用いて作成した論文に修正を求められたり，研究計画審査を通過しているにもかかわらず，研究対象の不適切さを指摘され，さらなるデータ収集を求められたりという理不尽だと感じる審査結果を受けていた。しかし，学生には反論の機会を与えられず，その結果を納得しないまま受け入れていたり，博士の学位を得るためには反論するべきではないと感じ，受け入れていた。

【逃避願望湧出による論文修正一時放棄と論文修正不可による再審査受験断念】

この概念は，審査に合格できず再審査となった学生が，再審査受験に必要な論文の修正を一時，放棄したり，論文の修正ができず，再審査を断念するという経験を表す。

学生は，審査を受験した際の辛さを思い出したくないため，しばらくの間，審査員から指示された論文の修正に取り組まず放置していた。また，取り組んではみたものの指示されたように論文を修正できずに，再審査受験をあきらめることもあった。

【審査合格による教員への信頼と審査不合格による教員への不信】

この概念は，学生が，指導を受け審査に合格したとき，教員への信頼を強固にする一方，指導を受けたにもかかわらず審査を通過できなかったとき，教員への不信を感じるという経験を表す。

学生は，その個別の状況に応じた指導を受け，苦労して完成させた倫理審査の書類や論文が審査を通過したとき，改めて教員に信頼を感じたり，信頼を揺るぎないものにしたりしていた。また，審査の際，審査員から修正するよう指示を受け，指示どおりに修正し再審査を受験したにもかかわらず，再度，不合格となったとき，審査員に不信を感じたりしていた。

【指導教員の論文完成意思追従による研究継続】

この概念は，学生が論文完成に向けた指導教員の意思の強固さを実感し，それを受けて，研究を継続するという経験を表す。

学生は，予備審査の準備が不十分であり，審査の延期を考えたものの，指導教員が予定通り

の審査受験に揺るぎない意思を持っていることを感じ，延期を諦め，審査を受けるための準備に拍車をかけていた。また，学生は，研究が思うように進まず，意欲を失いかけていたとき，指導教員から激励を受け，研究継続に向けての意欲を喚起させたりしていた。

【個別性の高い指導受理による研究指導者としての模範発見】

この概念は，学生が指導教員から個別の状況に応じた指導を受け，その指導に教員としての模範を見いだすという経験を表す。

学生は，研究計画の作成やデータの分析，論文執筆に際し，指導教員から個別に指導を受け，その指導が理解しやすいと感じたとき，あのような指導ができる指導者になりたいと感じていた。また，学生は，育児中である，アルバイトをせざるを得ないといった個別の状況を考慮した指導を受けたとき，あのような指導者になりたいと感じていた。

【問題回避に向けた教員への指導要請と研究進行繰り上げ実施】

この概念は，学生が問題の発生を予測し，それを回避するために教員に指導を求めたり，研究の進行を早めたりするという経験を表す。

学生が回避を試みた問題は，家族の健康状態の悪化による研究の遅延，指導教員との関係悪化，研究期間遷延による経済状態の悪化などであった。学生は，家族の病状悪化を予測し，そのような状況下にあっても期限までに論文を完成できるよう教員に指導を求めたり，研究の進行を早めたりしていた。また，指導教員の意向とは異なる研究課題に関心を持った学生は，他教員に助言を求め，どのように指導教員を説得すべきか指導を受けていた。

【問題発生による研究への専念不可と問題放置による研究への専念】

この概念は，学生が発生してしまった問題への対応により研究に専念できなかったり，問題が発生しているにもかかわらず，それを放棄し研究に専念するという経験を表す。

学生が直面した問題は，家族の急死や健康状態の悪化，学生自身の健康状態の悪化などであった。データ収集途上で父親の急死に直面した学生は，心労により母親も入院したため，その対応に追われ，一時的にデータ収集に集中できない状況に置かれていた。一方，家族としての役割を放棄して研究時間を確保し続けることもあった。また，論文執筆中にインフルエンザに罹患し，執筆に集中できなくなったり，微熱があるにもかかわらず，提出期限に間に合わせるために受診もせずに執筆に集中し続けることもあった。

【研究者役割と社会人役割の並進と並進困難】

この概念は，学生が博士後期課程に在籍する研究者としての役割と社会人としての役割を同時に果たしていく一方，両役割を同時に果たしていくことに困難を来すという経験を表す。

学生が並進を試みた役割とは，研究者と母親役割，研究者と看護師役割，研究者と学会員役割などであった。研究者と母親役割を持つ学生は，論文提出時期が差し迫るなか，自身の睡眠時間を極端に短縮し，育児と論文の執筆を並進させていた。また，研究者と看護師役割を持つ学生は，両役割を並進できなくなり，休職により研究に専念できる環境を確保することもあった。さらに，研究者と学会員役割を持つ学生は学会活動に専念するあまり研究に専念できなくなり，研究計画を遅延させたりすることもあった。

【研究遂行のための経済的負担増大と経済的基盤確保に向けた余儀なき就労】

この概念は，学生が研究を進めていく過程で経済的な負担を増大させ，研究を実施していくための経済的基盤を確保するために，就職やアルバイトをするという経験を表す。

学生は，文献検討やデータ収集に予想を超えた多額な費用を使用していた。また，その費用を確保するために食費や光熱費を節約していた。しかし，それでは対応できないと感じたり，

そのような状況に不安を感じたりしたとき，アルバイトをしたり，正規職員として就職したりしていた。

【他大学院生との交流による学習機会と指導機会の獲得】
　この概念は，学生が先輩大学院生との日常的な交流を通し，研究上の課題を解決するための示唆を得たり，要請を受け後輩大学院生に指導をする機会を獲得するという経験を表す。
　学生は，ゼミ資料の作成や研究計画作成の留意点，研究フィールドの探索，教員から個人指導を受ける際の資料提示の方法など先輩との日常的な交流を通し，学習していた。また，コンピュータトラブルの再発防止に向けICT技術を修得し，修得した技術を用いて後輩に指導することもあった。

【国内外の研究者との交流によるさらなる学習の必要性認知と論文完成への意欲喚起】
　この概念は，学生が国内外の学会や研修会に参加し，研究者との交流を通し，改めて学習の必要性を自覚するとともに，それを契機として，論文完成への意欲を呼び起こすという経験を表す。
　学生は，国内外の学会に参加し，研究者と交流する機会つくっていた。なかでも，国際学会に参加した学生は，海外の研究者が積極的に質疑応答している状況をみて，研究者に必要な態度を学習するとともに，将来，研究者として活動するために，是が非でも論文を完成させたいと気持ちを強めていた。また，研修会に参加した学生は，他大学の大学院生の精度の高い分析結果を目の当たりにし，分析への意欲を高めていた。

【研究能力乏しさ認知による自己への失望と能力向上認知による研究者としての自負】
　この概念は，学生が研究能力の乏しさを感じ，研究者としての自分に失望する一方，研究の継続を通し，研究能力が向上したと感じたとき，研究者としての自分に誇りを持つという経験を表す。
　学生は，研究の進行過程で，失敗を繰り返したり，努力の効果を実感できなかったりしたとき，研究者としての自己に失望していた。また，そのような状況を繰り返しながらも，データ収集や分析をうまく進められるようになったとき，研究者としての自分に誇りを持つようになっていた。

【学位取得過程での苦悩増強と軽減の反復】
　この概念は，学生が研究の全過程を通し，苦しみ，悩み，そしてそれがあるときには極端に強く，あるときには弱くを繰り返しながら学位取得に至るという経験を表す。
　学生は，研究計画立案に向け，膨大な文献に埋もれ，苦悩を増強させていたが，データ収集のためにフィールドに出て研究対象者との交流を通し，その苦悩を低減させていた。また，予備審査に際し，審査での質疑応答への失敗を予測し，苦悩を増強させていたが，審査を通過したときその苦悩は低減していた。しかし，審査の際に指摘された論文の修正がうまくいかないとき，本審査を目前に控えたとき，その苦悩は再び増強していた。論文の合否判定が終了し，合格の結果を入手するまで，苦悩の増強と低減は繰り返し生じていた。

【新たな知見の発見と論文完成への感慨】
　この概念は，学生が，研究の過程を通して新しい知識や見識を発見し，それに基づき博士論文を完成できたとき，深く感動するという経験を表す。
　学生は，膨大な文献を精読し，整理しながら，これまで言及されていなかった見識を確立していた。また，看護実践や看護職養成教育に強い影響力を持つであろう研究結果を得て，新しい知識を発見できたと感じていた。さらにそれらを博士論文に統合できたとき，大きな目標を

達成できたことへの感慨に打たれていた。

　以上の23概念は，博士後期課程（博士課程）に在学し，指導を受ける大学院生が予想を超える複雑な経験をしつつ論文完成に至ることを示している。指導に携わる教員は，大学院生がこのような経験をしつつ論文完成に至ることを理解しなければならない。また，前述した修士論文作成過程の経験と比較すると，博士後期課程（博士課程）に在学し，博士論文を作成する過程がより一層，複雑で困難な過程であることは一目瞭然である。入学後，全過程に困難が待ち受け，学生は，それを一歩一歩，自身の努力により乗り越えていかなければならない。
　23概念のうち，次の囲み欄に示す4概念は，博士論文を完成させ，博士の学位を取得するために，大学院に入学した全ての学生がたどるであろう経験である。

【修了要件充足に向けた授業履修と副論文完成】
【計画に沿った研究推進と推進途上での研究計画余儀なき変更】
【研究遂行に向けた教員指導受理と指導受理不可による独力研究遂行】
【審査受験による合格の獲得と不合格による論文修正を伴う再審査受験】

　博士の学位を取得するために，全ての学生は授業を履修し，副論文を完成させなければならない。自己学習をするとともに，個別指導を受けながら，研究計画を立案，実行し，審査を受験し，審査に合格するという過程を必要とする。
　23概念のうち，次の10概念は，主に博士論文完成途上に生じる様々な困難や葛藤，またそれらの克服に向けた努力などを表す経験である。

【博士論文完成に向けた学習成果活用と活用不可による再学習】
【博士論文完成難儀と難儀克服に向けた創意工夫】
【博士論文完成に向けた研究への没頭と完成不可懸念による研究継続への迷い】
【合格不可懸念の払拭に向けた周到な審査受験準備と情報不足下での闇雲な準備】
【逃避願望湧出による論文修正一時放棄と論文修正不可による再審査受験断念】
【問題回避に向けた教員への指導要請と研究進行繰り上げ実施】
【学位取得過程での苦悩増強と軽減の反復】
【問題発生による研究への専念不可と問題放置による研究への専念】
【研究者役割と社会人役割の並進と並進困難】
【研究遂行のための経済的負担増大と経済的基盤確保に向けた余儀なき就労】

　23概念のうち，次の5概念は，博士論文の作成の支援に関わる人々との相互行為に関連して生じる経験である。

【指導受け入れ不可による教員への意向主張と説得】
【指導教員の論文完成意思追従による研究継続】
【他大学院生との交流による学習機会と指導機会の獲得】
【国内外の研究者との交流によるさらなる学習の必要性認知と論文完成への意欲喚起】
【審査結果への理不尽さ認知と理不尽さへの反論不可】

23概念のうち，次の4概念は，博士論文作成過程の成果を表す経験である。

【研究能力乏しさ認知による自己への失望と能力向上認知による研究者としての自負】
【審査合格による教員への信頼と審査不合格による教員への不信】
【個別性の高い指導受理による研究指導者としての模範発見】
【新たな知見の発見と論文完成への感慨】

　博士論文作成過程は，学生にとって，修士論文作成過程にも増して容易ならざる道である。それは，論文の審査基準の高さ，審査過程の複雑さに耐え，それを乗り越えていく能力を必要とし，博士論文作成過程を通してそれらの能力を修得していく必要があることに起因する。23概念は全て博士論文を完成し，博士の学位を取得した研究者の経験であり，容易ならざる道を歩ききった研究者の経験である。また，博士後期課程（博士課程）は，研究者として自立して研究を進める能力の修得を目的としており，大学院在学中の研究進行過程の自立度も博士前期課程（修士課程）に在学する学生とは比較にならないほど高い。もちろん，教員は，博士後期課程（博士課程）に在学し研究を行う大学院生にも博士論文完成に向け支援する。しかし，研究者として初学者ではないだけに，博士論文作成過程を通して学生が獲得する肯定的な成果も否定的な成果も学生自身に帰するところが大きい。

　このような状況を前提にしてもなお，博士論文を完成できたにもかかわらず，**自己への失望**をしたり，**教員への不信**を抱いたりするといった事態が発生しないよう，教員は努力すべきであろう。それは，学生のためのみならず，指導に携わる教員にとっても重要である。学生にとってこの過程が修士論文作成過程にも増して容易ならざる道であるのと同様に，教員にとっても容易ならざる道である。それは，一人の博士を輩出する過程が，教員自身の研究者としての能力，指導者としての能力を日々，問われる過程であることに起因する。このような過程を歩みきった結果として，学生が**自己への失望**をしたり，**教員への不信**を抱いていることを感じたとき，教員も博士論文指導に携わる指導者としての自己に失望したり，学生への不信を抱くことにも繋がりかねない。このような結末は，指導者である教員から明日の指導へのエネルギーを奪うことはあっても，明日の指導のエネルギーの源泉となる学習には繋がりにくい。

❷ 論文作成過程における大学院生と教員の相互行為

　前述した修士論文作成過程を表す20概念のうち，次の8概念は，指導を担当する教員との相互行為に関連して生じる経験である。8概念とは，【修了要件充足に向けた授業履修と論文完成に向けた個別指導受理】【独力での問題解決不可による指導要請と獲得】【指導機会喪失による論文完成過程停滞と停滞打破に向けた不本意な指導受け入れ】【指導過剰への抵抗と指導過剰からの脱却】【指導実現不可による指導の無視と指導撤回に向けた教員との議論】【指導の適切さ確信による教員への信頼と確信不可による教員への疑念】【独断での異なる指導者探索と報告是非への戸惑い】【教員評価に伴う論文完成懸念と確信生起の反復】である（図6-3）。

　博士前期課程（修士課程）に入学する学生の多くは，それまで学位に繋がる研究に携わったことはなく，緻密な研究計画の立案，複数の審査の受験，研究発表など，論文作成に必要不可欠な過程のほとんどを初めて体験する。そのため，指導者に対する期待や依存も必然的に大きくなる。また，8概念の中には肯定的な経験も存在するが，多数の否定的な経験の存在を見逃すことはできない。当然のことではあるが，博士前期課程（修士課程）の大学院生にとって，教員との相互行為は修士論文作成過程の質を左右する重要な経験であり，8概念の存在は，改めてそれを事実として突きつけられる経験でもある。

　8概念のうち，2概念【修了要件充足に向けた授業履修と論文完成に向けた個別指導受理】【独力での問題解決不可による指導要請と獲得】は，大学院生と指導を担当する教員の相互行為の核となる経験である。

　残る6概念は，核となる経験から派生する経験である。この経験は，学生が教員との相互行為を通して深刻な問題に直面することを如実に表している。例えば，**不本意な指導受け入れ**，**指導過剰への抵抗**，**指導実現不可による指導の無視**，**教員評価に伴う論文完成懸念**などがそれに該当する。また，その結果として，**教員への疑念**，**独断での異なる指導者探索**といった事態が生じる。

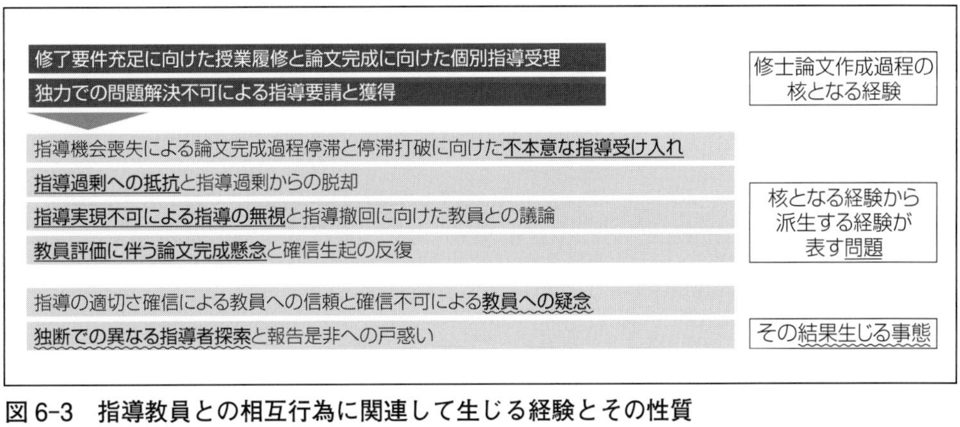

図6-3　指導教員との相互行為に関連して生じる経験とその性質

また，博士論文作成過程を表す23概念のうち，次の4概念は，指導を担当する教員との相互行為とそれに関連して生じる経験である。4概念とは，【研究遂行に向けた教員指導受理と指導受理不可による独力研究遂行】【指導受け入れ不可による教員への意向主張と説得】【指導教員の論文完成意思追従による研究継続】【審査結果への理不尽さ認知と理不尽さへの反論不可】である。修士論文作成過程と博士論文作成過程を表す両概念を比較してみると，次のようなことがわかる（表6-1）。

　第1に，修士論文作成過程と博士論文作成過程において学生は教員との相互行為を通して類似する経験をするということである。修士論文作成過程の経験【修了要件充足に向けた授業履修と論文完成に向けた個別指導受理】と博士論文作成過程の経験【研究遂行に向けた教員指導受理と指導受理不可による独力研究遂行】は両者とも大学院生として教員の指導を受けるという経験である。修士論文作成過程の経験【独力での問題解決不可による指導要請と獲得】と博士論文作成過程の経験【問題回避に向けた教員への指導要請と研究進行繰り上げ実施】は両者とも問題を解決したり回避するために教員に指導を要請するという経験である。この経験は，学生が特別な指導を要請するときは，問題に直面していたり，問題の発生を予測したりしていることを示している。教員は，特別な指導を要請する学生がこのような状況にあることを前提に対応する必要がある。

　修士論文作成過程の経験【指導実現不可による指導の無視と指導撤回に向けた教員との議論】と博士論文作成過程の経験【指導受け入れ不可による教員への意向主張と説得】は両者とも教員の指導を実現できない，受け入れられないと感じた学生がその指導に抵抗するという経験である。この経験は，教員が必要であると判断した指導も，学生が実現不可能，受け入れ不可能と感じる場合もあることを示し，指導の質と量の適切性に関わる経験である。これらは，質の高い指導を展開できるよう教員自身が研鑽を積むとともに，学生が教員の指導に対し反論がある場合，それを遠慮なく表現できるような関係を形成する重

表6-1　修士・博士論文作成過程における学生と教員の相互行為とそれに関連して生じる経験

	論文作成過程における学生と教員の相互行為とそれに関連して生じる経験	
	修士論文作成過程	博士論文作成過程
類似性あり	【修了要件充足に向けた授業履修と論文完成に向けた個別指導受理】	【研究遂行に向けた教員指導受理と指導受理不可による独力研究遂行】
	【独力での問題解決不可による指導要請と獲得】	【問題回避に向けた教員への指導要請と研究進行繰り上げ実施】
	【指導実現不可による指導の無視と指導撤回に向けた教員との議論】	【指導受け入れ不可による教員への意向主張と説得】
	【指導機会喪失による論文完成過程停滞と停滞打破に向けた不本意な指導受け入れ】	【審査結果への理不尽さ認知と理不尽さへの反論不可】
類似性なし	【指導過剰への抵抗と指導過剰からの脱却】【指導の適切さ確信による教員への信頼と確信不可による教員への疑念】【独断での異なる指導者探索と報告是非への戸惑い】【教員評価に伴う論文完成懸念と確信生起の反復】	【指導教員の論文完成意思追従による研究継続】

要性を示している。

　修士論文作成過程の経験【指導機会喪失による論文完成過程停滞と停滞打破に向けた不本意な指導受け入れ】と博士論文作成過程の経験【審査結果への理不尽さ認知と理不尽さへの反論不可】は両者とも教員の指導や審査の結果を納得のいかないまま受け入れざるをえないという経験である。また，学生が，たとえ理不尽さを感じていても，それを表出しない場合があることをこの研究成果は示している。これらは，教員が学生との相互行為を展開するとき，学生がその指導，その審査結果をどのように受け止めているのかを理解する必要があることを示している。また，もし学生がその指導や審査結果を不本意であるにもかかわらず受け入れている場合，その意義や必要性について学生が理解できるように説明する必要がある。また，納得できない理由を聴取し，その理由が妥当であった場合，学生が納得できる手段や方法を学生とともに考え，決定していく必要がある。教員は研究者としてもエキスパートではある。しかし，論文作成に関わる全ての意思決定の責任は学生にあり，教員はそれを支援する立場にいることを忘れてはならない。また，学生が必要に応じて自身の心情を明瞭に伝えられる関係性を構築し，その機会をつくる責任は教員にあることも忘れてはならない。

　第2に，修士論文作成過程と博士論文作成過程において学生は教員との相互行為を通して類似する経験をする一方，異なる経験もするということである。修士論文作成過程の経験【指導過剰への抵抗と指導過剰からの脱却】【指導の適切さ確信による教員への信頼と確信不可による教員への疑念】【独断での異なる指導者探索と報告是非への戸惑い】【教員評価に伴う論文完成懸念と確信生起の反復】は，博士論文作成過程の経験としては語られていない。博士前期課程（修士課程）に在籍する学生の多くは，研究の初学者であり，教員への依存度が高い反面，自身の能力も十分，査定できない状況によって生じている経験のように思える。また，独断での異なる指導者探索も研究の初学者であるが故の経験のように思われる。

　このうち，【指導過剰への抵抗と指導過剰からの脱却】は，学生が教員の指導を過剰だと感じる経験を表し，このような場合，教員は「学生は提出期日に間に合うように論文を完成できるのであろうか」「学生はできると言っているがそれは本当か」など論文完成を懸念している可能性がある。また，博士前期課程（修士課程）に在学し修士論文完成を目指す学生は，研究の初学者であり，論文完成を目指す各過程に要する時間の予測をつけられないことも多い。ある教員がかつて指導した修士課程の学生の一人が，考察を2日間で書くと言ったという話を聴いたことがある。学生が研究の各過程の困難さや困難を乗り越えるためにどの程度の時間を要するのか，それらについて予測できないことを表す典型例である。このような事態の回避に向けて，教員は，学生が選択した研究デザインや個々の能力によって適切な指導の量と質が異なることを学生に伝える必要がある。同時に，指導の適切な量と時機を決定しなければならない。

　また，修士論文作成過程の経験【教員評価に伴う論文完成懸念と確信生起の反復】は学生が教員の一言一言に影響を受けている状況を表し，学生にとって教員の存在感の大きさを如実に表す。また，教員の一言が論文完成に向けてのさらなる努力を鼓舞したり，学生

の不安感を誘発したりすることも表している。研究指導に携わる全ての教員は，学生が学位取得に必要な全過程を無事，歩き通し，看護専門職者，研究者，そして，人間としても成長することを願って，指導を展開する。しかし，膨大なエネルギーを投入し，研究を指導し，その結果として，学生が学位を取得できたとしても，教員への疑念を抱き，独断で指導者を探索するといった事態が生じたとき，両者の間には信頼関係どころか不信感すら生まれかねない。このような事態発生の可能性を否定することなく，常にその発生を予測しつつ，論文作成過程における研究の進捗状況や論文の完成度に対し，学生の不安を誘発するような不用意な発言をしないよう留意しながら指導を展開する必要がある。

　一方，博士論文作成過程の経験【**指導教員の論文完成意思追従による研究継続**】は，修士論文作成過程の経験としては語られていない。博士課程に在籍する学生のほとんどは，修士論文となった研究等，何らかの研究を行っており，研究の初学者と異なり，教員を客観的に評価できるようになっている。そのため，たとえ様々な困難に直面したとしても，教員が学生の行っている研究の意義や重要性を前提に学生の論文完成への強い意志を伝えられたとき，学生は，その教員の姿をみて，研究を継続するための意思を強固にできるのであろう。学生とのコミュニケーションの重要性を再認識させられる概念である。

　以上は，教員が学生との相互行為に際し，少なくとも次の6項目を配慮する必要があることを示す。

1. 特別な指導を要請する学生は，問題に直面したり，問題の発生を予測したりしている可能性があり，それを前提に対応する
2. 質の高い指導を展開できるよう研鑽を積むとともに，学生が教員の指導に対し反論や意見がある場合，それを遠慮なく表現するよう奨励する
3. 学生が納得して指導や審査結果を受け入れるように，指導の必要性や審査結果の根拠を学生に十分説明する
4. 学生の個別状況を考慮して指導の適切な量と時機を決定する
5. 学生の不安を誘発するような不用意な発言をしない
6. 学生が行っている研究の意義や重要性を前提に学生との相互行為を展開する

❸ 研究指導の質を決定づける基準

　研究の指導を受ける学生は，教員のどのような指導を良いと感じ，良くないと感じるのであろうか。もし，これが明らかになり，活用できれば，研究指導に携わる教員は，自身の指導過程を査定し，必要に応じ改善できる。このような視点から，既に論文を完成し，修士の学位を取得した看護職者13名を対象とした質問紙調査を行い，自由回答式質問への回答を質的帰納的に分析した。その結果，研究指導を受けた過程を通して，13名の学生が良いと感じた教員の行動18，良くないと感じた教員の行動12の存在が明らかになった。それらを元に学生が教員の研究指導の質を決定づける基準18が明らかになった。

わずか13名の対象者の知覚が、果たしてどの程度、普遍性があるのか、そしてどの程度全体を網羅しているのか、定かではない。筆者らは、これらに関し確かな知識を得るために、2014年9月、「学生が研究指導の質を決定づける基準」を明らかにするための研究に着手した。この研究成果を産出できるまでの間、普遍性、網羅性に不安を残しながら、13名の対象者が提供した回答から得た成果を使用することを決断した。それは、経験的に、この結果が研究指導の過程を振り返るために有用であると判断したことによる。

1 学生が良いと感じた指導（表6-2）

18の学生が良いと感じた指導は、教員がこのような指導を展開したとき、学生の指導に対する満足度が向上することを意味する。教育目標「学位論文の完成」に向けた教授活動という観点から見直したとき、学生が良いと感じた指導18は、次の5種類に分類できる。第1は、**全指導過程を通して常に教員が維持すべき態度**、第2は、**教員が学生の研究の進捗状況や能力を査定した結果として展開すべき教授活動**である。また、第3は、**指導に対する学生の反応を取り込み、指導の効果向上を目指す教授活動**、第4は、**学生が確実に研究を進行するために必要な教授活動**である。さらに、第5は、**学生の将来への展望を導く教授活動**である。

❶ 全指導過程を通して常に教員が維持すべき態度

学生が良いと感じた指導18の中には、教員が研究指導を展開するとき、常に維持すべき行動がある。「1. 他者に気づかれないよう混乱している学生に助言する」「2. おだやかな態度を維持する」などが、それに該当する。このうち、前者は学生が混乱状況を他者に知られたくない気持ちを表しており、学生の自尊心を傷つけない教員の配慮である。看護

表6-2　博士前期課程（修士課程）に在籍する学生が"良い"と思った研究指導

1. 他者に気づかれないよう混乱している学生に助言する 2. おだやかな態度を維持する	❶ 全指導過程を通して常に教員が維持すべき態度
3. 研究進行に先立ち、必要事項を順次指導する 4. 質問に対する回答の具体例を提示する 5. 問題の指摘とともにその克服に有用な対策を示す 6. 学生が判断不可能な部分に判断を下す 7. 未経験の活動をイメージできる教材を提示する 8. 指導の機会を頻繁に設ける 9. 他学生の修論指導に参加する機会を提供する	❷ 学生の研究の進捗状況や能力を査定した結果として展開すべき教授活動
10. 学生の思考速度に合わせ、指導を進行する 11. 理解しやすく説明する 12. 理解できるまで説明を反復する 13. タイミングよく学生に助言を提供する	❸ 指導に対する学生の反応を取り込み、指導の効果向上を目指す教授活動
14. 研究進行に必要な課題達成状況を査定し、査定結果を学生に伝える 15. 指導終了後に次回の指導日時を決定する 16. 学生に問題の有無を確認し、問題部分に支援することを伝える	❹ 学生が確実に研究を進行するために必要な教授活動
17. 研究者としての教員自身の信念を語る 18. 教育者としての教員自身の信念を語る	❺ 学生の将来への展望を導く教授活動

学研究を学び，実施する学生は，研究の初学者であっても，成人学習者である。また，学生の背景は多様であり，教員より年齢が高い学生，1,000人以上の部下を持つ管理者としての役職を持つ学生が，修士論文，博士論文の完成に向け，努力する例もそう珍しくはない。年齢や役職の有無にかかわらず，一定以上の能力や向上心，そして，明確な価値観があればこそ，看護職者として研究を行う進路を選択しており，自尊心，プライドへの配慮は必須である。

また，後者「2．おだやかな態度を維持する」は，研究指導が教員にとっても困難に直面する場面に多々遭遇する過程であり，その結果，穏やかな態度を維持できなくなる場合もあることを示す。大学院設置基準第12条が規定するように，大学院の教育は，授業科目の授業と研究指導によって行われる。看護教育学は授業を「相対的に独立した学習主体としての学習者の活動と教授主体としての教授者の活動が相互に知的対決を展開する過程であり，その過程は教育目標達成を目指し，目的的，計画的に展開される」[3]と定義する。この定義は研究指導も論文の完成という目標の達成を目指し，教員が目的的，計画的に展開する教授活動であり，講義，演習，実習とは異なる形態の授業であることを示す。いらだったり，激昂したりして論文の完成という教育目標を達成することはできず，研究指導に携わる教員は，講義や演習の時と同様に学生が穏やかだと感じる態度を維持し続ける必要がある。

❷ 学生の研究の進捗状況や能力を査定した結果として展開すべき教授活動

学生が良いと感じた指導18の中には，学生の研究の進捗状況や能力を査定した結果として展開すべき教授活動がある。「3．研究進行に先立ち，必要事項を順次指導する」「4．質問に対する回答の具体例を提示する」「5．問題の指摘とともにその克服に有用な対策を示す」「6．学生が判断不可能な部分に判断を下す」「7．未経験の活動をイメージできる教材を提示する」「8．指導の機会を頻繁に設ける」などが，それに該当する。

このうち，「3．研究進行に先立ち，必要事項を順次指導する」は，学生が研究計画の立案に入る前に研究計画をどのように立案するのかを教えてほしい，データ収集に行く前に対象をどのように募るのか，実際にどのようにデータを収集するのかを教えてほしいといったことを意味する。学生は，当然学習し，知識としてこれらを理解しているに違いない。しかし，この指導を良いと感じた学生は，知識を実際の研究活動として具現化することに不安や困難を感じ，学習した知識と具体的な行動を連結する役割を教員に求めている可能性がある。博士前期課程（修士課程）がもし研究者としての基礎的能力を修得することを目的としているのならば，活字を通して学習したことを自身の研究へと適用，応用できるようになる必要がある。これは，**教育目標分類学（タキソノミー）（表6-3）**の認知領域各レベルに置き換えると，応用，分析，総合のレベルに該当し，「知識として知っている」「その知識を説明できる」レベルの理解では，研究を進行させることができないことを意味する。文献を通して学んだ知識を自身の研究に適用し（応用），自身の研究としてまとまったものを形作る（総合）というレベルまで到達するよう学習を深める必要があることを示す。このように考えていくと，「3．研究進行に先立ち，必要事項を順次指導する」と学生は，それを良い指導であると感じるかもしれないが，単純にこの行動をとるべ

表6-3　教育目標分類学（タキソノミー）

◎教育目標分類学（タキソノミー）の概要
　1948年に開催されたアメリカ心理学会に参加した測定・評価に関心を持つ研究者集団が母体となって産出した研究成果である。その成果をB. S. Bloomらが，教育目標分類学「taxonomy（分類学）」として体系化した理論である。分類に該当する用語として「classification（分類）」を使用せず，「taxonomy（分類学）」を用いており，これは，単に目標を分類するだけではなく，目標間の関係を明瞭にし，その系列性を重視する立場をとるためである。このような観点から，達成されるべき教育目標の全体を認知領域，精神運動領域，情意領域の3領域に分け，それぞれの領域ごとに目標系列を明らかにした。また，認知領域6段階，精神運動領域と情意領域は各々5段階の目標レベルが複数の研究者により明らかにされている。
　教育目標分類学（タキソノミー）の特徴は，目標が教育内容ではなく，その内容を活用する「能力」に焦点を当て設定するという点にある。何をどこまで学ぶのか，または何をどこまで教えるのかという表現がある。前者は学習者，後者は教授者の視点からの表現である。この表現のうち，「何を」は学習内容，「どこまで」はその内容を活用する能力に該当する。すなわち，教育目標分類学（タキソノミー）は，学習内容として特定された内容をどこまで，すなわちどのレベルまで学習すること，教授することを目標とするのかを明示するために有用である。

◎教育目標分類学（タキソノミー）における目標の3領域
認知領域：知的活動に関わる教育目標を扱う領域であり，この目標は知識の記憶と再生，一般的な知的能力，知的技能の獲得にかかわる内容を含む。認知領域には，「知識」「理解」「応用」「分析」「総合」「評価」[1]という6つのレベルがあり，「知識」「理解」「応用」「分析」「総合」「評価」の順に学習は単純から複雑へと移行する。
精神運動領域：様々な技術を展開するときに必要となる能力や技能に関わる教育目標を扱う領域である。この目標は，真似ることから始まり，その技能を巧みに使いこなすといった数段階にわたり身体的調整を必要とする運動志向的な活動の獲得に関わる内容を含む。この活動は，認知領域，後に述べる情意領域の目標両者に影響を受ける。特に看護職者に求められる技能は，その基盤となる知識，それに関わる看護職者自身の価値観や態度によりその質は決定づけられる。
　精神運動領域には，複数の研究者によるレベル分類がある。本書は看護学にとって有用な分類として「模倣」「操作」「精確化」「分節化」「自然化」[2]を提示する。「模倣」「操作」「精確化」「分節化」「自然化」の順に，定着の度合いは強くなる。
情意領域：価値，態度，信念の発達に関わる教育目標を扱う領域であり，この領域の目標は専門職の実践と密接に関わり，価値，態度，信念を内在化していく過程を含む。情意領域には，「受容」「反応」「価値づけ」「価値の組織化」「価値の個性化」[3]というレベルがあり，「受容」「反応」「価値づけ」「価値の組織化」「価値の個性化」の順に内在化のレベルは深くなる。情意領域の学習成果には2つの側面がある。第1は価値，態度，信念に関する知識と関連しており，この知識の獲得状況は，試験によっても評価できる。

[1] Oermann, M. H. & Gaberson, K. B., 舟島なをみ監訳：看護学教育における講義・演習・実習の評価. pp15-17, 医学書院, 2001.　2) 前掲書1), pp19-20.　3) 前掲書1), pp17-19. より］

きではない。学生が教員に「3. 研究進行に先立ち，必要事項を順次指導する」ことを要望した場合，その学生の学習到達度は，**教育目標分類学（タキソノミー）**の認知領域における「知識」「理解」のレベルにとどまっており，到達度のレベルを高める必要があると判断できる。また，教員は，その判断に加えて，学生の学習や研究の進捗状況，能力を査定して，「3. 研究進行に先立ち，必要事項を順次指導する」ことが必要だと判断した場合にのみ，この指導を提供すべきである。また，その際，この教授活動を展開する最も効果的な時機や方法を検討し，その結果に基づき行動する必要がある。「4. 質問に対する回答の具体例を提示する」「5. 問題の指摘とともにその克服に有用な対策を示す」「6. 学生が判断不可能な部分に判断を下す」「7. 未経験の活動をイメージできる教材を提示する」「8. 指導の機会を頻繁に設ける」も同様である。

❸ 指導に対する学生の反応を取り込み，指導の効果向上を目指す教授活動

　学生が良いと感じた指導18の中には，指導に対する学生の反応を観察し，指導の効果向上を目指して展開する教授活動もある。「10．学生の思考速度に合わせ，指導を進行する」「11．理解しやすく説明する」「12．理解できるまで説明を反復する」「13．タイミングよく学生に助言を提供する」などが，それに該当する。これらは，いずれも指導に対する学生の反応や学生の研究の進捗状況，それに伴う学生の心理状況を教員が明瞭に把握していない限り，具現化不可能な行動である。研究指導を提供する状況は，様々な制約を受け厳しさを増すが，そのような中にあってもなお，教員はこれらの行動をとれるよう努力し続ける必要がある。

❹ 学生が確実に研究を進行するために必要な教授活動

　学生が良いと感じた指導18の中には，学生が確実に研究を進行するために必要な教授活動もある。「14．研究進行に必要な課題達成状況を査定し，査定結果を学生に伝える」「15．指導終了後に次回の指導日時を決定する」「16．学生に問題の有無を確認し，問題部分に支援することを伝える」などが，それに該当する。

　このうち，「14．研究進行に必要な課題達成状況を査定し，査定結果を学生に伝える」は，教員が緻密に評価を反復している状況を示す。また，「15．指導終了後に次回の指導日時を決定する」は，計画的にそれらを実行している状況を示す。研究の過程は学生が自立して進めていかなければならないことも多く，指導と指導の期間が空きすぎると，学生が大きく方向性を誤る可能性もある。その経験は，学生にとって重要な学習に繋がることも多い。しかし，そのような事態に陥った学生の中には，方向性を誤ったことに落胆し修正への意欲を喪失してしまったり，修正への意欲を持っていても，残された期間に修正が不可能であったりする場合もある。これらの事態を回避するために教員は計画的にかつ緻密に研究進行に必要な課題達成状況を査定し，査定結果を学生に伝える必要がある。

　また，研究指導を授業ととらえたとき，教員は研究指導を，目的的，計画的に展開する必要がある。学生が良いと感じた指導「15．指導終了後に次回の指導日時を決定する」は，研究指導の計画性に該当するとともに，学生にとって指導を受ける機会の保証にも繋がる教員の行動である。学生の背景が多様化し，在職のまま大学院に進学する学生も数多く出現し，研究指導に携わる教員も教育や研究に充当できる時間は年々，減少する。このような状況は，ややもすると計画的な研究指導の阻害要因となる。また，学生が計画的な研究指導の保証を得られないとき，そのことに不安感を感じながら研究を進めなければならなくなる可能性もある。これらは，「15．指導終了後に次回の指導日時を決定する」「16．学生に問題の有無を確認し，問題部分に支援することを伝える」，すなわち指導を受ける機会の保証を学生が感じとれるように行動する必要があり，これもまた，学生が指導を受けられるのか否かといった不安を感じることなく，確実に研究を進行するために必要な教授活動である。

❺ 学生の将来への展望を導く教授活動

　学生が良いと感じた指導18の中には，「17．研究者としての教員自身の信念を語る」「18．教育者としての教員自身の信念を語る」という教員の行動がある。この2つの行動

が学生にとってどのような意味を持つのか，様々な推測ができる。この行動は，例えば，学生が研究者や教育者としての必要な態度を学ぶ契機となるロールモデル行動として機能し，学生が将来の進路を決定する契機となるなどである。しかし，これは推測の域を出ない。今後，さらにデータを収集し，分析することにより，この2つの行動を何故，学生が良いと感じるのか明らかになるに違いない。本書は，これらを暫定的に学生の将来への展望を導く教授活動とする。

＊

学生が良いと感じた指導18のうち17は，❶ 全指導過程を通して常に教員が維持すべき態度，❷ 学生の研究の進捗状況や能力を査定した結果として展開すべき教授活動，❸ 指導に対する学生の反応を取り込み，指導の効果向上を目指す教授活動，❹ 学生が確実に研究を進行するために必要な教授活動，❺ 学生の将来への展望を導く教授活動の5種類に分類できた。また，残る1項目，「9. 他学生の修論指導に参加する機会を提供する」は，このいずれにも分類されない教授活動である。学生がこの指導を良いと感じる理由は，予測がつく。学生は，他学生の指導への参加を通して学びを共有したり，これまで気づくことのなかった自身の研究上の問題を発見したりできるのではないだろうか。このような観点からすると「9. 他学生の修論指導に参加する機会を提供する」は，学生にとって学習機会の多様化をもたらす教授活動と命名できる可能性がある。しかし，先述したように，これは修士論文を完成したわずか13名の対象者から得た回答の分析結果であるが，「9. 他学生の修論指導に参加する機会を提供する」を学生が良いと感じた指導としていることは，事実ではある。しかし，この事実が意味するところは，2014年9月に着手した研究「**学生が研究指導の質を決定づける基準**」の成果を待ち再度，考えることにしたい。

また，蛇足ではあるが，これまで「9. 他学生の修論指導に参加する機会を提供する」方法を取り入れたことのない教員がこの方法を取り入れることを決定した場合，次のような配慮が必要であることを付け加えたい。第1は，指導対象学生の許可である。他学生の指導に参加したいと思う学生は，指導を受ける学生から許可を得る必要がある。第2は，その際，聴取した研究上の様々な内容の守秘義務の遵守である。また，参加に際し，入手した資料の厳重な取り扱いも必要となる。

2 学生が良くないと感じた指導（表6-4）

12の学生が良くないと感じた指導は，教員がこのような指導を展開したとき，学生の指導に対する満足度が低下することを意味する。このうち，多くは良い指導と対をなす教員の行動である。

例えば，学生が良くないと感じた指導「9. 指導の途上で感情的な態度を示す」は，教員が指導の途上でいらだち，暴言を吐いたり，研究室に入るなり怒り出したりといった行動である。これは，良い指導「2. おだやかな態度を維持する」と相対する行動である。良くない指導として「9. 指導の途上で感情的な態度を示す」に該当する回答を記述した

表6-4　博士前期課程（修士課程）に在籍する学生が"良くない"と思った研究指導

1. 学生の理解を確認せず，指導を進める
2. 根拠を提示せず，問題を指摘する
3. 具体的に修正点を示すことなく課題遂行の不備を指摘し続ける
4. 講師の指導を受けて出した結果の誤りを指摘する
5. 提出期限直前に重大な問題を指摘する
6. 起立状態で1時間以上，学生を注意し続ける
7. 研究以外のことを注意する
8. 指導日時の約束を違える
9. 指導の途上で感情的な態度を示す
10. 学生の研究課題を軽視する発言を示す
11. 学生の研究態度に否定的な見解を示す
12. 仕事と研究の並進を不可能だと断言する

対象者の一人は，この行動を良くないとする理由を次のように述べている。「教員の感情的な態度，発言に直面すると，研究について考える以前に人間関係，信頼関係に不安を感じてしまう」。これは，教員が論文の完成を目指し支援しているにもかかわらず，その途上で感情的になってしまったとき，学生の思考が研究から離れていることを示す。穏やかな態度を維持しなくてはならないと強烈に印象づけられる。ある教員は，指導の途上で苛立つ自身の行動について次のように述べていた。「そのときの状況を冷静に考えてみると，苛立ちの原因は学生にあるのではなく，自己の指導力の未熟さにあるように思う」。指導の途上で感情的になっていることに気づいたとき，この教員の言葉は冷静さを取り戻すために有用である。

　また，学生が良くないと感じた指導「8. 指導日時の約束を違える」と良い指導「15. 指導終了後に次回の指導日時を決定する」，学生が良くないと感じた指導「3. 具体的に修正点を示すことなく課題遂行の不備を指摘し続ける」と良い指導「5. 問題の指摘とともにその克服に有用な対策を示す」，学生が良くないと感じた指導「2. 根拠を提示せず，問題を指摘する」と良い指導「14. 研究進行に必要な課題達成状況を査定し，査定結果を学生に伝える」といずれも相対する行動である。さらに，学生が良くないと感じた指導「5. 提出期限直前に重大な問題を指摘する」と良い指導「13. タイミングよく学生に助言を提供する」，学生が良くないと感じた指導「1. 学生の理解を確認せず，指導を進める」と良い指導「10. 学生の思考速度に合わせ，指導を進行する」も相対する行動である。これらは，学生が指導の質を決定づける明瞭な基準を持っており，これらを意識しながら指導を展開することを通して，教員が学生との相互行為の質を改善できる可能性があることを示す。

　一方，学生が良くないと感じた指導の中には，良い指導と対にならないものもある。「4. 講師の指導を受けて出した結果の誤りを指摘する」「6. 起立状態で1時間以上，学生を注意し続ける」「7. 研究以外のことを注意する」「10. 学生の研究課題を軽視する発言を示す」「11. 学生の研究態度に否定的な見解を示す」「12. 仕事と研究の並進を不可能だと断言する」がそれに該当する。

　このうち，「4. 講師の指導を受けて出した結果の誤りを指摘する」は，複数の教員が指

導に携わった結果として，生じることがある。このような状況は，論文審査などの場合も生じる可能性がある。指導教員が「良い」と言ったにもかかわらず，審査委員である教員から問題を指摘されたり，不合格になったりする場合がそれに該当する。「4. 講師の指導を受けて出した結果の誤りを指摘する」は，指導者間の見解の不一致であり，可能であれば，指導者が見解を統一しておけば問題は発生しないかもしれない。しかし，指導者の意見が異なり，見解を統一できない場合も少なくない。また，複数の指導者が常に正解を出せるわけでもない。学生が良くないと感じた指導「4. 講師の指導を受けて出した結果の誤りを指摘する」から教員が学ぶべきは，学生に研究の責任を担うことの必要性とその指導を取り入れるか入れないかを学生自身が判断する必要性を教示する重要性である。「○○先生がこう言ったからこうした」という論理は通用せず，研究者としては失格である。「○○先生がこう言った。私もそう考えたのでこうした」「○○先生がこう言った。でも，私はそう考えなかった。そこでこうした」という思考ができるよう支援する必要がある。どのように教員が指導にエネルギーを注いだ研究であっても，その研究の成功は学生のものであるとともに，もし，研究上，何らかの問題が生じた場合，たとえ，それが学生であっても，教員が代わってその責任を担うことはできない。その前提として教員は，学生が問題を未然防止したり，問題に直面した学生がそれを乗り越えられるよう最大限の支援をする責務を持つことは言うまでもない。

　良くないと感じた指導「6. 起立状態で1時間以上，学生を注意し続ける」は，学生の安全，安楽を脅かす行動である。学生が何をした結果，このような事態に陥ったか，それを知る手段はないが，学生が何をしたにしてもこれは過剰である。教員が意図的に学生の安全，安楽を脅かすことはない。しかし，教員が学生の心情に関心を向けることなく行動したとき，それが学生の安全，安楽を脅かすことにつながる可能性がある。研究指導が授業であることを忘れることなく，常に学生の反応に関心を向けながら指導を展開する必要がある。教員が指導の途上，学生の安全や安楽を脅かすような行動をとったり，状況をつくることは断じて避けなければならない。

　良くないと感じた指導「7. 研究以外のことを注意する」は，学生のプライバシーを侵害する行動である。研究指導過程における学生と教員は物理的にも心理的にも至近距離に存在することが多い。そのため，通常の学生と教員の関係であるならば，決して，知ることのないような学生のプライバシーも知ってしまうこともある。教員が学生に研究以外のことを注意するとき，それは多くの場合，そのことが研究進行の阻害因子になっている可能性がある。このような場合，研究を主語にして学生に説明し，学生自身が阻害因子の存在に気づくように支援する必要がある。しかし，「研究以外のことを決して注意してはいけない」と一概に処理することはできない。学生のプライバシーに関わることであっても，それが大学や社会のルールに反するようなことである場合，注意や警告は必要である。また，学生の状況が変化し，その変化の背景に何らかの問題が潜んでいると予測した場合，プライバシーに立ち入らざるをえないこともある。

　良くないと感じた指導「10. 学生の研究課題を軽視する発言を示す」「11. 学生の研究態度に否定的な見解を示す」「12. 仕事と研究の並進を不可能だと断言する」は，いずれ

も学生の価値観を否定する態度である。このうち、「10. 学生の研究課題を軽視する発言を示す」の発言の主が指導教員でなく、論文の審査に関わった教員であることを回答は示している。価値は多様であり、学生の価値観を否定することはもとより、教員の価値観を学生に押しつけることも避けなければならない。

しかし、ある研究課題について学生と教員の価値観が対立しているとき、そこには教授＝学習過程が成立しない。現在、多くの看護系大学院はオープンキャンパスを行い、受験希望者がその大学院や指導を受けたいと考えている教員を知る機会を提供している。また、受験に先立ち、受験希望者に教員との面談を要請する大学院も多い。このような場を利用して両者が研究に関わる基本的な部分について価値観の共有が可能か否かを判断する必要がある。

3 研究指導の質を決定づける基準

上述の学生が良いと感じた指導、良くないと感じた指導は、学生が18の基準（**表6-5**）により指導の質を決定づけていることを示した。先述した「1 学生が良いと感じた指導」「2 学生が良くないと感じた指導」の内容を精読し、これらの基準を指導過程の質の改善と向上に向け、使っていただきたい。

ただし、これは修士論文を完成したわずか13名の対象者から得た回答の分析結果である。そのため、**学生が良いと感じた指導18、学生が良くないと感じた指導12**は、事実ではあるが、その一部であり、すべてを網羅していない可能性が高い。また、それは、研究指導の質を決定づける基準に関しても同様である。これらに対する明瞭な認識を持ちつつも、この事実を掲載することに決定した。それは、経験的に、この結果が研究指導の過

表6-5 博士前期課程（修士課程）に在籍する学生が研究指導の良否を決定づける基準

1. 計画に沿った指導進行の可否
2. 研究進行過程に沿った段階的指導提供の可否
3. 未経験活動のイメージ化に向けた学習機会と教材提示の有無
4. 指導機会の多少
5. 学生の理解状況に合わせた指導進行の可否
6. 学生の理解状況を考慮した説明の工夫の良否
7. 質問への回答例提示の有無
8. 問題の指摘に伴う解決策提示の有無
9. 問題解決支援への保証表明の有無
10. 指導のタイミングの良否
11. 指導の確実性の高低
12. 教員間の見解統一の有無
13. 指導途上での感情コントロールの可否
14. 学生の安全安楽への配慮の有無
15. 学生の自尊心を尊重する態度表出の有無
16. 学生の価値観を尊重する態度表出の有無
17. 学生のプライバシー保護の可否
18. 研究指導に携わる教員としての信念呈示の有無

程を振り返るために有用であると判断したことによる。

❹ 論文作成過程を通して学生と教員が直面しやすい問題

　看護系の大学院に入学する学生の背景は，ますます多様化している。教員は，その結果として，看護系大学卒業直後に進学した学生，病院の看護師として在職したまま進学した学生，大学の有給休職制度を活用し進学した学生など，多様な背景を持つ大学院生の研究を指導することになる。学生の背景の多様さは，論文作成過程に生じる学生と教員が直面する問題の多様さにも結びつく。また，その問題は些細なものから，重大なものまで多様である。事例を紹介しつつ，問題の克服，回避に向けて検討する。

1 指導過程に問題を生じた学生と教員の相互行為

　紹介する8事例は，すべて相互行為に問題を生じたものの，退学や指導教員の変更といった事態には至らず，問題を乗り越え，または，問題を残したまま，正規の年限により修了もしくは卒業した学生と教員の相互行為である。このうち7事例は，博士前期課程（修士課程）における修士論文，1事例は，学士課程の卒業論文の指導過程である。

＊

●事例1：自身の都合を中心に個別指導を要請する学生Ｉと教員Ｕの相互行為

> 学生Ｉ：博士前期課程（修士課程）2年，企業の診療所に就業のまま進学，40歳
> 教員Ｕ：教授，学士・修士課程の教育を担当，修士論文指導経験5年，48歳
> 　学生Ｉは，在職のまま大学院に進学し，論文の完成に向け，個別指導を必要とする時期を迎えていた。学生Ｉは夜間，もしくは休日の個別指導を要望していた。教員Ｕは昼夜，授業をしており，学生の要望に沿った指導を展開すると，私生活が完全に侵食されると考えた。そこで，教員Ｕは，学生Ｉに休暇をとり，教員の担当する授業のない平日の時間帯に個別指導の時間を確保するように伝えた。これを受け，学生Ｉは，既に相当の日時，有給休暇を消費しており，論文完成までの状況を考慮したとき，残る有給休暇日数を確保しておきたいと考えた。また，教員Ｕには申し訳ないと思いつつも，昼夜開講の大学院であり，職業と学業の並進を認めているのだから，自身の要望は理に適っていると考え，教員Ｕに要望を伝え続けた。さらに，学生Ｉは，教員Ｕに職場との契約として留年が不可能であり，是が非でも，予定通りの修了が必要であることを繰り返し伝えた。
> 　教員Ｕは，学生Ｉが要望を変更しないため，不本意であったが週末に出勤し，学生Ｉの個別指導を実施した。個別指導の間，教員Ｕは心中穏やかならざる状態にあったが，平静を装い，指導を行った。しかし，学生Ｉは，教員Ｕの心中を察し，「当然の要望をしているだけなのに…」と反発を感じながらも平静を装い指導を受け続けた。

　事例1は，大学院設置基準第14条の適用になった学生を指導する教員が直面しやすい問題である。ここに紹介した事例は，学生と教員の相互行為に問題を生じているものの，教員は指導を継続し，学生は論文を完成し，学位を取得している。事例1をこのような観

点からみたとき，指導は成功している。問題は，次の3点である。第1に，教員は学生に要望に沿った指導ができない理由を伝えていない。第2に，教員は私的な時間を投入し学生を指導しているにもかかわらず，それは本意ではない。第3に，学生は教員の私的な時間を侵食し指導を受けているにもかかわらず，それを当然のこととして受け止め，そればかりか教員に反発さえ感じている。

　大学院設置基準第12条は，「大学院の教育は，授業科目の授業及び研究指導によって行うものとする」と規定しており，研究の完成に向け，正規の授業時間に加えた指導の必要性を規定している。また，大学院設置基準第14条は，「教育上特別の必要があると認められる場合には，夜間その他特定の時間又は時期において授業又は研究指導を行う等の適当な方法により教育を行うことができる」と規定している。この規定の「特定の時間又は時期」が週末や夏季休業，冬季休業等，正規の授業以外の時間や時期に該当する。このような規定を前提にしたとき，学生 I は，就業のまま大学院に進学し，大学院もそれを許可しており，学生の要望は誤っていない。しかし，教員の労働時間にも規定はあり，学生の要望に従い，無制限に指導を行わなくてはならないわけではない。

　このような事態を回避するために，教員は学生からの要望に対して，教員自身の状況を冷静に，正確に伝える必要がある。教員Uは，学生に教員の担当する授業のない平日の時間帯に個別指導の時間を確保するように伝えている。しかし，何故，週末ではなく，平日の時間帯に時間を確保してほしいのか，明瞭に伝えていない。多くの場合，学生は研究の渦中に入るとそのことに夢中になり，周囲に配慮できる状況ではなくなる。常時，自身の研究についてのみ思考している。

　例えば，ある学生のゼミの最中に，ゼミに参加している他の学生が状況を説明しないまま，その学生自身の研究について語り出すことがある。教員もそれを聴いている学生も理解できず，その発言の主旨を理解できないことを伝えると，学生ははっとした表情を示す。その学生は終始，自身の研究について思考しており，その連続線上における発言であり，それを聴く人々の状況を考慮していない例である。

　学生 I は，教員を配慮できない状況にある可能性があり，教員Uは，学生 I の要望の変更を希望する理由を「週末は休まなければ，疲労感が強く，翌週の仕事に差し障る」「週末は家族との約束がある」など明瞭に言語化する必要があった。看護系大学院に進学する学生は，成人であるとともに，社会人としての経験も持っているため，教員の状況も「当然，わかるだろう」と思いがちである。しかし，研究者としては初学者であり，自身の研究に集中すればするほど，教員も含む他者の状況に配慮できなくなる。これを前提に学生と相互行為を展開する必要がある。また，もし，教員自身が自身の状況を説明してもなお，学生は要望を変更することがなく，教員自身も週末に指導することを決定したのならば，教員はそこに至る経緯を乗り越え，気分を一掃し，自身も気持ちよく指導を展開すべきであろう。研究指導を展開する教員とそれを受ける学生は，物理的にも心理的にも至近距離におり，好むと好まざるとにかかわらず，両者は，互いの心情を察知する。

●事例2：学生からの個別指導の要請を待つ教員Wと学生Nの相互行為

学生N：博士前期課程（修士課程）2年，大学卒業後2年の臨床経験の後，退職して進学，25歳

教員W：教授，学士・修士・博士課程の教育を担当，論文指導経験6年，48歳

　学生Nは，大学院進学後，学費と生活費を確保するために，1週間に3回，夜勤の看護師として働きながら研究を進めていた。研究も最終段階になり，個別指導が必要な時期に至っていたが，学生Nからの個別指導の要請はなかった。教員Wは，学生Nに研究の進捗状況を聞いたところ，予定のところまでは進んでいるが，アルバイトがあり，個別指導の日程を確保できないと答えた。そこで教員Wは，個別指導の必要性の有無を確認したところ，個別指導を必要としているが，アルバイトも継続したいと答えた。また，その理由は，修了後，アルバイト先に就職する予定であり，就職後，早く職場に適応するための継続であり，現在，経済的に困窮しているわけではないと答えた。

　その回答に教員Wは憤慨し，「まずは，修了が先です」と強い口調で言ってしまった。その後，学生Nは，1週間，教員Wの面前から姿を消した。教員Wは，憤慨し強い口調で発言したことを後悔し，学生Nに電話をかけた。そして，「学生のことを思い，発言したことなのに，何故，私が謝罪しなくてはならないのか」と心の片隅で思いつつも，憤慨し，強い口調で発言したことを謝罪した。その後，学生Nは個別指導を受け，無事，修了した。しかし，教員Wは，この時，自身のとった行動の適切性について確証が持てないでいる。

　事例2は，事例1と同様に個別指導の日程調整を目的とした教員と学生の相互行為である。しかし，両者には相違点と共通点がある。相違点の第1は，事例1が，学生が自身の都合により個別指導を求めているのに対し，事例2が，教員が学生の要請に先立ち，個別指導を行おうとしていることにある。熱意を持って学生の指導に携わっている教員が直面しやすい問題である。相違点の第2は，教員が不愉快な感情を露わにし，それを受け学生が登校しなくなり，教員が学生に謝罪していることにある。事例1は，両者が問題を感じているにもかかわらず，それを表出しないまま相互行為を継続したが，事例2は，問題が表面化し，教員が学生に謝罪している。共通点は，事例1が学生の要請に不本意ながら応じている行動にその行動を選択した教員自身が不満を感じており，事例2も学生に謝罪したその行動にその行動を選択した教員自身が不適切であったのではないかと感じていることにある。

　このような事態を回避するために，教員は，第1に学生の研究進行計画を具体的に聴取する必要があるだろう。それを前提に何をどのように進めるべきかを教員の予定も含め説明し，学生が自身の予定の調整も含め，選択できるよう支援すべきであろう。

　博士前期課程（修士課程）の学生の多くは，研究の初学者であり，論文完成に向けてどの部分にどの程度，時間を要するのか，また，自身がどの程度の能力を持っているのか，予測できないことも多い。そのため，教員が心配しているほど強く自身の論文完成に不安を持っていない場合もある。学生の適切な選択を可能にする情報を提供する必要がある。また，この際，学生が意義や重要性を感じている活動や事柄を否定すべきではない。それらは，論文完成に向かう活動と比較したとき教員にとって優先度は低いかもしれない。しかし，価値は多様であり，適切な選択を可能にする情報を提供する責務を教員は持ってい

るが，選択は学生に任せるべきである。また，その選択に対する責任は学生が負わなければならない。

事例2の場合，教員Wは，学生Nの研究進行計画の詳細を聴取し，学生Nが適切な選択をするために必要な情報を提供したとしよう。それでも，学生Nがアルバイトを優先するのならば，それ以上，教員が関与することはできない。もし，その選択によって個別指導の時間を十分確保できず，それが論文の質に影響してもその責任は学生が負わなければならない。

また，教員は，注意をしたり問題を指摘したりすることはあっても，否定的な感情を表出すべきではない。特に研究の初学者である学生にとって，指導を担当する教員は，他に変えることのできない拠りどころであり，たとえ教員がそのようなつもりでなくても学生が，教員から否定されていると感じてしまったとき，学生は絶望する。

さらに，事例2は，不登校となった学生を心配した教員が学生に電話をかけ，謝罪するという行動を選択した教員自身がその行動に自信を持てないでいる。この状況は問題である。しかし，学生が教員の行動を契機として不登校になった事態，そして教員の電話による謝罪を受け，論文の完成に向け活動を再開した事実を統合したとき，この行動は最良であったと判断できよう。それは，教員と学生の相互行為の目的が論文の完成にあるという理由以外の何ものでもないためである。事例2の教員Wは，次に同様の事態に直面したとき，この相互行為から得た学びを生かし，いかに冷静にその事態を受け止め，学生の適切な選択を可能にする情報を提供し，論文完成に向けて適切な選択を支援するかを考えるべきである。

●事例3：面談を求める学生Iと個別指導中の教員Yの相互行為

学生I：博士前期課程（修士課程）2年，看護系短期大学助教として在職のまま進学，36歳
教員Y：教授，学士・修士課程の教育を担当，論文指導経験4年，46歳

　　教員Yは，自身の研究室において学生Sの個別指導をしていた。そこに，学生Iが訪れ，「相談したいことがある」と言った。教員Yは，学生Sの指導に夢中になっており，「今は，手が離せないから，緊急のことでないのならば後にしてほしい」と伝え，学生は「はい」と返事をしてその場を去った。その1時間後，学生Iが再度，訪れ，「相談したいことがある」と言った。教員Yは学生Sの指導を継続しており，「急を要しますか」と聞いたところ，学生は「いいえ」といって去っていった。教員は，学生Sの指導を終え，学生Iのことを思い出し，大学院生学習室を訪れたが既に学生Iは帰宅した後であった。

　　翌日，教員Yは学生Iが教員Yの研究室を2度目に訪問した後，研究科室を訪ねたことを研究科長から伝えられた。学生Iは，研究科長に「Y先生は，研究について相談に行っても相談にのってくれない。厳しい言葉で急を要するか否かを尋ねるだけであり，Y先生は私を嫌っている。どうしたらよいかわからない」と訴えたとのことであった。教員Yは，学生Iの訪問を受けた時の状況を説明し，研究科長の理解を得た。しかし，教員Yは，その後，学生Iだけでなく，指導を担当する大学院生全員に「何かしたら，すぐに学生は研究科長に言いつける」と恐怖感のようなものを感じ，その状況からしばらく脱却できなかった。学生Iは，その後，何事もなかったように指導を受け，修了した。

事例3は，学生が教員に面談を求めたにもかかわらず，面談を求められた教員は他の学

生の指導中であり，その場で求めに応じられなかった教員Yの相互行為である。また，学生が応じてもらえなかったことを研究科長に相談したことがこの相互行為を複雑にしている。学生の個別指導中に他の学生が面談を求めてくるといった状況は，そう珍しいことではない。これと類似した状況としては，5分後に会議が始まり，会議室に向かう準備をしているときや来客中に学生が研究室を訪れたりすることがある。この場合は，すぐに学生の求めに応じられない理由を説明できるが，試験問題作成中に学生が研究室のドアをノックした場合など，その理由さえ説明できない。いずれにしてもすぐに学生の求めに応じられない場合，可能な範囲での理由の説明とともに，面談可能なおおよその時間を学生に伝える必要がある。おおよその時間が伝えられない場合には，教員が学生に連絡するという方法も良心的であろう。また，その際，学生と対面し，それらを伝える必要がある。事例3のように「今は対応不可能」というメッセージのみでは，教員はそのつもりでなくとも，学生は，教員から拒否されていると感じてしまう可能性がある。

　事例3は，学生が教員から拒否されていると感じ，それを研究科長に相談している。このような事態は，多分，それ以前の学生と教員の関係に影響を受け，生じているように思う。学生が1回，自身の要望を受け入れられなかった結果として，研究科長に相談に行くとは考えにくい。発生した事態に恐怖心を感じ，萎縮することは無為であり，そこに至るまでの相互行為を徹底的に見直し，改善に向かうべきであろう。学生にとっては，相談の窓口が多ければ多いほど良い。学生と教員の相互行為に問題が生じた場合，行動を見直し，問題の原因を追及し，変容すべきはいかなる場合も教員であり，学生に責任を転嫁してはならない。

●事例4：考察の洗練を必要とする学生Kとそれを支援する教員Tの相互行為

学生K：博士前期課程（修士課程）2年，大学卒業後進学，24歳
教員T：教授，学士・修士課程の教育を担当，論文指導経験2年，44歳
　学生Kは，考察の指導を受けるために，教員Tの研究室を訪れていた。学生Kは，そのとき，既に数回，教員Tから指摘を受け，その指摘に沿って考察を書き直しており，書き直した考察の指導を受け，最終稿とする段階に到達していた。しかし，その考察は，未だに理解不可能な文章や論理の飛躍を多々，残していた。
　教員Tは，学生Kの書いた考察の一文一文を読み，内容に関し様々な質問をした。その内容は，結果の解釈に用いた文献の内容，結果に対する学生Kの解釈など多様であった。当初，学生Kは，教員Tの質問に，分析結果一覧表や文献カードに戻りながら回答していた。教員は，学生Kの回答を参考にしながら，必要に応じ，論述をその場で修正したり，修正の必要な部分を指摘したりした。指導終了後，学生Kは，指摘された論述を修正し，それを持って，再び，教員Tの研究室を訪れ指導を受けるという日を数日間，継続した。教員は，この間，時折，学生Kの表情が硬くなったり，質問への回答が遅れたりしていることに気づいていたが，期限内の論文完成を重視し，そのことには触れなかった。
　考察が終盤に差しかかった頃，教員はいつもどおり，結果に対する学生Kの解釈を尋ねた。しばらく回答がないため，学生Kに視線を向けた。学生Kは，涙を流しながら「色々，聞かれても，もうこれ以上考えられません」と静かに答えた。教員Tは，学生Kが心身ともに疲労していることを理解した。そこで，学生Kにそれを伝えるとともに，論文提出期限は迫っており，期限内の論文完成に向けては，ここで考察を中断できないことを伝えた。学生Kは，うなずきながらも涙を流したままであった。

> 　翌日から教員Tは，学生Kに対する質問や発問を極力減らし，結果や文献カードを一緒に確認するようにした。また，結果に対する学生Kの解釈を知りたいときには，まず教員Tの解釈を伝え，「Kさんの言いたいことは，こういうことですか」と確認するようにした。学生Kは，落ち着きを取り戻し，少しずつ自らの解釈を述べられるようになった。

　事例4は，教員が論文完成向け最終段階に至っている学生の論文を見直し，一文一文を確認するという丁寧な指導を展開している場面の相互行為である。しかし，教員は，教授技術を質問に限定し，相互行為を展開している。一方，連日に及ぶ教員からの質問の反復は学生にとって詰問になっており，学生は，詰問に耐えられなくなっている。詰問とは相手を責めて問いただすことを意味する。教員は，学生の発言を聞き，学生の状況に共感を示すとともに，教授技術を質問から解答提示に変更し，指導を継続しており，教員のこの判断は，成功している。

　しかし，この事例は，教員が完成度の高い論文の期限内提出を強力に意図していることを明瞭に表している。一方，学生がどのように思って指導を受けているのかは不明である。ここにも問題があるように思う。教員は，個別指導を開始する前に，学生が修正した論文に理解不可能な文章や論理の飛躍があり，それらを修正する必要性を発見している。それを学生が理解できるように伝えたのであろうか。各大学院は必ず論文審査の基準を持っているはずであり，それを活用し，審査通過に向けて，問題を克服する必要があることを明瞭に説明する必要がある。

　また，個別指導を通して，論理的思考や論文執筆能力の修得を支援できることを伝えたのであろうか。それを前提に，論文完成という目標達成に向けて，いくつかの手段があることを伝えたのであろうか。この手段とは，「教員に指摘を受け，学生自身が論文の修正を継続する」，もしくは「教員とともに論文を修正する」などである。また，その他の手段を学生とともに検討したのであろうか。そして，いずれかを選択する機会を提供したのであろうか。また，各手段に必ず付随するであろう問題を説明したのであろうか。

　相互行為を通して目標達成に向かうためには，相互行為を展開する人々の共同目標の設定と手段の共有が重要である。また，共同目標を設定し，目標達成に向けた手段を探求し，同意するためには相互行為を展開する人々が事前に十分に話し合い，両者が何を考えているのかを理解する必要がある。これらを前提としたとき，事例4は，教員が完成度の高い論文を期限内に提出したいと思うあまり，学生との共同目標設定と手段の探求，手段への同意を確認しないまま指導を開始していることに問題があるかもしれない。

　論文作成過程にある学生とそれを指導する教員は，至近距離にいることが多い。そのため，教員は「当然，理解しているはずだ」「多分，わかっているだろう」などと思い込み，学生と関わることがある。このような思い込みを排除しなければならない。また，相互行為を通して目標達成を目指すときには，「共同目標の設定」「目標達成のための手段の探求」「目標達成のための手段への同意」[4]を忘れてはならない。

●事例5：分析の結果について指導を受ける学生Eと教員Aの相互行為

学生E：博士前期課程（修士課程）2年，10年間，看護専門学校に勤務し，就業のまま進学，44歳
教員A：准教授，学士・修士・博士課程の教育を担当，論文指導経験6年，48歳

　学生Eは，質的研究に取り組んでおり，観察により収集したデータを3回，分析し，その結果を教員Aに提示し，スーパービジョンを受けていた。教員Aは，分析結果の中に，データと適合していないサブカテゴリ名を発見するたびに，学生Eが命名した現象の意味を十分理解できていないと感じた。そのため，教員Aは，学生Eに「何故そのように命名したのですか」「命名したサブカテゴリは，どのような現象を意味するのですか」「コードの集合体が意味する現象を説明してください」といった質問を重ねた。質問を受けた学生Eは，自分の考えを述べ回答した。教員Aは，学生Eの回答に納得できない，あるいは意味を十分に理解できなかったため，「この命名だと〇〇というような場面を想像してしまいますが，そうですか」「もう少し具体的に説明してください」とさらに質問を加えた。当初，学生Eは，教員の質問に対して回答していたが，徐々に回答に窮するようになり，言葉数が減っていった。
　このような状況を何回か繰り返した後，教員Aは，学生Eに「あなたが説明している現象は，〇〇（教員が命名したサブカテゴリ名）ということですか」と尋ねながら，学生Eが説明する現象に近づくようにサブカテゴリ名の変更を提案した。しかし，学生Eは，その変更に同意しなかった。そして，このような修正，変更を繰り返した何度目かのサブカテゴリ名に対して，教員Aは，「〇〇ということではないのですか」と強い口調で尋ねてしまった。学生Eは，「はい…，そうだと思います」と力なく回答した。しかし，その表情や口調から，教員Aが命名したサブカテゴリは，学生Eがみた現象を表しておらず，学生がその命名に納得していないことは明らかであった。教員Aは，学生Eのこのような様子をみて，納得していないことは理解できるがこれ以上どのようにすればよいのか名案が浮かばず，学生Eに次のように説明した。「今の時点ではこれ以上良い命名ができないので，いったん，これで進めていきましょう。〇〇さんも，もう少し考えて，さらに良い案があれば明日提案してください」

　質的研究は，結果の信用性を確保するために複数の手段がある。しかし，指導を受ける研究者，すなわち学生の場合，結果の信用性確保とともに分析能力向上に向けた指導としても，指導を担当する教員のスーパービジョンが必要不可欠である。また，教員にとって，質的データの分析結果のスーパービジョンは指導力とともに自身の分析能力を問われる場面でもあり，質的研究指導の最大の難関である。事例5は，まさにその場面の相互行為である。学生は，教員の指導に納得していないにもかかわらず，教員の強い口調に押され，納得しているかのように装っている。しかし，このような状況は，信用性を確保した結果を産出できないだけでなく，学生の分析能力向上に向けた学習にも結びつかない。事例5と事例4は，類似点を持つ相互行為である。事例4は，考察の論述を指導する教員が学生に論述内容への質問を反復し，それに耐えきれなくなった学生が泣き出してしまうという相互行為である。事例5は，分析結果を指導する教員が学生に結果とデータの不適合部分について質問を反復し，それに耐えきれなくなった学生が不本意ではあるが教員の提案に迎合するという相互行為である。どちらも，教員は質問を反復しており，その質問が学生の対応可能な限度を超え，学生にとって質問は詰問に代わっている。詰問とは，相手

を責めて問いただすことを意味する。また，両事例ともに教員は，丁寧な指導を展開しており，その指導が論文の提出期限，もしくは，スケジュールに沿った進行を考慮している点も共通している。

　このような状況を回避するために，スーパービジョンの開始に先立ち，研究の意義と重要性を教員と学生の両者が再確認する必要がある。そして，意義と重要性のある研究であり，最善の結果を産出するために両者が努力し，妥協しないことを確認し合う必要がある。教員による研究の意義や重要性の承認は，何よりも学生の励みになり，苦境を乗り越えるエネルギー源にもなる。

　また，質的研究は，研究者自身が調査用具であり，面接の逐語記録の分析であっても，対象者がそれを語ったときの表情や仕草などが分析に反映する。観察のプロセスレコードも同様である。これは，データを収集した研究者の産出した分析に必ず根拠があると信じるところからしか，指導を始められないことを示している。教員Aは，そう信じているからこそ，学生に質問を反復しているのであろう。しかし，学生にとって，この質問の反復は事例4と同様に詰問になっている。他学問領域のベテラン教員から「学生が提出物を期限までに出せないのは，やらなかった場合もあるだろうが，できないんだよ」と言われたことがある。当時，その教員は理系学部の学部長であった。あまりに当然であり，納得させられたことがあった。学生にできないことを求めても無理であり，教員はどうすればそれができるのかを教示したり，学生とともにそれを考える役割を持つ。しかし，教員にも不可能はある。このような事態に直面したとき，質問の反復が詰問に代わる前に，再度，データを確認することも有効である。データに戻り，データと学生の分析結果を照合し，学生が何故，このように分析したのか考えてみよう。学生が適切に答えられなくとも，学生が何故，このように分析したのか，多くの場合，判断がつき，そこにヒントがあるかもしれない。

　さらに，学生から質問への回答を受けても，データに戻っても適切な変更案が提案できず，学生自身も結果に対する不適切さを感じているが適切な変更ができないとき，学生と教員両者が結果のその部分に問題を残している事実を共有し，先に進むことを推奨する。事例5の教員はそのように進めている。しかし，学生は，既に教員による質問の反復を詰問と感じている。そうなる前に，その部分の検討を切り上げ，先に進むという決断をすべきであった。そして，機会をみて，再度，その部分に戻り，検討を開始すべきであった。

　分析結果の全過程を通して，教員は学生の研究の意義と重要性を承認していることを伝え続ける必要がある。

●事例6：倫理審査通過に向け問題に直面した学生Jと問題の克服を支援する教員Mの相互行為

学生J：博士前期課程（修士課程）2年，大学卒業後3年の臨床経験後進学，27歳
教員M：教授，学士・修士・博士課程の教育を担当，論文指導経験2年，44歳
　　学生Jは，研究計画審査を通過し，倫理審査を受験し，「条件付き承認」という判定を受けた。倫理審査委員会は，学生Jの研究の範囲を超えた研究承諾の必要性を指摘しており，それを得ることを条件とした承認という判定を下した。指導担当教員Mはこの報告を受け，

> 学生Jの研究がその承諾を得る必要がないと判断し，それを説明する内容を回答書に書くよう伝えた。教員Mは，これまで複数の論文を指導しており，倫理審査の結果に対する対応の経験は豊富であった。しかし，倫理審査の結果を翻した経験は持っていなかった。そのとき，既に冬季休業直前であり，休業中に書類を完成させ，休業明けに提出する必要があった。教員Mは，翌日から帰省を予定していたため，冬季休業中の指導の手段としてインターネットを通した対面による指導を計画した。
>
> 　学生Jは，それを受け，回答書を作成し，教員Mにインターネットを介して送信し，その後，インターネットを通した対面による指導を受け，数回それを繰り返した。インターネットを通して，学生Jが十分に自身の意見を整理できず，苦しんでいる様子が伝わってきた。しかし，教員M自身も初めて経験する事態への対処方法の考案に精一杯であり，学生Jの心情に配慮できなかった。数回目の指導途上，学生Jは「私にはできない」といって泣き出してしまった。教員は，学生がこの状況を克服することができないと判断した。そこで，学生が作成した書類を基に教員自身が書き直し，学生に送信した。

　事例6は，倫理審査通過に向けて学生はもとより，教員も未経験の事態に直面し，その事態を乗り越えようとする学生と教員の相互行為である。教員は研究指導に携わり続ける限り，常に未経験の事態に遭遇し続け，それは，研究がどれ1つをとっても同じものはないためである。しかし，指導経験を累積することを通し，新たな事態に遭遇する頻度は少なくなり，問題の克服に向けた手段も豊富になり，それらを駆使しながら学生を指導できるようになる。これは，指導を通して教員自身も学習していることを意味し，未経験の事態に対する対応の質が教員自身の研究能力と研究指導力に影響すると言っても過言ではない。

　事例6の場合，倫理審査委員会の判断に問題があると考えるのは誤りである。倫理審査委員会の委員であっても全ての研究に精通しているわけではなく，必要のない配慮を求めてしまうこともある。このような場合であっても，それに対し，意義申し立てができるシステムを整えていれば，研究者と倫理審査委員会，双方の努力により乗り越えることができる。これらを前提としたとき，学生と教員の相互行為に問題があるとするならば，教員が学生の限界を見抜けなかったところにあるのではないだろうか。その原因は，2点あるように思う。第1は，学生が冬季休業直前に倫理審査委員会の判定を入手し，教員は遠距離からインターネットを介して，指導しなければならなかったところにある。第2は，教員にとって未経験の事態への対処であり，教員自身も対処に困窮を来し，学生に具体的な助言や示唆を提供できなかったところにある。具体的な助言や示唆を提供せずに，学生が修正した内容を否定するだけでは，多くの学生は混乱するだけであり，問題を克服することはできない。

　このような場合，教員がまず回答を作成してみてはどうだろうか。それを基に指導をすれば，学生に具体的な助言や示唆を提供でき，教員自身の学習の機会にもなる。事例6の場合，学生が対応不可能になった後，教員が代わって回答を作成した。このような場合，学生は自身の努力による問題克服ができなかったと思うに違いない。学生が限界に至る以前に，教員が回答を作成して，それを基に具体的な助言や示唆を提供できれば，学生はその助言や示唆を反映しながら，回答を作成できたかもしれない。ほとんどの場合，教員が

できないことは学生もできない。しかし，まれに，研究の初学者であっても，教員の思考を超える学生もおり，学生の能力を見抜く，教員の力量が求められる。

●事例7：計画書再審査が必要となった学生Oと再審査受験を支援する教員Hの相互行為

> 学生O：博士前期課程（修士課程）2年，10年間看護専門学校に勤務し，就業のまま進学，44歳
> 教員H：教授，学士・修士・博士課程の教育を担当，論文指導経験5年，48歳
> 　学生Oは，研究計画書審査を受験し，再審査の判定を受けた。理由は，学生が面接によるデータ収集を計画していたが，面接ガイドを添付しなかったため，研究方法の妥当性不明と審査委員会が判断したことにあった。学生Oは，審査受験に先立ち，面接ガイドを作成していたが，それを添付する必要がないと考え，添付しなかった。また，学生Oは，研究計画書審査受験申請書類一式を教員Hに提示し，押印を受け提出したが，その際，教員Hから面接ガイドの不足と必要性を指摘されなかったと強い口調により主張した。そして，1週間後の再審査を受けないことを教員Hに宣言した。
> 　教員Hは，学生Oのこのような反応を受け，学生Oが研究計画書再審査の責任を教員Hに転嫁していることを感じとった。そして，研究の遂行に向けて発生した問題の解決に向かうことなく，教員に責任を転嫁し，感情を露わにする学生Oの態度に失望した。しかし，再審査を受験しない選択は，1年間，研究を停滞させることを意味し，教員Hは，それを学生Oに伝え，再審査受験を勧めた。学生Oは，不満の表情を浮かべたまま，助言に従い，書類を再度整え，再審査を受験し通過した。教員Hは，その後も学生Oの指導を継続し，学生Oは，無事，修了した。しかし，教員Hは，その間，再審査受験の際に学生Oが示した態度を忘れられなかった。

　事例7も事例6と同様，審査に関わる問題が発生し，それに伴う学生と教員の相互行為である。学生は，研究の初学者であり，再審査を不合格と誤解し，不合格の責任を教員に転嫁しているのであろう。しかし，教員は学生の態度に失望しながらも，学生を説得し，学生は再審査を受験し，通過しており，この相互行為は目標を達成している。

　日常的にも，このような事態には頻繁に直面する。例えば，教員の質問に対し「○○先生の指導を受けてそのようにした」「先輩に教えてもらってそのようにした」と学生が応えることがある。学生は，指導を受けた教員や先輩に敬意を表し，このように表現することもあるが，適切ではない。研究者は，自身の研究全てに責任をとる必要があり，教員や先輩はそのように指導したかもしれないが，その指導を受け入れるという選択は，学生自身の決定である。指導内容を鵜呑みにすることなく，論理性や科学的根拠を確認し，指導を受け入れる必要があることを伝えながら学習を進める必要がある。学生は，指導教員に自身の研究の様々な側面について保証を求める。教員は学生の研究を指導する責務を持つが，それは支援や助力であり，保証することはできない。教員の支援や助力を受け，最終的に意思決定するのは研究者自身である。

　また，事例7のような事態を回避するためには，審査に先立ち，教員が学生に審査の目的や意義，判定について説明しておく必要がある。また，研究によって計画書に盛り込むべき内容や添付すべき資料は異なり，研究者が熟慮し，計画書審査に提出書類一式をそろえる必要がある。さらに，その結果に対する責任は研究者自身が負わなくてはならない。しかし，問題が発生した場合，それを乗り越えられるよう惜しみない支援を提供すること

を説明する必要がある。

●事例8：国家試験受験に向け一刻も早く研究を終了させたい学生Eと教員Dの相互行為

学生E：学士課程4年，高校卒業後1年間，公務員として事務職を経験した後，進学
教員D：教授，学士・修士の教育を担当，論文指導経験6年，43歳

　学生Eは，1年間の社会人経験を持つ学生であり，主指導教員Dと副指導教員Lの指導を受け，卒業論文を作成していた。学生Eは，実習中に直面した問題を研究課題にでき，意欲的に研究に取り組み始めた。しかし，研究が進むにつれ学生Eの研究に向かう態度は少しずつ変化してきた。例えば，文献検討に不足を発見し，教員Dがそれを指摘すると学生Eは不服そうな表情を示した。それは，学生Eが教員Lの指導を受け，文献検討を進めていたが，教員Lはその不足に気づかなかったことに起因する可能性がある。しかし，学生Eは，それを言葉にすることなく，再び，教員Lの指導を受けながら，教員Dの指摘に沿ってその不足を補充した。教員Dは，過去の経験を通して，学生が不足を指摘されて不満そうな表情を示しても，それを補充することを通して，「わかった」という感覚を体感できたとき，その後の研究や学習に飛躍的な変化を示すと信じていた。しかし，学生Eは教員Dが文献検討の加筆部分を高く評価しても，期待した変化を示さなかった。また，データ収集に必要な手続きも不足があり，そのことを指摘しても，学生Eはその不足の補充に難色を示し，最後まで実行しなかった。

　このような過程を経たが，何とか分析を終了し，中間発表に至った。学生Eの分析は，不十分さを残しており，発表への講評として，教員Dは，分析の問題を具体的に指摘し，最終提出までに再度分析する必要があることを指摘した。その際，「このままでは単位をあげられない」といってしまった。学生E以外にも4名の学生が最終提出までの修正の必要性を指摘された。しかし，その4名が晴れ晴れとした表情を示し意欲的な発言をしているのに対し，学生Eは不服そうな表情を浮かべていた。学生Eはその後，再分析の開始にあたり，教員Lに国家試験の受験勉強ができないと不満を訴えた。教員Lはこの状況を教員Dに報告し，教員Dは，分析の不十分さはあるが総合的には合格であること，再分析の実施は学生Eの意思に任せることを教員Lを通して伝えた。しかし，学生は再分析実施を選択し，教員Lに緻密な指導を受け，卒業論文を完成させた。

　学生が卒業後，教員Dは学部長から学生Eが教員Dの指導に不満を訴えたことを聞かされた。学生Eは，教員Dが，中間発表の際，「単位をあげられない」と言ったことに対し，不満を述べたとのことであった。

　事例8は，卒業研究の指導を受ける学士課程に在籍する学生と教員の相互行為である。この相互行為に問題を生じさせている原因は2点に集約できる。第1は，教員2名が関わっているにもかかわらず，教員間の意思疎通が十分でないことにある。学生Eは，不足や不十分さの指摘が負担感の増加に直結し，その負担感が発見の喜びや学習の充実より勝っている可能性がある。そのため，一方の教員の指導に不足があったとき，さらなる努力の必要性に負担感を強めており，それが学生の不満の原因になったのではないだろうか。複数の教員が指導を行う場合，学生の特性に応じた指導方略を教員が共有し，指導を展開する必要がある。学生には個別性があり，過去の経験が通用しない学生もいることを念頭に置き，指導を展開しなければならない。

　また，この相互行為に問題を生じさせている原因の第2は，中間発表の席上で，教員が「単位をあげられない」と発言したことにある。学生の成績判定は教員の責務である。学

生の学習成果を評価し，不合格と判定せざるを得ないこともある。しかし，教員Ｄの発言は，「不合格の判定を受けないように残された時間にさらに努力しなさい」というメッセージであった可能性がある。もし，そうであるならば，そのように発言すべきであり，教員の権利を振りかざしたような発言により学生のさらなる努力を喚起しようとしてはいけない。

2 相互行為に問題を生じさせる教員の行動と問題の回避

　紹介した8事例は，教員が次のような行動をとったとき，学生との相互行為に問題を生じさせる可能性のあることを示唆する。

---

a．学生の要望を不本意ながら受諾し，不本意感を払拭しないまま学生の要望に従っている　　　　　　　　　　　　　　　　　　　　　　　　　　　　　　　（事例1）
b．学生の価値づけ，実施している研究以外の活動を否定し，研究に邁進することを強要している　　　　　　　　　　　　　　　　　　　　　　　　　　　（事例2）
c．学生の正当な要望を受諾できず，受諾可能性を伝えないまま，要望を却下し続ける　　　　　　　　　　　　　　　　　　　　　　　　　　　　　　　（事例3）
d．学生の論述や分析結果を理解するために，執拗に質問を繰り返す　（事例4，5）
e．学位論文の完成に必要となっている具体的な情報を提供せず，また，学生と目標を共有しないまま指導を開始している　　　　　　　　　　　　　　　　（事例4）
f．学生の問題への対応に不適切さを指摘できるが，改善の方向性を示唆できない　（事例6）
g．審査受験の意義や審査受験に向けた指導教員の役割を学生に説明することなく指導を展開している　　　　　　　　　　　　　　　　　　　　　　　　（事例7）
h．学生の努力を鼓舞するために，成績や卒業，修了判定の可否を引き合いに出す　（事例8）

　また，8事例は，これらの行動を回避し，問題発生を防止するために次のような示唆を提供する。

ⓐ 学生の要望を不本意ながら受諾し，不本意感を払拭しないまま学生の要望に従っている

　もし，学生の要望が教員にとって不都合であったり，不当なものであると感じた場合，要望の理由を学生から聴取する必要がある。そして，それが不都合や不当であることを冷静に伝えよう。研究的に不当な要求，例えば，研究の倫理規範を侵犯するような要求は，たとえその要求を教員が却下したことにより，論文を期限に提出できないといった事態を招くことが予想されても断じて，拒否すべきである。それは，その学生の研究者生命を絶つことに直結するためである。また，何らかの理由によって，教員にとって不都合ではあるが学生の要望を受け入れると決定した場合，不都合ではあるが受け入れることを伝え，不本意感を払拭し，学生の要望を受諾しよう。論文完成を目的とした教員と学生の相互行為は，多くの場合，物理的にも心理的にも至近距離で展開されるため，学生は教員の心理状態を敏感に察知する。

ⓑ 学生の価値づけ，実施している研究以外の活動を否定し，研究に邁進することを強要している

　学生は研究の初学者であるが，多くは成人期に達しており，それぞれの価値観を持ち，それに従い生活している。たとえ，教員が学生の論文完成を憂慮していても，学生の私的な活動や価値観を否定したり，その放棄を強要するような発言は控えなければならない。しかし，研究の初学者である学生は，論文完成に至る過程を具体的に理解していない場合も多い。活動の優先順位は，学生が決定する権利を持ち，指導者である教員は学生が学生の主務から逸脱することなく健全な選択ができるよう情報を提供する責務がある。もし，必要な情報を提供し，学生がそれを正確に理解してもなお，研究以外の活動を重視した場合，その結果への責任は学生が負うべきであり，教員が代わることはできない。

　研究を優先すべきか，私的活動を優先すべきかを迷う学生に教員はこのことも伝える必要がある。

ⓒ 学生の正当な要望を受諾できず，受諾可能性を伝えないまま，要望を却下し続ける

　研究指導に携わる教員は，研究指導以外にも複雑かつ大量の職責を担い，その煩雑さは増加の一途をたどっている。そのため，学生が突然，何らかの要望を示し，それが学生の論文完成に向け必要な要望であっても，そのとき，対応できない場合も多い。このような場合，要望を受けた時点で対応不可能な理由，対応可能な日時を伝えるとともに学生のスケジュールとも合わせ，対応する日時を決定しておく必要がある。これをしない要望却下の連続は，学生が教員から拒否されていると感じる可能性がある。

ⓓ 学生の論述や分析結果を理解するために，執拗に質問を繰り返す

　教員が研究指導を行う際，学生の論述や分析結果の理解は必須であり，その手段として質問や発問は有効な手段である。しかし，学生にとって自身の論述や分析結果が不十分だと感じているとき，質問の反復は早い段階で詰問に代わる。詰問とは，相手を責めて問いただすことであり，教員はそれを意図していなくても，学生は自身の不十分さをとがめられていると感じる可能性がある。研究指導は，ゼミナール形式の集団指導であれ，個別指導であれ，教員の教授活動と学生の学習活動によって成立する。また，教授活動は教育目標達成に向けて教授技術を活用でき，教授技術は質問だけでなく，説得，ゆさぶり，発問，説明など多様である（**表6-6**）。これらは，個別指導のために特定された教授技術ではないが，個別指導にも活用可能である。

　博士前期課程（修士課程），博士後期課程（博士課程）に在職する教員の多くは，学生の研究指導の責務を担い，学生の研究は全て異なる。そのため，既に存在する知識や理論などを教示する一般の授業とは異なり，それが，たとえ教員の専門とする領域に関連していても，学生の研究指導に携わる教員は自身の研究に取り組んでいるときと同様に常に新しく，そして未経験の事象と対峙することを必然とする。それこそが研究の魅力である。一方，教員が学生の論述や分析結果への質問を反復したくなるとき，多くの場合，教員が学生の論述や分析結果に問題を感じており，その解決の方向性を探っている。しかし，その方向性を見いだせないため，学生に質問を反復し，それが教授活動であることすら忘れている可能性がある。研究指導は，教員にとって教授活動を展開することを意味し，これ

表6-6 一般的教授技術の種類と特徴

説得（レトリック）	人々の断絶や意見の対立を前提とする言論行為であり，容易に通じ合えないような状況において求められる。教授者が教えたいことと学習者が学びたいこと，専門用語と日常用語，科学と常識といった種々の断絶，学習者同士の様々な階層化や対立状況の中に存在する断絶や対立を乗り越えていくための活動である。
ゆさぶり	広義には，授業において学習者の応答的能動を呼び起こす教員の働きかけの1つであり，すぐれた教授行為の典型とされる。狭義には，学習者の認識発展の否定的媒介の契機となる問いかけ（否定的発問）とされる。先入観や生活的概念（既知）と法則や科学的概念（未知）との間の葛藤を生じさせる活動である。
発問	授業中になされる教員の問いかけであり，教育内容に即して学習者の思考活動を促し，彼らが主体的に教材と対決していく学習活動を組織することを意図して，問いかける活動である。
質問	問題に関する既習知識や事実，特定の情報などの想起を目的として問いかける活動である。
説明	選択・配列した教育内容を学習者に語り，確実に伝達する活動である。
指示	授業の目標達成のために，その過程において学習者の活動を方向づけたり，要請したりする活動である。
助言	授業時間内の学習者の自主的な学習活動を支え，励まし，援助するための教授活動である。同時に，学習者の学習行為を適切に構成しつつ指導するための活動である。
評価	学習者の思考や表現の質を深めていくために，学習者の反応や応答について柔軟に受け止め，刻々に方向づけ，査定していく活動である。
板書	学習課題や学習目標の提示，課題追究・思考の方法や作業手順の説明，学習内容の解説などのために，黒板やホワイトボードに文字や絵図などを用いて提示する活動である。
演示（示範）	一定の内容を説明する際に，視覚に訴える具体的な物や道具，身体表現等をもとに説明する活動である。
指さし	ただ具体物を指し示すだけでなく，その行為で何かを意味したり，伝達したりするための活動である。

［吉本均編：現代授業研究大事典，'説得''ゆさぶり''発問''説明''指示''助言''評価''指さし'の項，pp493-502，明治図書，1987．Oermann, M. H. & Gaberson, K. B.，舟島なをみ監訳：看護学教育における講義・演習・実習の評価，p146，医学書院，2001．今野喜清他編：新版学校教育辞典．板書の項，p594，教育出版，2003．より作成］

を忘れてはならない。教員が学生の研究指導に夢中になっているとき，自身が教授活動を展開しなければならないことを思い出してほしい。また，質問を反復しているとき，多様な種類の教授技術の存在とその活用を心がける必要がある。また，研究指導に教員が用いる教授技術は解明されておらず，この解明は看護教育学における重要な研究課題である。

ⓔ 学位論文の完成に必要となっている具体的な情報を提供せず，また，学生と目標を共有しないまま指導を開始している

　教員は学生が論文を完成し，提出するまで完成途上にある学生の論文を繰り返し読み，評価する。評価には，いくつかの分類がある。そのうち，評価の目的別分類として診断的評価，形成的評価，総括的評価がある。研究指導に携わる教員による学生の完成途上にある論文の評価は，形成的評価に該当する。形成的評価とは，指導の過程を通して，学習者の学習状況を把握し，その結果に基づき，教授活動の軌道を修正したり，確認することを目的とする。指導に際して，形成的評価の結果を客観的に，そして，具体的に学生に伝達する必要があり，その評価結果の妥当性を学生とともに確認した後，指導を開始する必要がある。論文の審査基準は，活動の多様な側面の評価基準になる。教員は授業に際し，必ず授業計画案の作成などの準備を行う。個別指導にも準備が必要であり，学生が事前に提

出した資料を十分理解し，形成的評価の結果を持って個別指導に臨まなければならない。

また，論文提出期限が切迫すればするほど，論文提出までの緻密な計画の立案を必要とする。研究の初学者である学生は，論文提出に向けての具体的な計画を立案しにくい。しかし，まず，学生が計画を立案し，教員の助言に基づき計画を修正し，教員と学生の両者がそれを共有できた後，指導を開始する必要がある。また，計画の実行に向け，複数の選択肢があるのならば，教員はその選択肢を提示し，学生の意向に沿った方法により指導を展開していく必要がある。

研究の主体者は，あくまでも指導を受ける学生である。教員も学生もこのことを忘れてはならない。

f 学生の問題への対応に不適切さを指摘できるが，改善の方向性を示唆できない

学生が論文の完成を目指すとき，問題への直面は必然である。その問題は，学生自身の努力によって乗り越えられる場合もあれば，そうでない場合もある。教員は，学生が問題に直面し，努力をしているものの乗り越えられない，もしくは乗り越えられそうにないとき支援を提供する。一方，教員はそのような状況に陥った学生に支援を提供する必然性が生じていると判断しても，適切な支援を提供できないときもある。教員の想定外の問題や未経験の問題が生じたとき，学生の指導と言うよりはむしろ教員が一研究者として対応に苦慮する場合がそれに該当する。そのような事態が生じたとき，学生とともにその事態に対応していく責務が教員にはある。そのことを通して教員は指導者としての力量とともに研究者としての力量も向上できる。

また，研究指導に携わる教員は，大学設置基準に明示されている教員としての要件を充足しているからこそ，教員としての職業活動を許可されており，学生は，その教員の教育の対象である。多くの学生は，教員が解決不可能な問題を学生自身の力によってのみ解決することはできない。また，教員が問題解決の方向性を探究できておらず，問題の指摘のみに終始していても学生はその問題を乗り越えることはできない。このような状況から脱却するために，教員はまず自身で問題解決を試みることを推奨する。それを基に具体的に解決の方向性を示唆することを推奨する。

さらに教員がどのように努力してもその問題解決の方向性を探究できない場合もある。このような場合，指導教員単独による問題解決に固執せず，臆することなく同僚や上司に相談し，助言を得ることも必要である。

g 審査受験の意義や審査受験に向けた指導教員の役割を学生に説明することなく指導を展開している

学生が大学院に入学し，論文を完成させ，修士，博士の学位を取得するためには，数段階に及ぶ審査が必要である。多くの学生は，入学後，初めて学位取得に向け審査受験を経験する。そのため，審査の意義や審査受験に向けた教員の役割を誤解している学生も少なくない。教員は，入学後のオリエンテーション，審査受験準備を開始するときなどにそれぞれの審査の目的，意義，審査基準などを学生に説明する必要がある。

また，審査受験を控えた学生は不安感や緊張感におそわれ，教員に研究全体の質や審査合格へ保証を求めることがある。このような場合，教員は論文の質を基準に達するよう支

援をする役割を持つが，論文の質に対する最終責任は，研究者自身にあることを伝え続ける必要がある。もし，学生が保証を求めたときは，そのことを伝えるとともに，審査受験に際し作成した書類や論文のどこに問題を感じているのか，それを具体的に聴取し，必要に応じて改善に向けた支援をしよう。自身の研究に責任を持つことも論文の作成過程を通して，研究者として学ぶべき重要事項である。

h 学生の努力を鼓舞するために，成績や卒業，修了判定の可否を引き合いに出す

成績や卒業判定は，教育機関が学生に行う最高の意思決定である。また，教員の責務である。たとえ，どんな時であっても，成績判定や卒業判定をそれ事態の目的以外に利用してはならない。学生にとって教員は成績判定者であり，この観点からみたとき，学生は弱者である。学生に成績や卒業，修了を引き合いに出し，努力を強要し，その結果，学生が努力をしたとしても，そこには何ら意味はない。看護基礎教育，卒後教育，継続教育は全て成人期に近づきつつある学習者，もしくは成人期にある学習者を対象にしており，「賞と罰」「あめとむち」の理論を学習の奨励や努力の鼓舞を目的に適用することはできない。学生を内発的に動機づける努力をし続けるべきである。

⑤ ハラスメント防止に向けた研究者と指導者の相互行為の健全化

論文作成過程を通して研究者と指導者は，様々な問題に直面する。多くの場合，問題に直面しながらも，何とか論文の完成にたどり着く。しかし，それは，時として大きな問題に発展する。それらの典型は，学生が教員との関係に生じた問題をハラスメントととらえ，ハラスメント対応部門へ相談するといった事態である。

現在，各大学は，セクシュアルハラスメント，アカデミックハラスメント，パワーハラスメントの防止に向け，ハラスメント防止委員会を設立し，ハラスメント防止に向けて活動するとともに，ハラスメントの被害者を救済するための組織を設けている。研究者と指導者間の相互行為がハラスメントやその疑義を持たれるような事態に移行しないよう両者は，常に健全な相互行為を展開していく必要がある。また，特に看護基礎教育，看護卒後教育の一環としての研究指導における学生と教員が展開する相互行為の健全化の責務は，指導者である教員にある。それは，教員が学位取得への決定権を持ち，この観点からすると学生は弱者であることに起因する。

また，前述した事例も含め学生と教員間にいったん，問題が発生すると，この問題は学生と教員，両者に大きなダメージを与える。そして，両者は，膨大なエネルギーを投入し，この問題解決に向かわなければならない。そこに，生産性はほとんどない。これらを前提としたとき，研究指導過程における学生と教員間の問題発生は，是が非でも回避したい。回避の努力にどれほどエネルギーを注いだとしても，問題解決に注ぐエネルギーを勝ることはないに違いない。ハラスメント防止と研究者と指導者の相互行為の健全化に向け，教員は指導の展開に際し，次のような配慮が有効である。

● 物理的・心理的に開かれた空間を利用し，指導を展開する

　教員は，物理的にも心理的にも閉ざされた空間における指導を回避すべきである。指導に際しては常に冷静さを維持する必要があり，そのためには，複数の教員や学生が参加できる場における指導が望ましい。指導力が未熟であり，なおかつ，指導に熱心な教員ほど，指導の途上で激昂したり，いらだったりする。それは，研究指導が指導力とともに研究能力を問われ，研究能力が乏しいとき，教育経験が豊富にあったとしても，研究上の問題を発見したり，発見した問題の解決に向け方向性を提示したり，また，学生の努力が実を結ばないとき解答を提示するといった研究指導としての教授活動を展開できないことに起因する。このような状況に置かれても，第三者がそこに存在しているとき，それが学生であっても教員であっても冷静さを維持しやすい。

　教員Bは，大学院の開設されたA看護系大学の教員となり，初めて2名の大学院生の修士論文指導に携わることになった。教員Cは，その大学院のベテラン教員であり，修士論文の指導経験も豊富であった。教員Cは，教員Bが学生の指導に困難を来しているという情報を得て，教員Bに支援の提供を申し出た。しかし，教員Bは，支援を受諾することはなかった。その時の心境を教員Bは，次のように語った。「未熟な指導を他の先生にみせられなかった」。これは正直な気持ちであろう。

　研究指導に携わる教員は，他の教育と異なる困難に直面し，また，それらを克服しながら行う指導は他の教育に類をみないほど，エネルギーを必要とする。また，このエネルギーと指導経験および研究能力は負の相関を示し，経験が浅く研究能力が乏しければ乏しいほど学生の指導に必要となるエネルギーは増加する。このエネルギーはともすれば学生にとって否定的な影響を及ぼすこともある。このような事態を回避するために，第三者の存在は有効であり，研究の守秘義務，学生のプライバシーの保護に配慮しながら，勇気を持って，このような場を閉ざすことなく，可能な限り公開することを推奨する。また，指導経験豊富な教員には，研究の守秘義務，学生のプライバシーの保護に配慮しながら，自身の研究指導の場を可能な範囲で公開し，参加を希望する教員に学習の場を提供することを推奨する。

● 学生との信頼関係に油断することなく，常に緊張感を持ち，一定の距離感を持って相互行為を展開する

　研究指導を行う教員とその指導を受ける学生は，物理的にも心理的にも至近距離に存在する。この距離感は，教員に学生との信頼関係が形成されていると思い込ませ，つい，友人のような口調で会話してしまったり，自身の心情を吐露してしまうことがある。しかし，学生との信頼，これは，事実であるかも知れないし，錯覚であるかもしれない。研究指導過程において至近距離にいる学生と信頼関係が形成されていてもいなくても，常に緊張感を保ち，一定の距離感を維持しながら指導を展開する必要がある。この学生だから良いだろうと友人のような口調で会話をしたり，学生に長時間の個別指導の見返りとして，私用は当然のことながら，教員の研究への助力を求めることも回避しなければならない。教員は，強制しているつもりはなくても，長時間の個別指導を受けた学生にとって教員からの要請を拒否することは難しく，それは強制に繋がる。友人のような口調によるコミュ

ニケーションは，教員から緊張感を奪い取る可能性がある。
● 研究上，何らかの深刻な事態に直面している学生への対応も可能な限り複数の教員が行う

特に，博士前期課程（修士課程），博士後期課程（博士課程）の学生を対象に研究指導を行っている教員は，学生が様々な研究上の問題（**表6-7**）に直面し，その対応を求められる。

例えば，**表6-7**のうち⑧の学生は，2病院の協力を得て，参加観察法（非参加型）によりデータを収集した。しかし，その後，私的な活動に心を奪われ，研究に集中できなくなり，研究中止を希望し，教員に相談にきた。教員は，学生の話を聞き，研究者の責任などについて説明したが，学生の意思は固く，退学の決意を変更できなかった。教員は，学生の退学後，2病院4病棟の研究協力者に研究中断を報告し，謝罪した。

また，**表6-7**のうち⑩の学生は，学生が参加観察中に発生した医療事故に巻き込まれた。医療事故の当日，学生は大学におり，授業に出席しており，データ収集に行っていなかった。それにもかかわらず，病院内の情報が錯綜し，学生が医療事故に関与しているように伝わり，指導教員がその連絡を受けた。教員は学生から話を聞き，学生がそれに関与していないことを確認し，その結果を研究科長に報告した。また，誤解を解くために，事務長を随伴し，医療機関に出向き，院長，看護部長，看護師長に説明した。

さらに，**表6-7**のうち⑨の学生は，大学院入学前，修了後の就職を引き替えに奨学金の受給を決定していた。しかし，修了直前になり，学生はその決断が適切でなかったことに気づき，全額返済を前提に就職取りやめを決意した。教員は，学生が研究に集中していない状況を感じとり，質問したところ，その事実を初めて知った。その直後，奨学金を受給していた組織はそれに納得せず，学生のその行動に立腹し，教員に対応を求めてきた。この問題は，教員と無関係なところで発生しており，教員が対応すべき問題ではなく，両者の話し合いにより解決すべきであることを伝えた。

このように問題は複雑であることも多く，複雑な問題への対処を求められた場合，単独ではなく，複数の教員による対応が望ましい。問題が複雑であればあるほど，問題の原因

表6-7 学生が直面する研究上の問題

① 研究の進行に難渋する学生
② 研究の進行に難渋した結果，留年や退学を考える学生
③ 職業と研究の並進を選択したにもかかわらず両立できず研究を進行できない学生
④ 職業と研究の並進を選択したにもかかわらず両立できず，研究を優先させ，職場との問題を生じさせた学生
⑤ 貯蓄を使い果たし奨学金のみでは十分なデータを収集できなくなった学生
⑥ 家族の問題とその対応に向け研究中断を余儀なくされた学生
⑦ 健康問題により研究中断・中止を必要とする学生
⑧ 私的な活動に心を奪われ，研究に集中できなくなり，研究放棄を決意した学生
⑨ 奨学金受給先との問題を発生させた学生
⑩ データ収集先の医療事故に巻き込まれた学生
⑪ 子どもの育児と研究を両立できず，苦悩する学生
⑫ 学生間の問題に直面し，不登校になった学生　等

や対処方法を多角的な視点から冷静に検討すべきであり，検討結果に基づき迅速な対応を必要である場合も多い。経験の長短にかかわらず，学生が研究上，深刻な問題に直面し，教員が対応を求められる場合，複数の教員による対応が望ましい。また，もし，その問題が学生のプライバシーに関わる場合，学生から複数の教員による対応への了解を得る配慮も必要である。

●指導ノートを作成し，特に個別指導に際しては終了後，指導状況を記録する

　指導ノートを作成し，指導記録を残すことを推奨する。一行でも二行でも良い。その日の指導の進捗状況を記録することを通して，指導の方向性を確認できるとともに，自己の指導状況を客観視できる。「1　物理的・心理的に開かれた空間を利用し，指導を展開する」項（→p.236）で指導の公開の必要性について述べたが，個別指導の公開には限界があり，学生との相互行為に関わる問題はほとんど個別指導の際に発生する。先述した8事例のうち，7事例は個別指導の過程に生じた問題である。また，公開したとしても，そこに参加を希望する教員や学生が現れない可能性もある。密室における指導を客観視し，指導上の問題や指導の効果を確認するためにも指導記録は有用である。

●教員自身が研究を継続し，研究能力を向上する努力を継続する

　教員の研究能力は，研究指導に影響を及ぼすことは言うまでもない。しかし，研究能力の高さが指導力の高さに直結するわけではない。研究指導能力は，少なくても次の3要素（図6-4）を含む。第1は，指導者自身の研究能力，第2は，指導を受ける研究者の理解と各研究に必要な知識や技術，また，研究に向かう態度などを教示するために教授技術を活用し教授＝学習過程を成立させる能力，第3は，研究指導に対する熱意であり，この3要素の統合が，指導を担当する研究者の研究の完成を導く行動として示される。

　このうち，第2の要素は，指導者の教授技術活用能力，指導を受ける研究者を理解する能力，目標達成を導く相互行為を展開する能力などを含む。そして，第3の要素は，新たな知識や理論，研究方法等に対する知的好奇心，知的好奇心に導かれそれらを継続的に学習する力を含む。情熱のみでは論文完成に向けた相互行為を展開できず，指導者自身が指導を担当する研究者個々の研究に対する知的好奇心とそれに基づく学習の継続が必須であ

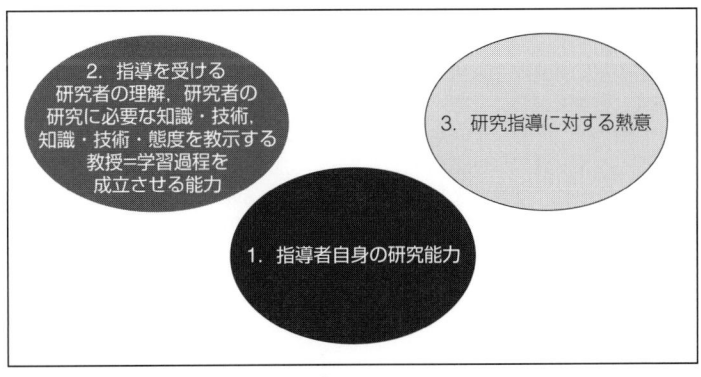

図6-4　研究指導能力の3要素

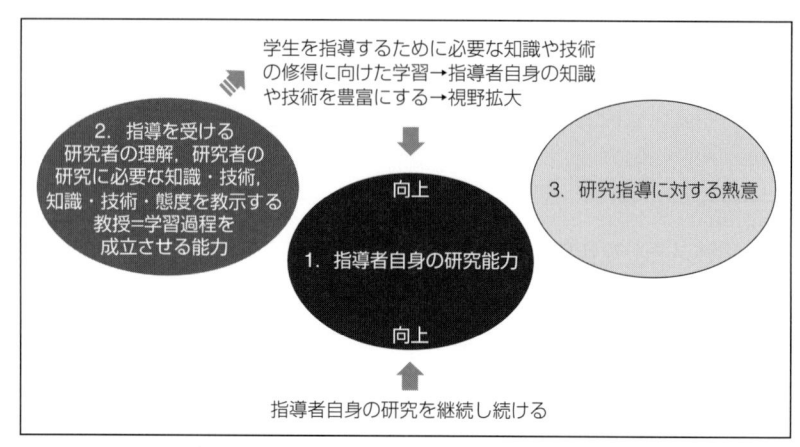

図6-5 研究指導能力の向上

る。それは，1つとして同じ研究はなく，研究を指導する限り，新しい知識や理論，技術，研究方法を指導を担当する研究者とともに学習していく必要があることに起因する。また，この学習の継続が指導者の研究能力の向上に貢献する。

先述したように研究指導能力は，指導者の研究能力を基盤とする。他の研究者の論文の閲読や批評は研究者にとって必須要件ではあるが，論文の閲読や批評のみによる研究能力の向上には限界がある。指導者の研究能力は，指導者が自身の研究を継続し続けることにより向上する。同時に，学生を指導するために必要な知識や技術の修得に向けた学習は，指導者自身の知識や技術を豊富にし，視野も拡大し，それが研究能力の向上に貢献する（図6-5）。

研究者と指導者の相互行為は，論文の完成もしくは研究目的の達成に向かっているとき，健全化する。研究者が指導者とのその相互行為を論文完成もしくは研究目的の達成に向かっていると感じられなければ，指導者がどのように情熱を注いでも，健全な相互行為を成立できない。健全な相互行為を成立させるためには，指導者の研究能力が重大な影響を及ぼし，研究指導に携わる限り，指導者自身の研究能力向上への努力を怠ることはできない。

【引用文献】
1) 金谷悦子，舟島なをみ他：看護系大学院修士課程に在籍する学生の修士論文作成過程の経験に関する研究．千葉看護学会会誌，21(1)；43-51，2015．
2) 中山登志子，舟島なをみ他：大学院看護学研究科博士後期課程に在籍する学生の博士論文作成過程の経験．千葉看護学会会誌，21(1)；33-42，2015．
3) 舟島なをみ監：看護学教育における授業展開．p3，医学書院，2013．
4) King, I. M., 杉森みど里訳：キング看護理論．p194，医学書院，1985．

第VII章 研究助成の獲得とその適正使用への支援

　研究には資金が必要であり，研究助成としての資金獲得への努力は，特に自立して研究を行う能力を修得した研究者にとって必要不可欠な活動である。その理由は説明するまでもなく，重要な研究課題に直面し，その研究に着手したいと考えても，必要な経済的基盤を確立できなければ，それを実現することはできないためである。

　また，その研究が人類にとっていかに重要であっても，研究者が助成を受け，その研究を実施したいと考えても，研究計画を整理し，それに基づき説得力のある申請書を作成できなければ，それを実現することはできない。

　さらに，研究助成を獲得した研究者は，研究計画を遵守し，それらを適正に使用し，目標を達成する責務を持つ。これらは，研究助成を獲得する能力と獲得した助成を適正に使用する能力が自立した研究者にとって必要不可欠であることを示す。

　研究指導に携わる指導者は，将来，看護学の発展，看護の質向上，ひいては人類福祉に貢献しうるような研究的資質を持つ研究者に出会ったとき，研究助成の申請を動機づける必要がある。また，必要に応じて研究助成の申請の意義と重要性，助成を獲得できる申請書の作成，獲得した助成の適正な活用とそれによる目標の達成，その成果を社会に還元する責務を再確認する機会をつくる必要がある。

1 研究助成申請への動機づけに向けた支援

　研究への助成は，研究者本人がその必要性を感じ，助成を申請しない限り，獲得できない。これは，研究助成の獲得が研究者の主体的な活動であり，研究助成獲得に向けて研究者を動機づける環境を必要とすることを示す。研究者を研究助成の獲得に動機づけるために，指導者は，次のような支援ができる。第1は，研究助成を受けるために研究者が研究助成の制度を持つ団体，企業などの情報に敏感である必要があり，これらの情報に触れる機会を提供することである。第2は，助成を獲得した研究の協力者や分担者となり，その研究に参画する経験も有効であり，研究助成の獲得を支援する指導者は，これらの機会を

積極的に提供していくことができる．第3は，研究助成の獲得を支援する指導者は，自ら積極的に研究助成の獲得に挑み，助成獲得の経験を持たない研究者をその獲得に巻き込んでいくことができる．

　ロールモデルとは，人間が何らかの社会的役割を果たすために，見習いたいと思う行動や態度を示す人物であり，人間は，ロールモデルの示す行動に共感し同一化を試みながら，職業活動をはじめとする社会的活動に必要な行動や態度を修得する．また，ロールモデリングとは，観察者とロールモデルの相互行為を通して生じる現象であるとともに，専門職的な態度や行動の教育において伝統的に承認されてきた有効な学習方法でもある．さらに，ロールモデルの行動に共感，同一化を試みることは，職業に従事する人間の発達に向け必要不可欠な要素である．前述した第2と第3の支援は，未来の研究者にとってロールモデルに出会う機会の提供やロールモデル行動に触れる機会ともなり，後継者育成の観点からも重要である．

❷ 研究助成申請書の執筆に向けた支援

　研究助成を申請する研究者は，ある程度，研究の経験を累積し，研究業績を持っている．そのため，研究計画を立案し，研究計画書を作成する経験も累積している．しかし，すばらしい研究計画を含む申請書を作成しても，それが助成の意図に沿った内容でなければ，助成の対象とはならない．また，助成の意図に沿った内容であっても，審査基準を充足し，応募者多数の場合，他の研究者より優れた内容，そして，優れた計画でなければ，助成の対象とはならない．修士論文，博士論文の審査は，その基準に沿った絶対評価である．しかし，研究助成の審査は，相対評価であり，基準を満たし，かつ，満たした結果の評価が申請者全体と比較し，高くなければ助成の対象に選ばれない．これらは，研究者の主体的な活動である研究助成の獲得が，その獲得に結びつく研究計画の立案と申請書作成能力に影響を受けることを意味する．

　指導者は，研究者のこれらの能力向上に向け，次のような支援を提供できる．第1は，助成獲得に成功した申請書を閲読する機会の提供である．同時に助成獲得に成功しなかった申請書を閲読する機会の提供である．博士後期課程（博士課程）に在学する学生や既に博士の学位を持つ研究者であるならば，そのほとんどが，両申請書を閲読するだけで，その相違を理解できる．第2は，助成獲得に成功した申請書と不成功の申請書を比較する機会の提供である．これらの機会を指導者が提供する場合，指導者は，過去に助成獲得に成功した申請書，不成功の申請書などを教材として集積しておく必要がある．

3 研究助成獲得支援の実際

1 研究助成獲得支援を含むコース開設に向けた試み

　現在，博士の学位を取得した研究者を対象として，複数の大学がポストドクトラルコースに匹敵する教育機会の提供を開始している。研究助成獲得支援を含むコースとしてここに紹介する研究推進コースは，これと同等な教育機会として，某看護系大学院の一教員により開設された。その契機は，2004年に採択された「21世紀COEプログラム」の終了にあり，このプログラムに参加した博士後期課程の修了生による強い要望が「研究推進コース」として形となった。研究推進コースは次の3項目を参加に必要な要件としている。

> ① 原則として博士（看護学）の学位を持つ
> ② 明瞭な研究課題を持つ
> ③ 原則として大学院の研究生の身分を持つ

　このコースは，現在，博士の学位を持つ研究者の学習の場として位置づいている。しかし，将来，ポストドクトラルコースの開設に向け，シラバスを作成し，それに沿って活動している。研究推進コースは，複数の授業科目（**表7-1**）を包含し，これらは，大きくは特別研究演習と課題演習（集中ゼミ）の2つに分類される。

　このうち，特別研究演習は，毎月1回，ゼミナール形式の授業を行う。受講生は，事前に各自の研究進捗状況に沿って資料を提出し，その資料を読み参加する。毎回，約7時間

表7-1 研究推進コース各科目の目標

区分	授業科目名	目標
特別研究演習		1. 精度の高い研究成果産出のための能力を維持・向上する 2. 他研究者との学術的相互行為の展開能力を維持・向上する
課題演習（集中ゼミ）	国際的研究活動演習	3. 研究成果の海外発信のための能力を獲得・維持・向上する
	研究指導能力獲得演習（院内看護研究編）	4. 学生・看護職者の取り組む研究を指導する能力を獲得・維持・向上する
	（卒業研究編）	
	（修士論文編）	
	研究助成獲得演習	5. 研究助成を得られる研究計画の立案と助成金の適正な使用に必要な能力を獲得・維持・向上する
	研究プロジェクト運営演習	6. 研究プロジェクトを組織・運営するリーダーとしての能力を獲得する

程度，熱心にディスカッションが行われている。また，課題演習（集中ゼミ）は，4授業科目により構成されており，受講生がその授業科目の中から，その年，最も重要であると感じた課題を選択する。そして1年に1回，2泊3日の合宿を開催し，授業の目標達成に向かう。

課題演習（集中ゼミ）4授業科目の1科目が「**研究助成獲得演習**」（**表7-2**）である。授業「研究助成獲得演習」は，受講生が研究助成を獲得できる研究計画の立案と助成金の適正な運用に必要な要件を理解し，研究遂行に必要な基盤を整える能力の獲得・維持・向上を目指す。受講生は，研究助成の獲得に必要な要件について講義を受け，グループ討議を通して研究助成の獲得につながる申請書作成に必要な知識・技術・態度について検討する。また，授業「研究助成獲得演習」受講後，申請書を作成し，応募する。

授業「研究助成獲得演習」の初日，受講生は，講義1「研究助成の獲得に必要な要件」と講義2「研究助成申請書作成のプロセスと助成獲得後の研究の推進」に参加する。講義1「研究助成の獲得に必要な要件」は，研究助成の種類と概要，研究助成獲得の意義，研究助成の申請に必要な準備，申請書作成の手順と留意点，研究助成の適正な運用，社会への研究成果還元を内容とする。また，講義2「研究助成申請書作成のプロセスと助成獲得後の研究の推進」は，採択申請書・不採択申請書の分析，申請書作成のプロセス，申請書作成過程に遭遇しやすい問題とその対処法，研究助成獲得後に遭遇しやすい問題とその対処法などをその内容とする。講義1が総論であるならば，講義2は各論に該当し，講師は，両講義ともに，既に研究助成を獲得し，研究を実施した経験を持つ受講生である。

講義1と講義2は，いずれも研究助成の獲得に向け必要な内容を包含する。このうち，講義2の「採択申請書・不採択申請書の分析」は，研究助成を獲得できる申請書の要件の理解を目的として，獲得に成功した申請書と不成功に終わった申請書の比較を通してその相違が説明され，研究助成獲得に向け効果的な授業となっている。この講義に参加する受講生にとって効果的であることはもちろんのこと，授業提供者となる受講生にとってもその相違の明瞭な理解は，次の申請に向け，重要な知的財産となる。以下，2名の受講生によって提供された講義2の「採択申請書・不採択申請書の分析」を【講義2事例1】と【講義2事例2】として紹介する。2名の研究者は事例としての紹介に快く同意している。

2 「採択申請書・不採択申請書の分析」の紹介

1 【講義2事例1】

研究者Aは，博士後期課程に在学中，病院がそこに就業する看護師に提供する教育，すなわち院内教育として提供される研修の過程を評価する尺度「研修過程評価スケール」を開発した。その過程を通して，従来，授業，すなわち研修は，過程と成果を評価する必要性を提唱されていたが，構造（デザイン），過程，成果の3側面から評価し，研修の改善に向けては，構造（デザイン）と過程が成果に及ぼす影響に着眼すべきことを発見した。そして，「研修過程評価スケール」に加え，「研修デザイン評価スケール」を開発し，

表7-2 授業「研究助成獲得演習」のシラバス

科目名	研究助成獲得演習	責任者	○○	単位数	1	受講時期	未定（2泊3日）
				時間数	30	開講場所	未定
目的	研究助成を獲得するために必要な要件を理解し，研究遂行に必要な基盤を整える能力を獲得・維持・向上する							
到達目標	1. 研究者が研究に必要な資金を自ら獲得する必要性を理解する 2. 研究助成の種類と概要を理解する 3. 研究助成獲得につながる申請書作成に必要な知識・技術・態度を理解する 4. 研究助成の適切な運用と社会への成果還元に必要な知識・技術・態度を理解する 5. 研究助成の獲得につながる申請書を作成する際に遭遇しやすい問題とその対処法を共有する 6. 研究助成獲得後に遭遇しやすい問題とその対処法を共有する 7. 研究助成の獲得につながる申請書を作成する際の自己の課題を分析する 8. 研究助成の申請書を作成する 9. グループ討議や成果発表に主体的に参加する							

日時	学習活動	学習内容並びに方法	担当
受講前	事前準備	－研究助成を獲得している者 　申請書作成過程に遭遇しやすい問題とその対処法および研究助成獲得後に遭遇しやすい問題とその対処法について自らの経験を基に考えを整理しておく －研究助成を獲得していない者 　各自が申請を希望する研究助成を1つ選定し，申請書を作成しておく	
＜1日目＞ 14：00～14：10 14：10～14：20 14：20～16：30	開講式 オリエンテーション 講義	◎開会の挨拶 ◎コースの目的・目標，コースワークの方法に対する理解 ◎講義1「研究助成の獲得に必要な要件」（50分） ・研究助成の種類と概要 ・研究助成獲得の意義 ・研究助成の申請に必要な準備 ・申請書作成の手順と留意点 ・研究助成の適正な運用 ・社会への研究成果還元 ◎講義2「研究助成申請書作成のプロセスと助成獲得後の研究の推進」（20分×2名） ・採択申請書・不採択申請書の分析 ・申請書作成のプロセス ・申請書作成過程に遭遇しやすい問題とその対処法 ・研究助成獲得後に遭遇しやすい問題とその対処法 ・質疑応答	（　） （　） （　） （　） （　）
＜2日目＞ 9：00～9：30	オリエンテーション グループ編成	◎グループ討議の目的・目標，方法に対する理解とグループ編成 ・各グループに研究助成の獲得経験者を含むように4～6名からなるグループを編成する	司会 （　）
9：30～16：00 昼休憩： 12：00～13：30	グループ討議	◎研究助成の獲得につながる申請書作成に必要な知識・技術・態度の検討 ・事前に作成してきた申請書の内容および遭遇している問題をメンバーと共有する ・講義およびプレゼンテーションを基に，討議を通して，自己の問題点を明確にし，申請書を洗練する ・討議を通して，研究助成の獲得につながる申請書作成に必要な知識・技術・態度を検討する ・討議を通して研究助成を獲得し研究を継続していく意義およびそれを支える要件について検討する	各グループ
16：00～17：30	グループ討議の 中間報告	◎グループ討議の中間報告（1グループ約20分） ・質疑応答 ・講評	司会 （　）
＜3日目＞ 9：00～11：00	グループ討議	◎中間報告会を通して得た助言・示唆を基に，コースワークの目的達成に向けて討議内容を整理する	各グループ
11：00～12：30	グループ討議の 成果発表	◎グループ討議の成果発表（1グループ約20分） ・質疑応答 ・講評 ・コースワークの到達目標に対する達成度の確認	司会 （　）
受講後	研究助成への申請	研究助成獲得に必要な申請書を作成し，応募する	各自
評価基準等	グループ討議・発表への参加態度，グループ討議の成果，研究助成獲得の可否		

それらを統合した院内研修評価モデルを構築したいと考えた。

そこで，博士後期課程修了直後より，この研究に着手するとともに研究助成を受けるべく，申請書を作成し，応募した。しかし，第1回の申請は不採択，翌年，第2回の申請は採択された。研究者Aは，両申請書を授業「研究助成獲得演習」の教材として提供し，不採択申請書と採択申請書を分析した結果について講義した。研究者Aは，この研究助成の申請書の項目に沿って，両者を丁寧に分析している。受講生15名は，事前学習として研究者Aの作成した両申請書を読み，講義に参加している。

研究者Aは，講義に先立ち，申請書の項目に沿って両申請書の相違を分析し，その結果の一覧表（**表7-3**）を作成した。そして，それを画面に示しながら両者の相違を次のように説明した。相違の際だった，**研究課題，研究目的，研究の学術的背景，研究期間内に何をどこまで明らかにしようとするのか，本研究の学術的な特色・独創的な点および予想される結果と意義**の5点について紹介する。

●研究課題

この申請書は，研究課題の文字数を40字以内と規定している。不採択申請書と採択申請書は両者ともに規定どおりの文字数により研究課題を表している。しかし，文字数は規定範囲内であっても両者の表現は大きく異なる。

不採択申請書の研究課題は「院内教育を担当する看護職者の支援に向けた院内教育プログラム評価モデルの開発」，採択申請書の研究課題は「院内研修評価モデルの開発─総合的評価による院内教育の確実な質改善に向けて─」である。不採択申請書の研究課題は，37字により表現したが，何を目指す研究であるのか，理解しづらい。その原因は，看護職者の支援と評価モデルの開発の関係が不明瞭である。また，研究課題の中に用語「院内教育」を2回使用しており，内容を複雑にしている。さらに，研究課題をこのように決定した理由は，研究者Aの思考が，次のように進んだことによる。第1に「①『研修過程評価スケール』に加え，『研修デザイン評価スケール』の開発」の必要性を実感し，第2に「②両者を総合した評価モデルの開発」をすれば，「③院内教育担当者の支援」に結びつくと考えたことに起因する。この思考の展開は，誤っていないが②と③を結びつけるために説明を必要とする。しかし，40字の中にその説明を挿入することは困難である。

これに対し，採択申請書は，不採択申請書と同数の文字数を使用しているが，研究課題をメインテーマ（研究内容）とサブテーマ（研究の最終目的）により構成した。研究課題をこのように決定した理由は，研究者Aの思考が，次のように進んだことによる。第1に「①『研修過程評価スケール』に加え，『研修デザイン評価スケール』の開発」の必要性を実感し，第2に「②両者を総合した評価モデルの開発」をすれば，「③院内教育の質改善」に結びつくという流れが最も自然であり，説得力があると気づいたことに起因する。研究者Aは，博士論文作成過程を通して教育評価と教育の質改善の関係を十分理解していた。しかし，不採択申請書作成時，3年以上，院内教育について考え続け，その過程を通し，研修の質改善に向け，苦しんでいる院内教育担当者を何とか支援したいと思い続けており，教育評価の原点を見失っていた。原点に戻り，研究課題を修正した結果，研究内容とその最終目的が容易に理解できる研究課題になった。

表7-3　申請書の比較 (講義2事例1)

	不採択	採択
研究課題	・規定の文字数以内の課題となっている ・メインテーマのみから構成されている →理解しにくい	・規定の文字数以内の課題となっている ・メインテーマ（研究内容）とサブテーマ（研究の最終目的）から構成されている →研究内容とその最終目的が容易に理解できる
研究目的	・研究の背景，意義を記述し，その後，研究の最終目的を記述している。しかし，その目的達成に向け，何をするのかを具体的に記述していない →申請書は，この項に背景，意義の記述を要求していない。要求に十分応えていない	・メインテーマ（研究内容）とサブテーマ（研究の最終目的）を使用し，具体的，系統的に目的を記述している →申請書の要求に応えている
① 研究の学術的背景	・研究課題に直結しない遠隔点から学術的背景を記述している ・学術的背景を記述するために使用している文献が古い	・研究課題に直結する観点から学術的背景を記述している ・最新の研究を用い，背景を記述している ・研究代表者と分担者の文献を用い，研究が既に進行途上であることを示している
② 研究期間内に何をどこまで明らかにしようとするのか	・目標1（研究による成果物1），目標2（研究による成果物2），目標3（成果物2の有効性検証）を記述した。目標2は同一用語の重複使用，類似用語の使用などから構成されている →目標2が理解しにくく，目標1と目標2の関係が不明瞭である	・目標2（研究の最終目的）に使用した用語を整理し，記述を修正した →目標1と目標2の関係が明瞭である
③ 本研究の学術的な特色・独創的な点および予想される結果と意義	・「学術的な特色・独創的な点」は記述しているが不明瞭である ・「予想される結果と意義」を記述していない ・「予想される結果と意義」は①研究の学術的背景に記述したため，不要と考えた →申請書の要求に十分応えていない	・「学術的な特色・独創的な点」を明瞭な記述へと修正した ・① 研究の学術的背景に記述した「予想される結果と意義」の内容をこの項へ移動させた →申請書の要求に応えている
研究計画・方法	・一部不明瞭な記述がある	・明瞭な記述へと修正した
研究をするに当たっての準備状況		・修正なし
研究業績これまで受けた研究費と成果		・研究代表者の業績が増加している
人権の保護および法令等の遵守への対応		・修正なし
申請金額：研究費の妥当性と必要性		・修正なし
その他・体裁		・重要な部分に下線を付し強調した ・スペースを設けた

●研究目的

　この申請書は，研究目的の項に約10行を割り振っている。不採択申請書と採択申請書は両者ともに規定どおりの行数により研究目的を表している。しかし，行数は規定範囲内であっても両者の表現は大きく異なる。

　不採択申請書の研究目的は，「看護職者を対象とする院内教育は，看護の質保証に向け

極めて重要である。院内教育担当者は，質の高い教育の提供に向け，努力を続けている。本研究は，……を可能にする」という文章から始まっている。これは，研究目的ではなく，研究の背景と意義に該当する。また，研究課題の表現と同様に，「①『研修過程評価スケール』に加え，『研修デザイン評価スケール』の開発」の必要性を実感し，第2に「②両者を総合した評価モデルの開発」をすれば，「③院内教育担当者の支援」に繋がるという思考にとらわれており，最終目的を院内教育担当者の支援に設定している。また，10行のうち，2行を研究の背景と意義に使用しているため，何故，スケール開発が院内教育担当者の支援に結びつくのか，説明できていない。

これに対し，採択申請書は，10行の中に，「院内研修評価モデル」の開発が研究の最終目的であること，「院内研修評価モデル」を理解できる説明，そして，院内研修評価モデルの開発に向け，必要な手続き3段階を含む論述へと修正された。この項目に合致した内容であるとともに論理の飛躍がなく，スムーズに読み，理解できる内容となっている。

●研究の学術的背景

不採択申請書は，院内教育の定義を導入として論述した後，研究の学術的背景として院内教育の歴史や院内教育担当者の養成や学習機会の問題などに冒頭の50%を割いている。これは，研究課題に直結する内容ではないことに加え，最新の文献を引用した論述となっていない。また，院内教育の評価に関する学術的背景はその後の記述内容となっているが，前半の50%に該当する記述と関連を理解しにくい。また，前半と同様に，学術的背景を説明するために使用している文献が古い。

これに対し，採択申請書は，不採択申請書と同様に院内教育の定義を導入として論述しているが，その後，教育プログラムの評価の重要性を論述し，さらに，最新の文献を使用し，院内教育の評価の現状や問題，この研究課題の重要性を説明している。また，研究者Aは，前年度，申請は採択されなかったものの，研究を進め，原著論文や学会発表としてその成果を公表しており，それらを引用しながら学術的背景を論じている。そのため，論述は説得力のある内容となっている。

●研究期間内に何をどこまで明らかにしようとするのか

不採択申請書は，この項に研究目標3項目を記述した。その内容は，目標1が「研究による成果物1：研修企画評価スケール」，目標2が「研究による成果物2：院内教育プログラム評価モデル」，目標3が「成果物2の有効性検証」である。しかし，目標2は同一用語の重複使用，類似用語の使用があり，理解しにくい。また，研究の成果物1と成果物2の関係が不明瞭である。また，成果物2が何に有効であるのかを理解できない内容となっている。

これに対し，採択申請書は，不採択申請書と同様に，この項に研究目標3項目を記述した。その内容は，目標1が「研究による成果物1：研修デザイン評価スケール」，目標2が「研究による成果物2：院内研修評価モデル」，目標3が「成果物2の有効性検証」である。成果物の命名を変更しており，成果物1の研修デザイン評価スケールと成果物2の院内研修評価モデルの関係に関する記述が目標2に加わり，目標1と目標2の関係が理解しやすくなっている。また，成果物2が研修の質改善に向けて有効であるか否かを検証す

ることを目標3に加筆している。

●**本研究の学術的な特色・独創的な点および予想される結果と意義**

　この申請書は，この項に2種類の記述を求めている。第1は，申請する研究の学術的な特色と独創的な点であり，第2は，予想される結果と意義である。不採択申請書は，第1の研究の学術的な特色と独創的な点を記述している。その内容は，質的帰納的に解明された研究成果に基づき評価スケールを開発することを特色と独創的な点として記述している。しかし，他のスケールや研究との比較が記述されておらず，何故，これが特色であり，独創的であるのかを理解できない。また，予想されている結果と意義を記載していない。研究者Aは，予想される結果と意義を「学術的な背景」の項に論述したため，この項への記述を省略した。

　これに対し，採択申請書は，開発を目指す評価スケールと既存のスケール開発過程の相違を記述し，その相違と意義を「学術的な特色・独創的な点」として記述している。他の研究との比較は，開発を目指す評価スケールの特色と独創性を強調する。また，研究の学術的背景に記述した「予想される結果と意義」の内容をこの項へ移動させ，申請書の要求に応えた。

＊

　以上の説明を経て，研究者Aは，不採択申請書と採択申請書の比較結果を次の6項目にまとめた。

---

① 研究内容はほぼ同一である
② 採択申請書は，研究課題の焦点が絞られ，研究成果を明確に表現できている
③ 採択申請書は，研究の意義と独自性が明瞭である
④ 採択申請書は，要求されている内容を忠実に記述している
⑤ 採択申請書は，用語を整理し，簡潔な表現となっており，内容の理解が容易である
⑥ 採択申請書は，レイアウトが美しく，読みやすい

　また，研究者Aは，初年度の申請は不採択になったものの，翌年の再申請までの期間も研究を進めることができた。その過程を通して，研究への理解が深まり，混乱が整理され，そのことが上述の②から⑤に影響したと締めくくった。

2 【講義2事例2】

　研究者Bは，博士前期・後期課程に在学中，看護師がベッドサイドで展開する患者教育に関する研究を行ってきた。修了後，博士論文となった研究成果を発展させるための研究に取り組み，それに必要な研究助成を申請した。しかし，第1回の申請は不採択，翌年，第2回の申請は採択された。研究者Bは，両申請書を授業「研究助成獲得演習」の教材として提供し，不採択申請書と採択申請書を分析した結果について講義した。研究者Bは，申請書の項目に沿って，両者を丁寧に分析している。受講生15名は，事前学習として研究者Bの作成した両申請書を読み，講義に参加している。両申請書のうち，特に，

相違の際だった**研究課題，研究目的，研究の学術的背景，本研究の学術的な特色・独創的な点，本研究の予想される結果と意義**の5点について紹介する。

●研究課題（表 7-4）

　この申請書は，研究課題の文字数を40字以内と規定している。不採択申請書と採択申請書は両者ともに規定どおりの文字数により研究課題を表している。しかし，文字数は規定範囲内であっても両者の表現は大きく異なる。

　不採択申請書の研究課題は，「病棟看護師の患者教育行動自己評価尺度の開発」であり，この尺度の必要性や意義は不明である。また，初回申請時，研究者Bは，尺度の開発を最終目的としており，それ以上の発展を検討していなかった。一方，採択申請書の研究課題は，「『患者教育』の質向上に向けた病棟看護師のための教育プログラム立案モデルの開発」であり，研究の最終目的と最終生産物から研究課題が構成されている。何を目的に何をするのかが理解できる研究課題となっている。また，不採択申請書の研究課題となった「患者教育行動自己評価尺度」は，研究の最終目的を達成するために開発を目指す最終生産物の一要素である。初回から翌年の申請に至る過程を通して，研究を進めた結果，研究の構想を拡大できたことを示している。

●研究目的（表 7-5）

　この申請書は，研究目的の項に約10行を割り振っている。不採択申請書と採択申請書

表 7-4　申請書の比較─研究課題

	不採択	採択
研究課題	病棟看護師の患者教育行動自己評価尺度の開発 →研究の中核部分がテーマとなっている	『患者教育』の質向上に向けた病棟看護師のための教育プログラム立案モデルの開発 →研究の最終目的と最終生産物がテーマとなっている

表 7-5　申請書の比較─研究目的

	不採択	採択
研究目的	・患者教育の重要性を論述した後，信頼性・妥当性を確保した尺度開発を目的として記述している。 ・尺度が簡単に説明されているが，理解しにくい表現を使用している。 →尺度の説明は誤りではないが論理に飛躍があり，尺度の必要性と意義が十分伝わらない	・患者教育の重要性とともに多くの看護師がその重要な活動に問題を感じている現状を記述している。それに続き，研究の最終目的達成に向け，「看護師が自己の患者教育行動の質を評価できる患者教育自己評価尺度を開発するとともに，『患者教育』の質向上に向けた病棟看護師のための教育プログラム立案モデルを作成する」ことを記述している。 →この研究の必要性を含め，研究の全貌が概観できるよう目的を記述している

は両者ともに規定どおりの行数により研究目的を表している。しかし，行数は規定範囲内であっても両者の表現は大きく異なる。

不採択申請書は，患者教育の重要性を冒頭に記述し，この重要性を前提として研究目的を記述している。一方，採択申請書は，その重要性とともに，看護師がその重要な活動に問題を生じさせている現状を記述している。その結果，研究者Bが申請した研究の意義や必要性が現実感を帯びて伝わってくる。

また，不採択申請書は，開発を目指す尺度を「看護師が，ベッドサイドにおいて実践している患者教育行動を自律的に改善するために活用できる」(図7-1)と説明している。しかし，研究者Bが開発を目指す尺度は，看護師が自己の患者教育行動の質を評価し，その結果に応じて，患者教育を改善するという機能を持ち，この説明は誤りではないが論理に飛躍がある。これに対して，採択申請書は，研究の最終目的を達成するために必要な中間生産物と最終生産物によって目的を構成している。また，中間生産物である尺度が看護師が自己の患者教育行動の質を評価できるものであり，機能を説明する論理の最も近いところを取り上げ論述している(図7-1)ため，理解が容易である。

● 研究の学術的背景（表7-6）

不採択申請書と採択申請書，両者はその構成に大きな相違がある。不採択申請書の記述は，14要素から構成されている。一方，採択申請書の記述は，4要素減少し，10要素から構成されている。その結果，内容が単純になり，学術的背景とそれに基づく研究の必要性や意義が明瞭に理解できる内容となっている。その結果，記述の順序も思考を阻害しない流れを作っている。例えば，不採択申請書は，2，4，5に患者教育に携わる看護師について論じ，それを元に「6. 病棟看護師の患者教育に関わる課題」を論じている。しかし，2と4の間に「3. 患者教育の社会的背景」を論じており，性質の異なる内容が理解を困難にしている。一方，採択申請書は，「1. 患者教育の社会的背景」と「2. 患者教育の定義」を冒頭に記述し，続いて「3. 患者教育を実践する病棟看護師の現状」，それを受け「4. 病棟看護師の患者教育に関わる課題」を論じており，思考は妨げられることなく，読

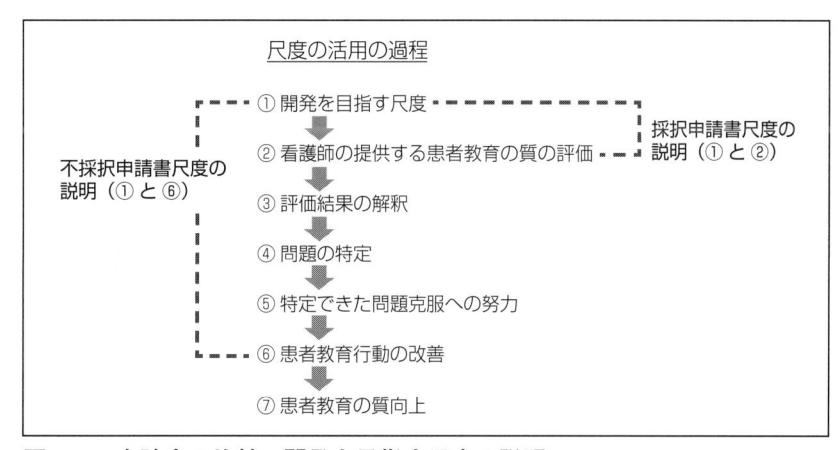

```
          尺度の活用の過程
        ┌─────────────────────┐
        │ ① 開発を目指す尺度 │────┐
        │        ↓            │    │
        │ ② 看護師の提供する   │    │ 採択申請書尺度の
不採択申請書尺度の│  患者教育の質の評価 │────┘ 説明（①と②）
説明（①と⑥）│        ↓            │
        │ ③ 評価結果の解釈    │
        │        ↓            │
        │ ④ 問題の特定        │
        │        ↓            │
        │ ⑤ 特定できた問題克服への努力 │
        │        ↓            │
        └─ ⑥ 患者教育行動の改善 ─┘
                 ↓
           ⑦ 患者教育の質向上
```

図7-1 申請書の比較─開発を目指す尺度の説明

表7-6 申請書の比較—研究の学術的背景

	不採択	採択
研究の学術的背景	記述の構成要素 1. 患者教育の定義 2. 病棟看護師の患者教育に対する役割 3. 患者教育の社会的背景 4. 病棟看護師の行う患者教育の意義 5. 患者教育を実施する病棟看護師の現状 6. 病棟看護師の患者教育に関わる課題 7. 課題克服方法 8. 自己評価の定義 9. 自己評価尺度の意義 10. 文献検討の結果 11. 学術的意義 12. 研究目的 13. 研究方法 14. 研究の意義 →14要素から構成されている →内容に重複がある →研究課題に至るまでの前置きが長く，かつ複雑である	記述の構成要素 1. 患者教育の社会的背景 2. 患者教育の定義 3. 患者教育を実践する病棟看護師の現状 4. 病棟看護師の患者教育に関わる課題 5. 課題克服方法 6. 自己評価尺度の意義 7. 文献検討の結果 8. 学術的意義 9. 研究目的 10. 研究方法 →10要素から構成されている →記述の構造を単純化し，各要素を丁寧に説明している →論旨の展開が順序立てられ，思考を妨げる要素がなく，研究課題の必要性が学術的背景とともに明瞭に理解できる内容になっている

み進められる。

　さらに，不採択申請書は，説明されるまでもなく周知されている知識，例えば「2. 病棟看護師の患者教育に対する役割」「4. 病棟看護師の行う患者教育の意義」「8. 自己評価の定義」なども詳細に記述している。しかし，採択申請書は，不採択申請書の「2. 病棟看護師の患者教育に対する役割」「4. 病棟看護師の行う患者教育の意義」の内容を「3. 患者教育を実践する病棟看護師の現状」に含め論述したり，「8. 自己評価の定義」を削除したりして内容の単純化を図っている。

●本研究の学術的な特色・独創的な点（表7-7）

　不採択申請書は，学術的な特色と独創的な点として「開発を目指す尺度が質的帰納的研究の成果を基盤とし，このような尺度が開発されていない」ことを繰り返し記述している。しかし，このように開発される尺度が他の尺度とどのように異なり，どのような独自の機能を持つのか，それを記述していない。これは，不採択申請書が申請書の要求に応えていないことを示す。研究者Bは，5年以上，これに関連する研究を行っており，開発を目指す尺度の特徴と独自性を十分理解している。しかし，記述の際の視点がこの研究のみに固定してしまっており，求められる特徴と独自性を記述できていない。申請書を提出する研究者が理解していることを第三者が同様に理解しているとは限らない。研究助成獲得に向けた申請書のみならず，誰に何を伝えたいのか，何を伝えることを求められているのか，どのように伝えるとそれを表現できるのか，これを熟慮すべきである。

表7-7 申請書の比較―本研究の学術的な特色・独創的な点

	不採択	採択
本研究の学術的な特色・独創的な点	・開発を目指す尺度が質的帰納的研究の成果を基盤とし，このような尺度が開発されていないことを記述している。しかし，このように開発される尺度の特徴を記述していない →「学術的な特色・独創的な点」として，過去にこの種類の尺度は存在しないことを学術的特色と独創的な点としているが，この記述は特色や独創性を示しておらず，申請書の要求を充足していない	・開発を目指す尺度が質的帰納的研究の成果を基盤とし，このような尺度が開発されていないことに加え，尺度の特徴を具体的に記述するとともに，他の尺度には存在しない機能を強調し，記述している →「学術的な特色・独創的な点」として尺度の特徴と発揮できる機能を記述し，さらにそれらが院内教育プログラムの開発に有用であることを加筆している。研究の特色と独創性が具体的に理解できる内容となっている

　一方，採択申請書は，上述の問題を克服し，開発を目指す尺度の特徴と独創性を具体的に示す。また，この尺度が院内教育プログラムの立案に活用可能であり，その方法の開発も含む記述となっている。さらに，類似する先行研究と比較し，この研究が開発する院内教育プログラム開発の方法の独自性を強調している。

●本研究の予想される結果と意義（表7-8）

　不採択申請書は，結果と意義として，質の高い患者教育を実現し，医療施設から地域への円滑な療養生活の移行とともに患者の療養生活の質保証に貢献することを強調した。一方，採択申請書は，開発を目指す尺度が病棟看護師の患者教育行動の質向上に寄与することに加え，効果的な患者教育の実現，さらに，国民からの期待に応える質の高い患者教育を実現できる病棟看護師の育成に貢献することを強調した。両者ともに，結果と意義として患者教育の質向上を強調している。しかし，不採択申請書は，円滑な療養生活の移行や患者の療養生活の質保証という点も意義としている。一方，採択申請書は，病棟看護師の患者教育力の向上や高い患者教育力を持つ看護師の育成を意義としている。両者とも予想される結果と意義ではあるが，この内容の相違は，申請書全体の一貫性に影響を及ぼす。

表7-8 申請書の比較―本研究の予想される結果と意義

	不採択	採択
本研究の予想される結果と意義	・患者の療養生活の質保証を強調している →学術的背景の論述に対応していない	・病棟看護師の患者教育に必要な能力の向上とそれに伴う患者教育の質向上を強調している。同時に，効果的な患者教育の実現につながる，また，…国民からの期待に応える質の高い患者教育を実現できる病棟看護師の育成に貢献することを強調している →学術的背景の論述に対応している

すなわち，採択申請書は，前述の学術的背景の記述と一貫性があり，不採択申請書は一貫性を欠いている。

＊

以上の説明を経て，研究者Bは，不採択申請書と採択申請書の比較結果を次の3項目にまとめた。

> ① 研究の主要部分は，同一であるが，採択申請書は主要部分を発展させた研究内容を含み，この研究の方向性と意義が明瞭に伝わる
> ② 採択申請書は，研究課題，研究目的，研究の学術的背景，研究の独創的な点および予想される結果と意義の記述内容に一貫性がある
> ③ 不採択後1年間研究を継続し，その進捗状況も含め，採択申請書を記述しており，採択申請書は，研究が着実に進んでおり，その上での助成申請であることが理解できる

また，研究者Bは，初年度の申請は不採択になったものの，翌年の再申請までの期間も研究を進めることができた。その過程を通して，研究への理解が深まり，混乱が整理され，そのことが上述の①，②，③に影響したと締めくくった。

❹ 研究助成の適正使用と成果の還元に向けた支援

研究助成を獲得した研究者は，それを適正に使用するとともに，使用して産出できた研究成果を社会に還元していく責務を担う。これらは，当然，研究助成を獲得した研究者個人が担わなければならない責務である。しかし，研究助成を獲得したものの，これらの責務を果せない研究者も存在し，研究助成の使用に関わる問題は後をたたず発生している。問題の多くは，私的流用，申請と異なる費目への支出などである。これらは，将来，研究助成の申請を目指す可能性のある研究者，今，まさに申請しようとしている研究者の指導に携わる指導者，そして，研究助成を獲得した研究者が担わなければならない責務を再確認する機会を設ける必要があることを示す。また，不適切な使用の事例などを通し，問題の防止に対する注意を喚起する必要があることを示す。

研究助成を獲得した研究者の責務の遂行は，最終的に，研究者個々の研究能力と倫理観に帰する。研究能力を維持，向上し続けられるとともに研究者として明瞭に善悪の判断を下せる研究者の養成に向け指導者個々が尽力していかなければならない。

第VIII章 「研究者倫理」
——その教育の模索

　現在，多くの教育機関や医療機関は，研究倫理審査委員会を組織し，職員である研究者や学生の研究計画を「対象者への倫理的配慮の適否」という観点から審査している。もちろん，看護学研究もその対象となり，倫理審査を受け，審査に通過しなければ，研究を行うことはできない。また，看護系の学会の多くも，成果の公表に際し，その研究が倫理審査委員会からの承認を受けたことを示す記述を求めるようになった。これらは，看護学研究の対象となる人々の人権を擁護する体制が確立されつつある状況を示す。しかし，研究対象者の人権を守るべく倫理的配慮の方法を確立したとしても，研究者がそれを遵守して研究を進めなければ審査受験と承認は何の意味もない。研究者自身の倫理観こそが研究倫理を左右する最大の要因であり，研究者が研究対象の人権を擁護する。

　また，第I章に述べたように，日本の看護学研究は，米国のそれとは異なる発展の仕方をしてきた。米国の看護学研究は，その多くが研究に職責のある看護職者によって行われる。それに対し，日本の看護学研究は，研究者のみならず，全ての看護職者によって行われるよう方向づけられたという歴史的経緯を持つ。また，近年，看護職養成教育の高等教育化に伴い大学院も急増している。これは，看護系大学，大学院に在職し研究に携わる看護職者，その看護職者が提供する教育を受け，修士，博士の学位を取得する看護職者の急増も意味する。さらに，修士課程に在籍する研究者が，倫理規範を侵犯するという経験をしていることは，第VI章に詳述したとおりである。これらは，日本の看護学研究が多様な背景や状況にある看護職者によって担われており，看護学研究の指導に携わる全ての指導者は，指導の範疇に研究者倫理に関わる内容を含む必然性を示す。

1　研究者の倫理的行動とその定義

　研究者倫理に関する教育の目的は，改めて言及するまでもなく，研究者が研究の全過程を通して倫理的に行動し，研究目的を達成するとともにそれに付随する役割を果たすことである。この目的を達成するための教育を検討する際，第1に看護学研究に携わる「研究

者の倫理的行動」を定義する必要がある。それは，看護学研究に携わる「研究者の倫理的行動」をある程度明瞭に定義できない限り，教育内容を特定できないためである。

このような観点から内外の文献を多角的に検討したが，定義の存在を確認できなかった。そればかりか，研究者倫理に関わるであろう概念が様々な文献に混在している状況を確認した。具体的には，道徳と倫理をはじめとして，人権擁護と侵害，研究の不正行為，意図しない誤り（honest error），利益相反などである。また，看護学教員の倫理的行動を解明した研究[1]が広範な文献検討を経て，次のように看護学教員の倫理的行動を定義していることを確認した。この定義は，看護学教員の倫理的行動を「看護学教員がその職業活動において自己の道徳的規範に基づき『善である』と判断し，その結果に従い示す行動やふるまいである」としていた。

さらに，看護学研究の多くは，看護の実践の場を対象とするため，看護実践の場における倫理に関する文献を概観すると，その多くは道徳的ジレンマや価値の対立等の事例に着眼していた。このうち，道徳的ジレンマとは，同じくらい正当性がある行動や判断が 2 つあり，個人がどちらかを選んだり行ったりしたらよいのかがわからない状態である[2]と定義されていた。また，価値の対立とは，個人あるいは集団によって重要と思われている 1 つ以上の価値の間で反対したり衝突したりすることである[3]と定義されていた。

看護実践の場で展開される看護学研究においても道徳的ジレンマや価値の対立に直面するであろうことは十分予測できた。研究者は，看護学研究における道徳的ジレンマと価値の対立に健全に対処していくことを求められ，そのためには，研究者としての道徳的規範に基づき「善である」と判断し，その結果に従い示す行動やふるまいを支える知識や技術が必要不可欠であると考えられた。

以上を前提として，本書は，研究に携わる看護職者の倫理的行動を次のように規定する。「**研究に携わる看護職者の倫理的行動とは，研究の全過程を通して，研究者としての道徳的規範に基づき『善である』と判断し，その結果に従い示す行動やふるまいである。この行動やふるまいは，研究対象者の人権擁護，研究の不正行為の回避，意図しない誤りの最小化への努力を含み，研究上の道徳的ジレンマや価値の対立への健全な対処にも貢献する**」。

この定義の「**研究の全過程**」は，研究計画の立案から研究結果の公表までを意味し，この過程には，研究助成金の獲得や使用も含む。さらに，「**研究の不正行為**」は，研究対象者の人権侵害をはじめとして，ねつ造，改ざん，剽窃（盗用），不当な利得などを意味する。

このように研究に携わる看護職者の倫理的行動を定義したとき，研究者倫理に関する教育が次の内容を含む必然性を示唆する。第 1 は，研究者としての道徳の規範に該当する内容である。第 2 は，研究に携わる看護職者の倫理的行動を導くために必要な知識と技術に関わる内容である。研究対象者の人権擁護に関わる内容は，その中でも最も重要であり，著者の決定（Authorship），利益相反（Conflict of Interest：COI）も倫理的行動を導くために必要な知識であり，ここに位置づく。第 3 は，研究の不正行為とその回避に関わる内容である。第 4 は，意図しない研究上の誤りを回避する努力の必要性である。また，これ

らの大前提として研究課題の社会的意義の確認が必要であることは言うまでもない。これは，その研究課題が研究者の興味を喚起する内容であっても人類福祉に反するような研究に着手してはならないことを意味する。

このような観点から，研究者倫理に関わる教育として下記の4項目を提案する。

❷ 研究者倫理に関わる教育とその内容

1 科学者・研究者の行動規範を精読し，それについて考える機会を提供する

研究者の行動規範として必須の内容が複数の指針や規定等（表8-1）を通して学習できる。指導者がそれらの存在を把握，精読し，研究者としてどのように行動すべきかを考える機会を提供することは，この教育の中核に位置づく。

看護職は専門職であり，専門職は職業活動上の自律性を必然とするとともに，その活動は，常に倫理的であることを求められる。また，専門職は，職業団体を結成し，その組織としての統一性を維持するために一定の行動規範を形成しなければならない。看護職の職業団体である国際看護師協会（ICN）や日本看護協会は，その行動規範として倫理綱領（資料1, 2）を定めている。国際看護師協会（ICN）や日本看護協会の倫理綱領は，看護職としての役割を担う全ての看護職者の行動指針として機能することを目的に作成されており，研究に関わる条文も包含する。例えば，国際看護師協会の条文「看護師は，エビデンスに基づく看護の実践を支援するよう，研究に基づく知識の構築に努める」[4]がそれに該当する。また，日本看護協会の次に示す2条文も研究に関わる条文である。2条文とは「10.看護者は，より質の高い看護を行うために，看護実践，看護管理，看護教育，看護研究の望ましい基準を設定し，実施する」「11.看護者は，研究や実践を通して，専門的知識・技術の創造と開発に努め，看護学の発展に寄与する」[5]である。これらは，看護職者が研究に積極的に携わる必要性とともに，研究対象者の人権を擁護し，研究内容，方法や成果を提示するための手続きを適正に行う必要性を含んでいる。看護学の研究者倫理の教育に向け，これら2種類の倫理綱領は必要不可欠な資料である。

また，2003年，国際看護師協会は，各国看護師協会および全世界の看護師のために，

表8-1 研究者の行動規範に関わる教育に活用可能な指針や規定等

発行年	発行	名称
2012年	国際看護師協会	ICN看護師の倫理綱領
2003年	日本看護協会	看護者の倫理綱領
2003年	国際看護師協会	看護研究のための倫理指針
2004年	日本看護協会	看護研究における倫理指針
2013年	日本学術会議	声明　科学者の行動規範
2015年	日本学術会議	科学研究における健全性の向上について

1996年の看護研究のための倫理のガイドラインを改定し，看護研究のための倫理指針[6]（**資料3**）を公表した．さらに，2004年，日本看護協会は，看護研究における倫理指針[7]（**資料4**）を定め，公表した．この指針は，特に研究対象者の人権擁護に着眼し，基本理念に始まり，研究を行う上での倫理の原則，研究各段階における研究倫理，看護の対象が研究対象となった場合，その対象の看護を担当する看護職者の対応，組織としての責務などの内容を含み，看護学研究の特徴を反映している．また，この指針は，参考資料6としてチェックリスト（→p.303参照）を掲載しており，チェックリストは，各研究の倫理的配慮の状況の自己査定に活用可能である．

　2013年，日本学術会議は，「声明　科学者の行動規範」を改訂（**資料5**）[8]し，公表した．科学者の行動規範は，科学者を次のように規定している．「所属する機関に関わらず，人文・社会科学から自然科学までを包含するすべての学術分野において新たな知識を生み出す活動，あるいは科学的な知識の利活用に従事する研究者，専門職業者を意味する」．この定義は，看護職者，特に看護学研究に携わる看護職者が科学者であることを明瞭に示し，科学者の行動規範もまた看護学の研究者倫理教育に向け，必要不可欠な資料である．これを受け，多くの大学は，研究者の行動規範を作成し，公表している．筆者の所属する千葉大学は，2013年に行動規範を改訂し，「千葉大学における研究者の行動規範」（**表8-2**）として公表している．そこには「研究者」の定義をはじめ，「研究者の責務」「公正な研究」「社会の中の科学」「法令の遵守など」が説明されている．

　これらは，全て研究者各自が単独でも容易に理解できる内容である．しかし，指導者とその指導者から指導を受ける研究者がともにこれらを精読し，研究者としての倫理について考える機会を設けることは，常に研究者倫理に対する意識を高め，規範に則った行動を継続するために両者にとって有効であろう．

2 研究者の倫理的行動を導くために必要な知識と技術を修得する機会を提供する

●研究対象者の人権擁護に必要な知識と技術

　看護学研究の多くは，人間を研究の対象とする．また，研究対象となる人々は，正常な健康のレベルにある人のみならず，正常を逸脱し，重篤な病状にある人やその家族まで多様である．そのため，看護学の研究を行う研究者にとって，対象者の人権擁護に必要な知識と技術の修得は必要不可欠である．

　研究対象者の人権擁護は，米国にその先駆的対応がみられ，1975年にアメリカ看護師協会（ANA）は，「臨床およびその他の研究における看護師のための人権指針」[9]を発表した．これは，看護学研究における人権擁護の指針とそのための方法を示したものであり，その歴史は1947年のニュルンベルグ綱領にさかのぼる．

　このニュルンベルグ綱領は，ドイツナチスの残酷な人体実験を行った医師を裁いた軍事法廷が人間を対象とする研究や実験に関する倫理規範を作成し，これに基づき，10箇条からなる人間を対象とする研究を行うときの倫理的な配慮に関する規定（**表8-3**）を示している．

表 8-2　千葉大学における研究者の行動規範

千葉大学における研究者の行動規範（抜粋）

平成 18 年 10 月 19 日制定
平成 25 年　3 月 21 日改訂

1. **研究者の責務**
   - 人類の健康と福祉，社会の安全と安寧，そして地球環境の持続性に貢献する。
   - 常に正直，誠実に判断，行動し，自らの専門知識・能力・技芸の維持向上に努める。
   - 科学の自律性が社会からの信頼と負託の上に成り立つことを自覚する。
   - 研究資金の使用にあたっては，社会的な期待が存在することを常に自覚する。
   - 研究の意義と役割とともに，人間，社会，環境に及ぼし得る影響を評価し，公表する。
   - 研究の成果が，破壊的行為に悪用される可能性もあることを認識する。

2. **公正な研究**
   - 研究成果を論文などで公表するとともに責任を負わなければならない。
   - 研究・調査データのねつ造，改ざん，盗用などの不正行為を為さず，また加担しない。
   - 不正行為抑止の教育啓発に継続的に取り組み，社会の理解と協力が得られるよう努める。
   - 協力者の人格，人権を尊重し，福利に配慮し，動物などに対しては，真摯な態度で扱う。

3. **社会の中の科学**
   - 政策立案・決定者に対して政策形成に有効な科学的助言の提供に努める。
   - 客観的で科学的な根拠に基づく公正な助言を行う。
   - 研究者の発言が世論及び政策形成に対して与える影響の重大さと責任を自覚し，権威を濫用しない。
   - 科学的知見が政策決定の唯一の判断根拠ではないことを認識する。

4. **法令の遵守など**
   - 研究の実施，研究費の使用等にあたっては，法令や関係規則を遵守する。
   - 人種，ジェンダー，地位，思想・信条，宗教などによって個人を差別せず，個人の自由と人格を尊重する。
   - 自らの研究，審査，評価，判断，科学的助言などにおいて，公共性に配慮しつつ適切に対応する。

　先述したように日本においても，多くの教育機関や医療機関は，研究倫理審査委員会を組織し，そこに所属する研究者の研究計画を「対象者への倫理的配慮の適否」という観点から審査している。もちろん，看護学研究もその対象となり，倫理審査を受け，審査に通過しなければ，研究を行うことはできない。また，看護系の学会の多くも，成果の公表に際し，その研究が倫理審査委員会からの承認を受けたことを示す記述を求めるようになった。これらは，看護学研究の対象となる人々の人権を擁護する体制が確立されつつある状況を示す。看護学研究の指導者は，指導の対象となる研究者に倫理審査受験に先立ち，研究対象者の人権擁護の起源とそこに至る歴史的経緯を学習する機会を提供すべきであろう。

　また，人権という用語[10]は次の 3 側面から説明されている（**表 8-4**）。この 3 側面とは，危険から自由である権利，プライバシーと尊厳の権利，匿名の権利であり，人権擁護のための配慮の指針となる。看護学研究の指導者は，指導の対象となる研究者に研究対象者の人権擁護の起源とそこに至る歴史的経緯に加え，これらについて学習する機会も提供すべきであろう。

　さらに，研究者が，研究対象者の知る権利や研究参加への自己決定の権利，そして，研究者の説明責任と守秘義務を理解するために**説明と同意（インフォームドコンセント）**に関する理解も必要である。

表 8-3　ニュールンベルク綱領（笹栗俊之訳）

1. 被験者の自発的な同意が絶対に必要である。
   　このことは，被験者が，同意を与える法的な能力を持つべきこと，圧力や詐欺，欺瞞，脅迫，陰謀，その他の隠された強制や威圧による干渉を少しも受けることなく，自由な選択権を行使することのできる状況に置かれるべきこと，よく理解し納得した上で意思決定を行えるように，関係する内容について十分な知識と理解力を有するべきことを意味している。後者の要件を満たすためには，被験者から肯定的な意思決定を受ける前に，実験の性質，期間，目的，実施の方法と手段，起こっても不思議ではないあらゆる不都合と危険性，実験に参加することによって生ずる可能性のある健康や人格への影響を，被験者に知らせる必要がある。
   　同意の質を保証する義務と責任は，実験を発案したり，指揮したり，従事したりする各々の個人にある。それは，免れて他人任せにはできない個人的な義務であり責任である。
2. 実験は，社会の福利のために実り多い結果を生むとともに，他の方法や手段では行えないものであるべきであり，無計画あるいは無駄に行うべきではない。
3. 予想される結果によって実験の遂行が正当化されるように，実験は念入りに計画され，動物実験の結果および研究中の疾患やその他の問題に関する基本的な知識に基づいて行われるべきである。
4. 実験は，あらゆる不必要な身体的，精神的な苦痛や傷害を避けて行われるべきである。
5. 死亡や障害を引き起こすことがあらかじめ予想される場合，実験は行うべきではない。ただし，実験する医師自身も被験者となる実験の場合は，例外としてよいかも知れない。
6. 実験に含まれる危険性の度合いは，その実験により解決される問題の人道上の重大性を決して上回るべきではない。
7. 傷害や障害，あるいは死をもたらす僅かな可能性からも被験者を保護するため，周到な準備がなされ，適切な設備が整えられるべきである。
8. 実験は，科学的有資格者によってのみ行われるべきである。実験を行う者，あるいは実験に従事する者には，実験の全段階を通じて，最高度の技術と注意が求められるべきである。
9. 実験の進行中に，実験の続行が耐えられないと思われる程の身体的あるいは精神的な状態に至った場合，被験者は，実験を中止させる自由を有するべきである。
10. 実験の進行中に，責任ある立場の科学者は，彼に求められた誠実さ，優れた技能，注意深い判断力を行使する中で，実験の継続が，傷害や障害，あるいは死を被験者にもたらしそうだと考えるに足る理由が生じた場合，いつでも実験を中止する心構えでいなければならない。

［福岡臨床研究倫理審査委員会ネットワーク：Rec-Net Fukuoka．http://med.kyushu-u.ac.jp/recent_fukuoka/houki-rinri/nuremberg.html］

表 8-4　人権の 3 側面

1. **危険から自由である権利とその権利の擁護**
   　研究において危険から自由である権利とは，対象者がその研究に参加することによって，身体的・心理的・社会的な側面に何らかの問題を生じると察知した場合，その研究への参加の有無を自分自身で自由に決定する権利を持つことを意味する。
2. **プライバシーと尊厳の権利とその権利の擁護**
   　プライバシーの権利とは，私生活をみだりに知られない権利とともに，自分のデータに関し，知る権利を持ち，そのデータが誤っていれば訂正，修正する権利を持つという積極的・能動的権利である。また，尊厳とは人間の人格の内なる人間性の価値感情を意味し，尊厳の権利とは人間にはいかなる時にも，この価値感情を害されない権利を保有することを意味する。
3. **匿名の権利とその擁護**
   　匿名とは，名前や身分を隠して行動することを意味し，匿名の権利とは，研究対象者が誰かを特定できるような状況が，予期しない身体的，心理的，社会的な不利益を招く可能性があるため，研究発表の段階のみならず，研究遂行の段階においても，その対象者が特定されないような配慮を受ける権利である。

説明と同意（インフォームドコンセント）とは，米国の患者の人権運動に端をなし，医療現場における患者の権利と医師の義務という見地からみた法的概念である。この概念は，医師が職務上，入手した患者の個人情報について守秘義務を持ち，患者は医療上の事実を知る権利を持つことを示す。また，医師は患者が自己の医療上の事実を十分理解できるように説明する義務があり，さらに患者は患者自身がどの医療行為を受けるのかを決定する権利とともに，治療や検査に伴う医学的侵襲を医師が自分の体に加えることに同意する権利を持つことを示している[11]。看護学研究は，あらゆる健康のレベル，あらゆる状況にある人々を対象として行われ，看護学研究の対象となる全ての人々は，研究協力に先立ち，その研究について**知る権利**があり，その上で協力の可否を決定する権利を持つ。また，研究者は，対象者の知る権利，**自己決定の権利**を保障するために，研究について**説明する義務**と研究上知り得た事実への**守秘義務**をもつ。

　加えて，研究対象者の人権擁護に必要な手続きと留意点の理解も必要である。D看護系大学の看護教育学を専門とする領域は，その領域の研究の特徴を反映して次のような手続きの基本的方法（**表8-5**）を確立している。その領域を専攻する学生は，この方法を基本としてそれぞれの研究とその研究対象に必要な配慮を計画し，それに沿って計画を進めていく。

● 著者の決定（Authorship）

　論文の著者は，その研究と成果の公表を目的とした論文の執筆や発表に貢献した研究者であることは言うまでもない。その貢献度が5％から10％以上の者を著者とできるという厳密な記述もある。指導者は，研究者に論文の著者となる研究者をどのように決定すべきかを学習する機会を提供すべきであろう。

　不適切な著者の決定は不当な利得に結びつく（不当な利得の項，p.267参照）。しかし，共同研究者の一人となった研究者は，その研究に対する責任を負うことを意味し，その研究に何らかの問題が生じた場合，他の著者とともに問題解決に尽力しなければならない。指導者は，これらを特に研究の初学者には説明する機会を持つ必要がある。その際，次に示すK. Barkerがその著書に記述した「不適切な著者の決定」[12]は大いに参考になる。

> a．関係性の維持に配慮し，教授の名前を論文に掲載することを教授の当然の権利として疑問を持たない
> b．謝辞に名前を載せれば十分なほどの貢献しかしていない研究者を共同研究者として論文に掲載する
> c．その研究に貢献すると期待されていたにもかかわらず実際には貢献しなかった研究者を共同研究者として論文に掲載する。理由は，研究者がその領域において高い知名度を得ていたためである
> d．実際には，その研究に加わっていないにもかかわらず，親しくしている人や同じ研究グループにいる研究者を共同研究者として論文に掲載する

　また，日本学術会議は「研究活動における不正行為への対応等に関するガイドライン」の作成過程において文部科学省から依頼を受け，さらなる審議を行い，その回答[13]を公

表 8-5　研究対象者の人権擁護に必要な手続きと留意点の具体例

1. **研究参加への協力を依頼する**

　研究参加への協力依頼は，研究者が綿密に立案した研究計画を対象者の特性や理解力に合わせて，わかりやすく説明する必要がある。研究の専門用語をふんだんに使った説明は，たとえ，その対象が学生でなくとも不適切である。

　説明の内容としては，まず第1に研究の全容が盛り込まれなければならない。具体的には次の6項目が必要である。
　　a．研究者は何故その研究に取り組もうとしているのか（研究動機）
　　b．研究にはどのような意義があるのか（研究の意義）
　　c．研究によって何を明らかにしようとしているのか（研究目的）
　　d．どのようなやり方で研究を行おうとしているのか（研究方法）
　　e．対象者にはどこにどのように参加してほしいと考えているのか（研究参加の方法）
　　f．参加を決定した場合，それにより参加者にとって何か良いことはあるか，
　　　良くないことはあるか（研究参加に伴う利益，不利益）

　第2には，研究への参加を決定するのは，完全に本人の自由意思であり，もし，参加に協力しないという決定をしても，そのことにより何ら問題が生じることがないことを説明する。さらに，研究参加に同意しても，途中で協力の辞退が可能であることも内容として盛り込む必要がある。加えて，研究は完全に匿名で行い，研究以外には，そのデータは使用しないことを明言しておくことも重要である。

　これらの説明内容は単に口述するのみではなく，対象者が聞きやすいように，資料や視聴覚教材などの準備をするといった配慮も必要であろう。

2. **研究参加への同意を得る**

　以上のような内容を説明した後，説明を聞いてくれた人々に研究に実際に参加してもらうためには，研究参加への同意を得なければならない。特に学生を対象とする研究において，同意を得る方法として考慮しなければならないのは学生が本当の意味で自由意思でそれを決定できるような時間的余裕と場の設定である。学生が授業に参加する目的で集まっているところで説明をし，その場で「この研究に参加したくない人は手を挙げて下さい」もしくは「皆さん，参加して下さいますよね」といった同意の得方は，教員が意図しなくとも学生には強制力となることがあるため，避けるべきである。

　これらを前提に，特に教員が学生からの研究参加への同意を得るために，第1に研究協力依頼の場所と同意を得る場所を別に設けるという配慮が必要である。具体的には研究協力を依頼し，その上で依頼内容を検討する時間を確保し，同意する者のみが集まる時間と場所を指定することを意味する。この手続きを踏むことにより強制力はかなり弱まる可能性が高い。

　さらに，データ収集法として，面接，観察を用いたり，研究デザインが実験研究，準実験研究に該当する研究には，必要に応じ，研究参加への同意書を準備し，同意したことを紙面を持って確認する。

3. **データを収集する**

　データ収集にも多様な方法があるが，看護学教育研究においては質問紙法やスケールによるデータ収集法の採用頻度が極めて高い。教員が学生を対象とした研究を行うとき，授業の中で，同意を得，同時にその場でデータを収集するという状況は，時間的，経済的には極めて効率の良い方法である。しかし，これまで述べたとおり，この状況は，教員が意図していなくとも，学生にとってかなり強制力の高いデータ収集の方法であり，避けなければいけないことの1つである。

　質問紙，スケールによるデータ収集法として，最も強制力の低い方法は，無記名による郵送法である。しかし，この方法は，データ数が増せば増すほど，返送にかかる郵送料が嵩み，時間的効率も直接的な回収に比較すると低下する。しかし，時間もかけず，費用もかけずに研究することは，不可能である。これらは，研究計画を立案する時点で，時間をどのように捻出するか，どのくらいの経費が必要であり，それをどのように確保するのかを検討することも対象者擁護に向けて重要であることを示している。

［舟島なをみ：看護教育学研究，第2版．pp78-80，医学書院，2010．より抜粋］

表した。その中には「オーサーシップの在り方」として「当該研究の中で重要な貢献を果たしていることである」とし，その具体例を示している。さらに，複数の看護系学会は，倫理指針や投稿規定の中に「著者の決定」に関する内容を明示している。これらもまた，**著者の決定（Authorship）**について学習する重要な資料となる。

●利益相反（Conflict of Interest：COI）

　広義の利益相反は，「狭義の利益相反」と「責務相反」の両者を含み，「狭義の利益相反」は「個人としての利益相反」と「組織としての利益相反」を含む。このうち，「個人としての利益相反」は，外部との経済的な利益関係などによって，公的研究が必要とする公正かつ適正な判断が損なわれる，もしくは損なわれるのではないかと第三者が懸念を表明しかねない事態を意味する[14]。また，利益相反行為とは，ある行為が一方の利益になるとともに，他の一方に不利益となるような場合を意味する[15]。科学的な公正さと倫理的な妥当性は，学問領域を問わず全ての研究が重要視すべき事項である。例えば，ある企業が研究費を提供し，その提供を受けた研究者の実施した研究の成果がその企業にとって有利な結論に傾き，その企業が利益を得るという場合がこれに該当する。

　看護学研究においても，研究の発展過程を通してこのような事態に遭遇する可能性を否定できない。指導者は，研究者倫理に関する内容の教育内容の一部として，この概念を研究者に学ぶ機会を提供すべきであろう。複数の医療機関や教育機関が利益相反を管理するためにガイドラインを設けており，これらは，利益相反（Conflict of Interest：COI）について学習する重要な資料となる。

3 研究の不正行為に対する理解を深める機会を提供する

　看護職は専門職であり，看護の提供は，看護職者と看護の提供を受ける人々の間の信頼関係なくして実現しない。この信頼関係は，看護職として面前に存在するその人を看護学の専門的知識や技術を持ち，看護の提供を受けるその人がその人自身の健康の維持，増進，悪化の防止に向け，支援してくれるに違いないという確信でもある。看護がこのような関係を前提に成立しているにもかかわらず，もし，看護学研究に何らかの不正が発覚した場合，看護学研究への信頼のみならず，専門職の活動である看護，その看護を提供する看護職者全てが社会からの信頼を失墜する。このような事態の発生を防ぎ，研究者としての倫理観を醸成するためにも，研究の不正行為への理解を深める支援を必要とする。

　また，研究の不正行為は，その行為に対する研究者による何らかの意図の存在を必要とし，意図なく生じた「誤り」は不正行為に該当しない。しかし，研究者として，知らなかったでは許されない「誤り」も多々あり，次の事実がそれを裏づける。山崎のPubMedを対象にした調査結果[16]は，学術雑誌に公表されたにもかかわらず，取り下げになった日本からの投稿論文98編のうち，約30％が研究者の意図しない純粋な誤りであったことを明らかにした。不正行為はもちろんのこと，研究者として知らなかったでは許されない行為を防止するためにも，研究の不正行為に対する理解を深める支援は重要である。

　ねつ造，改ざん，剽窃（盗用）は，研究の主たる不正行為である。また，看護学研究の

多くは人間を研究対象としており，研究対象者の**人権侵害**も研究の主たる不正行為としてとらえるべきである。さらに，研究を通して不当な利益を得ようとする行為，すなわち**不当な利得**も不正行為として同等の重みがある（**表8-6**）。

●人権侵害

人権侵害とは，全ての人間が持つ基本的人権を侵すことである。研究の不正行為としての人権侵害は，研究対象者個々に保障されている危険から自由である権利，プライバシーと尊厳の権利，匿名の権利を研究者が意図的に侵害することを意味する。看護学研究は，多様な背景，多様な状況にある人々を対象にする。その中には，自身の意思を表明できない対象者も存在する。対象者がどのような状況であっても，また，研究者が研究上，どのような状況に置かれていても，対象者の人権を擁護しなければならない。表8-7は，研究の各段階と発生する可能性のある不正の関係を明示する試みであり，表に示したように研究の不正行為としての人権侵害は，データ収集，分析，出版，発表，結果の記述などの段階に起こりやすい。

看護系大学院博士前期課程（修士課程）に在籍する大学院生が20概念〔**図8-1**（図6-1再掲）〕[17]により表される経験をしながら修士論文を完成し，学位を取得していることを第Ⅵ章に示した。20概念のうち【倫理規範遵守による研究進行と進行優先による倫理規範侵犯】は，学生が倫理規範を守りながら研究を進める一方，研究遂行を優先するあまりにその規範を犯してしまうという経験を表す。この倫理規範の侵犯は，学生がデータ収集を優先し，研究対象者から協力への辞退を受けることを恐れ，事前に承諾を得ることなく，データを収集してしまったという経験である。これは，対象者の**知る権利**と**自己決定の権利**の侵害である。指導者は，研究者が時にこのような心理状態に陥ることを考慮に入

表8-6 研究の主たる不正行為

人権侵害
　全ての人間が持つ基本的人権を侵すことである。研究の不正行為としての人権侵害は，研究対象者個々に保障されている危険から自由である権利，プライバシーと尊厳の権利，匿名の権利を研究者が意図的に侵害することを意味する。

ねつ造
　事実でないことを事実のようにこしらえること，でっち上げることである。研究の不正行為としてのねつ造は，研究者による意図的な不実表示，データや結果の偽造を意味する。

改ざん
　文書などの字句を直すことであり，特に，悪用するために勝手に直すことである。研究の不正行為としての改ざんは，研究者が研究結果に不正に手を加える，操作する，研究の必要な手続きを変更する，データを故意に除外する，基準を充足していない対象者を研究対象とするといったときに発生し，このような行為を通して，研究結果やデータなどを加工することを意味する。

剽窃（盗用）
　他人の作品や論文を盗んで自分のものとして発表することである。研究の不正行為としての剽窃（盗用）は，研究者が，他者のアイディア，主張，研究結果，用語などをその人の了解やその人のものであることを明示することなく，自分のものとして発表することである。

不当な利得
　研究者が研究を通して，正当ではない利益を得ることである。研究助成金の私的流用などはその代表であり，研究成果のねつ造や改ざんは不当な利得を目的として行われることが多い。

2 研究者倫理に関わる教育とその内容

表 8-7 研究の各段階等と不正

	人権侵害	ねつ造	改ざん	剽窃（盗用）	不当な利得
研究計画立案				●	
データ収集	●	●	●		
分析	●	●	●	●	
公表（出版）	●				●
発表	●				●
著者の決定（Authorship）					●
研究結果の記述	●	●	●	●	
研究助成金獲得と使用					●

- 修了要件充足に向けた授業履修と論文完成に向けた個別指導受理
- 論文完成に向けた文献検索と閲読の反復
- 論文完成に向けた計画立案と実行
- 計画遵守難航予測による難航回避に向けた周到な準備
- 研究進行に向けた懸命努力と計画の曖昧さによる研究進行難航
- 阻害要因発生による計画進行停滞と阻害要因排除に向けた工夫
- 計画遵守不可による計画変更と進行遅延による遅延の挽回
- 倫理規範遵守による研究進行と進行優先による倫理規範侵犯
- 独力での問題解決不可による指導要請と獲得
- 指導機会喪失による論文完成過程停滞と停滞打破に向けた不本意な指導受け入れ
- 指導過剰への抵抗と指導過剰からの脱却
- 指導実現不可による指導の無視と指導撤回に向けた教員との議論
- 指導の適切さ確信による教員への信頼と確信不可による教員への疑念
- 独断での異なる指導者探索と報告是非への戸惑い
- 教員評価に伴う論文完成懸念と確信生起の反復
- 学生間の支援授受
- 審査通過難航と難航予測に反する通過円滑
- 緊張を伴う論文発表と発表への問題指摘受理
- 論文完成過程進行による研究と看護への理解深化
- 論文完成への達成感と不全感の感知

図 8-1　看護系大学院修士課程に在籍する大学院生の論文作成過程の経験を表す 20 概念
（図 6-1 再掲）

れ，協力への辞退が対象者の権利であること，その研究が必要な研究であるならば必ず研究への協力を承諾する対象者が存在するであろうことを伝え続ける必要がある。

●ねつ造

　ねつ造とは，事実でないことを事実のようにこしらえること，でっち上げることである。研究の不正行為としてのねつ造は，研究者による意図的な不実表示，データや結果の

偽造[18]を意味する。

例えば，新たな看護を考案し，その効果の解明を目的とした準実験研究を行い，予測した効果を得られなかった場合を想定してみよう。それにもかかわらず，あたかも効果を得たように発表することは研究結果の偽造であり，ねつ造以外の何物でもない。また，予測した効果を得ることができなかったものの，それ以外の効果を得た研究者は，その効果をあらかじめ予測していたかのように論文に記述したとしよう。この行為は，論文の不実表示であり，ねつ造に該当する。このような場合，研究の考察として，何故，予測した効果を得られなかったのか，この事実に真摯に向き合いその理由の解釈を記述する必要がある。それとともに，予測しなかった効果を得られたという事実に真摯に向き合い，その理由の解釈を記述するよう支援することによってねつ造の回避とともに，予測しなかった効果を得たという結果も生きる。

不正行為としてのねつ造は，データ収集，分析，結果の記述などの段階に生じやすい（**表8-7**）。過去に発覚した不正行為としてのねつ造を概観すると名誉，学位，金銭など不当な利得と結びついている場合が多い。

● 改ざん

改ざんとは，文書などの字句を直すことであり，特に，悪用するために勝手に直すことである。研究の不正行為としての改ざんは，研究者が研究結果に不正に手を加える，操作する，研究の必要な手続きを変更する，データを故意に除外する，基準を充足していない対象者を研究対象とするといったときに発生し[18]，このような行為を通して，研究結果やデータなどを加工することを意味する。

例えば，ある対象者の経験の概念化を目的とした質的研究を行っていた研究者が対象者から研究者にとって好ましくないデータを聴取したが，それを除外して分析した場合を想定してみよう。これは，データを故意に除外しており，データの改ざんである。指導者は，時として，研究者がこのような心理状況に陥る可能性があることを考慮に入れ，データ収集に先立ち研究者の準備状態を確認すべきである。

不正行為としての改ざんは，ねつ造と同様にデータ収集，分析，結果の記述などの段階に生じやすい（**表8-7**）。

● 剽窃（盗用）

剽窃（盗用）とは，他人の作品や論文を盗んで自分のものとして発表することである。研究の不正行為としての剽窃（盗用）は，研究者が，他者のアイディア，主張，研究結果，用語などをその人の了解やその人のものであることを明示することなく，自分のものとして発表すること[18]である。研究に際し，先行研究や先人のつくった知見の活用は必須である。研究者が論述しようとすることと他の研究者が既に論述していることが同様である場合，引用であることを明示することなく，他の研究者の論述を使用することは剽窃（盗用）である。また，他の研究者が作成した図や表などを著作権者から転載許諾を得ることなく自身の論文の一部として掲載することも剽窃（盗用）に該当する。引用，使用許諾，転載許諾のルールや手続きなどに関して学習する機会を提供することも指導者の重要な役割であろう。

筆者は，2013年，米国の2大学の教育に参加する機会を得た。その2大学ともに，文章の剽窃禁止を各学科目の水平軸に据え，授業を展開しており，学士課程，博士前期課程（修士課程）に在学する学生は繰り返し，文章の剽窃禁止を教示される。そして，何が文章の剽窃に該当し，どのようにすればそれを避けられるのかを懇切丁寧に教示される。

また，学生は，レポート提出に際し，大学が指定した方法により剽窃チェックソフトを使用することを求められ，その結果を添付しなければレポートの提出ができない授業もある。近い将来，日本の大学にもこのような状況が確実に訪れるであろう。近年，日本の大学も剽窃チェックシステムを導入し，論文提出に際し，剽窃チェックと結果の添付を義務づけるようになった。このようなシステムの導入は，自ずと研究者やその指導者を剽窃の有無に対して敏感にする。

不正行為としての剽窃（盗用）は，研究計画の立案，分析，結果の記述などの段階に生じやすい（**表 8-7**）。

● **不当な利得**

不当な利得とは，研究者が研究を通して，正当ではない利益を得ることである。研究助成金の私的流用などはその代表であり，研究成果のねつ造や改ざんは不当な利得を目的として行われることが多い。

T. A. Szirony らは，看護学教員の倫理観の解明を目的とした研究[19]を行った。この研究は，研究の公表に関わるシナリオを作成し，対象となった教員がそのシナリオを倫理という観点から評価し，その結果と背景変数の関係を明らかにしている。そのシナリオは，同一論文の二重投稿や著者の決定の問題を含んでいた。具体的には，同一論文や1つの論文に少しだけ手を加え，異なる学術誌に投稿したり，口頭発表したりするといった内容や，その研究や論文の執筆にほとんど関与していない研究者を共同研究者の一人としてその論文に名前を掲載すること等である。前者は投稿した研究者にとって研究業績の増加につながり，後者も研究や論文の執筆に関与していないにもかかわらず，共同研究者となった研究者にとって研究業績の増加に繋がる。

このように考えると，研究の不正行為としての不当な利得は，出版，発表，著者の決定（Authorship），研究助成金獲得と使用などに生じやすい（**表 8-7**）。

さらに，米国の看護学研究に関する概説書の多くは，研究の不正行為に関する項を設け，不正行為とその回避，不正行為と不注意による誤りの相違等について説明している。看護学研究の初学者は，研究の開始に先立ちこれらの内容に触れることを通して，不正行為の回避に向けた感受性を高められる可能性がある。

4 意図しない研究上の誤りを回避する

意図しない研究上の誤りは，honest error と英訳され，研究者の不注意により生じた誤りであり，そこに研究者の意図はない。この誤りは，公表した研究結果の表記や解釈の誤り，文章の誤字，脱字などを含む。研究者は，このような誤りをしないよう，常に最大の注意を払うよう努力し続ける必要がある。また，もし，公表後，誤りを発見した場合，い

ち早く何らかの手段を講じ，対応すべきである。

公表された研究に何らかの問題や誤りが発見され，それが**ねつ造，改ざん，剽窃（盗用）**を疑われるような場合，その判断に向け，そこに研究者の何らかの意図の有無が重要な基準になる。しかし，たとえ意図していなかったとしても，結果として**ねつ造，改ざん，剽窃（盗用）**に該当するような研究者の行為は，回避しなければならない。研究者が意図していないにもかかわらず結果として研究不正に該当するような事態とは，次のような事例を意味する。

●事例1：研究課題の重複

> 研究指導者Qは，ゼミナール形式の授業を通して大学院生の研究を指導していた。大学院生3名が指導者Qから研究の指導を受けていた。入学後，研究課題の決定に向け，大学院生3名Y，P，Wは各自の興味と関心に基づき，研究課題の焦点化を試み，3名のうち，YとPの2名は順調に研究課題を焦点化できた。しかし，残る1名の大学院生Wは，研究課題が焦点化できず，授業のたびに異なる研究課題を提示してきた。指導者Qは，豊富な指導経験を持ち，過去に興味や関心が多様であり，研究課題が焦点化できない学生も指導した経験を持っていた。そのため，余裕を持ってその状況に対応していた。
>
> しかし，入学後，数か月が経過し，ある日の授業に向け，Wが提出してきた資料は，大学院生Yと同様の研究課題を記述していた。指導者Qは，それをみて，不思議に思い，Wを研究室に呼び，気づいていないとは思えなかったが「研究課題と目的，方法がYさんと重複していますが，気づいていますか」と尋ねた。Wは，明るい表情を浮かべ「先生，私もそのテーマで研究したいと思っていたことにやっと気づいたのです。Yさんの真似をしたわけではありません」と述べた。
>
> 指導者Qは，Wに次のように説明した。「Wさんが提示した研究課題はYさんと同様であり，その大学院生は既にその研究課題に基づく研究を開始しています。その状況をWさんは知っており，Wさんはそれを真似たわけではないかもしれない。しかし，同様の研究課題により研究を進めている同級生がいるにもかかわらず，その課題を選択することは不適切です。他の学生の研究のアイディアを盗用したと思われても仕方のない行為です」。Wは驚いた表情を浮かべ，「この資料は，他の誰にもまだ配付していません。先生，それを返却していただいてよいでしょうか」といってその資料を持ち帰った。後日，Wは新たな研究課題を選択し，それに基づく資料を作成し，指導者Qと授業に出席する同級生に配付し直した。
>
> 指導者Qは，この状況を次のように分析している。Wは，自身のその行為が結果として研究の不正に結びつく可能性があるなどとは思ってもいなかったに違いない。それは，Qの指摘を受けたときのWの表情が明瞭に表していた。Wは，Yの影響を認めているものの，自身もその研究課題に関心を持っていたが，そこに至るまでそのことに気づかなかったと心底，思っていた。

事例1のような事態の発生は，想定しにくいが，現実に生じた事態である。事例1は，指導者がいち早く問題に気づき，対応できたため，問題としては浮上しなかった。しかし，もし，適切な対応ができなければ，Wは，同級生からアイディアの盗用を疑われたり，Yとの関係に否定的な影響をもたらす可能性もあったに違いない。このような事態は，研究の開始時点でWを傷つけることにもなりかねない。指導者は，特にゼミナール形式の授業により研究指導を進める場合，このような事態回避に向け配慮すべきであろ

う。また，指導者が研究を開始するにあたり，研究の不正行為に関する学習機会を提供する必然性を示す事例でもある。

●事例2：好ましくないデータとの直面と除外

> 大学院生Rは，看護師の行動の概念化を目的とした研究に取り組んでいた。データ収集は参加観察法（非参加型）であり，Rは毎日，研究協力に承諾した病院に赴き，看護師の行動を観察していた。そして，1日の観察を終了すると，電話を通し，Rの指導者である教員Gに観察現象を報告し，スーパービジョンを受けるという毎日を繰り返していた。教員Gは，数日間，Rの報告を受けていて，1つのことに気づいた。それは，Rの報告が時に極めて曖昧になり，何を観察したのかを理解できないことである。
> 　また，Rは，1週間に一度，大学に戻り，観察した現象を記述し，それを元に教員Gからデータ収集に関するスーパービジョンを受けていた。教員Gは，Rが記述した観察現象のうち，電話による報告では理解できなかった現象を探し出そうとしたが，どの現象がそれに該当するのか判断できなかった。そこで，Rにそれを尋ねたが，R自身もその現象を十分，理解できなかったため，データにしていないと説明した。同様の状況が数週間繰り返され，教員Gは，Rの観察に問題が生じているのではないかという疑念を抱いた。そこで，大学に戻ったRに曖昧な報告となっている現象やRが理解できないのでデータにしていないという現象について，説明を求めた。その結果，それらの現象がRにとってデータにしたくない看護師の行動を含むことを理解した。この行動とは，看護師がクライエントの要望を失念したり，誤った手技により看護を提供しているなどであった。Rは教員Gに自身の心情を次のように説明した。「看護師がこのように行動している場合があることを研究結果として公表した場合，看護師の社会的信頼が損なわれ，これをデータにしてはいけないと思ってしまった」。
> 　教員Gは，研究に際し，事実に向き合う勇気が必要であり，Rの行動はデータの改ざんに該当する行動となることを説明した。Rは，驚いた表情を示すとともに，研究の不正行為に関する知識を学習していたものの，自身の行動がそれに該当するなど考えてもみなかったと述べた。
> 　Rは，その後，自己の傾向から目を逸らすことなくデータ収集を継続し，必要なデータをすべて収集し分析へと移行した。

　研究者が研究途上，様々な心理状態に陥ることを事例2は如実に表す。研究と事実の解明は不可分であることを十分理解している研究者が，看護師の行動をデータとして看護職の専門職性や社会的価値を改めて検証したいと強く願うが故に生じた問題である。また，教員Gの丁寧な指導展開は，問題の早期発見と適切なデータ収集を実現させた。

　研究の不正行為は，研究の全過程に発生する可能性がある。看護学研究の倫理的問題を扱った研究[19]は「著者（Authorship）」「結果の報告（Reporting Results）」「公表（Publication/Presentation）」の3側面に焦点を当て，看護学教員の考え方を明らかにした。このうち，結果の報告の中の問題事例として「肯定的な結果のみを報告する」という状況が紹介されている。事例2もこれに近似する問題である。これらは，指導者が研究者に，いかなる事実であっても，それが研究に付随する事実である限り，真正面から対峙する必要があることを折に触れ，語っていく必要があることを示す。

●事例3：質的研究の結果の安易な修正

　大学院生Pは，入院中の子どもに付き添う母親の経験の概念化を目的とした研究を行っていた。半構造化面接によりデータを収集し，収集したデータを質的帰納的に分析し，母親の経験を表す11概念を創出した。Pの指導者である教員Dは，約2週間をかけ11概念の創出に至った分析過程をPとともに再度たどり，Pの分析の適切性を確認するとともに，必要に応じてPとともに修正し，結果の信用性を確認した。

　この大学院は，複数教員指導体制を確立していた。Pは論文提出を3週間後に控え，前述の過程を経て創出できた11概念を副指導教員2名に提示した。それを受け，教員2名は，学生に疑問点を質問したり，論文として提出するために加筆，修正を要する点を指摘した。その指摘の1つとして，1名の教員が11概念のうちの1概念の表現が強烈すぎて，違和感を感じると述べた。

　その翌日，教員DはPから次のような報告を受けた。それは，昨日の指導を受け，「強烈すぎて違和感を感じる」と指摘された概念名を変更したという報告であった。教員Dは，Pの新たな命名を知って驚いた。それは，新たな概念名が表現の変更に止まらず，完全に異なる性質を表す概念名になっており，教員Dが記憶しているその概念の創出に至ったデータとも齟齬があるように感じたためである。教員Dは，Pに概念名変更の理由や根拠を尋ねたが，Pは「強烈すぎて違和感を感じる」という指摘に対応するための変更であると回答した。また，データと新たな概念の照合なども行っていないと語った。

　そこで，教員Dは，Pに次のような説明をした。Pは，副指導教員に分析の結果産出された概念を研究成果として提示したが，その概念を創出した全過程を資料として提示しているものの，その量は膨大であり，短時間で確認できる内容ではない。その上での指摘である。日本語表現は，多様であり，その中には表現に相違はあるものの同一の意味を持つ用語も複数ある。このような観点から表現の変更は可能かもしれない。しかし，表現の変更に際しては，データとその分析過程に戻る必要があり，「強烈すぎて違和感を感じる」という指摘を受ける概念名になった経緯と確実性を確認するとともに，変更の可能性とその適切性について検討する必要がある。それなくして，指摘を受けたからといって，研究結果である概念の命名を異なる性質を表す命名としてはいけない。

　また，この際，教員Dは，Pに「これは，研究結果のねつ造にも該当する行為になることを知っていますか？」と尋ねた。Pは，驚いた表情を示し，そのようなことを全く考えておらず，指摘に対応することのみに終始していたと語った。

　Pは，その後，分析過程を丁寧に見直した。その結果，その過程に誤りはなく，Pの命名が妥当であることを確認し，副指導教員にそれを説明し，同意を得た。その際，副指導教員は，修正の必要性を指摘したわけではなく，感想を率直に述べたまでであったとPに説明した。

　事例2と同様に，事例3も研究者が研究途上，様々な心理状態に陥ることを如実に表す。これは，長期間に及ぶ研究の全過程を丁寧に進めてきた研究者が副指導教員の一言によりそれを覆すような行動をとった事例であり，それが研究成果のねつ造に該当するような行動でもある。しかし，研究者は，全く気づいておらず，副指導教員という大学院生にとって権威ある人物の指摘への対応という観点にのみ焦点を当てた視野狭窄の状態に陥っている。また，このような事態は，質的研究の基本的知識の理解と技術の修得度のレベルが浅いとき生じる可能性がある。研究の不正行為の回避，意図しない誤りの回避に向けて

は，研究に必要な知識と技術の修得度の深化をはかり，その理解状況を行動として表出できるよう支援する必要がある。

❸ 研究者倫理に関わる授業の構築

　研究者倫理の教育に必要な内容が「研究者としての道徳的規範に該当する内容」「研究に携わる看護職者の倫理的行動を導くために必要な知識と技術に関わる内容」「研究の不正行為とその回避に関わる内容」「研究上の誤りを回避する努力の必要性の理解」であると想定して，これらを構造として，次のような授業（**表 8-8**）を企画した。

　この授業の対象として大学院博士前期課程（修士課程）の学生を想定しているが，看護継続教育の授業としても活用可能である。博士前期課程の学生を対象とする看護学研究法の授業の一単元として，もしくは一授業科目としても活用可能である。

　この授業は，看護学研究を実施する研究者が研究計画の立案から結果の公表に至る全過程を通して倫理的に行動するために必要な知識・技術・態度を修得することを目的とする。また，この目的を達成するための目標として次の4項目を設定した。第1は，研究者として倫理的に行動するために必要な規範の理解，第2は，研究者として倫理的に行動するために必要な知識・技術の理解である。そして，第3は，研究過程に生じる不正行為とその回避の理解，第4は，研究者が意図しない誤り（honest error）を回避する必要性とその方法の理解である。各目標を達成するために，これまで検討してきた内容を活用した。授業形態として講義に加え，グループワークを取り入れた。

＊

　本章は，「研究者倫理」その教育の模索と題し，執筆を進めてきた。それは，筆者がこれまで断片的には学士課程，博士前期・後期課程の学生に研究者倫理に関わる教育を行ってきたが，系統的な教育をしてこなかったことに起因する。本書は，第Ⅰ章から第Ⅶ章まで，筆者が実際に経験し，検証してきた内容により構成されている。しかし，第Ⅷ章だけは，模索の段階にあり，洗練と検証が必要である。読者のご意見を待ちたい。

表 8-8 授業「看護学研究と研究者倫理」のシラバス

授業科目名	看護学研究と研究者倫理	責任者	○○○○	授業時間数	90分×2回　看護学研究法の授業の一単元
目的	看護学研究を実施する研究者が研究計画の立案から結果の公表に至る全過程を通して倫理的に行動するために必要な知識・技術・態度を修得する。					
一般目標	1. 研究者として倫理的に行動するために必要な規範を理解する 2. 研究者として倫理的に行動するために必要な知識・技術を理解する 3. 研究過程に生じる不正行為とその回避について理解する 4. 研究者が意図しない誤り（honest error）を回避する必要性とその方法を理解する					
行動目標	1-1　研究者の倫理的行動を定義する 1-2　研究者の倫理的行動の規範となり，精読を要する資料を3種類以上列挙する 1-3　列挙した資料を精読し，各々の特徴について説明する 2-1　看護学の研究者が倫理的に行動するために必要な知識と技術を3種類以上列挙する 2-2　列挙した知識と技術を説明する 3-1　研究の不正行為を5種類列挙する 3-2　列挙した不正行為について説明する 3-3　研究各段階毎に生じる可能性のある不正行為を選択する 3-4　問題現象とその現象が表す不正行為を特定する 3-5　研究者の不正行為が社会に及ぼす影響と研究者自身に及ぼす影響について見解を示す 3-6　研究者としていかなる状況にあっても公正かつ適正な判断に基づき行動することを明言する 4-1　研究における不正行為と意図しない誤り（honest error）の相違を説明する 4-2　研究者として意図しない誤りを回避する責務について説明する 4-3　研究者として意図しない誤りを回避する努力の継続を明言する					

回数等	学習活動	学習内容並びに方法
受講前	事前準備	下記の資料を各自入手し精読する 　ICN看護師の倫理綱領：国際看護師協会 2012年版 　看護者の倫理綱領：日本看護協会 2003年 　看護研究のための倫理指針：国際看護師協会 2003年 　看護研究における倫理指針：日本看護協会 2004年 　科学者の行動規範：日本学術会議 2013年
〈第1回〉	・オリエンテーション ・講義 1-1　研究者の倫理的行動を定義する 1-2　研究者の倫理的行動の規範となり，精読を要する資料を3種類以上列挙する 1-3　列挙した資料を精読し，各々の特徴について説明する 2-1　看護学の研究者が倫理的に行動するために必要な知識と技術を3種類以上列挙する 2-2　列挙した知識と技術を説明する ・小テスト	◎授業の目的・目標と評価に対する理解 ◎内容 ・事前学習による各資料の理解状況の確認 ・看護学と研究の必要性 ・看護学における研究者の倫理的行動とその必要性 ・倫理的行動を導く知識と技術 　　a．人権擁護　　b．インフォームドコンセント 　　c．利益相反　　d．オーサーシップなど ・質疑応答 ◎目標の到達度の確認
〈第2回〉	・講義 3-1　研究の不正行為を5種類列挙する 3-2　列挙した不正行為について説明する 3-3　研究各段階毎に生じる可能性のある不正行為を選択する 4-1　研究における不正行為と意図しない誤り（honest error）の相違を説明する 4-2　研究者として意図しない誤りを回避する責務について説明する 4-3　研究者として意図しない誤りを回避する努力の継続を明言する ・グループワーク 3-4　問題現象とその現象が表す不正行為を特定する 3-5　研究者の不正行為が社会に及ぼす影響と研究者自身に及ぼす影響について見解を示す 3-6　研究者としていかなる状況にあっても公正かつ適正な判断に基づき行動することを明言する ・小テスト	◎内容 ・研究の不正行為 　　a．人権侵害 　　b．剽窃（盗用） 　　c．ねつ造 　　d．改ざん 　　e．不当な利得など ・研究の不正行為と意図しない誤りの相違 ・不正行為と意図しない誤りの回避とその必要性 ◎内容 ・事例を読み，次の目標を達成するために，グループメンバーと話し合い，発表する 　　a．不正の有無とその不正を特定する 　　b．不正を犯した研究者の心情を推測し，不正回避のための健全な行動について考察する ◎目標の到達度の確認
評価	小テスト×2回　終了レポート	

【引用文献】

1) 村上みち子, 舟島なをみ他：看護学教員の倫理的行動に関する研究—倫理的行動指針の探求. 看護教育学研究, 15(1)；34-47, 2006.
2) Fry, S. T., 片田範子他訳：看護実践の倫理. 日本看護協会出版会, p218, 1998.
3) Fry, S. T., 片田範子他訳：看護実践の倫理. 日本看護協会出版会, p215, 1998.
4) 国際看護師協会, 日本看護協会訳：ICN 看護師の倫理綱領（2012年版）, 2013.
5) 日本看護協会：看護者の倫理綱領. 2003.
6) 国際看護師協会, 日本看護協会訳：看護研究のための倫理指針. 2003.
7) 日本看護協会：看護研究における倫理指針. 2004.
8) 日本学術会議：科学者の行動規範—改訂版—. 2013.
9) American Nurse Association : Human Rights Guideline for Nurses in Clinical and Other Research, 1985.
10) American Nurse Association : Human Rights Guideline for Nurses in Clinical and Other Research, p6, 1985.
11) 星野一正：現代用語の基礎知識1995年版,「インフォームド・コンセント」. p1057, 自由国民社, 1995.
12) Barker, K., 濱口道成監訳：アット・ザ・ヘルム, 第2版. p229, メディカル・サイエンス・インターナショナル, 2011.
13) 日本学術会議：回答「科学研究における健全性の向上について」. 2015.
14) 厚生労働科学研究における利益相反（Conflict of Interest：COI）の管理に関する指針（平成20年3月31日科発第0331001号厚生科学課長決定),「Ⅱ定義」の項.
15) デジタル大辞泉.「利益相反行為」の項. <http://japanknowledge.com/lib/display/?lid=2001021732200（2015年3月4日アクセス）>
16) 山崎茂明：科学者の発表倫理—不正のない論文発表を考える. pp107-108, 丸善出版, 2013.
17) 金谷悦子, 舟島なをみ他：看護系大学院修士課程に在籍する学生の修士論文作成過程の経験に関する研究. 千葉看護学会会誌, 21(1)；43-51, 2015.
18) Houser, J. : Nursing research-reading, using, and creating evidence Second Ed. p70, Jones & Bartlett Learning , 2012.
19) Szirony, T. A., et al. : Perceptions of Nursing Faculty Regarding Ethical Issues in Nursing Research. Journal of Nursing Education, 43(6)；270-279, 2004.

資料1　ICN看護師の倫理綱領（2012年版）

国際看護師協会　訳：日本看護協会

看護師の倫理に関する国際的な綱領は，1953年に国際看護師協会（ICN）によって初めて採択された。その後，この綱領は何回かの改訂を経て，今回，2012年の見直しと改訂に至った。

前文

看護師には4つの基本的責任がある。すなわち，健康を増進し，疾病を予防し，健康を回復し，苦痛を緩和することである。看護のニーズはあらゆる人々に普遍的である。

看護には，文化的権利，生存と選択の権利，尊厳を保つ権利，そして敬意のこもった対応を受ける権利などの人権を尊重することが，その本質として備わっている。看護ケアは，年齢，皮膚の色，信条，文化，障害や疾病，ジェンダー，性的指向，国籍，政治，人種，社会的地位を尊重するものであり，これらを理由に制約されるものではない。

看護師は，個人，家族，地域社会にヘルスサービスを提供し，自己が提供するサービスと関連グループが提供するサービスの調整をはかる。

倫理綱領

「ICN看護師の倫理綱領」には，4つの基本領域が設けられており，それぞれにおいて倫理的行為の基準が示されている。

倫理綱領の基本領域

1. 看護師と人々

- 看護師の専門職としての第一義的な責任は，看護を必要とする人々に対して存在する。
- 看護師は，看護を提供するに際し，個人，家族および地域社会の人権，価値観，習慣および信仰が尊重されるような環境の実現を促す。
- 看護師は，個人がケアや治療に同意する上で，正確で十分な情報を，最適な時期に，文化に適した方法で確実に得られるようにする。
- 看護師は，個人情報を守秘し，これを共有する場合には適切な判断に基づいて行う。
- 看護師は，一般社会の人々，とくに弱い立場にある人々の健康上のニーズおよび社会的ニーズを満たすための行動を起こし，支援する責任を社会と分かち合う。
- 看護師は，資源配分および保健医療，社会的・経済的サービスへのアクセスにおいて，公平性と社会正義を擁護する。
- 看護師は，尊敬の念をもって人々に応え，思いやりや信頼性，高潔さを示し，専門職としての価値を自ら体現する。

2. 看護師と実践

- 看護師は、看護実践および、継続的学習による能力の維持に関して、個人として責任と責務を有する。
- 看護師は、自己の健康を維持し、ケアを提供する能力が損なわれないようにする。
- 看護師は、責任を引き受け、または他へ委譲する場合、自己および相手の能力を正しく判断する。
- 看護師はいかなるときも、看護専門職の信望を高めて社会の信頼を得るように、個人としての品行を常に高く維持する。
- 看護師は、ケアを提供する際に、テクノロジーと科学の進歩が人々の安全、尊厳および権利を脅かすことなく、これらと共存することを保証する。
- 看護師は、倫理的行動と率直な対話の促進につながる実践文化を育み、守る。

3. 看護師と看護専門職

- 看護師は、看護実践、看護管理、看護研究および看護教育の望ましい基準を設定し実施することに主要な役割を果たす。
- 看護師は、エビデンスに基づく看護の実践を支援するよう、研究に基づく知識の構築に努める。
- 看護師は、専門職の価値の中核を発展させ維持することに、積極的に取り組む。
- 看護師は、その専門職組織を通じて活動することにより、看護の領域で、働きやすい労働環境をつくり出し、安全で正当な社会的経済的労働条件を維持する。
- 看護師は、自然環境が健康に及ぼす影響を認識し、実践において自然環境の保護と維持を図る。
- 看護師は、倫理的な組織環境に貢献し、非倫理的な実践や状況に対して異議を唱える。

4. 看護師と協働者

- 看護師は、看護および他分野の協働者と協力的で相互を尊重する関係を維持する。
- 看護師は、個人、家族および地域社会の健康が協働者あるいは他の者によって危険にさらされているときは、それらの人々や地域社会を安全に保護するために適切な対応を図る。
- 看護師は、協働者がより倫理的な行動をとることができるように支援し、適切な対応を図る。

(以下、「ICN看護師の倫理綱領」の活用方法など略)

訳注:この文書中の「看護師」とは、原文ではnursesであり、訳文では表記の煩雑さを避けるために「看護師」という訳語を当てるが、免許を有する看護職すべてを指す。

資料2　看護者の倫理綱領

2003年　日本看護協会

前文

　人々は，人間としての尊厳を維持し，健康で幸福であることを願っている。看護は，このような人間の普遍的なニーズに応え，人々の健康な生活の実現に貢献することを使命としている。

　看護は，あらゆる年代の個人，家族，集団，地域社会を対象とし，健康の保持増進，疾病の予防，健康の回復，苦痛の緩和を行い，生涯を通してその最期まで，その人らしく生を全うできるように援助を行うことを目的としている。

　看護者は，看護職の免許によって看護を実践する権限を与えられた者であり，その社会的な責務を果たすため，看護の実践にあたっては，人々の生きる権利，尊厳を保つ権利，敬意のこもった看護を受ける権利，平等な看護を受ける権利などの人権を尊重することが求められる。

　日本看護協会の『看護者の倫理綱領』は，病院，地域，学校，教育・研究機関，行政機関など，あらゆる場で実践を行う看護者を対象とした行動指針であり，自己の実践を振り返る際の基盤を提供するものである。また，看護の実践について専門職として引き受ける責任の範囲を，社会に対して明示するものである。

条文

1. 看護者は，人間の生命，人間としての尊厳及び権利を尊重する。
2. 看護者は，国籍，人種・民族，宗教，信条，年齢，性別及び性的指向，社会的地位，経済的状況，ライフスタイル，健康問題の性質にもかかわらず，対象となる人々に平等に看護を提供する。
3. 看護者は，対象となる人々との間に信頼関係を築き，その信頼関係に基づいて看護を提供する。
4. 看護者は，人々の知る権利及び自己決定の権利を尊重し，その権利を擁護する。
5. 看護者は，守秘義務を遵守し，個人情報の保護に努めるとともに，これを他者と共有する場合は適切な判断のもとに行う。
6. 看護者は，対象となる人々への看護が阻害されているときや危険にさらされているときは，人々を保護し安全を確保する。
7. 看護者は，自己の責任と能力を的確に認識し，実施した看護について個人としての責任をもつ。
8. 看護者は，常に，個人の責任として継続学習による能力の維持・開発に努める。
9. 看護者は，他の看護者及び保健医療福祉関係者とともに協働して看護を提供する。
10. 看護者は，より質の高い看護を行うために，看護実践，看護管理，看護教育，看護研究の望ましい基準を設定し，実施する。

11. 看護者は，研究や実践を通して，専門的知識・技術の創造と開発に努め，看護学の発展に寄与する。
12. 看護者は，より質の高い看護を行うために，看護者自身の心身の健康の保持増進に努める。
13. 看護者は，社会の人々の信頼を得るように，個人としての品行を常に高く維持する。
14. 看護者は，人々がよりよい健康を獲得していくために，環境の問題について社会と責任を共有する。
15. 看護者は，専門職組織を通じて，看護の質を高めるための制度の確立に参画し，よりよい社会づくりに貢献する。

(以下，解説略)

資料3　看護研究のための倫理指針

2003年　国際看護師協会　訳：日本看護協会

序文

このたび国際看護師協会（ICN）は、各国看護師協会および全世界の看護師のために、看護研究の倫理指針を改定・更新いたしました。既存の章に最新の情報を全面的に反映させ、内容を拡充するとともに、新しい章も付け加えました。新たに指針に加わった項目は次の通りです。
・インフォームドコンセントと承諾
・倫理審査委員会（IRBs）
・データおよび安全性の監視（有害事象を含む）
・研究における不正行為

ICNは、研究に基づく実践こそが、専門職としての看護の証しであると確信しています。質に優れ費用効果の高いヘルスケアを提供するためには、質的・量的の両面から看護研究を推進することが不可欠です。今日の看護師は、これまで以上に数多くの複雑な研究を実施しており、生命倫理をめぐる困難な課題に取り巻かれています。ICNは、倫理原則を守りつつ、すべての人の人権を尊重することが、看護実践と看護研究の根本であると考えています。

ICNは設立以来、人権を擁護するとともに、看護師がとくに実践場面において倫理的意思決定ができるよう主導してきました。本指針は、研究に携わる看護師向けに作成したものであり、研究に参加する人々の権利を守ることを目的としています。

ICNは、本指針の作成と改定を担当してくださったカリフォルニア大学サンフランシスコ校看護学部教授のウイリアム・ホルツマー博士に、感謝の言葉を述べたいと思います。

ICNは、看護師がそれぞれの場で研究者のニーズを見直すことによって、個々の場において適切な人権保護のシステムを確立するとともに、人権保護のための方針を策定することを期待しています。

ICN事務局長　Judith A. Oulton

1．生命倫理と看護研究

国際看護師協会（ICN）は1899年の設立以来、看護と医療にかかわる倫理問題についてリーダーシップを発揮してきた。看護における初の国際倫理綱領は、1953年にブラジルで開催された会員協会代表者会議（CNR）によって採択された。現行の「ICN看護師の倫理綱領」は2000年に改定され、全世界に広く普及している。

ICNは設立当初から看護倫理と看護研究に注目してきた。この2分野への関心が1つに統合されたのが1990年である。ICNと米国国立衛生研究所（NIH）が共同で、様々な国の看護研究者からなる国際看護研究特別部会を設置した。この特別部会では、基礎報告書について話し合い、看護研究の

動向を明確にし，一定の基準に基づき世界的レベルで強力に看護研究を推進する必要性について討議した。この特別部会は，優先順位をつけた提言をまとめ，実施のための戦略を添えて，ICN および各国看護師協会（NNAs）宛に報告した。

特別部会の報告書を受けて，ICN 理事会は，ICN の使命と戦略的計画の中心に看護研究を位置付けることを承認した。理事会が採択した特別部会の提言の1つは，「ICN は，会員協会が看護研究の倫理原則を設定するための指針を策定すべきである」というものだった。そして，1996 年には「看護研究のための倫理のガイドライン」と題した指針が発行された。2003 年作成の当指針は，1996 年版を改定したものである。

ICN は，看護研究における倫理問題について多数の出版物や所信声明を刊行している。たとえば，2002 年に改定された「看護実践の倫理——倫理的意思決定のためのガイド」，「看護師と人権」（ICN 所信表明，1999 年改訂），「クローニング技術とヒトの健康」（ICN 所信表明，1999 年作成）などである。倫理問題，看護実践，および看護研究に関する書籍，パンフレット，所信声明を刊行するだけでなく，最近では「ICN Research Bulletin」という看護研究に関するニュースレターを発行している。詳しくは，ICN のウェブサイト http://www.icn.org.ch をご参照いただきたい。

各国看護師協会も，看護実践と看護研究における倫理問題の情報提供にきわめて重要な役割を果たしている。いくつか例をあげると，カナダ看護師協会（CNA）では「研究に従事する看護師のための倫理ガイドライン」（2002 年，http://www.cna-nurses.ca）と題した文書を，アメリカ看護師協会（ANA）は「看護師のための倫理綱領」（http://www.ananursingworld.org）と題したパンフレットを，それぞれ発行している。

生命倫理

医療技術と科学技術が進歩するにつれて，個人も社会も生命倫理にかかわる複雑なジレンマと数数の難題に直面している。Fry & Johnstone（2002）は生命倫理を定義して，「困難な問題に…（中略）…道徳的な答えを提供しようとする…（中略）…生物医学における応用倫理」（p.32）としている。ここでいう困難な問題とは，延命，生活の質，末期疾患の治療，実験的研究の実施，幹細胞研究，ヒトゲノムの操作などである。Fry & Johnstone は，生命倫理の3つの要素（生命倫理という分野が生まれるに至った3つの段階）を示している。まず，生命倫理は医療倫理や医療実践の規範にかかわるものである。次に，体系的な実験を通して急速に知識が増大した結果，数々の新しい問題が浮き彫りになった。さらに，爆発的に増えた知識をもとに指針やガイドラインを策定する過程で，新たに複雑な問題が明らかになった。今日，生命倫理は倫理学においてきわめて重要な分野として位置付けられている。NIH のウェブサイト http://www.nih.gov/sigs/bioethics/IRB.html を見れば，この分野が扱う問題の幅広さと深さがわかる。

看護と看護研究

看護研究における生命倫理の問題を理解するため，ICN の「看護の定義」に立ち戻ろう。

看護とは，あらゆる場であらゆる年代の個人および家族，集団，コミュニティを対象に，対象がどのような健康状態であっても，独自にまたは他と協働して行われるケアの総体である。看護には，健康増進および疾病予防，病気や障害を有する人々あるいは死に臨む人々のケアが含まれる。また，アドボカシーや環境安全の促進，研究，教育，健康政策策定への参画，患者・保健医療システムのマネージメントへの参与も，看護が果たすべき重要な役割である（http://www.icn.ch/definition.htm）。

この定義には，Fry & Johnstone（2002）が示した生命倫理の3つの要素が含まれている。すなわち，看護実践の規範，知識の増大，アドボカシーと指針開発である。看護研究者は，看護専門職としての倫理義務の一貫として，被験者および実験動物の保護にかかわる課題および指針，手順を十分に理解する必要がある。

　ICNは何十年も前から，看護実践の改善と看護専門職の発展における研究の重要性を認識している。ICNの所信声明には，看護研究の重要性が明確に示されている。

　「研究に基づく実践は，専門職としての看護の顕著な特徴である。質的および量的双方の看護研究が，質と費用効果が高いヘルスケアにとって重要である」（看護研究に関するICN所信声明，1999年改定）。

　「ICN看護師の倫理綱領」にも，「看護師は，看護実践および看護管理，看護研究，看護教育の望ましい基準を設定し実施することに主要な役割を果たす」（ICN 2000）と明記されている。

　看護研究と，研究に基づく実践を強化するため，ICNは以下のことを実施している。

・看護，保健およびヘルスケア・システムに関する研究実施の普及および活用を推進し，奨励する。
・看護，保健およびヘルスケア・システム研究への看護師による貢献が増すように，国内および国際的な団体に協力する。
・看護師が研究を普及させ，国際的な雑誌で発表する機会を持つことを推進する。
・看護研究者のためのネットワークを支援する。
・会員協会が，研究にかかわる施設を整えることを奨励する。
・患者にとって有用でアウトカムの改善につながる領域，および看護師の日々の実践にとって意義深い領域における研究を推進する。
・研究の実施，普及および活用における看護師のための倫理指針を設けることにおいて，世界的なリーダーシップを提供する（ICN所信声明，1999年改定）。

　本改定版は，看護研究の領域において適切な倫理基準を設定するための指針である。

ICN看護師の倫理綱領

　研究における生命倫理を議論するにあたっては，「ICN看護師の倫理綱領」のいくつかの項目を参考にするとよい。この綱領は，看護実践者，看護教育者，看護管理者，看護研究者を含むあらゆる役割の看護師が倫理的に行動するための基盤である。冒頭では，看護師の役割を次のように説明している。

　「看護師には4つの基本的責任がある。すなわち，健康を増進し，疾病を予防し，健康を回復し，苦痛を緩和することである。看護のニーズはあらゆる人々に普遍的である。看護には，生きる権利，尊厳を保つ権利，そして敬意のこもった対応を受ける権利などの人権を尊重することが，その本質として備わっている。看護ケアは，年齢，皮膚の色，信条，文化，障害や疾病，ジェンダー，国籍，政治，人種，社会的地位を理由に制約されるものではない」（ICN 2000）。

　「ICN看護師の倫理綱領」は，いずれの役割においても看護師がとるべき倫理的行動を理解するうえで欠くことのできないものだが，看護研究における倫理問題を具体的に取り上げているわけではない。そうした側面を補うために，本指針が作成された。本指針が扱う領域は，研究の健全性，倫理審査委員会，インフォームドコンセント，データおよび安全性の監視，看護研究者，研究における不正行為などである。

2. 研究の健全性

脆弱性（弱い立場にあること）

　看護研究は患者の参加を伴うことが多いため，人権に関する脆弱性（弱い立場にあること）という問題をはらんでいる。脆弱性とは，他者よりも地位，収入，教育，特性などが劣るという理由で，個人が何らかの危険にさらされるような力関係を指す。入院中の患者は，弱い立場にあると考えられる。なぜなら，本人の知らないうちに，あるいは本人の同意がないままに決断が下されることがあるからだ。入院・外来を問わず，実験的治療や研究への参加について意思表示や自発的決定ができない場合，患者は弱い立場にあるとみなされる。最近，Dean & McClement（2002）は，緩和ケアにおいて患者がどのような弱い立場にあるかを論じている。

　そもそもどのような患者であれ，患者としてケアされる環境にいること自体で，弱い立場にあると言える。専門職看護師は，行動に際して倫理原則を遵守し，患者の権利を擁護するよう努めなければならない。さらに，一層弱い立場に置かれている個人や集団もある。たとえば，昏睡状態の患者や新生児など，自己のケアに関する意思決定に参画できない度合いが大きな患者ほど，弱い立場にあるとみなされる。こうした個人は，明らかに，インフォームドコンセントに基づく研究への自発的参加ができない。ケア提供の場で標準語として使用されている言語を話せない患者は，とくに弱い立場にある（Ledger, 2000）。集団として弱い立場にあるのは，学童や囚人である。教員や看守から研究について告げられたために，研究や実験に参加しなくてはならないという気持ちになりやすいからだ。権限者が特定の研究への参加を支持しているために，参加を断りにくいと感じる場合，その研究参加者は弱い立場にあるとみなされる。研究参加者候補の権利擁護について議論する場合は，弱い立場にある集団がもつ特別なニーズを考慮することが必要である。次にあげる6つの倫理原則は，研究対象者候補の権利を擁護するうえで念頭に置くべきポイントを示している。

倫理原則

　次にあげる6つの倫理原則は，研究実施における倫理綱領の開発指針となるものである。

　「**善行**」—— 研究参加者および社会に対して「良いことを行う」という倫理原則。「善行」には，研究参加によって得られる利益も含まれる。たとえば，試験中の医療を定期的に受けられる，実験的な治療を受けられる，などである（Spencer, 1997）。研究者は，「この研究に参加することで，参加者はどのような利益を得るか」と自問する必要がある。

　「**無害**」—— 研究参加者に「害を与えない」という倫理原則。研究者は，「この研究に参加することで，参加者はどのような危害を被る恐れがあるか」と自問する必要がある。リスクが予想されるのであればそれを明確にし，書面にしたうえで，研究参加者候補と話し合わなくてはならない。

　「**忠誠**」—— 研究参加者（つまり研究対象者）と研究者との間に「信頼」を育むという倫理原則。研究者は，研究者同士および研究対象者との間でいかにして信頼関係を築くかを考える必要がある。これまで何度か，患者に対する研究者の姿勢に「忠誠」がまったく見られない研究が行われたことがあった。最もよく知られているのは，アメリカのアラバマ州タスキギーで実施された梅毒の研究である。これは，アフリカ系アメリカ人の男性が，何の情報提供も受けず，同意もしていない状況で，梅毒の経過観察研究の研究対象者にされたというものである。しかも，これらの研究参加者は，梅毒の治療法が開発された際に，そのことを知らされなかった（Jones, 1993）。

　「**正義**」—— 研究参加者を「公平に」扱い，集団間で対応に差をつけないという倫理原則。「忠誠」

や「真実」とも密接に関連している。

　「真実」──　研究参加者に「本当のことを話す」という倫理原則。参加者に対して正直であり，予想し得るリスクや利益をすべて包み隠さず話すことは，研究者の倫理的義務である。ただし，診断や治療についてどの程度患者が情報を受け取るかは，文化によって異なる。したがって，診断を知らされていない患者向けに同意書を作成することが難しい問題となる場合もあるだろう。研究者は，診断を告げることが当該の研究にとってどれくらい重要かを判断しなければならない。同意書に記す内容が，「がんの患者さんに研究への参加を依頼しています」ではなく，「ご病気の方に研究への参加を依頼しています」だけですむ場合もあるかもしれない。各研究者は，「真実」の倫理原則を文化に照らして実践する責任を負っている。

　「守秘」──　研究中に収集される個人情報を「保護」し，個人レベルのデータをいっさい公表しないことによって，参加者の秘密を守るという倫理原則。「守秘」は，匿名性を保証することとは違う。研究者が参加者と面談したとすれば，研究者は本人と会っているのだから，そのデータ収集プロセスは匿名ではありえない。診療録や記録類も匿名にはできない。しかし，このプロセスで収集した全情報を守秘することは，きわめて重要である。

研究対象者の権利

　上述の6つの倫理原則を，研究参加を検討している研究対象者に与えられる4つの権利としてまとめたものを以下に示す。

　1．「危害を加えられない権利」　研究対象者候補には，研究参加による被害を受けない権利がある。生物医学的な介入研究，とくに薬物研究においては，有害な副作用が生じる場合がある。リスクが非常に高い場合は，そのような研究は許可されるべきではない。

　2．「全面的な情報開示を受ける権利」　研究対象者候補には，研究参加に伴って発生し得るリスクと利益をすべて知らされる権利がある。研究参加の意思決定に何らかの影響を及ぼす情報を，研究対象者候補に知らせないことは，倫理に反する行為である。無作為化臨床試験の場合は，治療法Xまたは治療法Yのいずれかが割り当てられるが，その際に参加者の希望は勘案されないという事実を伝えなければならない。また，とくに研究者自身が潜在的なリスクや利益を認識していない場合は，全面的な情報開示が行われないこともある（Higgins & Daly, 2002）。

　3．「自己決定の権利」　発生し得るリスクと利益に関する全面的な情報開示を受けたら，研究対象者候補には研究に参加するかどうかを自己決定する権利がある。自己決定の権利があるということは，研究への参加を強制されないということである。低所得者に高額な報奨金を提示することや，学童，囚人，入院患者などの弱い立場にある集団を対象とすることが，参加の強制につながる場合がある。研究者は，研究参加を自由意思で拒絶するという研究参加者の権利を尊重しなければならない。また，研究に不参加の決定をした場合も，彼らが受ける通常のケアに影響するようなことがあってはならない。

　4．「プライバシーおよび匿名性，秘密が保護される権利」　研究への参加同意後も，研究者の質問に個人的な内容が含まれていることに気付いた場合，研究対象者はプライバシーを保護される権利を有しているので，そのような質問には一切答えなくてよい。研究対象者は，研究者に提供したすべての情報について完全な守秘を求める権利，および，個々のデータと個人名を切り離すことによる匿名性保護を求める権利を有する（Meier, 2002）。

倫理原則と研究対象者の権利が成り立つためには，研究への参加を検討する人が十分な知的能力を有し，自律的に決定できるだけの情報を受け取っていることが前提となる。学童などの弱い立場にある集団の場合は，本人の承諾に加えて親の同意を得るなど，付加的な保護対策が必要となる（Veach, Bartels, & LeRoy, 2001）。この問題については，EU諸国で実施された一連の研究の中で詳細に論じられている（Leino-Kilpi, et al., 2003 ; Scott, et al., 2003a ; 2003b）。

　研究参加者の権利尊重と安全確保を目的として，いくつかの保護手段が用いられている。倫理審査委員会やインフォームドコンセントなどがそれに当たる。これらについては，第3章で詳しく取り上げる。

生物医学研究における倫理綱領の策定

　生物医学研究における倫理綱領の策定に際しては，次の三文書が指針となってきた。ニュールンベルク倫理綱領（付録B），ヘルシンキ宣言（付録A），ベルモントレポート（http://www.ohsr.od.nih.gov/mpa/belmont参照）である。ニュールンベルク倫理綱領は，第二次大戦中に自発的参加や同意という概念をいっさい考慮しないまま実施された悲惨な「研究」への反省に基づいて誕生したものである。ヘルシンキ宣言は，治療に関する研究とそれ以外の研究の違いを明確にし，研究対象者候補が受け取るべき情報の種類を明らかにしている。ベルモントレポートには，「研究対象者保護のための倫理原則とガイドライン」というタイトルがついている。このレポートは，ヒトを対象にした研究の倫理問題をいくつか具体的に取り上げ，患者を非倫理的な研究者から守ることに主眼を置いて，研究に倫理原則を適用する方法を例示したものだ。ベルモントレポートとは，アメリカ政府が，過去に行われた研究における非倫理的行為を踏まえて発行したものである（Karigan, 2001）。

3．倫理審査委員会（IRBs）

　大多数の大学および，多くの病院や外来診療所には，ヒトを対象とする研究の申請を審査する倫理審査委員会（IRBs）または研究倫理委員会が設置されている。審査の目的は，研究に参加する個人が危害や傷害を被るのを防ぐことにある。倫理審査委員会の審査を受けることは，ヒトを対象とするすべての研究に求められる義務となりつつある。しかし，発展途上国では，倫理審査委員会が存在しない，あるいは十分に整備されていないケースが少なくない。また，設置されていても，自律性や専門知識が欠如していることがある（Nuffield Council on Bioethics 2002）。

　IRBsの第一の使命は，研究参加者を保護することにある。この使命を達成するため，IRBsは学際的性質をもち，多方面にわたる科学的・倫理的問題に関する専門知識と問題意識を結集する必要がある。IRBsは，女性などの弱い立場にある集団の利益を守ることに，とくに配慮しなければならない（Nuffield Council on Bioethics 2002）。

　多くのガイドラインにおいて，IRBsは，以下の条件をすべて満たすと判断される研究だけを承認するように求められている（CIOMS, 2002 ; WHO, 2000）。

・研究対象者に及ぶリスクを最小限に留めるため，適切な研究計画に準拠し，研究対象者を無用なリスクにさらすことのない手順を用いる。
・研究対象者に及ぶリスクは，研究対象者が得る利益ならびに，研究成果として得られる知識の重要性に比して妥当である。
・研究対象者の選択が公正である。

・研究対象者候補もしくは法的に認められた代理人の全員から，インフォームドコンセントを得る。通常は，書面による同意書によって行う。
・研究対象者の安全確保対策が適切に研究計画に含まれる。
・研究対象者のプライバシーを保護し，データを守秘するための対策が適切に講じられている。

　詳細については，Nuffield Council on Bioethics 2002 または米国国立衛生研究所のウェブサイト http://ohsr.od.nif.gov/info/cinfo を参照のこと。

　看護研究者と看護実践者は，こうした重要な決定がなされる倫理審査委員会に参加することが望まれる。IRBs が設置されていない環境では，各国看護師協会と看護研究者が，研究参加者の権利を保護するシステム制定に向けて努力することが求められる。研究機関や資金提供機関，政府，研究者は，きわめて重要な役割を担っている（Steinbrook, R. 2002）。

インフォームドコンセント

　インフォームドコンセントは，倫理的に正しい研究を行ううえで，なくてはならないものである。自律性の倫理原則にのっとり，研究対象者には全面的に情報を開示し，けっして強制することなく，自由に意思決定できる機会を与えなければならない（Fry & Johnstone 2002, p.140）。インフォームドコンセントとは，研究参加者候補が研究参加に伴うリスクと利益を十分に理解し，また，研究に参加しない権利があることを知ること，そして，何ら強制を伴うことなくこれらの情報を受け取れることを，研究者が保証するプロセスである。研究参加者候補からインフォームドコンセントを得る際，指針とするべき原則が3つある。その3つとは，倫理的原則，法的原則，科学的原則である。

　ベルモントレポートは，インフォームドコンセントのプロセスを具体的に取り上げて，関連する倫理原則の概要を説明している。基本となるのは，情報，理解，そして自由意思の原則である。研究対象者候補には，研究計画書の情報を，理解しやすいかたちで全面的に開示しなければならない。ただし地域によっては，文化，言語，読み書きの能力の違いから，理解度の判断が難しいケースも少なくない。最終的には，研究対象者候補が，研究への参加が自由意思によるものであることを間違いなく認識または実感することが重要である。ベルモントレポートの詳細については，http://www.ohsr.od.nih.gov/mpa/belmont を参照のこと。

　法的基準は国によって異なるのはもちろん，同じ国でも地域によって異なる場合がある。当該地域でインフォームドコンセントを得るうえで，どのような法的基準が適用されるかは，研究者が責任をもって把握する必要がある。看護研究者が，インフォームドコンセントに関する規則や指針が存在しない環境で仕事をしている場合もある。研究がほとんど実施されていないために，インフォームドコンセントの体系ができていない場合は，看護研究者が先頭に立って倫理審査委員会を設立し，研究対象者へのアクセスが上述の倫理原則に従って実施されるようにする。病院や国に公式のインフォームドコンセント手順が存在しないのなら，それを確立することが看護研究者の倫理的義務である。

　インフォームドコンセントの指針とすべき第3の基準は，科学知識の性質自体である。研究者はその分野の専門家として，研究参加に伴って発生し得るリスクと利益を理解していなければならない。特定の介入が利益だけでなくリスクも伴うことを理解するためには，専門知識をもった看護実践者が必要とされる。たとえば，慢性肺疾患をもつ患者が中程度の運動をした場合，肺機能が向上する可能性もある反面，呼吸困難が増強するおそれもある。研究手法の専門家は，保健に関する知識を十分に

もたないためにそのような潜在的リスクに気付かないことがある。インフォームドコンセントとは，実践者の専門知識に基づいて研究対象者候補に明確な情報を提供するものである。

看護研究を行う看護実践者は専門知識をもつだけでなく，ケア提供の場についても十分に理解し，どこで強制が起こり得るかを明確にしなくてはならない。強制は，研究参加に対する報酬を提供することから生じるケースが多い。たとえば，平均待ち時間が2時間の小児保健クリニックで研究が行われる場合，データ収集がスケジュール通り行えるように，研究参加者には予約制で対応することは，研究参加の強制とみなされる可能性もある。少額の金銭であれば，参加者に貴重な時間を割いてもらうことへの謝礼であると好意的に受け止められるが，過剰な金銭的報酬を提示することは強制とみなされる。

インフォームドコンセントの一種に，付託同意がある。付託同意は，いくつかの理由により研究対象者候補がインフォームドコンセントを提供できない場合に必要となるケースが多い。たとえば，国によっては未成年者（18歳未満）におけるインフォームドコンセントが認められておらず，本人の口頭による承諾のほかに親の同意も必要となる。知的能力や認知能力に問題のある人や危篤状態の患者などもインフォームドコンセントを提供できないことが多いので，やはり保護者による付託同意が必要となる。ヒトを対象とする研究の申請を審査する委員会は，申請を吟味する際，こうした研究対象者が可能な限り保護され，利益がリスクに勝ることを慎重に確認しなければならない。

インフォームドコンセントの諸原則への違反が起きるのは，同意が得られない場合や，同意する患者が研究や臨床試験の詳細を十分に知らされていない場合，もしくは患者が研究の変更や結果を継続的に知らされない場合である（Kerscher, 2001, p.29）。

インフォームドコンセントの手順

インフォームドコンセントは通常2段階の手順を踏む。まず，最初のステップは，研究用具の見本および同意書の書式，手順書を添付した研究申請書を倫理審査委員会（IRBs）に提出し，承認を得ることである。このプロセスが公式に定められている国が多いが，まったく行われていない国もある。自身が働く環境にこうしたプロセスが存在しなければ，自ら先頭に立って委員会の設立に努めたほうがよいだろう。委員会は，専門知識をもつ看護実践者，さまざまな領域の代表者，研究手法の専門家，地域社会のリーダーなどによって構成される。

IRBsの役割は，申請書を審査して，基本的に次の2つの問いに答えることにある。
・研究者はインフォームドコンセントに必要な倫理原則に従っているか？
・申請された研究においては，予想される利益が予想されるリスクを上回っているか？

IRBsがこの2点について肯定的な回答を出してから，研究者が研究対象者候補にアプローチしてインフォームドコンセントを得るというケースが多い。Stevens & Pletsch（2002）の最近の研究では，臨床試験で女性からインフォームドコンセントを得なかった事例について論じている。

次のステップは，研究参加者候補に研究についての情報を提供し，参加決定を得ることである。研究参加者候補が参加に同意すれば，「研究参加同意書」と題した書式を丁寧に読んでもらい，署名を得る。同意書の写しを参加者に渡し，原本は研究者が保管する。同意書には研究者への連絡方法を明記し，新たな疑問や懸念が生じた場合に参加者が連絡できるようにする。同意書には，参加者がいつでも参加を中止する権利を有することと，それによって好ましくない結果が生じたり，水準以下のケ

アを受けたりすることがない旨も記しておく。付録Cに同意書の書式サンプルを示した。このサンプルは，次にあげる「実験研究対象者の権利規定」をもとに作成したものである。権利規定が入手可能な場合は，同意書のコピーと一緒に，この権利規定のコピーも参加者に渡すのが一般的である。

　読み書きのできない人々が研究に参加するなど，書面による同意が難しいケースもある。その場合は，証人の立会いのもとに口頭で同意を得る必要がある（Nuffield Council on Bioethics 2002, p.82）。ウェブを利用した研究についても，参加希望者を保護するための要件が整備されつつある（Im & Chee, 2002）。

実験研究対象者の権利規定

　以下にあげる権利は，研究への参加を依頼されたすべての人がもつ権利です。実験研究対象者として，私には次の権利があります。
1. 研究が何を明らかにしようとしているのかを知らされる権利。
2. 私に何が起きるのか，また，研究で使用される手順，薬品，あるいは装置に，通常のものと違う点があるのかを知らされる権利。
3. 研究のために私に行われる処置によって，頻発するリスクや重大なリスク，副作用，不快感などがあるかについて知らされる権利。
4. 参加によって何らかの利益を期待できるのかどうか，もし期待できるのならどのような利益なのかを知らされる権利。
5. ほかの選択肢について知らされ，この研究への参加と比べたその選択肢の長所と短所を知らされる権利。
6. 研究参加に同意する前はもちろん，研究の開始後も，研究に関して質問があれば何でも尋ねることができる権利。
7. 何らかの合併症が生じた場合にどのような治療が受けられるのかを知らされる権利。
8. 参加を拒否する権利，および，研究開始後に参加を取りやめる権利。どちらの決断を下した場合も，研究に参加しなかった場合に受けられたはずのケアを受ける権利になんら支障はきたさない。
9. 署名と日付入りの同意書の写しを受け取る権利。
10. 研究参加に同意するかどうかを検討しているときに，圧力をかけられない権利。

出典：http://www.research.ucsf.edu/chr/guide/

4．生命倫理と看護研究者

　看護研究者の多くは，将来の看護学者を養成する場で，研究の指導および実施，報告を行っている。研究対象者候補の権利保護に加えて，研究指導や研究発表に関して倫理面で考慮すべき事項がいくつかある。

研究方法の教育

　研究者の多くは教員も兼ねており，科学を教授する教員にふさわしい倫理原則に従って，自らの知識探求を，学生の教育や指導と結び付ける努力をしている。指導（メンタリング）[訳注1]は科学においてきわめて重要である（Lapidus & Mishkin, 1990）。科学は人間活動の一種であるため，研究の健全性を確保するうえで何が必要かを理解することが重要である。また，教育や研究において生じ得るバ

訳注1）　mentoring（指導）：基本的には1対1による継続的な指導を通して信頼関係を築きながら，知的・技術的な支援に加え，人間的・精神的な成長を支援する教育方法。

イアスについて認識することが重要である。教育の倫理原則は，研究の倫理原則と密接に関連している（Byrne& Keefe, 2002）。

　教育の倫理には，成果を公平に評価して学生に率直な評価と建設的批判を与えることが含まれる。各教員には，学生を教育し，指導し，学生の功績を適切に認めて搾取的行為を避ける倫理上の責任がある。また各教員には，責任のある研究行為について学生に教授する義務がある（Blair& Schafter, 1991）。指導は，大学院教育の真髄であると同時に，対立を生む可能性も秘めている（Fawcett, 2002）。教員は長期間に渡って大学院生と密接に協力し合って研究をするため，研究上のアイデアやデータの解釈，あるいはプロジェクトの計画立案などについて何時間も話し合ううちに，誰のアイデアかという点が曖昧になりやすい。こうした話し合いに学生を含めないほうが簡単に思える場合もあるが，そうした場面でこそ真の指導を行うことができるとも言える。このジレンマは簡単には解決できない。したがって，隠し立てのない率直なコミュニケーションを心掛けるとともに，対立が生じる危険性がないかどうかを定期的に評価することがきわめて重要である。

研究の実施

　研究実施のための倫理指針は，科学の厳密性自体と関連している。量的研究では，研究デザインの選定，妥当で信頼できる手法の使用，収集するデータの種類に適した分析レベルの適用の各段階を通して，予想し得る「バイアス」を抑制する努力がなされる。質的研究にも厳密さの定義があり，「バイアス」を抑制するために別の角度からアプローチしている。バイアスという概念および，それが自己の研究計画とどう関連しているかを理解することが，研究者の責任である。

　データの管理，貯蔵，検索，所有のプロセスは慎重に設計し，データにバイアスを生じさせないことが重要である。働いている環境によってデータの保管ルールは異なる場合があるので，研究者は責任をもってそのルールを把握し，それに従う。何年も前に発表されたデータに再度当たって，特定のデータ項目のコーディングをチェックするというのは決して珍しいことではない。量的研究では，結果の再現性とは，まったく別の研究者がデータを再分析したときに同様の結果が得られること，とされることもある。

　データをどのようにコード化するかによって，研究結果は影響を受ける。ある研究者が導いた結果に疑問をもった別の研究者が，オリジナルのデータにアクセスしてデータ項目を再コード化し，再分析を行う可能性もある。データを適切に管理，貯蔵，検索することは，研究を倫理的に実施するうえで欠かせない要素である。

　研究を倫理的に実施するには，研究資料を別の研究者が適宜閲覧できる状態にしておくこともまた必要だ。研究者は別の研究者から，さらなる分析のために生データ（データ項目レベルのデータなど）の提供を求められることがある。すでに発表された複数の研究についてメタアナリシスを行う場合などである。研究者は，分析終了後，数年を経ても比較的容易にデータを解釈できるように，データコードブックを作成しておくとよい。実験科学では，自分が何を考え，何を行ったかをあとから辿れるように，「ノート」を使用することが多い。それ以外の研究の場合，一つひとつの判断を正確に記録する手段としてノートが用いられることは稀である。プロジェクト開始から2年もすると，一連の判断をどのように下したのかが思い出せなくなることもある。将来，判断の根拠を再確認する必要が生じるかもしれないので，綿密な記録をつけて個々の決定（評価尺度の項目を減らすなど）の過程を追跡できるようにすることが大切である。

倫理的に研究を実施するには，実験室内の安全規則や，動物やアイソトープなどの使用規則を遵守することも必要である。関係者全員が安全に研究できる環境を作り維持することは，研究者の責任である。

最後に，長期的に研究参加者の秘密保持を図ることも，倫理的に研究を実施するうえで必要な要素である。一方，たとえば，カルテのIDナンバーが，研究参加者に割り振られたIDナンバーから永久に切り離されてしまったら，追加データを求めてカルテを参照することは今後いっさいできなくなる。どの時点で，研究に参加した研究対象者を特定できないようにすべきか？　これは難しい決断であり，研究参加者の秘密保持を最大限に図るためにも慎重に検討すべき問題である。

研究の報告

科学論文の作成法については，優れた参考書がいくつか出版されている（Day, 1998; Zeiger, 1991; ICN, 2001）。ここでは，主として，研究を倫理的に報告する方法を取り上げる。まず，報告書や原稿の著者を誰にするべきか？著者の決め方について様々な事例や理念をすべて論じるのは，本文書の範囲を越えている。しかし重要なのは，著者として名前が記載された者は，研究プロジェクトを熟知しており，研究中に下された決定の正当性を擁護できなくてはならないということである。研究室長やプログラム責任者に「プレゼント」として著者の称号を与えることは，彼らが実際に研究の方向性に大きな影響を及ぼしたのでない限り，不適切である。当該の論文をほとんど理解しないまま著者に名前を連ねた著名な科学者が，その内容について公の場で質問されて困惑した例もある。

同時に，著者名は特定のプロジェクトに参加した人々の貢献を認めるものでなければならない。通常，著者欄に並ぶ名前の順番が参加の度合いを示しており，最も貢献度の大きかった人が筆頭著者となる。プロジェクト実施前に行われていた他者の研究についても，その功績を認める。適切な引用により，既存の論文をわかりやすくまとめることが，最も良い方法である。また，過去に発表した自著論文を引用することにより，現行プロジェクトとの関連を明らかにすることも重要である。このようにして自著論文を引用することにより，同一データを複数誌に発表することを防ぐことができる。

一流の科学者は，データを早急に発表しない立場を取っている。基礎科学では，画期的な発見をしても発表を1年延ばして，その間に結果が再現できるかどうかを確認することが珍しくない。あとで誰も自分たちの結果を再現できないと恥をかくことになるからだ。また，最初の発表先としてマスメディア（テレビや新聞）を選ぶことも避ける。発見を最初にマスメディアで発表することは，ピアレビューがなされていないという理由から，科学界ではあまり好意的に受け止められない。しかるべき学術誌に論文を発表したあとであれば，マスメディアによるインタビューを受けてもまったく問題はないだろう。

研究を倫理的に報告するためには，他者のアイデアや言葉を剽窃することは避けなければならない（Vogelsang, 1997）。他者の研究と自己の研究を明確に区別することは，きわめて重要である。なかには，既刊の自著論文から重要部分を再掲することも，剽窃とされる場合がある。

以前は剽窃を立証するのが難しかったが，現在ではコンピュータソフトウェアを用いて確実度を計算することにより簡単に証明できる。剽窃は，研究者間のコミュニケーション不足や，能力以上の成果を期待されることが原因で起きる場合が多い。研究者間で十分なコミュニケーションを取り，時期尚早な発表を防ぐ手立てを講じることが，剽窃の防止に有効である。

研究の倫理的報告に必要な最後のポイントは，十分な情報を提供して他の研究者が研究を再現でき

るようにすることである。量的な研究やある種の生物学的研究であれば，再現性という概念も意味をもつが，それを質的な研究にどう適用すればよいかは難しい問題である。しかし，それぞれの研究手法には，報告すべき情報の種類をはじめ，厳密性を保証するための基準が備わっている。論文著者は，以上のルールを十分に理解する必要がある。

5．データおよび安全性監視計画

主として臨床試験に関連する新しい概念に，「データおよび安全性監視計画（DSMP）」がある。施設によっては，生物医学や行動学，あるいは生物行動科学にかかわる介入には，すべてDSMPの作成を義務付けているところもある。DSMPには，いくつかの方針と手順が提示されているが，その中で最も重要なのは，研究中の有害事象を発見し，報告し，是正するプロセスである。

有害事象

有害事象とは，「研究中に，医学的治療・処置の実施と時間的に関連して，意図せずして発生した好ましくない徴候や症状，または疾病（それが，実際に医学的治療・処置と関連していると考えられるかどうかは問わない）」と定義される。主任研究者は，研究チームおよび施設内の関連部門に有害事象の発生を報告する責任を負う。重篤な有害事象あるいは生命にかかわる有害事象，致死的な有害事象の場合は，発生後48時間以内に報告する義務がある。研究対象者の安全を確保するため，研究チームのメンバーは，有害事象の発生時または発生直後にそれを認識し，それに対処し，記録できるよう訓練を受けていなければならない。チームメンバーは，施設が定める研究対象者保護の方針に従って，有害事象の発生を適切なタイミングで主任研究者に報告しなくてはならない。このためには，データ収集に携わるメンバーが，有害事象発生後，直ちに主任研究者に連絡できる体制になっている必要がある。研究実施中の研究者には，研究による悪影響を被るおそれのある人々を守る倫理的義務がある（Nuffield Council on Bioethics 2002, p.116）。

データおよび安全性監視委員会

データおよび安全性監視計画には，外部第三者組織であるデータおよび安全性監視委員会（DSMB）」の設置が含まれる。委員会メンバーは，DSMB定款が定めるガイドラインに沿って選出される。DSMBは，予め設定されたスケジュールに従って会合を開き，研究参加者の安全性を監視する。DSMBの全メンバーまたは保安担当に任命された1名に，安全性に関するデータをブラインド化して伝える。

DSMBは，研究の進行を促すために何らかの追加処置が必要かどうか，有害事象の重篤度が評価され対処されたかどうか，有害事象が適切かつ迅速に報告されたかどうかを判断する。また，DSMBは，研究による好影響と悪影響を観察した上で，その継続または中止，修正を決定する。

DSMBは諮問的立場から，患者の安全性を監視し，研究計画に記述された介入の有効性を評価する。DSMBは臨床試験の開始を承認する。承認後，試験が始まったら，DSMBは定期的に次のことを行う。

・研究プロトコルおよびインフォームドコンセント関連文書，データおよび安全性監視計画を審査する。
・介入試験の進捗状況を評価する。これには，データの質および適時性，参加者の募集・追加・維持，患者にとってのリスクと利益の比較，試験実施場所の稼動状況，ならびに研究結果に影響する

その他の要因などを定期的に評価することが含まれる。
・科学や治療法の発達など，患者の安全や試験の倫理性に影響を与える可能性のある関連情報を得た場合には，研究の範囲外の要因についても考慮する。
・臨床センターの稼動状況を審査し，勧告をし，問題解決を支援する。
・研究参加者の安全を確保する。
・臨床試験の安全性と研究の進捗状況について報告する。
・研究中の治療法について，その好影響と悪影響を観察したうえで，継続または中止，修正の勧告を資金提供機関および主任研究者に行う。
・必要であれば，中止指針に基づいて，有効性に関する暫定的分析を実施する。中止指針は，データ分析に先立って明確に規定し，DSMBの承認を得ておく。
・臨床試験データと監視結果の守秘を促進する。
・研究の進め方，研究対象者の登録，サンプルサイズ，データ収集などについて問題があれば，助言を行う。

　有害事象が重篤であれば，研究中に発見される可能性がある。その場合，研究者自身の判断あるいはDSMBの助言に基づいて，研究を中止する。詳細は，ウェブサイト http://www.niams.nih.gov/rtac/clinical/DSMBCharter.htm を参照のこと。

6．研究における不正行為

　研究における不正行為につながる活動には様々な種類がある。研究者は，過誤を犯さないためにそうした活動を認識している必要がある。大きく分類すれば，利害の抵触，偏ったピアレビュー，研究手法の誤りの3つがある。

利害の抵触

　研究において起こり得る利害の抵触には，次の3種類がある。金銭，雇用先，そして職業にかかわるものである（National Academy of Science, 1992）。遺伝子スプライシングやワクチン開発の研究を行うバイオテクノロジー企業の発展に伴い，基礎科学の研究者が個人的な金銭的利益をめぐって利害の抵触を抱えるケースが珍しくなくなってきた（Castledine, 2001; Stokamer, 2003）。研究結果から利益を得る可能性のある企業の株式を所有することは，金銭上の利害の抵触が起きる典型的な例である。研究者が企業の顧問になっている場合，その企業に応募している助成金の審査役を務めるのは一般に適切とは認められない。看護研究者が，研究結果から得られる可能性のある金銭的利益と密接に関連するケースはこれまでほとんどないが，そうした可能性があることは頭に入れておくべきである。

　第2のタイプの利害の抵触は，雇用先にかかわるものである（Salvi, 2003）。たとえば，ある人が助成金の審査会メンバーであったとしても，自身が所属する大学または雇用先と何らか関連する助成金の審査に携わるのは適切ではない。この種の利害の抵触はよくあるものであり，他者から見ても分かりやすい。こういう場合，当該の助成金に関する審査の間は部屋から退出するとよい。

　雇用先にまつわる利害の抵触は，自身と同じ施設で働いている同僚の論文の審査を学術誌から依頼された場合にも起こり得る。公式には「著者名を伏せた」論文を審査することになっていても，論文

の書き方や文献の引用方法などから論文の著者が判明するケースが多い（Callaham, 2003）。雇用先にかかわる利害の抵触が生じるおそれがある場合は，そうした審査を辞退すべきである。

　第3のタイプの利害の抵触は，職業にかかわるものである。たとえばナース・プラクティショナーが，フィジシャン・アシスタント[訳注2]とナース・プラクティショナーの効果を比較する研究を審査するように依頼された場合，客観性に問題が生じるおそれがある。あるいは逆に，こうした研究に対してなんら職業上の利害の抵触を感じない可能性もある。職業上の利害の抵触は，通常，自己評価で判断される。自分のもつ専門技能や，職業上の人脈や，地位や，特殊な知識が，投稿論文や助成金申請を客観的かつ公平に審査することを妨げるかどうか，自らの胸に問うのである。もしもその問いの答えがイエスであれば，その審査への参加を辞退するのが倫理的責任を果たすことにつながる。

バイアスがかかったピアレビュー

　学術誌に発表される可能性のある論文原稿や助成金申請の審査を依頼された場合，利害の抵触が起こり得る。原稿投稿論文の著者と個人的な付き合いがある，同じ施設で働いている，助成金申請を指導する立場にあるなどの場合，原稿投稿論文や助成金の審査役を辞退するのが慣例となっている。そうすれば，利害の抵触（実際にその事実がなくても）を疑われずにすむ（Gopee, 2001）。

　利害の抵触を防ぐには，知識と，客観性と，公平さが求められる。研究計画書や論文原稿，あるいは助成金申請書に対して公平で最新情報に基づいた評価を下すためには，研究者が専門領域をできる限り熟知していることが必要である。客観性は研究になくてはならないものである。ピアレビューは，その客観性を疑う声があるのも確かだが（Martin, 1986），研究のバイアスを抑制するうえで重要なメカニズムの1つと言える。利害の抵触を防ぎ，客観的な審査を行うための最善策は，複数の専門家による同時審査を通じて，論文原稿あるいは研究計画書の重要性や技術的価値について，個々独立の客観的で率直な意見を得ることである。

研究における過誤

　科学において不正行為が起きる可能性のあるもう1つの領域は，データの収集，コーディング，体系化，または貯蔵の過程でのずさんな管理である。研究知見をできるかぎり体系的に発展させ，維持し，管理することにより，研究対象者の権利を擁護し，将来的にも特定のデータ要素にアクセスできるようにすることが主任研究者の責任である。

　さらには，ジェンダー問題，人種問題，アイデア所有権，搾取的行為の可能性など，指導の過程で起こり得る不正行為もある。教員は，研究における不正行為につながり得る問題を理解し，学生にも倫理的かつ毅然とした態度で接する必要がある。研究における不正行為に関して学生指導を行うことも，教員の務めである。

　科学領域における不正行為を告発する人のことを，科学文献では「内部告発者（ホイッスル・ブロアー）」と呼ぶことが多い。看護研究者は，専門職業人として，また科学者として，十分な裏付けや直接的な知識がある場合には不正行為を報告する責任を負っている。ただし，こうした難しい状況では，告発者自身が逆に告発されるケースが多いことも理解しておく必要がある。Rossiter (1992) は，

訳注2）　physician assistant（医師助手）：医師の監督の下に，診察をはじめとする医療業務を補助する職業。アメリカでは認可を受けた教育機関で所定の教育と訓練を受けた後，各州が施行する資格試験に合格し免許を得て初めて就業できる。業務内容は診療・治療・予防の各分野に及び，比較的頻繁に遭遇する疾病について，病歴聴取・各種検査・診断・治療を行う。アメリカのほとんどの州では，薬の処方が医師助手の業務内容に含まれている。ナース・プラクティショナーと並び，医師不足や医療費高騰といった課題の軽減を図ることのできる職業として，高い期待が寄せられている。

研究中に起きたセクシュアルハラスメントを告発した際に，同僚の反応が鈍かったことを報告している。Knight（1991）は，有罪と証明されるまでは無実だという考え方に基づき，告発された者を保護すべきだと論じている。施設は告発者と被告発者の双方に対して責任を負っているが，両者に同等に法的，金銭的，道徳的支援を行うことは難しいとすることがある。研究における不正行為を公に告発する前に，組織からどのような形で支援を得られるか確認したほうがよい。

7．まとめ

本文書では，研究における主要な倫理問題の概要を説明してきた。動物実験，ゲノム研究，胎児組織などの問題や，国や地域によって異なる問題については取り上げなかったが，前章までに示した原則がこうした領域にも当てはまる。

各国看護師協会の役割

各国看護師協会（NNAs）は，次の3つの活動を通して看護研究において主導的役割を果たすことができる。1）本文書で述べた看護研究のための倫理指針を採用し，広く普及させる。2）看護研究者やその他の研究者に働きかけて，看護研究の倫理問題を扱う全国的な委員会の設立を促す。3）看護研究を実施する機関が，研究に関する委員会を設立して適切に機能させていることを確認する。

NNAsの研究委員会が設立されたら，委員会はワークショップの開催を検討するとよい。たとえば，看護研究者や看護研究に興味をもつ看護大学院の学生向けに，「研究における研究対象者の保護」というテーマで実施する。本指針は，ワークショップの討議テーマとしても使える。ワークショップ企画者が作成するケーススタディと組み合わせれば，さらに効果が高まるだろう。

NNAsは，研究センターが倫理原則を遵守し研究対象者の権利を確実に擁護するよう働きかけることによって，一般市民に対しても全国的な指導力を発揮することができる。状況によっては，NNAsが医学やソーシャルワークなどの他分野と協力して，研究における倫理問題を学際的に支援するうえで主導的な役割を果たすこともできる。研究対象者の権利擁護に関する学際的なワークショップを提供することも，NNAsの役割となり得る。

教員の役割

教員は，倫理的な研究の実施において2つの点で重要な役割を担っている。第1に，教員は多くの研究を行うので，本文書に取り上げられているすべての事項について知識と専門技能を有していなければならない。第2に，未来の科学者を育てる教育者であり，かつ指導者である教員は，学生が研究における倫理的課題を完全に理解できるようにするという倫理的義務を負っている。

個々の教員は本文書で述べた研究の倫理原則に従う責任があるが，一方，教育機関の側でも倫理的な研究実施について教授する担当教員をおくべきである。倫理的な研究実施についての授業は，大学院教育の必須カリキュラムとすべきである。状況によっては，そうした授業やワークショップを学際的なものにし，看護大学院生以外からも学生を募るとよいだろう。

看護実践者の役割

すべての看護師は，患者を確実に保護する倫理的責任を負っている。したがって，すべての看護の専門家は，研究の倫理的な問題点について理解し，自身が担当する患者を無用の危害から適切に守る必要がある。研究プロジェクトや臨床試験への参加について患者から同意を得るように依頼されるのは，看護師である場合が多い。これは重大な責任であり，決して軽く考えてはならない。

本文書の冒頭に示した倫理原則を理解することによって，患者を保護し，研究参加に伴うリスクと利益を明確に言明できるようにすることは，看護師の責任である。看護師が患者から同意を得ようとする場合，患者に強制することなく，参加を拒絶する自由も認めなくてはならない。これは当然のことと考えられるかもしれないが，研究対象者を研究参加へと誘導することで看護師が報酬（金銭の場合もある）を得ている場合もある。

　患者が正しい同意手順を踏まずに実験的な処置を受けているのを目にしたら，看護師には患者に代わってこの事実をしかるべき当局に報告する職業上の義務がある。NNA は，このような報告を支持・指導するとともに，そうした難しい状況に置かれた会員を支援するための仕組み作りを行う。

　研究参加を検討している患者を受け持つ看護師は，患者の権利に十分注意を払う必要がある。患者には次の権利がある。

・危害を加えられない権利
・全面的な情報開示を受ける権利
・自己決定の権利
・プライバシー，匿名性，および秘密が保護される権利

　患者は，これらの権利を守ってくれる存在として看護師を信頼している。その信頼に応えるのが，私たちの務めである。

●文献

Blair, C., and W. Schaffer (June 1991). Promotion of the Responsible Conduct of Research, NIH Peer Review Bites, pp. 4-6.
Byrne, M. W. & Keefe, M. R. (2002). Building research competence in nursing through mentoring. Journal of Nursing Scholarship, 34(4), 391-396.
Callaham, M. L. (2003). Journal policy on ethics in scientific publication. Ann Emerg Med 41(1), 82-89.
Casteldine, G. (2001). Case 43 : exploiting nursing status. Nursing home owner who used her nurse status to make business. British Journal of Nursing, 10(4), 218.
Council for International Organizations of Medical Sciences (CIOMS) (2002). International Ethical Guidelines for Biomedical Research Involving Human Subject. Geneva : CIOMS.
Day, R. A. (1988). How to Write and Publish a Scientific Paper. New York. Oryx Press, (3rd Edition).
Dean, R. A. & McClement, S. E. (2002). Palliative care research: methodological and ethical challenges, Int J, Palliat Nursing, 8(8), 376-380.
Fawcett, D. L. (2002). Mentoring—what it is and how to make it work. AORN J, 75(5), 950-954.
Forster, H. P., Emanuel, E., & Grady, C. (2001). The 2000 revision of the Declaration of Helsinki : a step forward or more confusion?, Lancet, 358, 1449-53.
Fry, S. Johnstone, M. J. (2002). Ethics in Nursing Practice : A Guide to Ethical Decision Making. Second Edition. Geneva : International Council of Nurses.
Gallagher, S. M. (2000). Ethics, politics, public policy, and health care. Ostomy Wound Management. 46(10), 19-20.
Gopee, N. (2001). The role of peer assessment and peer review in nursing. British Journal of Nursing, 10(2), 115-121.
Hardingham, L. (1999). Ethics in the workplace. Protecting vulnerable persons in care, part II. Alberta nurses and the Act. Alberta RN 55(2), 32-33.
Higgins, P. A., & Daly, B. J. (2002). Knowledge and beliefs of nurse researchers about informed consent principles and regulations. Nursing Ethics, 9(6), 663-671.
ICN/NCNR (1990). Nursing Research Worldwide—Current Dimensions and Future Directions, (Report of the Task Force on International Nursing Research). Geneva.
ICN (2000). The ICN Code of Ethics for Nurses. Geneva.
ICN (Revised 1999). Position Statement on Nursing Research. Geneva.

Im, E. O. & Chee, W.(2002). Issues in protection of human subjects in internet research, Nursing Research, 51(4), 266-269.

Jones, J. H. Bad Blood(1993). The Tuskegee Syphilis Experiment, New York : The Free Press.

Karigan, M.(2001). Ethics in clinical research. American Journal of Nursing, 101(9), 26-31.

Knight, J.(Fall 1991). Scientific Misconduct : The Rights of the Accused. Issues in Science and Technology, Vol. 8, No. 1, pp. 28-29.

LaPidus, J. B., and Mishkin B.(1990). Values and Ethics in the Graduate Education of Scientists, Ethics and Higher Education. William W. May (editor), New York : Macmillan Publishing Co., pp. 238-298.

Lian, J. X.(2001). Students' corner. Which patient should be resuscitated first?, Contemporary Nurse, 11, 221-225.

Ledger, S. D.(2002). Reflections on communicating with non-English-speaking patients, British Journal of Nursing, 121(11), 773-780.

Leino-Kilpi, H., Välimäki, M., Dassen, T., Gasull, M., Lemonidou, C., Schopp, A., Scott, P. A., Arndt, M., & Kaljonen, A.(2003). Perceptions of autonomy, privacy and informed consent in the care of elderly people in five European countries : general overview. Nursing Ethics. 10(1), 18-27.

Martin, B.(1986). Bias in Awarding Research Grants. British Medical Journal, Vol. 293, No. 6546, pp. 550-552.

Meier, E.(2002). Medical privacy and its value for patients, Semin Oncol Nurs, 18(2), 1205-108.

National Academy of Sciences Panel on Scientific Responsibility and the Conduct of Research(1992). Responsible Science : Ensuring the Integrity of the Research Process. 1st Vol. Washington, D.C. : National Academy Press.

National Academy of Sciences Panel on Scientific Responsibility and the Conduct of Research(1993). Responsible Science : Ensuring the Integrity of the Research Process, 2nd Vol, Washington, D.C. : National Academy Press.

Nuffield Council on Bioethics(2002). The ethics of research related to healthcare in developing countries, Plymouth : Nuffield Council on Bioethics.

Rossiter, E.(June II, 1992). J. R. Reflections of a Whistle blower, Nature, Vol. 357, pp. 434-436.

Salvi, M.(2003). Conflict of interest in biomedical research : a view from Europe, Sci Eng Ethics, 9(1), 101-108. Scott, P. A., Välimäki, M., Leino-Kilpi, H., Dassen, T., Gasull, M. Lemonidou, C., & Arndt, M.(2003a). Autonomy, privacy and informed consent 1 : concepts and definitions, British Journal of Nursing, 12(1), 43-47.

Scott, P. A., Välimäki, M., Leino-Kilpi, H., Dassen, T., Gasull, M. Lemonidou, C., & Arndt, M.(2003b). Autonomy, privacy and informed consent 3 : elderly care perspective. British Journal of Nursing, 12(3), 158-168.

Spencer, C.(1997). A cuddle : a balance between beneficence and nonmaleficence in the neonatal intensive care unit. Journal of Neonatal Nursing, 3(5), 29-33.

Steinbrook, R. May(2002). Improving protection for research subjects. New Engl J Med, Vol. 34, No. 18.

Stevens, P. E., & Pletsch, P. K.(2002). Informed consent and the history of inclusion of women in clinical research. Health Care Women Int, 23(8), 809-819.

Stokamer, C. L.(2003). Pharmaceutical gift giving : analysis of an ethical dilemma. Journal of Nursing Administration, 33(1), 48-51.

Swift, P.(2002). Ethical considerations in research from a cancer nurse's perspective. Prof Nurse, 18(3), 171-175.

Tod, A. M., Nicholson, P., & Allmark, P.(2002). Ethical review of health service research in the UK : implications for nursing, Journal of Advanced Nursing, 40(4), 379-386.

Veach, P. M. Bartels, D. M., & LeRoy, B. S.(2001). Ethical and professional challenges posed by patients with genetic concerns : a report of focus group discussions with genetic counselors, physicians, and nurses. Journal of Genetic Counseling, 10(2), 97-119.

Vogelsang, J.(1997). Plagiarism—an act of stealing, J. Perianesth Nurs 12(6), 442-425.

World Health Organization(2000). Operational Guidelines for Ethics Committees That Review Biomedical Research. Geneva : WHO.

Zeiger, M.(1991). Essentials of Writing Biomedical Research Papers, New York : McGraw Hill, Inc.

（以下，付録 A から D 略）

資料4　看護研究における倫理指針

2004 年　日本看護協会

0　前文

　日本看護協会（以下，「本会」という。）は，看護の専門職能団体であり，自らの提供する看護実践の質に対する自主規制を行う責務を有する。本会は，1988年に看護師の行動指針である「看護師の倫理規定」を示したが，看護専門職を取り巻く状況の変化に対応すべく，2002年度からこの見直しと改訂に取り組み，2003年8月に新たな「看護者の倫理綱領」（参考資料1）を公表し，普及啓発に努めてきた。

　また，本会は，看護実践に根ざした看護研究の支援を通して看護者の学術研究の振興に努め，人々の健康と福祉に貢献することを目的として，本会の事業の一つとして日本看護学会を運営している。本学会は各専門領域別に開催しているが，いずれの領域においても看護研究における倫理的配慮の必要性が増している。そこで，本会の学会委員会は，2002年度から看護研究における倫理的配慮について検討し，2003年3月に報告書「日本看護学会における研究倫理の現状と課題」を示した。これを受けて，2003年度看護倫理検討委員会は，諮問事項に基づき2003年6月から2004年2月まで計7回に亘り検討を行い，本指針を作成した。作成にあたっては，「看護者の倫理綱領」（2003年），「ICN看護師の倫理綱領」（2000年），ICN「看護研究のための倫理のガイドライン」（1996年）等の他，厚生労働省「臨床研究に関する倫理指針」（2003年7月）を参照し，これらの内容と矛盾しないものとした。

1　指針作成の目的

　本指針は，看護者が専門職としての社会的責任において，看護研究を行う際，あるいは研究に関与する際の倫理的配慮についての基本的な考え方を示すものであり，以下の3点を目的としている。

　1）看護ケアの提供者である看護者が，看護ケアの受け手を対象として行う研究の倫理的指針となる。

　2）看護ケアの対象者が研究の対象となる際に，ケア対象者の権利を擁護する指針となる。

　3）医療機関等の組織が，研究の倫理的な側面について審査を行う際に活用できる指針となる。

　本指針において看護者とは，看護職の免許によって看護を実践する権限を与えられた者であり，保健師，助産師，看護師，准看護師を総称していう。

2　本指針の適用範囲と活用方法

2-1　対象

　ケアの受け手を対象として研究を行う看護者をはじめ，研究のフィールドを提供する施設の看護管理者や，自ら研究は行わないが研究対象者を担当している看護者等，研究に関わるすべての看護者を対象とする。

2-2　扱う範囲，事柄

　本指針は，看護者が研究のプロセスの全段階においてケア対象者の権利を擁護できるよう，留意すべき倫理的配慮について示したものである。また，研究が実施される施設において，組織として倫理的な基準を明確にする上で参考となる考え方を示したものである。

　本指針は，研究のプロセスを通して研究対象者の権利を擁護できるように記載し，また，巻末には同意書やチェックリスト等の具体的な参考資料を添付するなど，具体的かつ研究のすべての段階で活用できる指針とした。

2-3　活用方法

　看護者自らが研究を行う際，あるいは，看護研究の場の提供や看護研究の倫理的な審査を行う際に，研究の対象となる人の権利擁護について，本指針の内容に準拠しているか確認するなど，研究を行う際の倫理的な指標として活用することを期待する。

2-4　勧告のレベル

　本会の会員及び会員の所属する施設においては，看護研究を行うにあたって，本指針の内容を遵守し，倫理的な配慮を十分行うことを期待する。

3　本指針の基本理念

3-1　ケア提供者である看護者がケアの受け手を対象に行う研究の特徴

　看護者は，看護を取り巻く社会状況を視野に入れ，より質の高い看護を提供していく責務を常に負っている。このため，日頃から看護の専門的知識・技術の開発のために研鑽し，看護の発展に寄与することが求められる。実践科学である看護の研究では，ケアの受け手を対象として研究を行うことが必要となる。また，その研究成果こそが，看護の質の向上に寄与すると言っても過言ではない。

　しかし，その一方で，ケアの受け手である人々は，健康障害をはじめとする障害のある人々であり，さまざまな脆弱性を有しているばかりでなく，ケアの提供者と受け手の関係性から研究への参加を拒否することが困難な立場におかれていることを忘れてはならない。

　したがって，看護研究を行うにあたっては，研究の対象となる人の生命，健康，プライバシーを守り，尊厳および権利を尊重するという一般的な研究倫理の適用に加えて，特に研究対象が脆弱性を有することを念頭においた倫理的配慮が必要となる。

3-2　研究を行う看護者の基本姿勢

　看護者は，研究を行うにあたって，研究の対象となる人からの協力なくしては実施できないことを認識し，その人に敬意をもって対応することが重要である。

　また，看護者は，研究を行うにあたり研究結果をどのように実践に活用できるか，看護にどのように貢献するかなどを慎重に吟味し，不必要あるいは不適切な研究によって，対象者に負担や不利益を課してはならない。また，研究はさまざまな専門職者の支援や先人の知識を基盤として可能となることから，先行研究を十分吟味し，研究に対して謙虚な姿勢で臨むことが必要である。

3-3　看護者がケアの受け手を対象に研究を行う際の倫理的配慮

　看護者がケアの受け手を対象に研究を行う場合は，特に，次の5点に留意しなければならない。

　1）看護者の第一義的責任はケアの受け手に対する看護の提供にあり，この責任は看護研究を遂行することに優先する。研究の遂行を優先することによって，看護ケアの提供がおろそかになる

ようなことがあってはならない。
2) 遂行しようとする看護研究は，対象となる人々の安全や安寧を損なうものでないこと，看護の質向上や看護に貢献する意義あるものであることを十分に検討しなければならない。
3) 研究への参加について説明を行う際は，ケア対象者が研究参加を断りにくい立場におかれていることを十分に認識したうえで，本人の意思を確認し，同意を得る必要がある。
4) 研究の全プロセスを通して，研究対象となる人の権利が擁護されるように，常にその人の言語的・非言語的な意思表示やサインを汲み取り，対象者の意思を慎重に確認する必要がある。
5) 看護者は通常の職務と研究活動を明瞭に区別する必要がある。看護者は，研究のためのケア提供やデータ収集であることを認識し，その旨を説明したうえで行う必要がある。研究の場合は，情報収集の手続き，個人情報および記録類の取り扱いが通常の職務の場合と異なることを認識し，対処しなければならない。

4　看護研究を行う上での倫理の原則

看護ケア提供者には，日本看護協会の「看護者の倫理綱領」（参考資料1），また，看護実践上の倫理的概念である「アドボカシー（擁護），アカウンタビリティ（責任と責務），協同，ケアリングの原則」（参考資料2）に則った看護を展開することが期待されている。それゆえに，看護ケアが提供されている場における研究に対する倫理的配慮では，「善行（無害），人間としての尊厳の尊重，誠実，公正，真実性，機密保持の倫理原則」（参考資料3）のみならず，「アドボカシー（擁護），アカウンタビリティ（責任と責務），協同，ケアリングの原則」に準拠することが必須である。

したがって，看護者が研究を行うにあたっては，研究の全プロセスにおいてこれらの倫理の原則を同時に考慮することが求められる。

5　看護研究プロセスの各段階における研究倫理

看護者は，研究を行うにあたり，前述のような基本理念と倫理の原則に則して，研究プロセスの各段階で遭遇する倫理的課題に対応することが求められる。ここでは，研究プロセスの各段階において特徴的な倫理的課題への対応を示す。

5-1　研究準備段階

看護者は，研究の準備段階において，以下の事項について確認及び対応を行う。
① 研究課題に関する専門的知識，研究方法に関する知識・技術を備えていることが必要である。また，必要に応じて自ら指導を求めることも重要である。
② 研究課題に関する先行研究や関連文献の検討を行い，研究の意義・必要性を明確にする。
③ 研究によって得られる利益（研究対象者・社会）と不利益のバランスについて検討する。

5-2　研究計画書作成段階

看護者は，研究計画書を作成する際，以下の事項について確認及び対応を行う。
① 研究に先立って，研究計画書を作成する。（研究計画書に含む内容を**表1**に示す。）
② 研究計画書には，研究の対象となる人に対して，研究実施のプロセスを通してどのような倫理的配慮を行うのかを明記する。
③ 研究計画書には，研究の対象となる人から同意を得る方法を明記する。

表1 研究計画書に含む内容

```
1．研究者氏名，研究者の所属組織，共同研究機関の名称
2．研究計画書の提出日時
3．研究の目的
4．研究の背景・意義（先行研究及び関連文献の検討を含めて記述する。）
5．研究方法
    1）研究対象者（募集方法，公平な選定方法）
    2）研究期間
    3）データの収集方法・手順
    4）データの分析方法
    5）結果の公表予定
6．倫理的配慮
7．同意書の手続き
    ・同意を得る方法を明記し，研究の説明書や同意書を添付する。
    ・同意書へのサインが困難な場合には，その理由と代諾者の選定方針を記述する。
8．研究の実施計画
    添付資料1．研究の同意書
    添付資料2．調査用質問紙・インタビューガイド・介入プロトコール等
    添付資料3．計画書に関係する引用・参考文献
```

④研究計画書に記載した研究方法等が，看護研究における倫理の原則に準拠していることを確認する。

⑤研究計画書について倫理審査委員会等の第三者による審査を受ける。

⑥研究のフィールドとなる組織・機関から許可を得る。

5-3 研究実施段階

看護者は，研究を行うにあたり，以下の事項について確認及び対応を行う。

5-3-1 研究の説明

①研究の対象となる人に，研究の目的，内容，手順，研究参加により期待される利益及び研究参加に伴う不快，不自由，不利益，リスクなどをわかりやすく説明する。（研究の同意書に含む内容は**表2**に示す。）

②対象となる人が理解しやすく，また，いつでも内容を確認できるように，書面を用いて説明する。

③研究へ参加しない場合であっても，不利益を受けないことを説明する。研究に不参加であっても，公平にケア提供が行われることを保障する。

④対象となる人の状況を十分考慮し，説明を行う時期に配慮する。特に，入院・入所時，手術・検査前または直後，退院時等，対象者が断りにくい状況，身体的苦痛や不安が強くなりやすい状況等を避ける。

⑤担当看護者による説明を行わないなど，研究対象者と説明者の関係性を考慮し，断りにくい状況を避ける。

⑥研究対象者が質問できる機会をつくり，対象者の質問に十分に答える。また，研究を行う看護者の連絡先，連絡方法を伝え，いつでも質問に答える準備があることを説明する。

⑦研究への参加に同意するか否かは，本人の自由意思によって決定できるよう，同意を確認するまでに時間的余裕を持つ。また，第三者と相談したうえで決めてよいことを説明する。

表2 研究の同意書に含む内容

1. 研究の目的・意義
2. 研究方法・期間
3. 研究への参加・協力の自由意思
4. 研究への参加・協力の拒否権
    ・参加に同意しない場合であっても不利益は受けないこと
    ・研究の参加に同意した場合であっても，いつでも取りやめることができること
    ・研究の参加を取りやめることによって不利益を受けないこと
5. プライバシーの保護
6. 個人情報の保護の方法
    ・研究の結果が公表される場合であっても，対象者の秘密は保全されること
7. 介入研究・評価研究の場合には，具体的な介入方法の記述
8. データ収集方法（協力依頼内容，所要時間）
9. 研究に参加・協力することにより期待される利益（研究対象者，社会）
10. 研究に参加・協力することにより起こりうる危険並びに不快な状態とそれが生じた場合の対処方法
11. 研究中・終了後の対応
12. 研究結果の公表方法
13. 同意書へのサインが不可能あるいは困難な場合には，その理由と代諾者等の選定方針
14. 研究を行う看護者および研究責任者の氏名，所属，職名，連絡先，連絡方法
15. 日付および研究対象者の署名欄

※同意書は同じものを2通作成し，研究対象者と研究を行う看護者の双方が保管できるようにする。

5-3-2 研究参加への同意の確認

① 研究への参加に同意するか否か，本人の自由意思によって決定した結果を確認する。

② 可能な限り文書による同意を得る。文書による同意を得ることが不可能あるいは困難な場合は，口頭にて同意を得て，その旨を記録に残す。

5-3-3 研究データの収集

① 研究計画書（同意書）に則ってデータ収集を行う。データ収集方法などを変更する場合には再度研究計画書を作成し，再審査を受ける。

② データ収集にあたっては，常に対象者の安全・安楽を守る。看護ケアの提供を優先し，予測される研究対象者の不利益・不自由・リスク等を最小にする方策を講じる。介入研究の場合は，事前にプロトコールの安全性を確認し，適切な方法，場所の選択を行う。

③ 対象者に，研究の途中であっても，いつでも断る権利を保障する。

④ 対象者から同意が得られていても，対象者の抵抗感や拒否感について敏感に対応する。

⑤ 研究によって対象者に病状の悪化等のネガティブな影響が見出されたときには，研究者の側から直ちに研究を中止し，速やかに必要な対応を行う。

⑥ 質問紙の配付や回収などのデータ収集にあたっては，プライバシーや匿名性の保護に努め，収集したデータや関連資料は厳重に管理する。

⑦ 個人情報保護法の規定を遵守し，職務上取り扱う資料（看護記録や指導記録等）を研究データとして使用する場合には，対象者の同意を得るとともに，施設内の取り決めに基づき，適切な手続きで行う。

⑧看護者，看護管理者，看護教育者といった通常の職務遂行と研究活動における自己の役割や権限を明瞭に区別する。

5-4 データ収集後の段階

看護者は，研究のデータ収集後の段階においては，以下の事項について確認及び対応を行う。

① データ収集後も，研究の対象となった人々が，研究に参加したことによる不利益がないように最善を尽くす。
② データ収集後も，研究の対象となった人の疑問に答える。
③ 介入研究によって新たな看護方法等が有効であることが判明した場合には，速やかに対照群の人々に有効な看護を実施する。
④ 収集したデータや資料を厳重に管理し，機密の保持に努める。

5-5 研究公表段階

看護者は，研究の公表段階においては，以下の事項について確認及び対応を行う。

① 研究の対象となった人のプライバシーや匿名性の保護に十分に配慮する。
② どのような倫理的配慮を行ったかを論文中に記載する。論文には，研究協力の依頼者数と同意者数，質問用紙の回収率等を記載し，研究対象者の自己決定権を十分に保障していることを示す。また，研究の途中でも拒否する自由を保障した方策，プライバシーの保護に関する具体的方法を記載する。研究計画が倫理審査委員会等の審査を受け，承認されていることも記載する。
③ 論文に記載する情報は，同意があったとしても必要最低限に留め，固有名詞や「当院」「本校」等の表現の使用を避けるとともに，事例研究や対象者数が少ない研究においては，その個人や対象集団の特定につながる情報の記載を避ける。
④ 得られた結果を正しく解釈して結論を導き出し，それを看護実践に活用できるように公表する。
⑤ 論文の筆頭者はその論文の知見に責任があり，その研究を実施し，論文を作成した人である。
⑥ 研究者の氏名として記載するのは，原則として研究に携わった人である。
⑦ 他者の著作権等の知的財産権を侵害しない。文献等の引用は適切な方法で行う。図表の転載にあたっては，著作者の許諾を得る。また，測定用具・モデルの使用にあたっては，開発者の許諾を得たうえで行い，出典を明記する。
⑧ 研究結果を知りたいという研究対象者の要望には，誠実に応える。

6　ケアの対象者が研究対象となった場合の担当看護者の対応

看護者は，自らがケアを提供している対象者が研究の対象となった場合，担当の看護者として，研究への参加・不参加によって不利益を受けない権利，完全な情報公開を得る権利，自分で判断する権利，プライバシー・匿名性・機密性を守る権利が保障されるよう努める。

看護者は，対象者の人権及び権利が守られているか細心の注意を払い，問題があると判断した場合や疑問を感じた場合は，看護管理者に相談するなど適切な対応を行う。

看護者の倫理綱領（抜粋）

> 6．看護者は，対象となる人々への看護が阻害されているときや危険にさらされているときは，人々を保護し安全を確保する。
>
> 　看護者は，常に，対象となる人々が適切な看護を受けられるよう配慮する。しかし，保健医療福祉関係者によって，治療及び看護が阻害されているときや，不適切な判断や行為に気づいたときは，人々を保護するために働きかけたり，あるいは他の適切な手段によって問題を解決したりするように行動する。対象となる人々の生命，人権が脅かされると判断した場合には，害を為さないために，疑義の申し立てや実施の拒否を行う。
>
> 　また，看護者の行為が対象となる人々を傷つける可能性があることも含めて，看護の状況におけるいかなる害の可能性にも注意を払い，予防するように働きかける。

7　看護管理者の責務

看護管理者は，看護研究に関連して，研究の対象となる人への看護実践及び看護の質の保証，権利擁護等の責務を有する。

7-1　看護の質の保証

看護者の第一義的な責任は看護を必要とする人々に対して存在し，適切な看護の提供は看護研究の遂行に優先する。看護管理者は，看護者が「看護者の倫理綱領」に基づく実践を行うこと，また，患者の安全を確保し，看護の質を保証することについての責務を有する。

7-2　権利擁護

看護管理者は，ケア対象者を対象とする研究や看護者を対象とする研究の最初のゲートキーパー（Gatekeeper）としての役割を有する。研究を実施する意義があるか，研究計画書に倫理的な配慮が明記されているか，研究結果を実践に活用できるのかなど，十分検討を行い，研究の対象者が，不必要な研究や倫理的配慮を欠く研究によって負担や不利益を受けることを防ぐ。

また，研究実施の期間を通して，対象者の権利が擁護されているか，看護の質が保証されているか，本指針の内容に基づき確認する。

7-3　看護者の支援

看護管理者は，研究対象者のケアを担当している看護者が，倫理的に問題があると判断した場合や疑問を感じた場合，看護者の相談に応じ，解決に向けての適切な対応を行う。また，看護者が倫理的な問題やジレンマを感じたときに相談できる体制を整備する。さらに，看護者の倫理観の育成に努める。

7-4　研究を行う看護者の支援

看護管理者は，臨床において看護研究を行う場合，研究計画の段階で，行おうとする研究が必要なものであり，かつ，研究結果が看護実践に活用できるものであることを十分確認する。研究（発表）のための研究にならないよう，十分留意する必要がある。これは，看護管理者として，人材，時間，資源の有効活用の観点からも重要である。特に，院内研究を義務づけたり，短期間で研究を遂行しようとしたりすることは，看護研究の質のみならず，看護の質の低下を招きかねない。看護管理者は，研究計画を立案する際，じっくり時間をかけて十分検討できるよう支援し，対象者の利益を尊重した，意義ある研究を実施できるよう調整する役割がある。

看護管理者は，倫理的な配慮が十分行われていることを確認しつつ，研究を円滑に促進するために，他の看護者とともに，研究を行う看護者を温かく見守り，研究環境を整えることも必要である。

8　組織としての責務

8-1　看護研究の倫理審査体制の整備

看護研究を行うにあたっては，研究計画書を作成し，第三者から研究の倫理審査を受ける必要がある。研究が実施される施設においては，組織として研究の倫理審査を行うための仕組みを整備する必要がある。

8-1-1　同一施設内に倫理審査委員会等がある場合

研究の倫理審査体制として，施設内に倫理審査委員会等がある場合は，施設内の取り決めに基づき，必要な手続きを行う。

8-1-2　施設内に倫理審査委員会等がない場合

施設内に倫理審査委員会等がない場合は，組織として看護研究の倫理審査を行えるような体制を整備する。看護研究を行うにあたって，看護管理者，研究職従事者（あるいは研究活動の経験者），当該組織に所属していない人等の第三者から審査を受けるためのしくみをつくる。また，倫理審査委員会の設置に向けて，施設内で検討する場を設ける。

8-1-3　他の施設から研究を依頼された場合

他の組織から研究を依頼された場合の対応について，施設としての倫理審査体制を整備しておく。研究を計画している看護者が，所属施設において倫理審査委員会の承認を受けている場合，再度研究対象施設として倫理審査を行うか否か，また，所属施設と研究対象施設としての見解が異なる場合の手続きなどについて明らかにしておく必要がある。

9　今後の課題

看護研究が十分な倫理的配慮のもとに行われるよう，看護者は，研究における倫理的配慮について一層の理解を深め，実践することが求められる。

看護基礎教育，継続教育においては，研究に関する倫理的配慮について学習する機会をつくる必要がある。

ケアの受け手を対象とした看護研究の実践の場においては，特に看護管理者の役割が重要であり，研究対象となる人々の権利擁護と看護研究の健全な促進のバランスを考え，研究環境を整えることが必要である。

また，看護研究の倫理審査を適正かつ組織的に行うための体制整備を推進することも今後の重要な課題である。

本会は，看護研究における倫理的配慮について本指針を周知・啓発するとともに，これらについて必要な体制整備の推進を図ることが課題である。

（以下，参考資料1から5，参考文献等略）

参考資料6　看護研究における研究倫理　チェックリスト

看護者は，研究計画・実施に際し，少なくとも下記の項目について倫理的配慮が十分なされているか自己吟味することが必要である。

基本的な事柄（研究全体を通して）
- ☐ 対象者の安全および人権の擁護，特に研究に関する知る権利・自己決定の権利に対する配慮ができているか？
- ☐ 個人情報や秘密の保持などプライバシーに配慮できているか？
- ☐ 通常の実践家と研究者の役割・活動を明瞭に区別することができているか？
- ☐ 専門的知識，研究方法，研究の意義等の吟味，文献検討は十分行われているか？

研究計画書
- ☐ 倫理的配慮が明記されているか？
- ☐ 研究によって得られる利益（協力者・社会）と不利益のバランスが検討されているか？
- ☐ 予測される研究対象者の不利益・不自由・リスク等を最小にする方法を講じているか？
- ☐ 研究対象者の選定手続きの公平さは保たれているか？
- ☐ 研究対象者の個人情報保護（匿名性の確保）の方法は十分か？
- ☐ 研究協力依頼書や同意を得る方法が明記され，同意書が添付されているか？
- ☐ 研究参加の拒否により研究対象者に不利益がないことが実質的に保障されているか？
- ☐ 研究対象者の責任・判断能力に応じて，代諾者の同意を得る方法は明示されているか？

研究依頼書・同意書
- ☐ 研究の目的・内容・手順がわかりやすく，適切に説明されているか？
- ☐ 研究協力に伴う不快，不自由，不利益，リスクなどが説明されているか？
- ☐ いつでも参加を拒否，辞退でき，それによる不利益はないことが説明されているか？
- ☐ 研究対象者からの質問に答える準備が説明され，連絡方法が説明されているか？
- ☐ 研究対象者の匿名性，個人情報がどのように守られるか説明されているか？
- ☐ 研究結果の公表方法について説明されているか？
- ☐ 同意書には，研究の説明，日付および研究対象者の署名欄が記されているか？
- ☐ 同意書のひとつを研究対象者に渡しているか？

データ収集中およびその後
- ☐ データ収集中も，断る権利を保障できているか？
- ☐ 実践家としての第一義的な責務を果たし，ケア優先でデータ収集を行っているか？
- ☐ 研究対象者に不利益がないように最善を尽くしているか？
- ☐ データや資料を厳重に管理し，個人情報の保護に努めているか？
- ☐ 有効な看護方法が明らかになった時には，その看護を提供できるように配慮しているか？

研究の公表（論文・発表）
- ☐ 対象者に対して行った倫理的配慮を明記しているか？
- ☐ 個人や対象集団の特定につながる情報の記載はないか？
- ☐ 文献，使用した測定用具・モデルについては引用を明記しているか？

※注意：各々の項目をチェックする際は「看護研究における倫理指針」を参照すること

資料5　声明　科学者の行動規範―改訂版

平成 25 年（2013 年）1 月 25 日　日本学術会議

　この声明は，日本学術会議改革検証委員会学術と社会及び政府との関係改革検証分科会で審議を行い，日本学術会議改革検証委員会が取りまとめ，幹事会で決定したものである。

要旨
1　作成の背景
　日本学術会議においては，科学者が，社会の信頼と負託を得て，主体的かつ自律的に科学研究を進め，科学の健全な発達を促すため，平成 18 年（2006 年）10 月 3 日に，すべての学術分野に共通する基本的な規範である声明「科学者の行動規範について」を決定，公表した。同声明については，大学等の研究機関に周知し，各機関はこれを受け，自律的に対応を行ってきたところである。その後，データのねつ造や論文盗用といった研究活動における不正行為の事案が発生したことや，東日本大震災を契機として科学者の責任の問題がクローズアップされたこと，いわゆるデュアルユース問題について議論が行われたことから，今般，同声明の改訂を行うこととした。

2　改訂の内容
　以下の点について改訂を行った。
　(1) 上記の背景を踏まえ，前文及び本文中に，社会的期待に応える研究，科学研究の利用の両義性，公正な研究，社会の中の科学，法令の遵守に関する記述を加筆した。
　(2) その上で，構成を「Ⅰ．科学者の責務」，「Ⅱ．公正な研究」，「Ⅲ．社会の中の科学」，「Ⅳ．法令の遵守など」に整理し，記述の整理と文言の加筆修正を行った。

科学者の行動規範

平成 18 年（2006 年）10 月 3 日制定
平成 25 年（2013 年）1 月 25 日改訂
日本学術会議

　科学は，合理と実証を旨として営々と築かれる知識の体系であり，人類が共有するかけがえのない資産でもある。また，科学研究は，人類が未踏の領域に果敢に挑戦して新たな知識を生み出す行為といえる。
　一方，科学と科学研究は社会と共に，そして社会のためにある。したがって，科学の自由と科学者の主体的な判断に基づく研究活動は，社会からの信頼と負託を前提として，初めて社会的認知を得

る。ここでいう「科学者」とは，所属する機関に関わらず，人文・社会科学から自然科学までを包含するすべての学術分野において，新たな知識を生み出す活動，あるいは科学的な知識の利活用に従事する研究者，専門職業者を意味する。

このような知的活動を担う科学者は，学問の自由の下に，特定の権威や組織の利害から独立して自らの専門的な判断により真理を探究するという権利を享受すると共に，専門家として社会の負託に応える重大な責務を有する。特に，科学活動とその成果が広大で深遠な影響を人類に与える現代において，社会は科学者が常に倫理的な判断と行動を為すことを求めている。また，政策や世論の形成過程で科学が果たすべき役割に対する社会的要請も存在する。

平成23年3月11日に発生した東日本大震災及び東京電力福島第一原子力発電所事故は，科学者が真に社会からの信頼と負託に応えてきたかについて反省を迫ると共に，被災地域の復興と日本の再生に向けて科学者が総力をあげて取り組むべき課題を提示した。さらに，科学がその健全な発達・発展によって，より豊かな人間社会の実現に寄与するためには，科学者が社会に対する説明責任を果たし，科学と社会，そして政策立案・決定者との健全な関係の構築と維持に自覚的に参画すると同時に，その行動を自ら厳正に律するための倫理規範を確立する必要がある。科学者の倫理は，社会が科学への理解を示し，対話を求めるための基本的枠組みでもある。

これらの基本的認識の下に，日本学術会議は，科学者個人の自律性に依拠する，すべての学術分野に共通する必要最小限の行動規範を以下のとおり示す。これらの行動規範の遵守は，科学的知識の質を保証するため，そして科学者個人及び科学者コミュニティが社会から信頼と尊敬を得るために不可欠である。

I．科学者の責務

(科学者の基本的責任)
1　科学者は，自らが生み出す専門知識や技術の質を担保する責任を有し，さらに自らの専門知識，技術，経験を活かして，人類の健康と福祉，社会の安全と安寧，そして地球環境の持続性に貢献するという責任を有する。

(科学者の姿勢)
2　科学者は，常に正直，誠実に判断，行動し，自らの専門知識・能力・技芸の維持向上に努め，科学研究によって生み出される知の正確さや正当性を科学的に示す最善の努力を払う。

(社会の中の科学者)
3　科学者は，科学の自律性が社会からの信頼と負託の上に成り立つことを自覚し，科学・技術と社会・自然環境の関係を広い視野から理解し，適切に行動する。

(社会的期待に応える研究)
4　科学者は，社会が抱く真理の解明や様々な課題の達成へ向けた期待に応える責務を有する。研究環境の整備や研究の実施に供される研究資金の使用にあたっては，そうした広く社会的な期待が存在することを常に自覚する。

(説明と公開)
5　科学者は，自らが携わる研究の意義と役割を公開して積極的に説明し，その研究が人間，社会，環境に及ぼし得る影響や起こし得る変化を評価し，その結果を中立性・客観性をもって公表すると共に，社会との建設的な対話を築くように努める。

(科学研究の利用の両義性)
6　科学者は，自らの研究の成果が，科学者自身の意図に反して，破壊的行為に悪用される可能性もあることを認識し，研究の実施，成果の公表にあたっては，社会に許容される適切な手段と方法を選択する。

II．公正な研究
(研究活動)
7　科学者は，自らの研究の立案・計画・申請・実施・報告などの過程において，本規範の趣旨に沿って誠実に行動する。科学者は研究成果を論文などで公表することで，各自が果たした役割に応じて功績の認知を得るとともに責任を負わなければならない。研究・調査データの記録保存や厳正な取扱いを徹底し，ねつ造，改ざん，盗用などの不正行為を為さず，また加担しない。

(研究環境の整備及び教育啓発の徹底)
8　科学者は，責任ある研究の実施と不正行為の防止を可能にする公正な環境の確立・維持も自らの重要な責務であることを自覚し，科学者コミュニティ及び自らの所属組織の研究環境の質的向上，ならびに不正行為抑止の教育啓発に継続的に取り組む。また，これを達成するために社会の理解と協力が得られるよう努める。

(研究対象などへの配慮)
9　科学者は，研究への協力者の人格，人権を尊重し，福利に配慮する。動物などに対しては，真摯な態度でこれを扱う。

(他者との関係)
10　科学者は，他者の成果を適切に批判すると同時に，自らの研究に対する批判には謙虚に耳を傾け，誠実な態度で意見を交える。他者の知的成果などの業績を正当に評価し，名誉や知的財産権を尊重する。また，科学者コミュニティ，特に自らの専門領域における科学者相互の評価に積極的に参加する。

III．社会の中の科学
(社会との対話)
11　科学者は，社会と科学者コミュニティとのより良い相互理解のために，市民との対話と交流に積極的に参加する。また，社会の様々な課題の解決と福祉の実現を図るために，政策立案・決定者に対して政策形成に有効な科学的助言の提供に努める。その際，科学者の合意に基づく助言を目指し，意

見の相違が存在するときはこれを解り易く説明する。

(科学的助言)
12　科学者は，公共の福祉に資することを目的として研究活動を行い，客観的で科学的な根拠に基づく公正な助言を行う。その際，科学者の発言が世論及び政策形成に対して与える影響の重大さと責任を自覚し，権威を濫用しない。また，科学的助言の質の確保に最大限努め，同時に科学的知見に係る不確実性及び見解の多様性について明確に説明する。

(政策立案・決定者に対する科学的助言)
13　科学者は，政策立案・決定者に対して科学的助言を行う際には，科学的知見が政策形成の過程において十分に尊重されるべきものであるが，政策決定の唯一の判断根拠ではないことを認識する。科学者コミュニティの助言とは異なる政策決定が為された場合，必要に応じて政策立案・決定者に社会への説明を要請する。

Ⅳ．法令の遵守など

(法令の遵守)
14　科学者は，研究の実施，研究費の使用等にあたっては，法令や関係規則を遵守する。

(差別の排除)
15　科学者は，研究・教育・学会活動において，人種，ジェンダー，地位，思想・信条，宗教などによって個人を差別せず，科学的方法に基づき公平に対応して，個人の自由と人格を尊重する。

(利益相反)
16　科学者は，自らの研究，審査，評価，判断，科学的助言などにおいて，個人と組織，あるいは異なる組織間の利益の衝突に十分に注意を払い，公共性に配慮しつつ適切に対応する。

(以上)

索引

欧文

American Association of Colleges of Nursing(AACN)　2
ANA Cabinet on Nursing Research　2
authorship　256, 261
conflict of interest(COI)　256, 263
Florence Nightingale　1
honest error　256, 267
ICN 看護師の倫理綱領　257, 274
in-service education　53
interview schedule　132
「Nursing Research」誌　2

あ

アカデミックハラスメント　195
アカデミックライティング　182
「諦めず」　168
「焦らず」　168
新たな知見の発見　206

い

意思決定の責任, 論文作成に関わる　211
意図しない誤り(honest error)　256, 267
因果仮説検証研究　109
因果仮説検証レベル　107
因子探索研究　108
因子探索レベル　107
院内看護研究　53
院内教育　55
　——の一環としての「研究」　6
院内研究　52
　——担当看護師が直面する困難状況把握チェックリスト　61
　——特有の指導　56
　——に着手する看護職者を対象とした看護学研究に関する研修のシラバス　64
　——の指導者　60
　——の定義　54
　——を行った経験のある看護職者を指導する　62
院内研究に従事する看護職者
　——が直面する困難　54
　——が直面する困難克服に向けた支援　58
　——が直面する困難克服方法　56
　——を対象とした研修　62
インフォームドコンセント　259, 261

え・お

英語のリテラシー能力　181
オープンキャンパス　220

か

改ざん　266
改善の方向性の示唆　235
開発者の使用許諾　174
科学者の行動規範　258, 304
各看護単位に存在する問題　63
学習ニード　48
学術的研究　53
学生
　——, 博士前期課程(修士課程)に在籍する　211
　——が直面する研究上の問題　238
　——が面談を求めてくる状況, 他の学生の個別指導中に　225
　——が良いと感じた指導　213
　——が良くないと感じた指導　217
　——と教員が直面しやすい問題, 論文作成過程を通して　221
　——の安全や安楽　219
　——の価値観の否定　220
　——の合意獲得　27
　——の自尊心　213
　——の将来への展望　216
　——の背景, 看護系大学院に入学する　221
　——のプライバシー　219
　——の要望　232
学生間の支援授受　199
学生単独での解決が困難な問題　198
学内研究発表に向けた支援　47
課題推進計画立案の支援　45
価値の対立　256
学校教育法　38
カテゴリ化　166
関係探索研究　108
関係探索レベル　107
看護概念創出法に関する試験問題の例　163, 165
「看護学演習1」のシラバス　44
看護学教員の学習ニード　49
看護学研究
　——, 法的基準にみる　9, 38
　——の意義　27
　——の定義　27
　——の特徴, 日本における　1
　——の発祥　1
　——の歴史, 日本における　3
　——の歴史, 米国における　2
「看護学研究1」のシラバス　25
「看護学研究2」のシラバス　26
「看護学研究概論」のシラバス　21
「看護学研究とその計画立案」のシラバス　23
「看護学研究入門」のシラバス　22

看護学士課程における標準的研究進行　125
看護過程の展開に必要な能力の獲得　18
看護継続教育の対象　48
看護系大学院に入学する学生の背景　221
看護研究
　──における倫理指針　258, 295
　──の開始期　3
　──の胎動期　3
　──のための倫理指針　258, 278
　──の変化期　4
看護実践に研究成果を活用することの重要性を理解する　12
看護師等養成所の運営に関する指導ガイドライン　10
看護師等養成所の運営に関する手引き　12
看護者の倫理綱領　5, 257, 276
看護職者の学習ニード　48
看護婦等養成所の運営に関する指導要領　11
観察　142
　──, データ収集法としての　142
観察技術の修得　143
観察終了　151
観察状況の報告, 研究者による指導者への　151
観察対象者　143
観察フィールド　143
観察法
　──, 組織的・統制的　143
　──, 非組織的・非統制的　143
関連検証研究　109
関連検証レベル　107

き

危険から自由である権利　259, 260
基準, 研究指導の質を決定づける　213, 220
既存の尺度　173
詰問　226
規定検証レベル　107
教育目標分類学（タキソノミー）　214
教員
　──が維持すべき態度　213

──が解決不可能な問題　235
──と学生の相互行為の目的　224
──の行動, 相互行為に問題を生じさせる　232
──の指導に対する反論　210
──の労働時間　222
──への不信　208
──も未経験の事態　229
教員自身の研究継続　239
共同目標の設定, 学生との　226
強要, 研究に邁進することへの　233
距離感, 教員と学生との　237

く

口調, 友人のような　237
クリティーク　71

け

経験
　──, 修士論文作成過程の　196
　──, 博士論文作成過程の　201
経験者からの情報収集　131, 145, 174
形成的評価　234
見解の不一致, 指導者間の　219
研究
　──における困難　55
　──に関する内容, 各専門科目の一目標としての　19
　──に関する内容, 独立した授業科目としての　20
　──に邁進することの強要　233
　──に向けた準備状態　27
　──の学術的な特色・独創的な点の記述　249, 252
　──の学術的背景の記述　248, 251
　──の基本的知識の修得の支援　70
　──の実行可能性　81
　──の主体者　235
　──の全過程　256
　──の不正行為　256, 263
　──の要旨例　170
　──の予想される結果と意義　249, 253
研究課題　77
　──決定に向けた3段階の指導　78

──としての適切性　80
──と専門領域の整合性　79
──の記述　246, 250
──の決定, 研究者が十分コミットメント可能な　78
──の決定とその指導　77
──の焦点化　41, 77
──の調整と共有　82
──の重複　268
──への意向に関する情報収集　78
──への意向の査定　79
研究課題案提示型　100
研究課題探索型　94
研究課題了解型　82
研究計画
　──審査に向けた支援　46
　──遂行に向けた支援　46
　──の完遂に向けた支援　31
　──の検討と洗練に向けた支援　31
　──の洗練に向けた支援　45
　──の緻密さ　110
　──の変更　203
　──の立案に向けた支援　67
研究計画書　67
　──作成の意義　27
　──の作成過程　30
　──の立案　197
研究計画立案　74
　──準備　75
　──に向けた基礎知識の教示　28
研究指導　40
　──の過程, 看護基礎教育課程における　24
　──の質　212
　──の質を決定づける基準　213, 220
研究指導能力
　──の3要素　239
　──の向上　240
研究者
　──としての倫理観の指導　134, 147
　──と指導者の相互行為　195
　──の経験, 指導を受ける　196
　──の行動規範, 千葉大学における　258
　──の行動規範に関わる指針や規定　257

研究者
　――の存在　148
　――の倫理的行動の定義　255
　――役割　205
研究者倫理　255
　――に関わる教育　257
　――に関わる授業　271
研究上の問題，学生が直面する
　　　　　　　　　　　　　238
研究助成　241
　――の獲得　241
　――の審査　242
　――の適正使用　241, 254
研究助成採択申請書・不採択申請
　書の分析　244, 249
研究助成申請書の執筆に向けた支
　援　242
研究助成申請への動機づけに向け
　た支援　241
研究進行を阻害する要因　197
研究推進コース　243
研究成果活用経験を表す7概念
　　　　　　　　　　　　　14
研究成果の活用　14
　――に必要な能力35項目　16
　――の重要性の理解　18
研究対象者の人権擁護　130, 258
　――に必要な手続きと留意点
　　　　　　　　　　　　　262
研究能力の向上　239
研究発表に向けた支援　32
研究範囲限定化型　88
研究批評　71
研究報告書の完成に向けた支援
　　　　　　　　　　　　　31
研究方法論の決定　110
研究目的の記述　247, 250
研究倫理審査委員会　255
研究論文
　――作成過程　195
　――執筆の指導　181, 185
　――のクリティーク　182
　――の理解に関する基礎知識
　　　　　　　　　　　　　18

こ

考察の論述　185
構造化面接　130, 132
コード化　166
ゴールドマークレポート　2
国内外の研究者との交流　206
誤字　182

個人としての利益相反　263
国家試験受験資格　10
好ましくないデータ　269
個別指導
　――による研究課題決定への支
　　援　43
　――の日程調整　223
　――の要請，自身の都合を中心
　　にした　221
個別指導受理　197
個別指導中に他の学生が面談を求
　めてくる状況　225
個別状況に適した指導を提供する
　責務　40

さ

再審査受験　204
最新の知見　72
参加型の観察法　143
参加観察法（非参加型）　143

し

支援
　――，学内研究発表に向けた　47
　――，クリティーク実施の　71
　――，研究計画審査に向けた　46
　――，研究計画遂行に向けた　46
　――，研究計画の洗練に向けた
　　　　　　　　　　　　　45
　――，研究助成申請書の執筆に向
　　けた　242
　――，研究助成申請への動機づけ
　　に向けた　241
　――，質的データ分析への　159
　――，倫理審査通過に向けた　46
　――，論文審査合格に向けた　47
自己決定の権利　261
自己への失望　208
自尊心，学生の　213
質的研究の結果の安易な修正　270
質的データの分析　158
　――過程　167
　――への支援　159
質問　132
　――の反復　226, 227, 233
質問項目　132
質問紙法　174
指導
　――，学生が良いと感じた　213
　――，学生が良くないと感じた
　　　　　　　　　　　　　217

　――の効果向上　216
　――の対象理解　195
　――の場　236
　――を受け入れるという選択
　　　　　　　　　　　　　230
　――を受ける研究者の経験
　　　　　　　　　　　　　196
指導過剰　198
指導機会喪失　198
指導経験の累積　229
指導者間の見解の不一致　219
指導状況の記録　239
指導力の未熟さ　218
社会人役割　205
尺度，既存の　173
自由回答式質問への回答　177
修士（専門職）　38
修士課程　38
修士論文作成過程と博士論文作成
　過程の比較　210
修士論文作成過程の経験　196
修士論文の要約例
　　　　　　105, 114, 123, 140, 156
従属変数　110
修得した知識の活用と内在化　71
授業　40
　――，研究者倫理に関わる　271
授業履修，修了要件充足に向けた
　　　　　　　　　　　197, 202
主体者，研究の　235
主体的な学習態度の修得　18
手段の共有，学生との　226
守秘義務　217, 261
情意領域　215
使用許諾
　――，開発者の　174
　――を獲得できない場合　175
将来への展望，学生の　216
助産師の学習ニード　50
シラバス
　――，院内研究に着手する看護職
　　者を対象とした看護学研究に関
　　する研修の　64
　――，「看護学演習1」の　44
　――，「看護学研究1」の　25
　――，「看護学研究2」の　26
　――，「看護学研究概論」の　21
　――，「看護学研究と研究者倫理」
　　の　272
　――，「看護学研究とその計画立
　　案」の　23
　――，「看護学研究入門」の　22

し

── ,「研究助成獲得演習」の　245
── ,「問題解決過程」の　69
知る権利　261
人権侵害　264
人権の 3 側面　260
審査受験
　── に向けた指導教員の役割　235
　── の意義　235
審査に関わる問題　230

す

スーパービジョン　227
数量的データ　117
優れた研究計画書の蓄積　77
優れた論文の閲読　71, 182

せ

成果の還元　254
精神運動領域　215
成人学習者　214
成績判定　236
責務, 目標を達成する　241
責務相反　263
説明する義務　261
説明と同意　259, 261
ゼミ形式の授業　41
先行研究　107
専修学校設置基準　9
専門家会議　176
専門職大学院設置基準　38

そ

相互行為
　── ,研究者と指導者の　195
　── ,大学院生と教員の　209
　── に問題を生じさせる教員の行動　232
　── の健全化, 研究者と指導者の　236
　── の質の改善　218
　── の目的, 教員と学生の　224
想定外の事態　150
測定用具の決定　110
組織的・統制的観察法　143
組織としての利益相反　263
卒業研究　24
卒業判定　236

た

大学院修士課程　38
大学院生と教員の相互行為　209
大学院設置基準　38
大学院への入学資格　40
大学設置基準　9
対象者
　── の人権擁護　143
　── の匿名性の保護　134, 151
対象理解, 指導の　195
態度, 教員が維持すべき　213
他学生の修論指導への参加　217
他大学院生との交流　206
達成感, 論文完成への　200
妥当性の確認　132
短期大学設置基準　9
探求のレベル　107

ち

調査自体が対象に及ぼす影響　148
著作権に関する知識　173
著者の決定（Authorship）　256, 261
　── ,不適切な　261

て

データ
　── ,看護学研究が扱う　129
　── ,好ましくない　269
データ化　146, 166
データ収集支援の実際
　── ,参加観察法（非参加型）による　152
　── ,面接法による　136
データ収集とその指導
　── ,観察法による　142
　── ,質問紙による　173
　── ,面接法による　129

と

統計学の学習　178
道徳的ジレンマ　256
盗用　266
　── への注意を喚起　28
匿名の権利　259, 260
独立変数　110

な

内容的妥当性の確認　176
内容分析に関する試験問題の例　161

に

日本語のリテラシー能力　181
ニュールンベルグ綱領　258, 260
認知領域　215

ね

ねつ造　265
「狙わず」　168

は

パイロットスタディ　177
博士前期課程（修士課程）　38
　── における研究指導の過程　41
　── における標準的研究進行　125
　── に在籍する学生　211
　── に入学する学生　209
　── の修了要件に関する基準　38
博士後期課程（博士課程）の目的　208
博士論文作成過程の経験　201
ハラスメント防止　236
パワーハラスメント　195
半構造化面接　130, 132
反復
　── ,質問の　226, 227, 233
　── ,指摘と修正の　183
　── ,論述の　182
反論, 教員の指導に対する　210

ひ

比較, 修士論文作成過程と博士論文作成過程の　210
非構造化面接　130, 132
非参加型の観察法　143
非組織的・非統制的観察法　143
病院機能評価　5
病院に就業する看護職者の学習ニード　49
標準的研究進行, 看護学士課程における　125

標準的研究進行, 博士前期課程
　(修士課程)における　125
剽窃　266
非倫理的行動　134, 147, 175

ふ

フィールドにおける研修期間
　　　　　　　　　　　148
フィールドノート　146
フィールドワーク　143
不全感, 論文完成への　200
不適切な著者の決定　261
不当な利得　267
不明瞭な表現　182
プライバシーと尊厳の権利
　　　　　　　　259, 260
ブラウンレポート　2
文献検索
　──と閲読　197
　──に関する基礎知識　18
　──に必要な知識と技術の修得
　　の支援　68
文献検討
　──, 研究計画立案に向けた
　　　　　　　　　　　106
　──の進捗状況　111
　──の緻密さ　109
　──の適切性の確認　111
文章能力の向上　183
分析
　──, 研究助成採択申請書・不採
　　択申請書の　244, 249
　──の反復　167
　──への参加機会の提供　159
分析計画表　178
分析結果の比較例　169
分析場面の見学　159
文法上の誤り　182

ほ

法的基準にみる看護学研究　9, 38

訪問看護師の学習ニード　51
飽和化　135
　──, 観察現象の　151
　──の判断の適切性　135, 151
保健師助産師看護師学校養成所指
　定規則　10
保健師助産師看護師法　10
保健師の学習ニード　50
保健婦助産婦看護婦令　10
ポストドクトラルコース　243

み・め

未経験の事態　229
面接　129
　──, データ収集法としての
　　　　　　　　　　　130
面接ガイド　132
面接技術の修得　130
面接結果の報告, 研究者による指
　導者への　135
面接終了の判断　135
面接法　130

も

模擬観察　146
模擬面接　131
目標とする期限　124
目標の3領域, 教育目標分類学
　(タキソノミー)における　215
「問題解決過程」のシラバス　69
問題発生時　134, 147

よ

養護教諭の学習ニード　51
用語の誤用　182
要望, 学生の　232, 233
要望却下　233
予備観察　150
予備観察期間　148

り

利益相反(COI)　256, 263
量的データの分析　177
臨床看護研究　53
倫理規範侵犯　198
倫理綱領
　──, 看護師の(ICN)　257, 274
　──, 看護者の(日本看護協会)
　　　　　　　　　257, 276
倫理指針
　──, 看護研究における
　　　　　　　　　258, 295
　──, 看護研究のための
　　　　　　　　　258, 278
倫理審査委員会の判断　229
倫理審査通過に向けた支援　46
倫理的行動を導くために必要な知
　識と技術　258
倫理的配慮　133, 147, 175, 255
　──の例　139, 154

る・れ・ろ

類似内容に関する先行研究の状況
　　　　　　　　　　　81
連絡体制の確立　134, 147
労働時間, 教員の　222
ロールモデル　242
論述の反復　182
論文
　──の活用　226
　──の審査基準　234
　──の精読　183
論文作成に関わる意思決定の責任
　　　　　　　　　　　211
論文執筆支援反復の成果　186
論文審査合格に向けた支援　47
論理的な思考のトレーニング
　　　　　　　　　　　185
論理の飛躍　182